Jens-Uwe Niehoff / Bernard Braun

Sozialmedizin und Public Health

2. Auflage

Ein Wörterbuch zu den Grundlagen der Gesundheitssicherung, der Gesundheitsversorgung, des Gesundheitsmanagement, der Steuerung und der Regulation im Gesundheitswesen

Unter Mitarbeit von Felix Welti

Nomos

Gefördert durch die

co:bios Stiftung

Die Deutsche Nationalbibliothek verzeichnet diese Publikation in der Deutschen Nationalbibliografie; detaillierte bibliografische Daten sind im Internet über http://dnb.d-nb.de abrufbar.

ISBN 978-3-8329-4025-6

2. Auflage 2010

Vorwort

Eine neue Auflage war überfällig, nicht nur weil die vorherige vergriffen war, sondern auch, weil sich das deutsche Gesundheitssystem weiterhin mit hoher Dynamik verändert. Die Frage, welches andere System am Ende dieser Transformation stehen wird, ist derzeit politisch weiterhin nicht entschieden, nur der Abschied vom sog. Bismarck- oder auch deutschen Modell scheint unwiderruflich. Dies ist nicht oder nicht nur dem strategischen Willen der jeweiligen Akteure geschuldet, sondern zunehmend längst reaktive Folge der neu entstehenden Handlungsbedingungen für das Verhalten der Akteure.

Die 1994 eingeleitete Transformation der Gesetzlichen Krankenversicherung (GKV) verändert so auch den Kontext und den Wissensbedarf. Sie ist Herausforderung an die Public Health Wissenschaften, eingeschlossen die Sozialmedizin. Für die Autoren dieses Buches heißt das, dass die Stichwörter und ihre Erläuterungen auch weiterhin nur auf die Veränderungen reagieren können. Dem Leser wird aber das angeboten, was als Standardwissen und international verfügbare Erfahrung in Relation zu den deutschen Debatten und Entwicklungen gesetzt werden kann. Neben Wissensvermittlung ist uns deshalb auch der Kommentar wichtig. In jedem Falle macht das Buch nur Sinn, wenn die Leser es aktiv nutzen, die Inhalte also ggf. auch im Widerspruch zu den Autoren oder auch ergänzend zur Kenntnis nehmen.

Nach den Erfahrungen mit der 1. Auflage sind wir in einem sicher: Die Absicht ist positiv angenommen worden und rechtfertigt die neuerliche Bemühung um dieses Handwörterbuch. Die wachsende Komplexität des hier umrissenen (und keineswegs gefüllten) Themenfeldes bedurfte einer wachsenden Zahl von Autoren und Unterstützer. Wenn die Nutzer auch eine weitere Auflage sinnvoll machen, wird sich dieser Trend zum „Vielautorenbuch" fortsetzen müssen.

Vor allem die sehr aktive, breit gefächerte und unprätentiöse Mitwirkung von Felix Welti (Neubrandenburg), der sich mit jedem der Stichworte auseinandergesetzt hat, wenngleich nicht alle auch für verbesserungsbedürftig befand, war für uns ein großer Gewinn. Dank zu sagen ist aber auch, und dies in alphabetischer Reihenfolge, Frank Braatz (Berlin), Ursula Descamps (Strasbourg), Stefan Gress (Fulda), Wolfgang Hoffmann (Greifswald), Steve Iliffe (London), Klaus Jacobs (Bonn) und Joseph Kuhn (München).

Dieser Dank gilt auch dem geduldigen und sehr hilfreichen Verlag, der die Manuskriptabgabe doch eigentlich deutlich früher erwartet hatte.

Die Sprache in diesem Buch ist nicht geschlechtergerecht. Bei der meistens benutzten männlichen Form ist – soweit inhaltlich passend – immer auch die weibliche gemeint.

Schließlich: Wir danken der co:bios Stiftung für die Förderung des Buches, ohne die die Finanzierungslast vollständig bei den Autoren geblieben wäre, also dort, wo sie so häufig bleibt, wenn es um Bildung und ihre Verbreitung geht.

Bernard Braun, Jens Uwe Niehoff 2010

Inhaltsverzeichnis

Abkürzungsverzeichnis ... 8

Wörter in alphabetischer Reihenfolge ... 9

Literaturverzeichnis ... 315

Register ... 319

Abkürzungsverzeichnis

AMG	Arzneimittelgesetz
AOK	Allgemeine Ortskrankenkasse
ArbSchG	Arbeitsschutzgesetz
AU	Arbeitsunfähigkeit
BG	Berufsgenossenschaft
BIP	Bruttoinlandsprodukt
BKK	Betriebskrankenkasse
BMG	Bundesministerium für Gesundheit
BMV	Bundesmantelvertrag
BSG	Bundessozialgericht
BVA	Bundesversicherungsamt
CM	Case Management
DRG	Diagnosis Related Groups
EFQM	European Foundation for Quality Management
EK	Ersatzkrankenkasse
G-BA	Gemeinsamer Bundesausschuss
ggf.	gegebenenfalls
GKV	Gesetzliche Krankenversicherung
HBM	Health Belief Model
HWG	Heilmittelwerbegesetz
IKK	Innungskrankenkasse
ISO	International Organization for Standardization
KHG	Krankenhausfinanzierungsgesetz
KV	Kassenärztliche Vereinigung
MDK	Medizinischer Dienst der Krankenkassen
OPS	Operationsschlüssel
PKV	Private Krankenversicherung
SGB	Sozialgesetzbuch
SOEP	Sozioökonomisches Panel
SV	Sozialversicherung
UK	United Kingdom
WHO	World Health Organization; Weltgesundheitsorganisation

Active Life Expectancy

→ Lebensdauer

Adherence

Bezeichnet die aktive und selbstbestimmte Beteiligung des Patienten am Behandlungsprozess. Adherence setzt die Bereitschaft und Fähigkeit des Patienten voraus, an der Umsetzung eines empfohlenen oder vereinbarten Behandlungsregimes mitzuwirken. Insofern unterscheiden wir Adherence deutlich von der → Compliance. Der Definition nach beschreibt die Adherence den Grad, in dem der Patient einer verordneten Behandlung folgen möchte. Demgegenüber wird → Compliance als eine Strategie des passiven Befolgens ärztlicher Entscheidungen ggf. mit einer gewissen rechtlichen Bindungskraft gedeutet, als die Anpassung des eigenen Willens an den Willen oder die Vorgaben bzw. Anordnungen (hier) des Therapeuten. Diese Aufteilung in eine Aktiv-Passiv-Sicht verweist auf ein Grundproblem in der Beziehung von Patient und Therapeut: Menschen sind unter dem Krankheitserlebnis häufig objektiv und subjektiv Patienten, weil sie zu einer aktiven Rolle als Mitentscheider im Behandlungsprozess nicht oder nur begrenzt in der Lage sind, ggf. diese Rolle auch nicht anstreben oder aus rechtlichen Gründen ihnen eine aktive Wahlentscheidung auch nicht zugebilligt ist. Das deutsche Sozialrecht verfolgt aber dem Grunde nach die Konzeption einer Selbstbestimmung der Leistungsberechtigten (§ 33 SGB I, → Wunsch- und Wahlrecht). Begrenzt wird dies durch die Bindung an den allgemein anerkannten Stand der medizinischen Wissenschaft (§ 2 SGB V) und die → Wirtschaftlichkeit der Leistungen. Es ist immer eines der therapeutischen Ziele in der Akutbehandlung wie in der Rehabilitation und Prävention, die Befähigung zur „Adherence" zu erreichen bzw. wiederzuerlangen → Evidence based Medicine, → Shared Decision Making.

Die praktische Bedeutung erfolgt aus dem Versuch, Adherence als eine Verhaltenseigenschaft eher von Kunden als von Patienten zu deuten. Die Unterschiede der Adherence zur Compliance erscheinen aus dieser Sicht eher überinterpretiert, dienen aber offenbar auch als Argumentationshilfen für die Umdeutung der Patienten, Versicherten und Mitglieder einer Gesetzlichen Krankenversicherung in die Figur eines selbstbestimmten und selbst entscheidenden Kunden medizinischer Versorgung.

Bei der Adherence aber auch Compliance spielen eine Menge von Faktoren und Bedingungen eine Rolle. Dazu zählen u.v.a. die Kosten, der Umfang der Einnahme von Medikamenten, das Krankheitsverständnis der Patienten, ihre Vergesslichkeit und kognitiven Fähigkeiten, kulturelle Einstellungen, mangelhafte Einnahmeregeln.

Viele der empfohlenen oder praktizierten Mittel zur Verbesserung der Therapietreue haben keinen wissenschaftlich seriösen Wirksamkeitsnachweis.

Zu den Mitteln, deren Wirksamkeit bzw. Evidenz in randomisierten, kontrollierten Studien nachgewiesen wurde, zählen:

- technisch verbesserte Einnahmeregeln und -hilfen,
- eine hochwertige und mehrdimensionale Information und Weiterbildung für Patienten,
- die Integration von Adherence in Case Management-Systeme,
- eine stärkere Orientierung am Gesamtverhaltenstyp und den Präferenzen des individuellen Patienten,
- eine verbesserte Übersicht des Arztes über die Gesamtbehandlung seiner Patienten und
- vermehrter Einsatz von Erinnerungs- und Monitoringtechniken.

Einen nachweisbar hohen und von den bisher genannten Faktoren weitgehend unabhängigen Einfluss haben die von den PatientInnen zu zahlenden Zuzahlungen. Hier gehen einige Ökonomen in den USA davon aus, dass höhere Kosten die Therapietreue verschlechtern und im Umkehrschluss eine Senkung der z. B. durch Zuzahlungen entstehenden Kosten die Therapietreue verbessere und damit wirtschaftlich und gesundheitlich günstiger ist – ein insbesondere für die Kenner der gesundheitsökonomischen Erwartungen deutscher Experten und Politiker an die Steuerbarkeit der Inanspruchnahme von Gesundheitsleistungen durch Zuzahlungen verblüffendes aber empirisch in den USA mehrfach untermauertes Argument.

Adjusted Average Per Capita Cost

Ist eines der Basismodelle für die Finanzierung von → Health Maintenance Organizations und Competitive Medical Plans, also von Anbietern für Leistungen von → Medicare in den USA. Es handelt sich um eines der wichtigen Kopfpauschalenmodelle (→ Capitation). Die Grundlage der Kalkulation ist eine Matrix mit 122 Feldern, jeweils für die Merkmale und Merkmalskombination Alter, Geschlecht und Zugangsvoraussetzung zu Medicare. Dementsprechend zahlt Medicare für jeden Versicherungskontrakt 95 Prozent der AAPCC prospektiv und entsprechend der Zugehörigkeit der jeweiligen versicherten Person zu einem der 122 Klassifikationsfelder.

Das Kalkulationsverfahren zur Ermittlung der Durchschnittskosten für medizinische Leistungen ist regionalisiert und entspricht 95% der Durchschnittskosten im → Fee for Service Sektor jeweils der letzten 5 Jahre. AAPCC ist neben den → Diagnosis Related Groups das wichtigste Finanzierungskonzept von Leistungen in Medicare.

Soweit sich in der deutschen Gesetzlichen Krankenversicherung innerhalb der Integrierten Versorgungsverträge nach §§ 140a ff SGB V prospektive Kopfpauschalen durchsetzen sollten, kann vermutet werden, dass sich das AAPCC auch in der Bundesrepublik als prospektives Finanzierungsmodell etablieren wird.

Adjusted Clinical Groups (ACG)

Auch Ambulatory Care Groups (ACG). Entwickelt für Anspruchsberechtigte auf die Sozialhilfeleistungen des → Medicaid, sind die ACGs, neben den → Diagnostic Cost Groups und dem → Disability Payment System eines der drei wichtigsten Kostenkalkulationsmodelle des Medicaid Managed Care in den USA. Die zugrunde liegende Hypothese lautet, dass die „Morbiditätslast“, das Alter und das Geschlecht den durchschnittlichen Behandlungsaufwand von Versicherten vorausschauend besser abzubilden vermögen als eine einzelne Behandlungskrankheit nach der ICD-Klassifikation bzw. als der durch die ICD bezeichnete Behandlungsfall. Dies kann auch so aufgefasst werden, dass → Personenklassifikationen als Prädiktionsmodelle geeignet sind, → Fallklassifikationen hingegen nicht.

Seit Anfang der 80er Jahre, ursprünglich als Ambulatory Care Groups an der Johns Hopkins University für die Messung der Versorgungsaufwendungen bei Kindern entwickelt, sind die ACGs heute ein Konzept zur Ermittlung der Kopfpauschalen (→ Capitation) im Medicaid in Maryland.

Das ACG-Konzept zur Prädiktion von medizinischem Versorgungsbedarf und Ressourcenverbrauch gehört zu den Schlüsselkonzepten der Prospective Payment Systems“ innerhalb des → Managed Care. Folgerichtig zwingen Bemühungen um die Übertragung des Managed Care Systems oder einzelner seiner Elemente auf die Bundesrepublik (z. B. im Rahmen der §§ 140a ff SGB V) zur beständigen Reflexion der entsprechenden Entgeltmethodiken.

Das Konzept geht von dem sozialmedizinischen Basiswissen aus, dass Krankheit und notwendige Behandlungsaufwendungen in einer Bevölkerung nicht zufallsverteilt sind. Prospektive Finanzierungssysteme können deshalb nur funktionieren, wenn es gelingt, prospektiv Personen gleichen bzw. ähnlichen Ressourcenverbrauchs und gleicher Behandlungsleitlinien entsprechenden Clustern zuzuordnen. Diese sind also zunächst methodisch aufwändig zu entwickeln und müssen dann dauerhaft gepflegt und angepasst werden. Die hierbei im Einzelnen entstehenden Probleme werden durch den Umstand akzentuiert, dass solche Clusterbildungen weniger von den konkreten Behandlungskrankheiten und ihren Fallmerkmalen als von den Komorbiditäten und deren Folgen abhängen. Hierbei ist wiederum zwischen solchen Komorbiditäten, die unabhängig von der Behandlungskrankheit bei bestimmten Personenclustern als typisch auftreten und solchen, die direkt der Behandlungskrankheit als Begleitkrankheit oder Folgekrankheit zuzurechnen sind, zu unterscheiden. Nicht die Summe der Krankheiten einer Gruppe ist deshalb für die Prädiktionsgüte bestimmend, sondern die spezifischen morbiditätsbedingten Belastungsmuster von Personen, die sich als gleich oder ähnlich klassifizieren lassen.

Solche Clusterbildungen und die ihnen assoziierten spezifischen Ressourcenverbrauche spielen bei der Prädiktion von Aufwendungen für soziale Unterschichten und für chronisch kranke Kinder eine besonders große Rolle. Sie sind folglich von der sozialen Situation der für entsprechende Leistungen Anspruchsberechtigten nennenswert mitbestimmt.

Diesem Basiswissen folgt das ACG-Modell mit drei zentralen Konzeptthesen:

- Das Muster der Morbiditätsbelastung einer Person insgesamt ist für die Vorhersage der Versorgungsaufwendungen wichtiger als die jeweilige Behandlungskrankheit.
- Modelle für das Behandlungsmanagement lassen sich eher zutreffend an der „Krankheitslast“ orientieren als an einer einzelnen Behandlungskrankheit.
- Die Prüfung der Angemessenheit (appropriateness) der durch den Leistungsanbieter veranlassten Ressourcenverbrauche muss sich eher an dem jeweiligen Muster der „Krankheitslast“ als an der einzelnen Behandlungskrankheit orientieren.

Die clinical groups repräsentieren somit Muster von Behandlungs-/Versorgungsaufgaben im Sinne von vertraglich vereinbarungsfähigen Leitlinien- und Qualitätsprotokollen (z. B. im Sinne eines der Produkte des Disease Management). Diesen Gruppen oder Clustern sind dann auch jeweils die spezifischen Aufwendungen für den Zweck einer prospektiven Zuweisung von Geld an den „provider“ zugeordnet, ebenso wie die Überprüfung des Leistungsumfangs und der Leistungsqualität, die mit dieser Finanzierung als vertraglich vereinbart gelten, auf dieser Basis vorgenommen werden kann.

Die ACG-Klassifikation erfolgt anhand der 5 klinischen Dimensionen: Krankheitsdauer, Krankheitsschwere, diagnostische Sicherheit, Ätiologie und benötigter Qualifikations-(Spezialisierungs-)aufwand für die Versorgung. Auf dieser Basis sind die möglichen Behandlungsdiagnosen zu 32 Diagnosegruppen zusammengefasst, die ggf. nach 5 klinischen Ausprägungsstufen weiter differenziert werden können. Es entstehen so insgesamt 93 Risikoklassen, die zu 17 verschiedenen Kopfpauschalen zusammengefasst sind. Von diesen wird erwartet, dass sie eine morbiditätsorientierte prospektive Vergleichbarkeit von Aufwendungen für Personen gestatten, die Anspruch auf Medicaid haben. Diese prospektiven Kopfpauschalen variieren zwischen etwa 50 und 1.000$ je Person und Jahr, die der jeweiligen Risikoklasse zugeordnet ist. Für Schwangere, psychisch Kranke und AIDS-Patienten gibt es gesonderte Pauschalen, ebenso Sonderregelungen für stationäre Behandlungen, wenn diese einen bestimmten Betrag (etwa 60.000$) überschreiten. Da die Regelungen zu Medicaid in der Hoheit der jeweiligen Bundesstaaten liegen, kann in den USA dieser Mechanismus nicht so ohne Weiteres auf andere Bundesstaaten übertragen werden.

Ein weiterer wichtiger Aspekt des Einsatzes von ACGs besteht in der Möglichkeit, damit Aufwandsprofile einzelner Ärzte und Versorgungsinstitutionen vergleichend oder grundsätzlich als Benchmark für die Steuerung ärztlichen und/oder institutionellen Entscheidungsverhaltens zu ermitteln. Die Ergebnisse können analog in Verhandlungen über den Abschluss von Leistungsverträgen mit einer → Managed Care Organization eingebracht werden. Die ACGs werden in wissenschaftlichen Studien auch zur Messung der → Krankheitslast von → Bevölkerungen genutzt. Um 2005 wurde dieses Modell in über 175 US-amerikanischen Organisationen als Entgeltsystem genutzt.

Möglicherweise werden Adaptionen der ACGs künftig auch in der ambulanten Honorarsystematik (z. B. in sog. IV-Verträgen) und im → morbiditätsadjustierten Risikostrukturausgleich in der → Gesetzlichen Krankenversicherung der Bundesrepublik Anwendung finden. Dabei ist mindestens zu beachten, dass sich solche Systeme nur übertragen lassen, wenn auch ihre impliziten sozialrechtlichen und sozialethischen Konstruktionen übertragen werden und zudem es hierzu eine öffentlich transparente und auf Dauer angelegte gesundheitswissenschaftliche Forschungsinfrastruktur gibt.

Adverse Selection

→ Risikoselektion

AGnES

Das AGnES-Konzept steht für Arztentlastende, Gemeindenahe, E-Healthgestützte, Systemische Intervention und wurde vom Institut für Community Medicine der Ernst-Moritz-Arndt-Universität Greifswald entwickelt. Das besondere sozialmedizinische und Versorgungsforschungsinteresse an AGnES resultiert aus zwei Aspekten:

Es handelt sich um ein medizinisches Versorgungsangebot, qualifikationsübergreifender Kooperation, hier speziell der Unterstützung hausärztlicher Versorgung durch qualifizierte Mitarbeiter(innen) eines Praxisteams (Pflegefachkräfte, medizinische Fachangestellte, Arzthelferinnen).

Das Konzept ist eine evaluierte praxistaugliche strukturelle Innovation speziell für Regionen, die von Unterversorgung bedroht sind oder sein können. Im Rahmen von Hausbesuchen können in Gebieten mit drohender oder bereits manifester hausärztlicher Unterversorgung so Versorgungsangebote gemacht werden, die durch eine strukturelle Lösung die Gefährdung eines notwendigen dauerhaften Zugangs zu ärztlicher Versorgung vermeiden.

Grundlage von AGnES ist die Delegation ärztlicher Leistungen an MitarbeiterInnen eines Versorgungsteams.

Neben dem standardisierten Monitoring des Gesundheitszustandes des Patienten (körperliche und psychische Verfassung des Patienten, Pflegesituation, soziales Umfeld) und der Übernahme ärztlich delegierter Tätigkeiten wurden Module für Arzneimittelkontrolle (in Zusammenarbeit mit den Apothekern vor Ort), Sturzprävention, Telecare (unterstützendes Monitoring durch telemedizinische Systeme bei Patienten in der Häuslichkeit), geriatrisches Assessment und Palliativmedizin entwickelt.

Die Implementation, Anforderungen an die Dokumentation, Definition delegationsfähiger Leistungen, vertragliche und organisatorische Aspekte des AGnES-Konzeptes wurden in Modellprojekten in vier Bundesländern entwickelt und erfolgreich erprobt.

Im Rahmen des Pflegeweiterentwicklungsgesetzes von 2008 wurden im SGB V (§§ 63 Abs. 3b, 3c, 87 Abs. 2b Satz 5) sowie im Krankenpflege- und im Altenpflegegesetz gesetzliche Voraussetzungen für weitere Modellversuche zur selbstständigen Ausübung der Heilkunde durch Angehörige der Pflegeberufe geschaffen.

Neben der Festlegung der Qualifizierungsinhalte und dem Aufbau entsprechender Ausbildungskapazitäten ist der nächste wichtige Meilenstein die Gestaltung einer EBM-Position (= Abrechnungsposition) durch den Bewertungsausschuss für das Delegieren von Leistungen an Praxismitarbeiter/ innen in der Häuslichkeit der Patienten. Gelingt dies im Einvernehmen mit den beteiligten Partnern, kann das erfolgreiche Konzept ab dem 1.1.2009 in die Regelversorgung überführt werden.

Aktivitäten des täglichen Lebens

(ATL), engl. activity of daily living (ADL): Von A. Katz et al. entwickelte Skala zur Messung der Fähigkeit, täglich wiederkehrende Aktivitäten auszuüben.

Ursprünglich diente die Skala zur Ergebnismessung von Interventionen bei krankheitsbedingten chronischen Einschränkungen. Später wurde das Konzept auf die Messung von eingeschränkter Selbstständigkeit ausgeweitet.

Vorteil der → Klassifikation ist es, dass hier Aktivitätsmessungen nicht mehr nur auf körperliche Zustände im Sinne einer Schadensbeschreibung begrenzt sind, sondern auch soziale bzw. psychosoziale Aktivitätsmerkmale einbezogen sind.

In der → Pflegeversicherung werden die ATLs bei der Ermittlung des Pflegebedarfs berücksichtigt, wenn auch selektiv (§ 14 Abs. 4 SGB XI).

Akzeleration

1936 hat der Leipziger Schularzt Koch die Beobachtung beschrieben, dass die durchschnittliche Körperhöhe gleichaltriger Kinder in aufeinanderfolgenden Kalenderjahren zunimmt bzw. dass Kinder innerhalb der Wachstumsphase bestimmte

Körperhöhenwerte früher erreichen. Analoge Befunde wurden später z. B. auch für das Körpergewicht, die Knochenkernbildung in den Handwurzelknochen oder für den Beginn der sexuellen Reife ermittelt. Diese Beobachtungen wurden nachfolgend als „Beschleunigung" der kindlichen Wachstumsprozesse und deshalb als Akzeleration gedeutet.

Das Verständnis dieser Phänomene blieb lange vor allem deshalb schwierig, weil sich ihre Interpretation allein auf die Veränderung der arithmetischen Mittelwerte der jeweils untersuchten Variablen (also z. B. die durchschnittliche Körperhöhe), nicht aber auf die Veränderung der Merkmalsverteilungen selbst bezogen.

Der Änderung der Mittelwerte einer Verteilung können jedoch mindestens zwei verschiedene Mechanismen zugrunde liegen, die dann auch das ursächliche Verständnis in unterschiedliche Richtungen führen. Das sind einmal Veränderungen der Verteilungsform innerhalb konstanter Verteilungsgrenzen und zum anderen die „Wanderung" der Verteilung über die Werteskala. Der entsprechende Interpretationskontext ist dann z. B. entweder an die Beobachtung gebunden, dass mehr Kinder „groß" werden, oder daran, dass die Kinder „größer" werden. Je nachdem, welcher Mechanismus unterstellt wird, gehen auch die Schlussfolgerungen in unterschiedliche Richtung.

Im 1. Fall wäre zu folgern, dass sich innerhalb konstanter biologischer Grenzen die Art und Weise des kindlichen Wachstums modifiziert (→ Modifikation). Im 2. Fall fände sich ein starkes Indiz für die Vermutung, Akzeleration sei die Folge eines veränderten genetischen Informationspools im Sinne des Wandels der biologischen Varianz (→ Variabilität).

Diese Frage bekam im Falle der kontroversen Diskussion um die „Akzeleration" durch die Beobachtung eine besondere Akzentuierung, dass z. B. die Körperhöhenentwicklung der Kinder unterschiedlicher sozialer Schichten unterschiedlich verläuft. Vor dem Hintergrund des → Sozialdarwinismus erschien die sog. Akzeleration den einen deshalb als ein alarmierendes Symptom für „qualitative" Veränderungen im Pool der genetischen Information, während andere hierin den Ausdruck sozialer Ausgleichsprozesse, also ein Argument gegen den Sozialdarwinismus sahen. Die Diskussion um die Akzeleration wurde so zu einer der symbolhaften Auseinandersetzungen um die Ursachen phänotypischer säkularer Wandlungen des Menschen: für die einen alarmierendes Anzeichen populationsgenetischer Veränderungen, für die anderen Belege des Ausgleichs unterschiedlicher sozialer Entwicklungschancen. Körperliche Merkmale werden auf diese Weise zu Indikatoren der sozialen Schichtung wie des sozialen Wandels und sozialer Ausgleichs- wie Differenzierungsprozesse. Die Modifikabilität des Phänotyps des Menschen als Ursache der Akzeleration dürfte heute im Wesentlichen unbestritten sein. Allerdings ist es auch notwendig, solche Beobachtungen in einen prinzipielleren Rahmen einzuordnen. Es muss dann unterstellt werden, dass vor dem Hintergrund des sozialen Chancenwandels alle umweltmodifikablen Merkmale des Menschen in solche Vorgänge eingeschlossen sind. Diese beziehen sich aber nicht nur auf das körperliche Wachstum, sondern auch auf Vorgänge der Alterung.

Es gibt dann auch weltweit eine Vielzahl von Beobachtungen, nach denen die Altersspezifik bestimmter körperlicher Veränderungen einer Modifikation unterliegt. Solche Beobachtungen beziehen sich z. B. auf den Eintritt der Menopause, den Beginn der Altersmyopie, die altersbedingte Abnahme der Hautelastizität oder der Gefäßwandelastizität von Arterien, aber auch auf psychosoziale Merkmale der Aktivität und Selbstständigkeit. Im Gegensatz zum Wachstum wird hier in vielen Bevölkerungen jedoch keine „Beschleunigung", sondern eine „Verlangsamung" beobachtet, mit anderen Worten, weniger Menschen altern biologisch „vorzeitig", Menschen bleiben durchschnittlich länger jung. Auch hierbei gibt dann die Sozialspezifik solcher Vorgänge Anlass, diese als Indikatoren des sozialen Wandels zu nutzen. Versuche, die 2. Seite des offenkundig einheitlichen Prozesses als „Retardation" zu bezeichnen, haben sich nicht durchgesetzt.

Die → Modifikation von Wachstum und Alterung im Ablauf der Zeit sowie die soziale Differenzierung von Wachstum und Alterung sind damit für die → Sozialmedizin in Forschung und Praxis in gleicher Weise fundamental, wie der Wandel und die soziale Differenzierung von → Morbidität und → Lebensdauer (epidemiologische und demografische → Transition, → Lebensverlängerungsprozess) sowie die → Compression of Morbidity.

Allgemeinzustand

Bezeichnung für den Gesamtzustand eines Individuums unter dem Aspekt des Hilfebedarfs oder der Hilfefähigkeit.

Zur → Klassifikation des Allgemeinzustandes gibt es mehrere Modelle. Neben dem → Karnofsky-Index bietet die WHO eine 5-stufige Skala in Graden an:

- 0 = uneingeschränkte körperliche Aktivität
- 1 = mäßige Einschränkung der Aktivität und Arbeitsfähigkeit
- 2 = arbeitsunfähig bei selbstständiger Lebensführung
- 3 = weitgehende Unfähigkeit zur Selbstversorgung, Hospitalisierung erforderlich
- 4 = 100% bettlägerig, vollständig pflegebedürftig.

Wie andere Klassifikationen zur Charakterisierung des Allgemeinzustandes entspricht auch diese nicht mehr einem zeitgemäßen Verständnis des Hilfebedarfs, da sie allein auf den körperlichen Zustand abstellt. Auch der Inhalt von Arbeitsfähigkeit bzw. → Arbeitsunfähigkeit ist unter dem Normendach des → Sozialgesetzbuch V auf eine international kaum vergleichbare Weise bestimmt.

Alter

Da nahezu alle relevanten medizinischen und für die Patientenversorgung wesentlichen Sachverhalte auch vom Alter abhängen bzw. nach dem Merkmal „Alter" variieren, ist das Alter eine der Grundvariablen in der sozialmedizinischen Analytik.

Ein für die Gesundheitswissenschaften grundsätzliches Problem ergibt sich aus dem Fehlen von geeigneten, also einfach handhabbaren Messmethoden für das biologische Alter eines Menschen. Die Messung des Alters anhand des kalendarischen Alters ist aus mehreren Gründen zu problematisieren:

- Kalendarisch Gleichaltrige können biologisch sehr verschieden alt sein,
- in der Verteilung der Geschwindigkeit des biologischen Alterns in einer Bevölkerung kann sich immer auch deren Sozialstruktur reproduzieren,
- die Geschwindigkeit des biologischen Alterns wird durch den Wandel der → Lebensweise modifiziert und nimmt in vielen Bevölkerungen (offensichtlich schichtspezifisch) in den aufeinanderfolgenden Geburtsjahrkohorten tendenziell ab.

Menschen altern in der Gegenwart also „durchschnittlich" und bei erheblicher sozialer Differenzierung langsamer als in der Vergangenheit (→ Akzeleration, → Modifikation). Der empirische Umgang mit solchen Sachverhalten ist schwierig, weil das Erscheinungsbild (Phänotyp) der heute alten Menschen nicht allein von den gegenwärtigen Lebensbedingungen bestimmt ist, sondern von ihrem gesamten biografischen Erleben, also von einer bis zu 100 Jahre zurückreichenden Geschichte. Diese Geschichte hat die heute jeweils noch Lebenden nicht nur direkt geprägt. Sie hat durch ihre Einflüsse auf die → Sterblichkeit einzelner Geburtsjahrgänge und jeweils deren soziale Schichtung auch die gesamte Geburtsjahrkohorte (→ Kohortenstudie) geformt und ggf. differenziert.

Hieraus folgt u.a., dass häufig nicht eindeutig geklärt werden kann, ob bzw. in welchem Ausmaß eine Risikoverteilung in einer Altersgruppe tatsächlich mit dem Altern als physiologischen Vorgang oder mit den spezifischen und lebensbiografisch erworbenen Risiken und Chancen korreliert. Vor diesem Hintergrund ist es auch problematisch, den zukünftigen gesundheitlichen Versorgungsbedarf alter Menschen abzuschätzen.

Es ist zu beachten, dass internationale Vergleiche von Gesundheitsproblemen kalendarisch Gleichaltriger ggf. biologisch sehr verschieden alte Menschen zum

Gegenstand haben können. Die gebräuchlichen Verfahren der → Altersstandardisierung erzeugen zwar Vergleichbarkeit nach dem Merkmal „kalendarisches Alter", können aber nicht wirklich die Annahme begründen, es würden biologisch Gleichaltrige verglichen. Dies ist auch ein Grund, weshalb die große Zahl von Applikationen der → Sterbetafel in ihrer interpretatorischen Reichweite eher zurückhaltend argumentiert werden sollte.

Da es auf der analytischen Ebene folglich einen Zusammenhang zwischen dem aktuellen Alter einer Person, ihren Gesundheitsproblemen und dem Geburtsjahr geben kann oder muss, gibt es auch einen Zusammenhang zwischen den Altersjahren und den Kalenderjahren. Dieser Zusammenhang verlangt, Beobachtungen zu einem Zeitpunkt (Querschnitt), in Beziehung zu den jeweiligen „Biografien" des Geburtsjahrganges (Längsschnitt), zu stellen. Die Formalisierung dieser Beziehungen wird durch das → Lexisdiagramm modelliert.

Aus sozialpolitischer Sicht ist das „Merkmal" Alter bedeutsam, weil die Leistungsausgaben über die Lebenszeit hinweg nicht gleich verteilt sind. Das Alter ist somit eines der wichtigsten Konfliktfelder sozialkompensatorischer Versicherungen, da heute Nachteile beim Erkrankungsrisiko ausgeglichen werden, die zum Teil in der Vergangenheit entstanden sind. Dieser Nachteilsausgleich betrifft zudem meistens Personen, die in der Regel in ihrer Erwerbsbiografie deutlich weniger Zahlungen geleistet haben, als sie dann (jeweils) heute entnehmen. Dieser auch als Generationenvertrag bezeichnete Mechanismus erklärt, weshalb in der → Gesetzlichen Krankenversicherung und in der → privaten Krankenversicherung in der Bundesrepublik das Alter kein Exklusionsgrund für medizinische Versorgungsleistungen sein darf und auch kein zusätzlich zu versicherndes „Risiko" ist.

Rechtlich ist die Benachteiligung wegen des Alters in Beschäftigung und Beruf durch europäisches und deutsches Recht verboten (AGG; Art. 13 EGV; RL 2000/78 EG). Dies kann insbesondere für ältere Beschäftigte relevant werden. Das Sozialrecht knüpft zur Alterssicherung durch Renten und Grundsicherung an das kalendarische Alter an; die Altersgrenze ist sozialpolitisch umstritten.

Altern

ist ein komplexer biologischer und sozialer Prozess, der mit der Geburt beginnt. Das biologische Altern unterliegt hinsichtlich seines Tempos und des Ablaufs offenbar einer genetischen → Variabilität. Zusätzlich unterliegt es aber auch der → Modifikabilität durch die → Lebensweise und den → Lebensstil.

Das Altern ist ein Prozess vielfältiger sozialer und biologischer Veränderungen, die regelhaft mit einem wechselnden, mit fortschreitendem Alter aber auch wachsenden Hilfebedarf bei der Sicherung einer autonomen und selbst bestimmten Teilhabe am Leben verbunden sind und ggf. auch zur vollständigen Abhängigkeit von fremder Hilfe führen können. Dieser wachsende soziale, medizinische und auch pflegerische Hilfebedarf konzentriert sich relativ unabhängig vom konkreten erreichten Lebensalter auf die letzten zwei bis drei Lebensjahre. Die Beschreibung dieser Vorgänge, ggf. auch die Normierung von sozialrechtlichen Hilfeansprüchen, wirft vielfältige Probleme auf, weil diese Vorgänge zwischen den Menschen erheblich variieren, Menschen gleichen kalendarischen Alters also ggf. auf erheblich ungleiche Ressourcen zur Lebensbewältigung zurückgreifen können.

Der Zusammenhang zwischen physiologischem und kalendarischem Alter ist nicht linear und Altern offenbar kein kontinuierlicher oder stetiger Prozess. Menschen altern also auf sehr unterschiedliche Weise, sowohl hinsichtlich der Geschwindigkeit, der Periodik und der (kalendarisch) altersspezifischen Erscheinungsweise des „alt Seins".

Die Zunahme der mittleren Lebensdauer, die auch zu einem – wenngleich sehr geringen – Gewinn an Lebenszeit noch in den hohen und sehr hohen Lebensaltern führt, ist hinsichtlich der Zusammenhänge zur Modifikation des Tempos biologischen Alterns eine der wichtigen gesundheitswissenschaftlichen Fragestellungen. Der Diskurs zur → Salutogenese und zur → Compression vs. Expansion of Morbidity oder zu den resultierenden (etwa gegenüber dem Motiv des sozialen Risikoausgleichs) paradoxen Wirkungen solcher Ausgleichsmechanismen (tatsächlich können dann soziale Schichten in ungünstigen Lebenssituationen ggf. den sozialen Vorteil anderer Schichten und entgegen dem eigentlichen Ausgleichsmotiv mitfinanzieren) gehört ebenso zu diesen Fragestellungen wie die methodische Problematik „altersspezifisch“ adjustierter Verfahren des Risikoassessments.

Altersstandardisierung

→ Standardisierung

Alterung

der Bevölkerung bezeichnet die Zunahme des Durchschnittsalters der Bevölkerung, beschreibt also deren Altersstruktur bzw. Änderungen dieser Struktur. Ein Rückschluss auf die Ursachen eines entsprechenden Strukturwandels ist allerdings nicht möglich.

Neben dem Geburtenrückgang, einer zunehmenden Lebenserwartung und Störungen im Lebensbaum kommen für solche Strukturwandlungen auch vielfältige Migrationseffekte infrage.

Die für die Bundesrepublik insgesamt typische und bedeutsamste Ursache der sog. Alterung der Bevölkerung ist der Geburtenrückgang. Regionale „Alterungen“ sind oft auch Folge der Abwanderung junger Menschen, in einigen Bundesländern auch des Zuzuges älterer Menschen.

Ambulantes Operieren

Unter ambulantem Operieren werden bestimmte chirurgische Leistungen verstanden, die von ambulant tätigen Vertragsärzten in ihren Praxen oder in ambulanten Tageskliniken oder im Krankenhaus ohne anschließende Übernachtung erbracht werden. Vorrangiges Ziel ist es, unnötige vollstationäre Krankenhausbehandlung zu vermeiden. Sofern die Strukturqualität der ambulanten Operationseinrichtungen, d.h. auch eine entsprechende postoperative Versorgung gesichert ist, verringert ambulantes Operieren auch das Risiko der Krankenhausinfektionen und möglicher Hospitalisierungserscheinungen und entspricht den Interessen eines Teils der PatientInnen nach einer Rekonvaleszenz im eigenen Zuhause. In Deutschland gibt es ambulantes Operieren im ambulanten Bereich erst seit Ende der 1980er Jahre. Seit 1993 beteiligen sich auch Krankenhäuser daran. Die aktuell im § 115b SGB V für das Krankenhaus und im § 27 SGB V für den ambulanten Bereich geregelte zusätzliche Leistungsform des ambulanten Operierens umfasst 2004 rund 40 Prozent aller operativen Eingriffe. Die zwischen den Gesetzlichen Krankenkassen und den Leistungserbringern für 2009 vereinbarte Liste der ambulant durchführbaren Operationen oder stationsersetzenden Eingriffe nach § 115b SGB V umfasste 2.594 unterschiedliche OPS-Kodes, d.h. auch nicht nur Bagatelleingriffe. Der Großteil der ambulanten Operationen findet weiterhin im ambulanten Bereich durch Vertragsärzte statt, auch wenn der Anteil der in Krankenhäusern erbrachten ambulanten Operationen in den letzten Jahren stetig von etwa 3 (1996) auf knapp 14 Prozent (2004) gestiegen ist. In absoluten Zahlen stieg die Anzahl der GKV-Versicherten, die in einem Krankenhaus ambulant operiert wurde, von rund 117.000 im Jahr 1996 auf 1,3 Millionen im Jahr 2007. Der immer noch geringe Anteil der Krankenhäuser am Geschehen liegt u.a. auch daran, dass beispielsweise 2008 von den 2.083 Krankenhäusern nur 1.303 überhaupt ambulante Operationen durchführten. In angelsächsischen Ländern beträgt der Anteil von Operationen mit ambulantem Charakter ca. 80 Prozent (Spitzenreiter Kanada: 87 Prozent). Auch das Verhältnis des Umsatzes mit ambulanten Operationen zeigt die dominierende Rolle der Vertragsärzte: 2007 wurden im vertragsärztlichen Bereich 1,517 Mrd. Euro mit ambulanten Operationen umgesetzt, im Krankenhaus nach § 115b SGB V 0,536 Mrd. Euro.

Wie in anderen Versorgungsbereichen hat der Gesetzgeber auch die Bestimmung der Einzelheiten des ambulanten Operierens der gemeinsamen Selbstverwaltung als untergesetzlichem Normgeber übertragen. Der Spitzenverband Bund der Krankenkassen, die DKG und die Kassenärztliche Bundesvereinigung schließen dazu dreiseitige Verträge, in denen die räumlichen, personellen, instrumentellen und organisatorischen Voraussetzungen definiert sind, die erfüllt sein müssen, um diese Leistungen überhaupt erbringen zu dürfen. Schließlich definiert das Robert-Koch-Institut (RKI) die hygienischen Voraussetzungen sowohl in der Vorhaltung als auch in der Umsetzung. Außerdem sind die Ärztekammern zuständig für die berufsrechtlichen Vorgaben auf Landesebene, wobei die Grundbedingungen im Wesentlichen identisch sind. Schließlich sind noch die Kassenärztlichen Vereinigungen vor Ort tätig, die ebenfalls in Übereinstimmung mit den Regelungen aus dem dreiseitigen Vertrag zu § 115b die Abrechnung operativer Leistungen bei Versicherten der GKV genehmigen müssen.

Ambulatorium

Einrichtung der ambulanten Gesundheitsversorgung, zumeist durch die Kommune, aber auch durch Arbeitgeber finanziert. (→ Poliklinik, → Community Medicine). In der Versorgungspraxis der Bundesrepublik spielen Ambulatorien bislang keine Rolle.

Anschlussheilbehandlung

Maßnahmen der medizinischen Rehabilitation, die im Anschluss an einen Krankenhausaufenthalt erbracht werden. Krankenkassen und Krankenhäuser sind insoweit zu einem Versorgungsmanagement verpflichtet (§ 11 Abs. 4 SGB V) und regeln dies in Verträgen (§ 112 Abs. 2 Nr. 5 SGB V). Bei Anschlussheilbehandlung kann auf eine Prüfung der Notwendigkeit durch den MDK verzichtet werden (§ 275 Abs. 2 Nr. 1 SGB V).

Die Anschlussheilbehandlung ist heute ein wichtiges Leistungssegment der Einrichtungen der Rehabilitation. Es wird vermutlich künftig vor allem wegen der Einführung der → DRGs weiter an Bedeutung gewinnen. Neben dem wachsenden Umfang dieses Leistungssektors sind es die Struktur der dahinter stehenden Behandlungsinhalte und die früheren Zeitpunkte der → Inanspruchnahme von Anschlussheilbehandlung, die diesen Leistungsbereich bestimmen und erhebliche Folgewirkungen für die Einrichtungen zur Rehabilitation und deren fachliche Vorhaltungen haben werden.

Ein Kernproblem wird unter dem Einfluss fallpauschalierter Entgeltsysteme werden, wie Krankenhausleistung und Anschlussheilbehandlung gegeneinander abzugrenzen oder auch integrativ zu pauschalieren sind. Dies wird besonders dann eine wichtige Frage, wenn Fallpauschalen die Interpretation zulassen sollten, auch für die Anschlussheilbehandlung bindend zu sein und dem Krankenhaus außerhalb der jetzt bereits in Verträgen zur integrierten Versorgung (IV) vorhandenen Möglichkeiten die durchgängige Möglichkeit direkter Vertragsbeziehungen zu einer Rehabilitationseinrichtung gegeben werden. Vermutlich wird hieraus die Notwendigkeit erwachsen, den gesamten Behandlungsprozess von der ambulanten Versorgung über die stationäre bis zur nachstationären und hier dann in Einrichtungen der Rehabilitation verlegten Anteil des Versorgungsprozesses neu zu definieren. Hierzu wären dann auch die Rekonvaleszenz, die Anschlussheilbehandlung und die Rehabilitation gegeneinander abzugrenzen. Dies verlangt allerdings auch die Möglichkeit, einen solchen einheitlichen Leistungsprozess rechtlich und nachfolgend dann auch in der Entgeltsystematik neu zu definieren.

Antonovsky, Aaron

(1923-1994) Soziologe und Medizinsoziologe, Yale University, geboren in den USA, wirkte er ab 1960 in Israel, Mitbegründer der Medical School der Ben Gurion University. Seine Forschungsfelder bezogen sich vor allem auf Gesundheit, Gesundheitserleben, Stress (im Sinne von Belastungsforschung) und Coping.

Die von ihm vertretene und weltweit aufgenommene Grundkonzeption bestand in der These, dass es statt einer Fokussierung auf die spezifische Prävention von Krankheiten bzw. die Vermeidung aller potenziellen Ursachen von Krankheiten vor allem wichtig wäre, die Fähigkeit der Individuen zu stärken, eine von ihm als „effective functioning" (siehe auch → International Classification of Functioning) gedeutete → Gesundheit selbst unter dem Einfluss von → Risiken zu bewahren. Hieraus entwickelte er das Konzept des → Sense of Coherence und das der → Salutogenese aus dem das in der → Ottawa-Charta dokumentierte Leitbild der → Gesundheitsförderung und der Teilhabe am Leben entstand. Praktische Umsetzungen spielen auch in der Rehabilitation eine Rolle.

Antonovsky folgt mit dieser Konzeption relativ eng Selye (1907-1982), dem Begründer der Stressforschung. Dieser hat in seinen Schriften immer wieder seinen Standpunkt bekundet, dass es in der Natur keine Lebewesen gäbe, die dem Altruismus, also einem Handeln nach Zielen des Gemeinwohls folgen würden. Deshalb wäre es wichtig, → Prävention nicht über Mechanismen des Sozialausgleichs zu forcieren, sondern über das Training der individuellen Belastbarkeit des Menschen, die sich an unmittelbar und individuell erlebbaren Nutzensfolgen orientieren sollte (siehe auch → Health Belief Model, → Moral Hazard). Demnach wären individualisierte Präventionskonzepte, denen der sozialen und Verhältnisprävention vorzuziehen.

Während die Arbeiten von Antonovsky für die Erklärung bestimmter Ungleichheiten zwischen den Menschen zumindest auf der deskriptiven und eher psychologischen Ebene sehr hilfreich sind, gibt es in arbeitswissenschaftlichen und soziologischen Zusammenhängen auch kritische Distanz.

Appropriateness Evaluation Protocol (AEP)

Standardisiertes und somit grundsätzlich überprüfbares Verfahren des → Utilization Review zur Protokollierung erbrachter stationärer Versorgungsleistungen. Ursprünglich für → Medicare in den USA entwickelt, wird es heute in vielen Ländern eingesetzt, um die Angemessenheit von Aufwendungen stationärer Versorgung bzw. deren plausible Begründung zu prüfen.

AEP ist eines der typischen Instrumente aus der Familie mikroökonomischer Steuerungsinstrumente des → Managed Care ebenso wie eine Methode der → Qualitätssicherung sofern Leistungsprodukte und ihre Merkmale explizit definiert und vereinbart sind.

Es handelt sich um ein von der Diagnose unabhängiges Protokoll. AEP bewertet den Nachweis erbrachter stationärer Leistungen und prüft deren logische Plausibilität. Es wird nicht geprüft, ob eine medizinische Leistung bei einer gegebenen Diagnose indiziert ist. AEP tastet damit die Autonomie des Arztes in der therapeutischen Entscheidung nicht an. AEP prüft also primär nicht die medizinische, sondern die betriebswirtschaftliche Rationalität des Verbrauchs von Ressourcen. Geprüft wird, ob die stationäre Behandlung insgesamt bzw. einzelne Tage davon durch die Schwere der Krankheit oder die durchgeführte Behandlungsmaßnahme begründet sind.

Das Problem des Einsatzes besteht darin, dass eine solche formale Prüfung die vertragliche Vereinbarung eines Standards für die Leistungserbringung (Produktdefinition) wünschenswert macht. Dieser Standard ist mit dem SGB V zwar im Grundsatz gegeben, aber nur begrenzt auch operationalisiert.

Äquivalenzprinzip

Versicherungsprinzip, bei dem die anspruchsberechtigte (hier medizinische) Leistung dem individuell eingezahlten Versicherungsbeitrag (scheinbar) äquivalent ist. Tatsächlich kalkulieren äquivalente Versicherungen jedoch keine individuellen Risiken, sondern nach unterschiedlichen Modellen, ebenfalls Gruppenrisiken, jeder Versicherte trägt damit „solidarisch" immer auch die Risiken seines (sozialen) Gruppenmitglieds. Der Unterschied zu einer gesetzlichen Umlagenversicherung vom Typ der GKV besteht also allein in der Begrenzung der zugemuteten Varianz der Gruppenrisiken, die bei Äquivalenzversicherungen möglichst klein, bei Solidarversicherungen hingegen möglichst groß gehalten werden soll.

Bei diesem Versicherungstyp treten der Versicherungsnehmer oder eine für ihn agierende dritte Person (z. B. der Staat oder der Arbeitgeber) aktiv als Käufer eines bestimmten Leistungsumfangs (Versicherungsprodukt) auf. Der Verkäufer kalkuliert den Preis des Produkts anhand der Risikomerkmale seiner Kunden, seiner Gewinnerwartungen und seiner Wettbewerbslage (→ private Krankenversicherung).

In Äquivalenzversicherungen ist das Rechtsverhältnis von Versicherer und Versicherungsnehmer als Anbieter und Käufer klar definiert, es handelt sich also um Märkte, die durch Angebot und Nachfrage (mit)reguliert werden. Hierbei ist jedoch zu beachten, dass wegen der geringen sozialen Effektivität und wegen erheblicher makroökonomischer Effizienzprobleme dieser Versicherungstyp in der Regel dennoch rechtlich gesteuert wird.

Kernbegriffe äquivalenzbasierter Versicherungen sind die des „Kunden“ und des „Produktes“. Der Begriff des „Kunden“ impliziert die Entscheidungsautonomie des Versicherten bei der Wahl des von ihm gewünschten medizinischen und über eine Versicherung zu kaufenden Produktes. Der Verkäufer hat das Bedürfnis, künftig eintretende Ereignisse möglichst genau zu kalkulieren (→ Risiko, → Risk Adjustment Models) und die für ihn als Leistungserbringer arbeitenden Ärzte bzw. Institutionen in möglichst explizite Leistungsverträge einzubinden. Zu diesem Zweck ist er tendenziell daran interessiert, entweder über prospektive Pauschalvergütungen ökonomische Risiken zu delegieren oder aber möglichst präzis medizinische Leistungen als einzelne Produkte bzw. Produktgruppen zu definieren und in Versicherungsverträgen zu binden. Allerdings ist auch zu berücksichtigen, dass die Fähigkeit des Verkäufers zur prospektiven Risikoabschätzung ungleich besser ist als die des Kunden, die Entscheidungspotenziale beider Akteure sind also erheblich asymmetrisch.

Der Begriff des Produktes setzt die weitgehende Standardisierung von Leistungsanlässen und medizinischen Leistungen jeweils nach Umfang und Beschaffenheit (→ Qualität) voraus und soll so auch die Prüfung der Vertragskonformität des Leistungserbringers sowie ggf. auch der Leistungsnachfrage durch die Versicherten erlauben (→ Qualitätssicherung, Utilization Review). Für diese Grundannahme der Privaten Versicherungsindustrie und ihrer Lobbyisten liegen praktisch keine positiven Belege vor. Eine Ausnahme bilden allein Äquivalenzversicherungen für den vermögenden Rand einer Bevölkerung.

Das → Risiko, vorausschauend die richtige Versicherungswahl getroffen zu haben, liegt beim Käufer, das Risiko der Preiskalkulation beim Verkäufer und das Risiko der Leistungserbringung bei pauschalierten Entgeltsystematiken beim Leistungserbringer/Leistungsanbieter.

Marktbeziehungen in der Krankenversicherung unterstellen in der Theorie, dass die jeweilige Position von Anbietern, Käufern und Versicherten gleich stark sei, also einem der wichtigsten Theoreme des Marktes, dem der „fairness”, entsprächen. Für dieses Postulat gibt es allerdings keinen positiven, dafür aber massenhaft negativen empirischen Beleg.

Weltweit gibt es keine sozial leistungsfähige Absicherung des Krankheitsrisikos, die ausschließlich auf Äquivalenzprinzipien beruht. Dort, wo die Äquivalenzversicherung weitgehend die einzige Versicherungsform ist, gibt es regelmäßig große Anteile der Bevölkerung, die nicht oder unterversichert sind und folglich (im günstigsten Fall) nur über subsidiäre Versicherungen abgesichert sind.

Bei der Kalkulation der Versicherungsprämien spielt seit etwa 200 Jahren der Versuch eine wichtige Rolle, das Krankwerden (→ Erkrankung), also den Leistungs- und (aus Versicherungssicht dann) den Schadensfall, prospektiv als Risiko zu quantifizieren. Durch die systematische Übertragung dieses versicherungsökonomischen Kalküls auf die medizinische Forschung hat sich jener Zweig der → Epidemiologie, der sich vor allem mit der Ermittlung und Quantifizierung von Parametern beschäftigt, die zur Risikodifferenzierung von Versichertenbevölkerungen führen, im weitesten Sinne also die Epidemiologie der → Risikofaktoren, methodisch besonders nachhaltig entwickelt. Dies hat auch auf die Medizin selbst erheblich zurückgewirkt und spiegelt sich heute in dem Begriff der Risikofaktorenmedizin, deren Merkmal eine weitgehende Depersonalisierung des Verständnisses des Krankseins eines Menschen ist, wider.

Im Ergebnis fokussiert sich die Verschiedenheit von Äquivalenzversicherungen und Solidarversicherungen auch in der prädiktiven bzw. in der finalen Orientierung des Vertragskonzepts. Vor diesem Hintergrund wird gelegentlich argumentiert, Äquivalenzversicherungen hätten eine präventiv-erzieherische Wirkung (→ Moral Hazard). Ein richtiges Verhalten im Sinne eines Evidence based Behavior oder einer Evidence based Compliance würde also durch äquivalente Verträge gefördert und ggf. auch erzwungen, in dem nicht vertragskonformes Verhalten durch einen hohen individuellen Beitragssatz „bestraft“ wird.

Vor diesem Hintergrund begannen Mitte der 1970er Jahre die ethischen und methodischen Auseinandersetzungen um die Risikofaktorenmedizin, die alternativ in die Konzepte der → Gesundheitsförderung und des Sense of Coherence führten. In der Risikofaktorenmedizin sind die individualmedizinischen Wahrnehmungs- und Erfahrungswelten und die ökonomischen Existenzbedingungen von äquivalenten Versicherungen ideal zueinander passfähig.

Die Kritik der Risikofaktorenkonzeption wiederholte damit neben erkenntnistheoretischen Konflikten im Kern auch den historischen Konflikt zwischen solidarischen und äquivalenten Mechanismen der Krankenversicherung.

Arbeitsbedingte Erkrankungen

Erkrankungen, die (teil-)ursächlich der Arbeitstätigkeit zuzurechnen sind und die demzufolge auch die Arbeitsunfälle und die Berufskrankheiten umfassen. Dabei sind Arbeitsunfälle und Berufskrankheiten in erster Linie nicht medizinisch, sondern sozialversicherungsrechtlich bestimmt.

Als Berufskrankheiten gelten nach § 9 SGB VII lediglich die Krankheiten, "die die Bundesregierung durch Rechtsverordnung mit Zustimmung des Bundesrates als Berufskrankheiten bezeichnet": Dies sind zur Zeit 68 explizit nach Art und Entstehung definierte Erkrankungen. Sie sind in der Berufskrankheitenliste als Anhang der Berufskrankheiten-Verordnung einzeln aufgelistet. Diese Liste ist aufgrund der daran geknüpften Leistungsansprüche das Produkt von sozialpolitischen Kompromissen. Daraus ergibt sich zugleich, dass auf diese Weise die pathogenen Einflüsse der Arbeitswelt auf die → Gesundheit der Menschen medizinisch nicht befriedigend erfasst werden. Für die Anerkennung einer Berufskrankheit ist ein strenger Kausalnachweis erforderlich, meist sogar bezogen auf eine einzelne → Ursache. Die Erkrankungen, die bei den Erwerbstätigen am häufigsten auftreten, sind aber solche mit komplexer → Ätiologie und einem kaum zu entwirrenden Zusammenspiel von Faktoren aus den Bereichen Arbeit, → Lebensweise und → Lebensstil. Folglich müssen „reine“ Berufskrankheiten aus epidemiologischer Sicht immer seltene Sonderfälle sein. Im Jahr 2006 verzeichneten die Unfallversicherungsträger ca. 64.000 Anzeigen auf Verdacht einer Berufskrankheit, ca. 15.000 Berufskrankheiten wurden anerkannt, ca. 5.000 neue Renten gewährt und ca. 2.600 Menschen starben im Jahr 2006 an den Folgen einer Berufskrankheit. Zum Vergleich: Im Jahr 2006 gab es mehr als 26 Mio. Krankschreibungen, ein nicht geringer Teil davon ist arbeitsmitbedingt. Die Ausrichtung der → Prävention auf die Vermeidung von Berufskrankheiten wäre daher ein reduktionistischer Ansatz, da dabei eine Vielzahl pathogener Arbeitsbedingungen außer Betracht bleiben würde.

Dem Begriff der "arbeitsbedingten Erkrankungen", der 1973 mit dem Arbeitssicherheitsgesetz Eingang in das (bundesdeutsche) Arbeitsschutzrecht fand, liegt dagegen eine andere Perspektive zugrunde. Der Begriff wurde eingeführt, um die präventivmedizinische Aufgabe der Betriebsärzte festzuschreiben. Es heißt in § 3 des Arbeitssicherheitsgesetzes: Die Betriebsärzte haben (unter anderem) insbesondere die "Ursachen von arbeitsbedingten Erkrankungen zu untersuchen, die Untersuchungsergebnisse zu erfassen und auszuwerten und dem Arbeitgeber Maßnahmen zur Verhütung dieser Erkrankungen vorzuschlagen". Im Vergleich zu dem der Berufskrankheit beinhaltet der Begriff der arbeitsbedingten Erkrankung keine sozialversicherungsrechtlich begründeten Einschränkungen. Eine explizite Definition dessen, was unter arbeitsbedingten Erkrankungen zu verstehen ist, enthält das Gesetz gerade deshalb nicht. Der gemeinsame Kern verschiedener Definitionsversuche in der Literatur ist ein negativer: Bei arbeitsbedingten Erkrankungen spielt die Arbeitswelt als verursachender oder verschlimmernder Faktor eine Rolle, ohne dass jedoch die strengen Kausalvoraussetzungen der Berufskrankheiten erfüllt sind. Daher ist das Adjektiv "arbeitsbedingt" im strengen Sinne eher problematisch. Semantisch richtiger wäre der Begriff "arbeitsbezogene Erkrankungen" ("work-related diseases"), den z. B. die WHO gebraucht und der sich zunehmend auch in der deutschen Literatur findet. Ob man die arbeitsbedingten Erkrankungen gegenüber den Berufskrankheiten als sie einschließenden Oberbegriff oder als sie ergänzenden Begriff zu verstehen hat, wird in der Literatur häufig je nach Argumentationszusammenhang verschieden gehandhabt.

Den relativ unbestimmten arbeitsbedingten Erkrankungen entsprechen auf der Ursachenseite die gleichermaßen unbestimmten "arbeitsbedingten Gesundheitsgefahren". Dieser Rechtsbegriff ist ebenfalls mit präventionspolitischer Absicht mit dem Inkrafttreten des Gesundheitsreformgesetzes 1989 in das → Sozialgesetzbuch eingeführt worden. Damals wurde die betriebliche → Gesundheitsförderung ins Leistungsspektrum der → gesetzlichen Krankenversicherung aufgenommen. § 20b SGB V sieht dazu unter anderem vor, dass die Krankenkassen bei der "Verhütung arbeitsbedingter Gesundheitsgefahren" mitwirken und dabei mit den Trägern der → gesetzlichen Unfallversicherung zusammenarbeiten und mit ihnen regionale Arbeitsgemeinschaften bilden.

1996 wurde auch der Präventionsauftrag der Träger der gesetzlichen Unfallversicherung entsprechend ausgeweitet: § 14 SGB VII verpflichtet die gesetzliche Unfallversicherung, mit allen geeigneten Mitteln neben Arbeitsunfällen und Berufskrankheiten nun auch arbeitsbedingte Gesundheitsgefahren zu verhüten. Der Begriff "arbeitsbedingte Gesundheitsgefahren" ist seitdem in den beiden genannten Rechtsvorschriften als Gegenstandsbereich der Prävention verankert. Die dritte Rechtsnorm von zentraler Bedeutung, in der dieser Begriff vorkommt, ist das Arbeitsschutzgesetz von 1996. In § 2 des Gesetzes wird definiert, was Gegenstand eines ganzheitlichen Arbeitsschutzes ist: "Maßnahmen des Arbeitsschutzes (...) sind Maßnahmen zur Verhütung von Unfällen bei der Arbeit und arbeitsbedingten Gesundheitsgefahren einschließlich Maßnahmen der menschengerechten Gestaltung der Arbeit." Auch hier steht der Begriff in einem präventionspolitischen Kontext.

Anhand des in den Arbeitswissenschaften verbreiteten Belastungs-Beanspruchungskonzepts (Rohmert 1984) lässt sich die Belastungsseite (arbeitsbedingte Gesundheitsgefahren) sinnvoll gegen die Beanspruchungsseite (Befindlichkeitsstörungen, arbeitsbedingte Erkrankungen, Berufskrankheiten, gesundheitliche Unfallfolgen) abgrenzen (Kuhn 2001). Daraus ergibt sich, dass der erweiterte Präventionsauftrag der Unfallversicherungsträger sehr weitreichend formuliert ist, weil er nicht an einzelnen Krankheitsbildern, sondern bereits an den potenziellen Ursachen ansetzt. Die Interventionsschwelle ist damit so niedrig wie möglich festgelegt worden.

Kuhn, J.: Arbeitsbedingte Erkrankungen. Prävention 2001; 24 (1): 3-6.

Arbeitsförderungsgesetz

Zwischen 1969 und 1997 Rechtsgrundlage der Arbeitslosenversicherung und der Leistungen der Arbeitsförderung. 1997 abgelöst durch das SGB III – Arbeitsförderung.

Arbeitslosenversicherung

→ SGB III

Arbeitslosigkeit

ist die fehlende Möglichkeit, durch den Verkauf der Arbeitskraft den Lebensunterhalt selbst zu sichern. Der Begriff der Arbeitslosigkeit bezieht sich damit nur auf die Erwerbsarbeit. Im Sozialrecht wird das Risiko der Arbeitslosigkeit durch die Arbeitslosenversicherung und Arbeitsförderung nach SGB III und durch die Grundsicherung für Arbeitsuchende nach dem SGB II gesichert.

Für die Gesundheitsversorgung hat Arbeitslosigkeit vor allem vier Bedeutungen:

- Einschränkungen des → Gesundheitszustandes, chronische oder häufige → Krankheit oder → Behinderung wirken auf dem Arbeitsmarkt mit sozial selektiver Tendenz als Ausschlussgründe. Arbeitslosigkeit ist selbst direkt und indirekt ein → Risiko für Krankheit. Sie wirkt vor allem als psychischer Belastungsfaktor mit körperlichen Folgen sowie über eine Destruktion des → Sense of Coherence. Bei Arbeitslosen wird eine höhere Mortalitäts- und Morbiditätsrate als bei Erwerbstätigen nachgewiesen.

- Des Weiteren zeigte sich, dass Arbeitslose häufiger als Erwerbstätige Leistungen des Gesundheitssystems in Anspruch nehmen. Diese negativen Auswirkungen nehmen mit der Dauer der Arbeitslosigkeit zu. Außerdem gibt es Hinweise dafür, dass nicht nur die Arbeitslosigkeit, sondern bereits die Bedrohung des Arbeitsplatzes die → Gesundheit beeinträchtigen kann. Für eine kausale Beziehung zwischen Arbeitslosigkeit und Gesundheit sprechen Ergebnisse von → Längsschnittstudien, die eine Verbesserung des gesundheitlichen Zustands bei Wiederbeschäftigung zeigen. Eine Auswertung der Daten des Sozioökonomischen Panels (SOEP) belegt den negativen Einfluss von Arbeitslosigkeit auf die Gesundheit und das → Inanspruchnahmeverhalten: Langzeitarbeitslosigkeit führte 1997 in den alten Bundesländern zu einem erhöhten Risiko für eine starke gesundheitsbedingte Behinderung im Alltag (OR = 2,35) und zu einer signifikant geringeren → Zufriedenheit mit dem Gesundheitszustand. Kurzzeitarbeitslose waren deutlich häufiger beim Arzt als Erwerbstätige (OR für mehr als zwei Arztbesuche in den letzten drei Monaten = 1,83). Zurückliegende Erfahrung mit Arbeitslosigkeit verringerte ebenfalls die Zufriedenheit mit der Gesundheit. Diese Erkenntnisse werden auch durch die Ergebnisse des Bundesgesundheitssurveys aus dem Jahre 1998 bestätigt (vgl. dazu Grobe/Schwartz 2003). Daten des Sozio-ökonomischen Panels für das Jahr 2006 zeigen, dass weniger als ein Drittel der langzeitarbeitslosen Männer und Frauen einen sehr guten bzw. guten Gesundheitszustand haben, während es unter den aktuell erwerbstätigen Männern und Frauen über die Hälfte sind. Auch bei Kurzzeitarbeitslosigkeit ist ein Zusammenhang mit dem Gesundheitszustand festzustellen. Noch deutlicher werden diese Unterschiede, wenn der Anteil der Personen mit gesundheitlichen Beeinträchtigungen betrachtet wird: Während der Anteil der erwerbstätigen Männer und Frauen hier mit 2% und 3% sehr gering ausfällt, sind langzeitarbeitslose Männer und Frauen zu 12% bzw. 14% in ihrer Gesundheit beeinträchtigt.
- Jüngste Untersuchungen zur Häufigkeit ausgewählter Anomiesymptome in der deutschen Bevölkerung weisen fast durchweg die höchsten Werte bei Arbeitslosen aus: So sind etwa 59% aller Arbeitslosen (Erwerbstätige 38%) in Bezug auf die Zukunft „nicht sehr zuversichtlich" und 44% (30%) sind der Meinung, sie kämen nur voran, wenn sie sich unkorrekt verhielten.
- Die Folgen betreffen nicht allein den Arbeitslosen, sondern immer auch die Familie, besonders die Kinder und deren erfolgreiche Sozialisation.

Mit Leistungsbezug wegen Arbeitslosigkeit nach SGB III oder SGB II entsteht Versicherungspflicht in der → Gesetzlichen Krankenversicherung. Dadurch ist auch bei Arbeitslosigkeit der Risikoschutz gemäß den Leistungen des SGB V gegeben und wird solidarisch umverteilt.

Arbeitslosigkeit mindert wegen der Grundlohnsummenbindung der Beiträge die Umlageeinnahmen der → Gesetzlichen Krankenversicherung und stellt so den solidarischen Charakter der GKV besonders stark auf die Probe. Die Mindereinnahmen der GKV durch Arbeitslosigkeit ihrer Mitglieder stiegen von 1991 1.74 Mrd. €, 1997 auf den Höchstbetrag von 5.57 Mrd. €, beliefen sich 1999 auf 5,27 Mrd. € und erreichten 2007 6 Mrd. € (http://doku.iab.de/kurzber/2008/kb1408.pdf). Der Anteil der GKV an den fiskalischen Gesamtkosten der Arbeitslosigkeit schwankt seit Mitte der 90er Jahre zwischen knapp über 7% und 8,9% (2004). Die Ausgaben für die Kranken-, Pflege- und Rentenversicherung der Arbeitslosen betrugen 2007 16% der Gesamtkosten der Arbeitslosigkeit. Unter den Bedingungen von Einnahmenminderungen verschärfen sich Verteilungskonflikte um knappe Mittel, und es wächst die Bereitschaft zur Preisgabe des Wertes Solidarität.

Berücksichtigt man, dass zusätzlich zu den „amtlichen", d.h. nach Erwerbsarbeit suchenden Arbeitslosen noch eine so genannte „stille Reserve" von Personen kommt, welche u.a. die Suche nach einer Erwerbsarbeit aufgegeben oder gar nicht begonnen haben und beispielsweise zu den mitversicherten Familienangehörigen gehören, erhöhen sich die von den Sozialversicherungsträgern zu tragenden Folgen von Arbeitslosigkeit nochmals beträchtlich. Die Anzahl der Angehörigen der „stillen Reserve“ bewegte sich zwischen 2,49 Mio. (1993) und 1,38 Mio. Personen im Jahr 2007.

Arbeitsschutz

Der Begriff umfasst nach § 2 Abs. 1 des Arbeitsschutzgesetzes von 1996 „Maßnahmen zur Verhütung von Unfällen bei der Arbeit und arbeitsbedingten Gesundheitsgefahren einschließlich Maßnahmen der menschengerechten Gestaltung der Arbeit.“ In zahlreichen Einzelvorschriften des Arbeitsschutzrechts sind in Konkretisierung dieser Rahmenvorschrift z. B. Regelungen zur Gestaltung von Arbeitsstätten, zum Umgang mit Gefahrstoffen, zur Handhabung von Lasten, zum Schutz besonderer Personengruppen (Schwangere, Jugendliche etc.) oder zur Entschädigung beim Eintreten berufsbedingter Gesundheitsschäden getroffen. Normadressat des Arbeitsschutzgesetzes und der anderen Rechtsvorschriften ist im Wesentlichen der Arbeitgeber, d.h., der Arbeitgeber ist in erster Linie für die Sicherstellung des Arbeitsschutzes verantwortlich. In der Festlegung des Verantwortungsumfangs der Arbeitgeber ist in vielen dieser Vorschriften eine sozialpolitische Kompromissbildung zwischen den Interessen der Beschäftigten am Erhalt ihrer Gesundheit und den Interessen der Arbeitgeber an einer kostengünstigen Betriebsführung unverkennbar. Diese Kompromissbildung lag bis zum Inkrafttreten des Arbeitsschutzgesetzes sogar ausdrücklich der alten Rahmenvorschrift des Arbeitsschutzes, § 120 a Gewerbeordnung, zugrunde. Dort bemaß sich der Anspruch der Beschäftigten auf Schutz ihrer Gesundheit danach, inwieweit dies „die Natur des Betriebs“ gestattet.

Das Arbeitsschutzgesetz schreibt für den modernen Arbeitsschutz eine problemorientierte Vorgehensweise vor, d.h., der Arbeitgeber soll sich einen Überblick über die gesundheitlichen Gefährdungen an den Arbeitsplätzen verschaffen, diese in ihrer Relevanz beurteilen und festlegen, ob und welche Maßnahmen als Abhilfe vorzusehen sind (§ 5 ArbSchG). Damit soll vermieden werden, dass sich Arbeitgeber in ihrem Arbeitsschutzhandeln lediglich auf das Einhalten formaler Arbeitsschutzvorschriften konzentrieren und die tatsächliche Gefährdungssituation im Betrieb in den Hintergrund tritt. Für die Beschäftigten sieht das Arbeitsschutzgesetz sowohl Mitwirkungsrechte als auch Mitwirkungspflichten im Arbeitsschutz vor.

Eine wichtige Vorschrift zur Organisation des innerbetrieblichen Arbeitsschutzsystems stellt das Arbeitssicherheitsgesetz von 1973 dar. Es legt fest, dass die Betriebe Betriebsärzte und Fachkräfte für Arbeitssicherheit verpflichten müssen. Den zeitlichen Betreuungsumfang legen die Unfallversicherungsträger (→ Berufsgenossenschaften) in ihren Unfallverhütungsvorschriften fest. In Kleinbetrieben ergeben sich aus dem relativ geringen Betreuungsumfang erhebliche Probleme in der betriebsärztlichen und sicherheitstechnischen Betreuung.

Auf der überbetrieblichen Ebene ist das deutsche Arbeitsschutzsystem von einem Dualismus zwischen staatlichem Arbeitsschutz und selbstverwaltetem Arbeitsschutz durch die Unfallversicherungsträger geprägt. Das SGB VII enthält für die Unfallversicherungsträger weitreichende Pflichten zur Prävention, Kuration, Rehabilitation und zur finanziellen Regulierung bei arbeitsbedingten Gesundheitsschäden. Versicherungsfälle in der gesetzlichen Unfallversicherung sind Arbeitsunfälle und Berufskrankheiten. Darauf konzentrieren sich folglich auch die Präventionsbemühungen der Unfallversicherungsträger, obwohl sie nach § 14 SGB VII darüber hinaus auch zur Verhütung arbeitsbedingter Gesundheitsgefahren verpflichtet sind. Mitglieder der Unfallversicherungsträger sind die Unternehmer. Versichert sind neben den Beschäftigten auch weitere Personengruppen (z. B. Schüler, ehrenamtlich Tätige, Blutspender usw.). Die Kosten der gesetzlichen Unfallversicherung werden, anders als in den anderen Zweigen der Sozialversicherung, allein durch die Arbeitgeber getragen; im öffentlichen Bereich vom Staat (Unfallkassen). In den Selbstverwaltungsgremien der gewerblichen Berufsgenossenschaften sind jedoch auch Arbeitnehmervertreter stimmberechtigt. Seit 2007 sind die gewerblichen Berufsgenossenschaften und die Unfallkassen unter dem Dach des Spitzenverbands „Deutsche Gesetzliche Unfallversicherung" (www.dguv.de) vereint.

Als den Arbeitsschutz ergänzende Maßnahmen können nach § 20a und b SGB V durch die Krankenkassen auch Maßnahmen der betrieblichen → Gesundheitsförderung durchgeführt werden. Allerdings haben die Krankenkassen dabei anders als die staatlichen Arbeitsschutzbehörden und die Unfallversicherungsträger keine Durchsetzungsbefugnisse gegenüber den Betrieben. Maßnahmen der betrieblichen Gesundheitsförderung sind für die Betriebe freiwillige Maßnahmen.

In Umsetzung europäischer Vorgaben findet derzeit eine stärkere Ausrichtung der Arbeitsschutzpolitik an inhaltlichen Zielen statt. Dazu arbeiten Staat und Unfallversicherung in der „Gemeinsamen Deutschen Arbeitsschutzstrategie" zusammen, die im Zuge der Reform des Unfallversicherungsrechts auch gesetzlich kodifiziert wird.

Arbeitsunfähigkeit

Die befristete Befreiung aus den arbeitsvertraglichen Pflichten wegen Krankheit (Arbeitsunfähigkeit) gehört neben der ärztlichen Behandlung zu den wichtigsten vertragsärztlichen Aufgaben (§ 73 Abs. 2 Nr. 5 SGB V). Die Krankenversicherung war nach ihrer Gründung im Jahr 1883 vor allem eine Lohnausfallversicherung. Seit Ende der 50er Jahre des 20. Jahrhunderts war durch das Lohnfortzahlungsgesetz geregelt, dass in den ersten 6 Wochen der Arbeitsunfähigkeit der Arbeitgeber zur Fortsetzung der Lohnzahlung verpflichtet ist; heute ergibt sich diese Pflicht aus dem Entgeltfortzahlungsgesetz (EFZG). Nach der 6. Woche bis (bei identischer Behandlungskrankheit) maximal zur 78. Woche ist die Krankenkasse zur Zahlung von Krankengeld verpflichtet (§ 44 SGB V).

Damit kann der Arzt in den Vertrag zwischen Arbeitnehmer und Arbeitgeber, der die Erbringung und die Entgeltung einer Arbeitstätigkeit regelt, faktisch direkt eingreifen. Hierbei ist zu beachten, dass Krankheit bzw. Behandlungsbedürftigkeit nicht zwangsläufig zu Arbeitsunfähigkeit (AU) führt. Es ist vielmehr im Einzelfall zu prüfen, ob bei gegebener Behandlungsbedürftigkeit zusätzlich auch Arbeitsunfähigkeit besteht oder zur Sicherung des Behandlungserfolges notwendig ist. Die Möglichkeit dieser Befreiung ist durch „Richtlinien über die Beurteilung der Arbeitsunfähigkeit und die Maßnahmen zur stufenweisen Wiedereingliederung (Arbeitsunfähigkeits-Richtlinien)" des → Gemeinsamen Bundesausschusses (G-BA) auf der Grundlage von § 92 Abs. 2 Nr. 7 SGB V geregelt.

Auf Verlangen der Kassen oder des Arbeitgebers ist der Arbeitnehmer verpflichtet, sich einer ärztlichen Überprüfung der Arbeitsunfähigkeit durch den → Medizinischen Dienst der Krankenversicherung zu unterziehen (§ 275 Abs. 1 Nr. 3 SGB V). Gründe der Überprüfung können sein:

1. die Sicherung des Behandlungserfolgs, insbesondere zur Einleitung von Maßnahmen der Leistungsträger für die Wiederherstellung der Arbeitsfähigkeit,
2. Zweifel an der Arbeitsunfähigkeit, diese sind in Fällen anzunehmen, in denen

a) Versicherte auffällig häufig oder auffällig häufig nur für kurze Dauer arbeitsunfähig sind oder der Beginn der Arbeitsunfähigkeit häufig auf einen Arbeitstag am Beginn oder am Ende einer Woche fällt oder

b) die Arbeitsunfähigkeit von einem Arzt festgestellt worden ist, der durch die Häufigkeit der von ihm ausgestellten Bescheinigungen über Arbeitsunfähigkeit auffällig geworden ist.

Grundlage dieser Prüfung sind die Richtlinien des G-BA. Diese Richtlinien umfassen die Definition der Arbeitsunfähigkeit, ihr Anwendungsbereich und die Grundsätze zu ihrer Feststellung mit bindender Wirkung für alle Vertragsärzte und die Überprüfung der Arbeitsunfähigkeit durch den Medizinischen Dienst der Krankenversicherung. Arbeitsunfähigkeit liegt vor,

- wenn der Versicherte aufgrund von Krankheit seine ausgeübte Tätigkeit nicht mehr oder nur unter der Gefahr der Verschlimmerung der Erkrankung ausführen kann,
- wenn aufgrund eines bestimmten Krankheitszustandes, der für sich allein noch keine Arbeitsunfähigkeit bedingt, absehbar ist, dass aus der Ausübung der Tätigkeit für die Gesundheit oder die Gesundung abträgliche Folgen erwachsen, welche dann Arbeitsunfähigkeit unmittelbar hervorrufen,
- bei krankheitsbedingter Unfähigkeit Arbeiten zu verrichten, für die sich Arbeitslose den Agenturen für Arbeit zur Verfügung gestellt haben,
- wenn Versicherte ohne anerkannten Ausbildungsberuf nach Eintritt der Arbeitsunfähigkeit ihre Beschäftigung verlieren und ihre letzte Tätigkeit nur bei Verschlimmerung der Krankheit hätten ausführen können
- wenn zwischen der Krankheit und der dadurch bedingten Unfähigkeit zur Fortsetzung der ausgeübten Tätigkeit ein kausaler Zusammenhang erkennbar ist,
- wenn durch eine stufenweise Wiederaufnahme der Arbeit dem Versicherten die dauerhafte Wiedereingliederung in das Erwerbsleben durch eine schrittweise Heranführung an die volle Arbeitsbelastung ermöglicht werden kann (§ 74 SGB V; § 28 SGB IX),
- wenn ein für die Ausübung der Tätigkeit oder das Erreichen des Arbeitsplatzes erforderliches Hilfsmittel (z. B. Körperersatzstück) defekt ist bis zu dessen Reparatur oder Ersatz.

Vertragsärzte sind verpflichtet, vor einer Bescheinigung von Arbeitsunfähigkeit, den Versicherten zu seiner Tätigkeit und deren Belastungen zu befragen.

Die o.g. Richtlinien gelten entsprechend bei

- Rentnern, wenn sie noch eine Erwerbstätigkeit ausüben,
- körperlich, geistig oder seelisch Behinderten, die ständig in Werkstätten für Behinderte oder in Blindenwerkstätten beschäftigt werden,
- der Durchführung medizinischer Maßnahmen zur Herbeiführung einer Schwangerschaft, einer nicht rechtswidrigen Sterilisation oder einem nicht rechtswidrigen Schwangerschaftsabbruch,
- einer Dialysebehandlung, die lediglich während der vereinbarten Arbeitszeit möglich ist, für deren Dauer der Zeit der Anfahrt zur Dialyseeinrichtung und der nach der Dialyse erforderlichen Ruhezeit sowie bei
- anderen extrakorporalen Hämotherapieverfahren.

Arbeitsunfähigkeitsbescheinigungen dürfen nur von Vertragsärzten und nur für Versicherte ausgestellt werden, die Anspruch auf Entgeltfortzahlung (gemäß Entgeltfortzahlungsgesetz bzw. Tarifvertrag) oder Entgeltersatzleistungen (z. B. Krankengeld) haben.

Die "Begutachtungsanleitung Arbeitsunfähigkeit" regelt im Grundsatz und im Einzelfall die Verfahrensweise zwischen den Krankenkassen und dem MDK bei der Beratung und Begutachtung der Arbeitsunfähigkeit.

Der Vertragsarzt ist verpflichtet, dem Medizinischen Dienst auf Anforderung die für die Beratung und Begutachtung im Einzelfall erforderlichen Auskünfte zu erteilen (§ 294 Abs. 1 SGB V). Der MDK hat das Ergebnis der Begutachtung und die erforderlichen Angaben über den Befund dem Vertragsarzt mitzuteilen.

Steht eine Arbeitsunfähigkeit mit einem Unfall im Zusammenhang, so muss ggf. im Rahmen der Arbeitsunfähigkeitsbegutachtung geklärt werden, ob der Unfall überhaupt, teilweise oder ganz die Arbeitsunfähigkeit bedingt hat. (Abgrenzung der Zuständigkeit der Krankenkasse gegenüber den gesetzlichen Unfallversicherern oder den privaten Unfallhaftpflichtversicherern.)

Arbeitsunfähigkeit besteht nicht, wenn andere Gründe als eine Krankheit des

Versicherten Ursache für eine Arbeitsverhinderung sind. Arbeitsunfähigkeit liegt nicht vor

- bei Beaufsichtigung, Betreuung oder Pflege eines erkrankten Kindes,
- für Zeiten, in denen ärztliche Behandlungen zu diagnostischen oder therapeutischen Zwecken stattfinden, ohne dass diese Maßnahmen selbst zu einer Arbeitsunfähigkeit führen,
- für Inanspruchnahme von Heilmitteln (z. B. physikalisch-medizinische Therapie),
- bei Teilnahme an bestimmten gesundheitsfördernden oder rehabilitativen Maßnahmen (Koronarsportgruppen u. a.),
- bei Durchführung von Rehabilitations- oder Versorgemaßnahmen, es sei denn, vor Beginn der Maßnahmen bestand bereits Arbeitsunfähigkeit oder die Arbeitsunfähigkeit wird durch eine interkurrente Erkrankung ausgelöst,
- bei Schonungszeiten nach stationären Rehabilitationsmaßnahmen, wenn Beschäftigungsverbote nach dem Bundesseuchengesetz oder dem Mutterschutzgesetz (Zeugnis nach § 3 Abs. 1 MuSchG) ausgesprochen wurden,
- bei Organspenden für die Zeit, in der der Organspender infolge seiner Spende der beruflichen Tätigkeit nicht nachkommen kann (bei Organspenden ersetzt die Krankenkasse des Organempfängers den Lohnausfall des Spenders).

Nach dem normierenden Krankheitsbegriff des Bundessozialgerichts als Arbeitsunfähigkeit und/oder behandlungsbedürftiger Zustand ist somit zumindest dieser Teil ärztlicher Leistungserbringung strikt und verbindlich durch Richtlinien bzw. → Leitlinien hoher Verbindlichkeit geregelt.

Aus volkswirtschaftlicher Sicht wird die Arbeitsunfähigkeit bzw. der Anteil der Arbeitsausfalltage an den Pflichtarbeitstagen (Krankenstand) oft als eine Art „Wirtschaftsschaden" argumentiert. Diese Argumentation ist angesichts eines in der Bundesrepublik sehr niedrigen → Krankenstandes kaum nachvollziehbar. In diesem Zusammenhang ist auch zu berücksichtigen, dass die „Verluste" an verfügbarer Arbeitszeit infolge des Krankenstandes seit den frühen 1990er Jahren um etwa 25 % gesunken sind. Der Krankenstand reflektiert nicht nur Krankheitsfolgen im Sinne der ICD, sondern direkt und indirekt auch vielfältige ökonomische, soziale und motivationale Probleme im Arbeitsleben. Diese können vom schlechten Arbeitsklima als Ursache für Krankheitserleben bis zur Arbeitsplatzangst als Ursache für die Vermeidung von in der Sache begründeter Arbeitsunfähigkeit reichen.

Der Krankenstand ist unter den Arbeitnehmern erheblich ungleich verteilt. Hierbei ist z. B. zu berücksichtigen:

1. Viele Berufe rekrutieren und selektieren die Beschäftigten nach besonderen gesundheitlichen Merkmalen mit der Folge, dass in besonders gesundheitsriskanten Berufen der Krankenstand besonders niedrig sein kann (→ Healthy Worker Effect).
2. Junge Arbeitnehmer haben in der Regel eine hohe AU-Fallhäufigkeit mit geringer Falldauer, während ältere Arbeitnehmer in der Regel eine geringe Fallhäufigkeit, dann aber eine höhere Falldauer haben.
3. Die Wahrscheinlichkeit einer AU ist extrem ungleich verteilt, d.h., 50% des Krankenstandes werden nicht durch 50% der Beschäftigten, sondern in der Regel von einem erheblich geringeren Anteil verursacht. Damit reflektiert der Krankenstand u.a. auch die soziale Fähigkeit des Arbeitsmarktes, Menschen unabhängig von ihrem Gesundheitszustand die Chance beruflicher Selbstverwirklichung und Teilhabe am gesellschaftlichen Leben zu geben.
4. Es ist immer auch zu unterstellen, dass es einen bestimmten Anteil von Arbeitnehmern gibt, die Arbeitsunfähigkeit durch Simulation, also zu Unrecht in Anspruch nehmen und Ärzte dies ggf. wissentlich unterstützen. Solche Arbeitnehmer sind in der Regel durch hohe Fallhäufigkeit und geringe AU-Dauer charakterisiert. Genauere Unter-

suchungen des Arbeitsunfähigkeitsgeschehens zeigen aber immer wieder den geringen Umfang dieser Gruppe. In einer Mitte der 90er Jahre durchgeführten Analyse des MDK wurden rund 13.000 krankgeschriebene Personen durch Ärzte des MDK nachuntersucht und nur bei 0,3% kein gesundheitlicher Grund für die Arbeitsunfähigkeit gefunden. Dieser Anteil dürfte seither eher weiter gesunken sein.

5. Es ist zu unterstellen, dass es einen bestimmten Anteil von Arbeitnehmern gibt, die Arbeitsunfähigkeit auch bei erheblichem Bedarf nicht in Anspruch nehmen (Dissimulation). Die hieraus ggf. folgenden erheblichen dauerhaften gesundheitlichen Nachteile, insbesondere das Mitwirken solcher Ursachen an der Entstehung chronischen Krankseins, sind kaum untersucht und dementsprechend auch kaum Gegenstand von Präventionsprogrammen.
6. Es gibt immer auch Arbeitnehmer, die aus gesundheitlichen Gründen vorübergehend nicht fähig sind, ihren Arbeitspflichten nachzugehen, ohne dass sich hierfür ausreichende objektive Krankheitsgründe finden lassen.

Arbeitsunfall

→ Unfallversicherung, gesetzliche

Arbeitszeitrichtlinie der EU

Ein seit vielen Jahren zwischen einerseits der EU-Kommission, dem Europäischen Gerichtshof (EuGH) und dem Europaparlament und andererseits zwischen der EU-Kommission und den Verantwortlichen für nationale Arbeitszeitgesetze und Tarifvereinbarungen umstrittener supranationaler Regulierungsversuch. Trotz langer Verhandlungen gibt es auf EU-Ebene kein einhelliges und eindeutiges Verständnis über die wichtigsten Fragen einer Richtlinie, nämlich der maximal zulässigen Arbeitszeit und den möglichen Ausnahmen sowie der Unterscheidung von Arbeits- und Ruhezeit im sogenannten Bereitschaftsdienst vor allem in Krankenhäusern.

Der EuGH hatte 2003 (09.09.2003 (Rs. C-151/02 - Jäger) auch speziell für Deutschland geurteilt, dass Bereitschaftsdienst vollständig als Arbeitszeit anzusehen ist. Das deutsche Arbeitszeitgesetz ist 2004 entsprechend angepasst worden: Auch die inaktiven Phasen der Bereitschaftszeit gelten als Arbeitszeit. Der Kernsatz des Urteils lautete: „Die Richtlinie 93/104/EG des Rates vom 23. November 1993 über bestimmte Aspekte der Arbeitszeitgestaltung ist dahin auszulegen, dass der Bereitschaftsdienst, den ein Arzt in Form persönlicher Anwesenheit im Krankenhaus leistet, in vollem Umfang Arbeitszeit im Sinne dieser Richtlinie darstellt, auch wenn es dem Betroffenen in Zeiten, in denen er nicht in Anspruch genommen wird, gestattet ist, sich an seiner Arbeitsstelle auszuruhen, so dass die Richtlinie der Regelung eines Mitgliedstaats entgegensteht, nach der Zeiten, in denen ein Arbeitnehmer während eines Bereitschaftsdienstes untätig ist, als Ruhezeit eingestuft werden."

Wegen der nie endenwollenden Kritik der Arbeitgeber und einiger nationaler Regierungen an den Folgekosten dieser Regelung versucht die EU-Kommission seit Längerem, eine alternative Regelung europaweit verbindlich zu machen. Die wesentlichen Veränderungen bestehen in der Aufteilung des Bereitschaftsdienstes in einen aktiven und inaktiven Teil. Während der aktive Teil als Arbeitszeit gewertet und bezahlt werden soll, handelt es sich beim inaktiven Teil weder um Arbeits- noch um Ruhezeit. Was er letztlich materiell ist, kann aber auf nationaler Ebene, z. B. in Tarifverträgen, so oder so geregelt werden. In Deutschland zählt der inaktive Teil der Bereitschaftsdienstzeit zur Arbeitszeit. Daneben sollten Arbeitnehmer auf freiwilliger Grundlage die jetzige Grenze von 48 Stunden Arbeitszeit pro Woche auf bis zu 60 Stunden Vollarbeit erweitern dürfen – zu denen dann ggf. noch inaktive Bereitschaftsdienstzeit hinzukommt. Die dann durchschnittlich erreichten 65 Stunden hätten nach den Vorstellungen der EU-Kommission durch Verträge noch auf maximal 78 Stunden angehoben werden können.

Auch wenn diese sogenannten Opt-out-Regelungen hätten zeitlich auf ein Jahr begrenzt werden müssen, um dann aber auch erneuert werden zu können, verwehrte das Europäische Parlament dieser

Richtlinie nach langen Verhandlungen im Frühjahr 2009 seine Zustimmung.

Der vorherige nationale Rechtszustand gilt zuerst einmal weiter. Im Prinzip ist damit immer noch eine maximale Arbeitszeit im Krankenhaus möglich, die 48 und mehr Stunden beträgt. Angesichts der in den meisten wissenschaftlichen Studien zum Zusammenhang von Arbeitszeitdauer mit der Leistungsfähigkeit von Ärzten und vergleichbaren Berufsgruppen nachgewiesenen Konzentrationsschwächen, und damit unerwünschten Wirkungen auf die Ergebnisqualität aus PatientInnensicht, ist weder diese noch gar eine Regelung à la EU-Kommission gesundheitspolitisch vertretbar.

Armut

bezeichnet den Mangel an Ressourcen, wird üblicherweise aber nur zur Bezeichnung für den Mangel an Ressourcen zur wirtschaftlich selbstständigen Lebensführung verwandt. Armut ist der äußerste Rand der sozialen Differenzierung. Ihre wichtigste Erscheinungsform ist die Einkommensarmut. Armut und Krankheit sind als Ursache und Folge oft eng miteinander verknüpft.

Da der Inhalt von Armut von den gegebenen allgemeinen gesellschaftlichen Bedingungen für eine wirtschaftlich unabhängige Lebensführung mitbestimmt wird, kann es keine kontextlose und keine allgemeingültige absolute Armutsdefinition geben.

Armut ist mit spezifischen Gesundheitsrisiken verbunden, erschwert die Inanspruchnahme medizinischer Hilfeleistungen sowie die soziale Bewältigung von Krankheitsfolgen. Die EU-Erhebung über Einkommen und Lebensbedingungen (Leben in Europa) zeigt zuletzt für 2006 einen Zusammenhang zwischen Armut / Armutsgefährdung und dem Verzicht auf notwendige medizinische Leistungen: Bei von Armut Betroffenen verzichten 28% auf einen notwendigen Arztbesuch (gegenüber 15%, die nicht armutsgefährdet waren) und 23% auf einen notwendigen Zahnarztbesuch (gegenüber 11%).

Krankheit kann sowohl Ursache als auch Folge von Armut sein. Neben dem durch Armut begründeten Mangel sind es besonders Tendenzen der Selbst- und Fremdisolierung, die oft zu Mechanismen der Selbststabilisierung von Armut führen.

Wenngleich Armut in der Regel über wirtschaftliche Ressourcen definiert wird, sind andere Merkmale von zumindest gleichrangiger Bedeutung, etwa der Verlust sozialer Integration und der sozialen Kohärenz oder Autonomie- und Selbstständigkeitsdefizite. Die besondere Problematik ergibt sich nicht nur aus dem absoluten Mangel, sondern aus der sozialen Destruktion von Selbstständigkeit, Autonomie, Würde und Akzeptanz.

Die „offizielle" Armut wird über Armutsgrenzen, denen Einkommensbeträge oder Warenkörbe zugrunde liegen, definiert. Die Armuts- und Reichtumsberichte der Bundesregierung (2005 und 2008) orientieren sich an einem relativen Einkommensbegriff, bei dem die Armutsgrenze bzw. „Armutsrisikoquote" bei 60 % eines mittleren Einkommens (Medianeinkommen) liegt.

In ökonomisch entwickelten Staaten Westeuropas und Nordamerikas leben zwischen 5 und 20 % der Einwohner unter den staatlich definierten Armutsgrenzen, in den sog. Entwicklungsländern bis zu 85 %. In der Bundesrepublik gelten um 2008 13 % (2000 waren dies 9,5 %) der Einwohner als arm. Dieser Anteil variiert in den sozialen Gruppen und Schichten erheblich und erreicht unter alleinerziehenden Frauen besonders hohe Werte (um 50 %). Wird als Armutskriterium das sozio-kulturelle Existenzminimum, also der Zugang zu ausreichender Nahrung, zu sauberem Wasser, zu Kleidung, zu Wohnen, Bildung, Rechtssicherheit und medizinischer Hilfe nach dem Standard der Europäischen Union zugrunde gelegt, lebt weltweit die Mehrheit der Menschen in Armut.

Armutsdefinitionen unterscheiden sich vor dem Hintergrund des jeweiligen nationalen Sozialrechts. Das deutsche Sozialrecht definiert Armut nicht unmittelbar, sondern gibt nur ein im Regelfall durch Grundsicherung gesichertes Minimum vor, zu dem auch der Schutz bei Krankheit, Behinderung und Pflegebedürftigkeit gehört.

Die „Luxembourg Income Study Database" (http://www.lisproject.org/) bemüht sich um eine internationale Dokumentation der → Prävalenz von Menschen, die in Armut leben.

Arzneimittelversorgung, Steuerung von

In Deutschland werden relativ konstant 75-80% aller Patient-Arztkontakte mit der Verordnung eines Medikaments abgeschlossen. Eine Reihe von Studien in den 1980er Jahren (Modellversuch im Bereich der KV Dortmund) und in diesem Jahrzehnt in einigen Praxisstudien haben nachgewiesen, dass ein Teil der diesem Phänomen zugrundeliegenden Annahmen über die Erwartungen und das Verhalten von Patienten an den Arzt falsch sind. Dies betrifft die Annahme, Patienten erwarteten in jedem Fall ein Medikament verordnet zu bekommen und die Befürchtung, Patienten, die keine Verordnung erhielten, würden den Arzt wechseln.

Als zutreffend stellte sich in den genannten Studien heraus, dass Patienten vorrangig erwarten, ihnen würde zugehört und sie erhielten eine gute Aufklärung und erst an dritter oder vierter Stelle medikamentöse Hilfe erwarten. Außerdem verloren zurückhaltend verordnende Ärzte zwar tatsächlich einige Patienten, hatten aber insgesamt einen Nettogewinn an Patienten. Ein Teil des Mengenproblems der Arzneimittelversorgung war und ist also arztinduziert. Die quantitative und auch qualitative Bedeutung von Arzneimitteln im deutschen Gesundheitswesen lässt sich auch daran ermessen, dass der Anteil der Ausgaben für verordnete Arzneimittel an den Leistungsausgaben der GKV seit Langem höher ist als der für die selbst erbrachten ärztlichen Leistungen im ambulanten Bereich.

In Deutschland wurden 2008 allein von der GKV 29,2 Milliarden € für Arzneimittel ihrer Versicherten ausgegeben. Dies entspricht 18,2% aller ihrer Ausgaben. Der Anstieg der Ausgaben von 2007 auf 2008 betrug 5,3%. Nach den Krankenhausgaben waren die Arzneimittelausgaben der zweitgrößte Ausgabenposten. Für Arzneimittel wurden damit 2008 von der GKV 5 Mrd. € mehr ausgegeben als für ärztliche Behandlungen.

Die verordnungspflichtigen Arzneimittel haben eine außerordentliche Bedeutung für den Umsatz und damit mittelbar den Gewinn der herstellenden Unternehmen. Sie waren 2007, dem letzten Jahr für das es alle Zahlenangaben gibt, mit 47% am Absatz sämtlicher Arzneimittel des Industriezweigs beteiligt, trugen damit aber zu 84% zum Umsatz bei. Umgekehrt – und damit sind wir bei der zweiten, nicht unbedeutenden Art von Arzneimitteln – trugen alle nicht rezeptpflichtigen Arzneimittel (dies entspricht 761 Millionen Packungen) zu 53% zum Gesamtabsatz, aber lediglich zu 16% des Umsatzes bei (Glaeske 2009: 76). Der mit nicht rezeptpflichtigen Arzneimitteln erzielte Anteil am Gesamtumsatz der Apotheken betrug in den letzten Jahren etwas über einem Drittel.

Obwohl 2008 das Statistische Bundesamt insgesamt 975 internationale, für die Arzneimittelversorgung in Deutschland prinzipiell zugelassene Pharmaunternehmen meldet, teilt sich eine durch Fusionen ständig kleiner werdende Anzahl von rund 30 großen Pharmakonzernen (zu den big five" zählten 2008 Pfizer, GlaxoSmithKline, Sanofi-Aventis, Novartis, AstraZeneca) weitgehend den Markt (Harms et al. 2008:9). Die meisten Mitglieder dieser Art von Oligopol prosperieren – trotz politischem Lamento gegen Regulierungsversuche. So nahm beispielsweise der weltweite Umsatz der Firma Bayer (zwölftgrößtes Unternehmen) von 2006 auf 2007 um 51,6% zu.

„Arzneimittel sind Stoffe und Zubereitungen aus Stoffen, die dazu bestimmt sind, durch Anwendungen am oder im menschlichen oder tierischen Körper (...) Krankheiten, Leiden, Körperschäden oder krankhafte Beschwerden zu heilen, zu lindern, zu verhüten oder zu erkennen (...)." § 2 Abs. 1 Nr. 1 Arzneimittelgesetz (AMG).

2009 gab es nach Angaben des „Verbandes forschender Arzneimittelhersteller (VFA)" 8.778 Präparate in der so genannten „Roten Liste", d.h. einer Liste zur Verordnung zugelassener Arzneimittel. Unterscheidet man noch nach Kriterien wie Darreichungsform etc. gibt es aber noch weit mehr unterscheidbare Arzneimittel auf dem deutschen Markt.

Bevor ein Arzneimittel überhaupt verordnet werden kann, bedarf es nach seiner erst im Gefolge eines der größten Nebenwirkungsskandale der deutschen Arzneimittelgeschichte (gemeint sind die massiven Schädigungen von Embryos durch den Wirkstoff Thalidomid im Schlafmittel Contergan) 1976 verabschiedeten Arzneimittelgesetzes (AMG) einer Reihe pharmakologischer und medizinisch-therapeutischer Überprüfungen. Im AMG ist seit 2005 das europäische Arzneimittelrecht integriert. Danach muss ein neues pharmazeutisches Produkt zwei Zulassungsverfahren durchlaufen. Neben der deutschen Behörde beurteilt auch noch die EU-Körperschaft „European Agency for the Evaluation of Medicinal Products (EMEA)“ neue Präparate.

Vor der Zulassung eines entwickelten Präparats muss es folgende Überprüfungen durchlaufen:

- Schon vor Zulassung des Präparats kann Antrag auf ein sogenanntes Grundpatent gestellt werden, das eine Laufzeit von 20 Jahren hat. Diese Schutzfrist ist durch ein sogenanntes Schutzzertifikat auf insgesamt 25 Jahre verlängert werden,
- Zustimmung zu einer klinischen Überprüfung des neuen Wirkstoffs durch die zuständige Bundesbehörde (Bundesinstitut für Arzneimittel und Medizinprodukte [BfArM]) (§ 42 Abs. 2 AMG und § 7 GCP-V),
- Zustimmung der zuständigen Ethik-Kommission (§ 41 Abs. 1 und § 7 GCP-V),
- Durchführung klinischer Prüfungen des Wirkstoffs am Menschen (Phase I-III) auf seine Wirksamkeit, Tolerabilität (Pharmakokinetik), Sicherheit und das biologische „proof of concept“,
- Erst nach positivem Verlauf der Prüfungen erfolgt die Zulassung und Registrierung durch das BfArM und EMEA (§42 Abs. 4 AMG),
- Nach Zulassung als verschreibungspflichtiges Präparat weitere klinische Studien (sogenannte Phase 4) über Verträglichkeit innerhalb der ersten zwei Jahre mit Abschluss durch einen Bericht an die Zulassungsbehörden,
- Alle 5 Jahre Antrag auf Zulassungsverlängerung, mit dem u.a. das Fortbestehen der Verordnungspflicht durch einen Arzt überprüft wird.

Neben den bereits genannten Zulassungsvorschriften und den noch zu nennenden Regulierungsvorschriften gibt es weitere Gesetze, die das Arzneimittelgeschehen quantitativ und vor allem auch qualitativ steuern sollen. Ein besonders wichtiges Gesetz ist das „Gesetz über die Werbung auf dem Gebiet des Heilwesens – Heilmittelwerbegesetz (HWG)“.

In ihm stehen u.a. folgende Vorschriften:

- Unzulässigkeit von irreführender Werbung (§ 3 HWG),
- Werbeverbot für nicht zugelassene Arzneimittel, Indikationen und/oder Darreichungsformen (§ 3a HWG),
- Arzneimittelwerbung muss bestimmte Angaben enthalten (§ 4 Abs. 1 Nr. 1-7 HWG),
- Werbung außerhalb von Fachkreisen dürfen nur Angaben über die Bezeichnung des Arzneimittels, seine Anwendungsgebiete, Warnhinweise für die Verpackung und ihre Verschreibungspflichtigkeit enthalten (u.a. den Satz „Zu Risiken und Nebenwirkungen ...“) (§ 4 Abs. 3 HWG),
- Werbung mit Gutachten oder Zeugnissen, die durch nicht qualifizierte Personen erstellt worden sind oder für die keine genaueren Angaben gemacht werden, ist verboten (§ 6 Nr. 1. HWG),
- Werbegeschenke und Zuwendungen an Ärzte dürfen nur dann abgegeben werden, wenn sie von geringem Wert sind und außerdem z. B. zur Verwendung in der Praxis gedacht sind (§ 7 Abs. 1 HWG),
- Zuwendungen für rein wissenschaftliche Veranstaltungen, im annehmbaren Rahmen und ausschließlich für Personen aus dem Gesundheitswesen zugänglich, sind zulässig (§ 7 Abs. 2 HWG),

- Für verschreibungspflichtige Arzneimittel besteht ein Werbeverbot außerhalb der Fachkreise (§ 9 HWG). Dort darf auch z. B. nicht mit Gutachten oder wissenschaftlichen Veröffentlichungen, Wiedergabe von Krankengeschichten, vergleichenden Werbeinhalten etc. geworben werden (§§ 11, 12 HWG),
- Heilmittelwerbung außerhalb der Fachkreise darf sich nicht auf Erkennung oder Behandlung von Erkrankungen beziehen (§ 12 Abs. 2 HWG).

Jeder der die Wirklichkeit der Vermarktungspolitik der Pharmafirmen durch Pharmaberater, Praxissoftware, Fachkongresse und Fernsehwerbung oder die EU-Initiative zur Ausdehnung des Informationsrechts für Arzneimittelsteller in Richtung von mehr „direct-to-consumer advertising (DTCA)" verfolgte, weiß, dass diese mehr oder weniger deutlich von den Normen abweicht oder sie in vielfacher Weise zu unterlaufen oder erodieren versucht. Dies reicht von der Fülle

- legaler Einflussnahmen durch die mindestens 16.000 Pharmavertreter, die Aufweichung von Diagnosegrenzen,
- halblegaler Marktbeeinflussung durch Geschenke mit eindeutig nicht geringem Wert, pseudowissenschaftlicher Kongresse mit hohem Freizeitwert, die Gründung und/oder Sponsoring von Selbsthilfegruppen, die Gewinnung von Wissenschaftlern, die von Ghostwritern der Hersteller geschriebene Artikel als ihre veröffentlichen, das (Mit-)Erfinden von Erkrankungen (so genanntes „disease mongering") bzw. die Ausdehnung medizinischer Behandlungsindikationen in bisher nicht als behandlungsbedürftig angesehene Bereiche, das Zurückhalten von unbequemen Daten aus Studien, die meist verdeckte Einflussnahme auf die inhaltliche Erstellung von Behandlungsleitlinien oder Fachaufsätze durch finanziell abhängige Wissenschaftler bis hin zu
- illegalen Methoden der Einflussnahme wie Preisabsprachen, das Kaufen von Meinungsführern, gezielte Desinformationen, Schleichwerbung in Massenmedien, Bestechung von Ärzten, um deren Verschreibungsverhalten zu beeinflussen, methodisch völlig unzulängliche oder gefälschte klinische Untersuchungen bei der Marktzulassung oder „geschönte" Beipackzettel.

Für diese Praktiken gibt es immer wieder öffentliche Belege. Stellvertretend sei hier auf das jüngst veröffentlichte Buch des ehemaligen leitenden Mitarbeiters eines Pharmaunternehmens, J. Virapen (2008), hingewiesen, der etwas reißerisch aber bisher unwidersprochen über die genannten und eine Reihe weiterer Praktiken berichtete, und zwar nicht als „Zufälle" oder „Einzelfälle", sondern als integrale Bestandteile der Firmen- oder Branchenkultur oder des Handlungsrepertoires vieler Unternehmen.

Der enorme und durch die Mechanismen des Marktes, freiwillige Selbstverpflichtungen der Hersteller von Medikamenten oder Appelle an Ärzte in seiner Steigerungstendenz nicht bremsbare finanzielle Aufwand für Arzneimittel und ihr zusätzlich qualitativ vorhandenes Potenzial an erwünschten aber auch unerwünschten Wirkungen war in unterschiedlicher Mischung und Intensität Mitauslöser praktisch aller Gesundheitsreformen seit 1977 oder stand wenigstens auf der Agenda jedes Gesetzes.

Im Folgenden werden schlaglichtartig die meisten der dabei gesetzlich vorgeschriebener Instrumente, Regulierungsmethoden und -akteure vorgestellt. Eine komplette Darstellung ihrer detaillierten Inhalte würde den Rahmen dieses Kapitels sprengen. Verzichtet wird auch auf eine Darstellung von Deregulierungskonzepten, die zum einen die Anzahl der 16 oder 18 vorhandenen Instrumente abzubauen beabsichtigen, selber aber beispielsweise immer noch 6 neue Instrumente (Cassel/Wille 2007) für notwendig halten. Nicht vorgestellt werden ferner Konzepte, die auf eine völlig andere Art der Regulierung wie der durch systematischen Wettbewerb setzen.

Ziel der hier gewählten Darstellung ist es stattdessen darauf aufmerksam zu machen, dass zusätzlich zu vielen problematischen inhaltlichen Mängeln der Instrumente auch die Art und Weise der Regulierung, also die enorme, unübersichtliche und selbst für normale Anwender undurchschaubare Fülle und Komplexität der Regulierungsversuche, das Nebeneinander von Kollektivregelungen und individuellen selektiven Verträgen oder das verbreitete „Add-on"-Prinzip, d.h. das Verstärken alter Regelungen durch inhaltlich ähnliche aber nicht widerspruchsfreie neue Regelungen, wesentlich dazu beitragen, dass das herrschende Regulierungssystem seine eigenen Ziele verfehlt oder langsamer erreicht als beabsichtigt. Dass bei unbestrittener Notwendigkeit der Regulierung des Arzneimittelmarktes einfachere Instrumente mehr erreichen können, zeigen Frankreich und Großbritannien.

Zu den weiteren Gründen, warum es all diesen Bemühungen nicht gelungen ist, die Ausgabenhöhe für Arzneimittel zu senken oder einzudämmen und eine Reihe deren alter und neuer qualitativer Probleme zu beheben, zählt das nebeneinander wirkende Verhalten oder Einstellungen unterschiedlichster Beteiligter: Erstens reagierte die Pharmaindustrie relativ geschickt und mehrdimensional auf derartige Versuche und agiert schon bei der Neueinführung vieler Medikament mit harten Bandagen und unverblümten arbeitsmarktpolitischen Drohungen. Zweitens halten sich Qualifikationslücken bei Ärzten (z. B. zur Problematik der Verordnung von Antibiotika) länger und sind kaum durch einfache Informationen zu beeinflussen. Drittens tragen zur Persistenz des Verhaltens von Ärzten deren bereits genannten irrtümlichen Annahmen über das Verhalten von Patienten bei. Viertens ist es aber auch das Unwissen oder die Unklarheit über die Fülle der zu beachtenden Regulationsverfahren und -instrumente und ihrer partiellen Widersprüchlichkeit bei vielen Akteuren. Fünftens sind aber auch Patienten daran beteiligt, wenn sie z. B. gewohnte Arzneimittel gegenüber evidenzbasierten Präparaten bevorzugen.

Die Verordnungsfähigkeit für zugelassene Arzneimittel ist für gesetzlich Krankenversicherte durch eine Fülle von Vorschriften des Sozialgesetzbuchs V und die dort vorgesehenen und durch den Gemeinsamen Bundesausschuss oder seinen Vorgänger zu erstellenden Arzneimittelrichtlinien (AMR) in vielfacher Weise eingeschränkt. Diese Vorschriften stellen zwar überwiegend Mengensteuerungsversuche dar, tragen durch den Aus- und Einschluss bestimmter Arzneimittel auch zur Sicherung oder Verbesserung der Qualität der Arzneimittelversorgung bei.

Zu den wesentlichen Einschränkungen und Instrumenten sowie den zahlreichen Ausnahmen gehören (nach Wolff 2009: 24):

- Negativliste für nicht apothekenpflichtige Arzneimittel (§ 31 Abs. 1 S. 1 SGB V),
- Negativliste für unwirtschaftliche Arzneimittel (§ 34 Abs. 3 SGB V),
- Nicht-verschreibungspflichtige Arzneimittel (§ 34 Abs. 1 S. 1 SGB V). Ausnahmen u.a. Kinder unter 12 Jahren mit Entwicklungsstörungen (§ 34 Abs. 1 S. 5), anthroposophische oder homöopathische Arzneimittel bei schwerwiegender Krankheit als Therapiestandard (§ 34 Abs. 2 S. 3 und Ziffer 16.5 AMR), Medikation zur Abwehr von unerwünschten Nebenwirkungen (Ziffer 16.6. AMR),
- „Life-Style"-Arzneimittel (§ 34 Abs. 1 S. 7 SGB V),
- verschreibungspflichtige „Bagatellarzneimittel" (z. B. Mund- und Rachentherapeutika, Abführmittel, Arzneimittel gegen Reisekrankheit (§ 34 Abs. 1 S. 6). Ausnahmen: Kinder und Jugendliche unter 18 Jahren und Regelungen bei schwerwiegenden Krankheiten als Therapiestandard,
- Einschränkung oder Ausschluss der Verordnungsfähigkeit, „wenn nach dem allgemein anerkannten Stand der medizinischen Erkenntnisse der diagnostische oder therapeutische Nutzen oder die Wirtschaftlichkeit nicht nachgewiesen sind sowie wenn insbes. Ein Arzneimittel unzweck-

mäßig oder eine andere wirtschaftlichere Behandlungsmöglichkeit mit vergleichbarem diagnostischen oder therapeutischen Nutzen verfügbar sind" (§ 92 Abs. 1 S.1 SGB V und Abs. I AMR). Ausnahmen: Mit dem Arzneimittel sind keine Mehrkosten verbunden (Anlage 10 AMR),

- Verordnungsfähigkeit nur bei Genehmigung (Zweitmeinungsverfahren gemäß § 73d SGB V),
- Nicht-Verordnungsfähigkeit von Medikamenten außerhalb der Indikationen für die sie zugelassen sind (so genannter „off-label-use"). Ausnahme: grundsätzliche Off-label-Erlaubnis nach Anlage 9 AMR oder nach einem Urteil des Bundesverfassungsgerichtes vom 6.12.2005 (AZ: 1 BvR 347/98) Verordnungsfähigkeit unter ganz bestimmten, engen Bedingungen.

Neben diesen Regulierungsversuchen mittels Arzneimittelrichtlinien und in ihrem Kontext existierenden Instrumenten gab es aber noch in fast jedem Gesetz zusätzliche Instrumente, die auf unterschiedlichen Wirkungsebenen und Akteuren anzusetzen versuchten.

Zu den wichtigsten Instrumenten dieser Art zählten und zählen auf der

- Makroebene, d.h. auf der Ebene des gesamten GKV-Arzneimittelmarkts und jeweils aller Akteure und Arzneimittel, die traditionellen Zuzahlungen der Patienten, Preismoratorien, eher selten Preissenkungen und Preisstopps, Zwangsrabatte von Herstellern, Apotheken und Arzneimittel-Großhandel, Verkleinerung der Großhandelsspanne, Zielvereinbarungen, Verbot von Naturalrabatten und Förderung des Re-Imports.
- Auf der Mesoebene, d.h. der Ebene von Gruppen von Ärzten und Patienten, Kassenarten, einzelnen Indikationsgebieten und Arzneimittelgruppen, sind dies für viele, aber nicht für alle Arzneimittel geltende Festbeträge, Bonusregelungen für Ärzte, arztgruppenspezifische Richtgrößen und auf der
- Mikroebene einzelner Ärzte, Kassen, Hersteller, Indikationen und Arzneimittel Aut-idem-Regelungen, Preisvergleichslisten, Bonuszahlungen an Ärzte, Malus-Regelung für Ärzte und Wirtschaftlichkeitsprüfungen.

Sowohl für die finanzielle als auch die qualitative Regulierung der Arzneimittelversorgung gab es Vorschläge, die entweder nie in Gesetzgebungsprozesse eingingen, wie z. B. die in anderen Ländern durchaus übliche stärkere Regulierung der Verkaufspreise oder zwar Gesetz waren, aber nach heftiger Gegenwehr der betroffenen Pharmaindustrie nie realisiert wurden, wie z. B. die sogenannte Positivliste.

Ob zwei der jüngsten Versuche die Ausgaben- und Qualitätsseite des Arzneimittel-Marktes zu steuern funktionieren, lässt sich noch nicht abschließend empirisch beantworten. Dies gilt für die 2007 neu ins SGB V aufgenommene Vorschrift, die Qualität bzw. den Nutzen jedes Arzneimittels mittels einer obligatorischen Nutzenbewertung durch den Gemeinsamen Bundesausschuss vornehmen zu lassen. Bereits bei der kontroversen Debatte über die dabei verwendeten Indikatoren für den Nutzen zeigte sich, dass hier massive Interessenkonflikte existieren. Dies gilt aber auch für die Möglichkeit von Rabattverhandlungen und -verträgen mit denen Krankenkassen mit pharmazeutischen Unternehmen Rabatte für die für ihre Versicherten abgegebenen Arzneimittel vereinbaren können.

Arztdichte

Maßzahl, die angibt, wie viele Ärzte je 100 000 Einwohner in einer Region arbeiten. Der reziproke Wert (Einwohner je Arzt) ist die ärztliche → Versorgungsdichte.

Die Arztdichte gilt weltweit als ein wichtiger Parameter für die → Zugänglichkeit medizinischer Hilfe, und damit als wichtiger Maßstab der → Qualität der Versorgung. Sinnvollerweise sollte die Arztdichte für die ambulante und die stationäre Versorgung immer getrennt ausgewiesen werden. Wegen der Vorgaben der Bedarfsfeststellung in der → Gesetzlichen Krankenversicherung muss die Arztdichte zusätzlich nach Fachgruppen und regionalen Besonderheiten z. B. nach sog. Verdichtungsräumen differenziert werden.

Zwar lässt sich mit der Arztdichte die → Unterversorgung relativ gut beschreiben, doch versagt dieses Maß bei der Beschreibung von → Überversorgung, die ihrerseits zu eigenen Qualitätsproblemen führen kann. Dies ist etwa der Fall, wenn eine hohe Arztdichte zur nicht indizierten Leistungsvermehrung aus ökonomischem Kalkül oder aus Gründen des Wettbewerbsdrucks führt. Ärztliche Überversorgung ist deshalb nicht nur Luxuskonsum, sondern birgt selbst die Gefahr der → Fehlversorgung. Die Arztdichte ist relevant bei der Bedarfsplanung und der Feststellung von Unterversorgung und Überversorgung sowie für Zulassungsbeschränkungen durch die Landesausschüsse der Ärzte und Krankenkassen (§§ 99-105 SGB V).

Ärztekammer

→ Körperschaft des öffentlichen Rechtes mit dem gesetzlichen Auftrag der berufsständischen Selbstverwaltung und Vertretung aller im Kammerbezirk tätigen Ärzte. Die Ärztekammern sind jeweils auf der Basis von Kammer- bzw. Heilberufsgesetzen der Länder errichtet.

Die wichtigsten Aufgaben sind

- die Wahrnehmung der beruflichen und sozialen Belange der Ärzte,
- die Überwachung der Berufspflichten,
- die Regelung der ärztlichen Weiterbildung durch Erteilung der Befugnis zur Weiterbildung an qualifizierte Ärzte,
- die Festlegung der Voraussetzungen für die Führung von Gebiets- (Facharzt-), Schwerpunkts- und Bereichsbezeichnungen sowie von solchen einer fakultativen Weiterbildung und von Fachkunden und zur Durchführung der entsprechenden Prüfungen,
- die Förderung der beruflichen Fortbildung,
- die Schlichtung von Streitigkeiten aus dem Berufsverhältnis,
- die Führung der Berufsverzeichnisse,
- die Regelung der Berufsbildung und der Prüfung des Fachpersonals (Arzt- und Zahnarzthelferinnen).

Darüber hinaus können weitere Aufgaben von der zuständigen Landesbehörde, zumeist dem für Gesundheit zuständigen Ministerium, übertragen werden.

Die Bundesärztekammer fungiert formal als Arbeitsgemeinschaft der Landesärztekammern. Sie hat selbst keinen formellen rechtlichen Status und ist gleichsam Kollektivgremium der regionalen Körperschaften als gemeinsames Abstimmungs- und Sprecherorgan. Die Bundesärztekammer hat jedoch durch ihre Koordinationsfunktion zwischen den Landesärztekammern sowie durch die Vorbereitung des jährlich stattfindenden Deutschen Ärztetages, der z. B. die Muster-Berufsordnung sowie die Muster-Weiterbildungsordnung beschließt, eine Bedeutung, die ihren formalen Status weit übersteigt.

Die Ärztekammern sind in ihren Entscheidungen jeweils nur an das Landesrecht gebunden, und damit autonom gegenüber den anderen Kammern. Sie haben aber selbst ein großes Interesse an einer einheitlichen Verfahrensweise, um für ihre berufsbedingt zwischen den Kammerbereichen wechselnden Mitgliedern Nachteile zu vermeiden.

Arzt-Patient-Verhältnis

→ Patient

ATC, Anatomisch-therapeutisch-chemisches Klassifikationssystem

1976 durch den Nordic Council on Medicines als Methode für Studien über den Arzneimittelverbrauch eingesetzte relationale und hierarchische Klassifikation von Arzneimitteln nach therapeutischen und pharmakologischen Ähnlichkeitskriterien für Arzneimittelstudien. Hierzu werden die Arzneimittel nach ihren therapeutischen Hauptanwendungsbereichen geordnet.

Die Pflege dieser Klassifikation ist seit 1982 Aufgabe eines speziellen Zentrums der WHO in Oslo. Das ATC-System ist auch in der Bundesrepublik die methodische Grundlage zur Ermittlung des Arzneimittelverbrauchs. Es wird zu diesem Zweck regelmäßig an die Gegebenheiten des deutschen Arzneimittelmarktes angepasst, eine Aufgabe, die dem → DIMDI übertragen ist.

Ätiologie

bezeichnet die allgemeine Lehre von den Krankheitsursachen. Da es eine solche allgemeine Lehre als ausgeformte Theorie (bislang) jedoch nicht gibt, wird der Begriff auch als Synonym für einzelne Entstehungsursachen von Krankheit benutzt. Der Begriff der Ätiologie erfüllt auch die Funktion, die Entstehung einer Krankheit von ihrem Verlauf, der → Pathogenese, abzugrenzen.

Soweit aus sozialmedizinischer Sicht Beiträge zu einer allgemeinen Theorie der Krankheitsverursachung beizusteuern sind, können diese in Thesenform wie folgt zusammengefasst werden:

Krankheiten sind Konstrukte, die nach dem Grundsatz der „Ähnlichkeit" die vielfältigen Formen individuellen Krankseins nach symptomatologischen, ätiologischen, morphologischen, funktionellen oder z. B. organsystemischen Merkmalen begrifflich unterscheiden und klassifizieren.

Folgerichtig ist auch zwischen den Ursachen des Krankwerdens im individuellen Einzelfall und den verallgemeinerten Ursachen einer Krankheit oder Krankheitsgruppe zu unterscheiden. Gleiche Krankheiten können sehr unterschiedliche Ursachen haben und in einer individuellen Erkrankung muss sich nicht das gesamte ätiologische Konstrukt des verallgemeinerten Krankheitsbegriffs widerspiegeln.

Krankheit ist die (in ihrer Intensität ggf. sehr unterschiedlich ausgeprägte) Folge des Zusammenwirkens von biologischen, psychischen und Einflüssen der Lebensumwelt, vereinfacht also das Zusammenspiel von Disposition und Exposition oder „inneren" und „äußeren" Krankheitsursachen.

Die Bedeutung jeweils dispositioneller und expositioneller Einflüsse variiert zwischen den Krankheiten, zwischen den Individuen und innerhalb eines individuellen Lebens.

Bezüglich der Krankheiten ist diese Varianz besonders hinsichtlich der Wechselwirkungen zwischen genetischen und umweltlichen Einflüssen bzw. dispositionellen und expositionellen Einflüssen zu charakterisieren. Hierbei bezeichnet „Umwelt" alles, was den Menschen umgibt.

Bezüglich der Varianz zwischen den Individuen (interindividuelle Variabilität) spielen vor allem die biologische → Variabilität, die differenzierende sozialspezifische und umweltabhängige → Modifikation von Wachstums-, Reifungs- und Alterungsprozessen sowie die besonderen → Lebensbedingungen als Folge der → Lebensweise eine wichtige Rolle.

Bezüglich der intraindividuellen Variabilität spielen lebensbiografische Aspekte, der → Lebensstil, → Gesundheitsleitbilder, Persönlichkeit (→ Sense of Coherence, → Salutogenese), bestimmte ontogenetische Entwicklungsphasen neben dem → Altern und dem Geschlecht eine große Rolle.

Die hieraus erwachsende Komplexität der Verursachung des Krankwerdens konkreter Individuen wie der Verteilung von Krankheiten innerhalb einer Bevölkerung führt zu einer in vielen Fällen erheblichen Unschärfe zwischen den abstrakten ätiologischen Konzepten bezüglich einzelner Krankheiten und den konkreten Ursachen des Krankwerdens einer Person.

Hieraus können regelhaft zwei mit Konflikten besetzte Schwierigkeiten entstehen. Die eine verbindet sich ggf. mit der Notwendigkeit, retrospektiv im Einzelfall einer Erkrankung auch eine Ursache zuzuordnen, z. B. bei haftungsrechtlichen Fragen. Die andere Schwierigkeit entsteht, wenn allgemeine ätiologische Theorien zur → Prädiktion von Krankheit, etwa zum Zweck der → Prävention oder der prospektiven Kalkulation von Versicherungsrisiken (→ Risk Adjustment Model) auf den individuellen Einzelfall angewandt werden sollen. Die Kenntnis der Ätiologie ist deshalb besonders für die Prävention, für haftungsrechtliche und versicherungsökonomische Fragen bedeutsam.

Der Versuch, Hypothesen zur Ätiologie in empirisch handhabbare Konzepte zu übersetzen, spielt in der → Epidemiologie, etwa im Zusammenhang mit dem Begriff des → Risikos, dem der → Force of Morbidity oder dem des → Attributable Risks eine große Rolle. Hier ist dann auch in der Umkehrung der Hinweis wichtig, dass → epidemiologische Studien zur Ätiologie nur dann zu sinnvollen Ergebnissen geführt werden können, wenn sie in einem konkreten fachlichen oder theoretischen Kontext genutzt werden. Ausnahmen sind allein Erkundungsstudien zur Generierung von Hypothesen.

Die Rekonstruktion der Entstehung einer individuellen Krankheit oder eines Gesundheitsschadens ist nicht identisch mit der Feststellung der Schuld. Schulderwägung und Ätiologie sind sachlich und konzeptionell nicht miteinander zu verbinden. Schuldvorstellungen folgen juristischen, nicht sozialmedizinischen Konstruktionen. Aus diesem Grunde ist auch zwischen einem medizinischen und einem juristischen Verursachungsverständnis zu unterscheiden. Dieser Sachverhalt kann in der → Begutachtung (z. B. für die → Unfallversicherung) erhebliche Bedeutung erlangen. → Kausalität

Attack Rate

→ Inzidenzrate, kumulierte

Attributable Risk, Attributable Fraction (AR)

Quantifiziert den Anteil von inzidenten → Fällen (→ Inzidenz), die einem konkreten → Risikofaktor oder einer Kombination von Risikofaktoren zugewiesen werden können. Das attributierbare Risiko ist also eine Teilinzidenz von Fällen, die einem Risikofaktor oder einer Kombination von Risikofaktoren zugerechnet werden können. Das Ziel solcher Berechnungen ist, durch diese „Fraktionierung" der Gesamtinzidenz die präventiven Potenziale der Vermeidung eines oder mehrerer Risikofaktoren abzuschätzen. Das AR ist also eine Ziffer, die die ursächliche Struktur der Inzidenzfälle beschreibt.

Das AR ist zunächst nur eine beschreibende Schätzgröße, deren inhaltliche Interpretation nicht unabhängig von inhaltlichen oder auch ethischen Erwägungen vorgenommen werden sollte.

Entsprechende Schätzungen sollten immer explizit danach unterschieden werden, ob sie sich auf die Gruppe der Gefährdeten/Exponierten (Attributable Fraction Exposed) oder auf die Gesamtbevölkerung (Attributable Fraction Population) beziehen. → Ätiologie, → Kausalität

Gelegentlich gibt es Versuche, das Konzept des Attributable Risk für die Darstellung eines sog. individuellen Risikos zu nutzen. Die Vorstellung ist, dass durch die Quantifizierung des zurechenbaren Wirkanteils eines ätiologischen Faktors, ggf. durch die Quantifizierung der Summe oder auch der Interaktion solcher Faktoren, gleichsam ein individuelles und prognostisch taugliches Gefährdungsprofil geschaffen werden könnte. Aus praktischen Erwägungen können für die „argumentative" Präventionsarbeit hieraus möglicherweise hilfreiche Instrumente entstehen. Die wissenschaftliche Basis ist (sieht man von Unfällen und monokausalen akuten Krankheiten ab) eher schwach. Es kommt hinzu, dass das Wahrscheinlichkeitskalkül auf einzelne → Individuen nicht anwendbar ist, folglich auch die oft intendierten Verschuldensdiskussionen schwer zu substanziieren sind.

Auffälligkeitsprüfung

Es handelt sich hierbei um eine Wirtschaftlichkeitsprüfung nach § 296 SGB V bei Vorliegen einer „Auffälligkeit" im Verordnungs- oder Leistungsverhalten eines Arztes.

Eine Auffälligkeit liegt nach dem Willen des Gesetzgebers bei Abweichungen von „Durchschnittswerten" vor. Welche der Verteilungsparametern hierbei heranzuziehen ist, ist nicht ausgeführt. In der Praxis wählt man zumeist den arithmetischen Mittelwert. Für das Gesamtverfahren ist das von erheblicher Bedeutung, da auf diese Weise oft Verteilungen geprüft werden, die über arithmetische Mittelwerte eher schlecht oder gar nicht zutreffend beschrieben werden können.

Die inhaltliche Interpretation des Begriffs „auffällig" muss dabei nicht notwendig auch unwirtschaftlich bedeuten. Im Gegenteil ist ggf. zu berücksichtigen, dass unwirtschaftliche Dienstleistungen und ein unwirtschaftliches Entscheidungsverhalten sich über die gesamte Werteskala eines Parameters erstrecken können, wobei dann die auffälligen „Ausreißer" u.U.

einen Leistungsbereich charakterisieren, der durch Sonderbedingungen gut begründbar ist. Insofern bedeutet unwirtschaftlich auch nicht, hier läge ein Fall fehlender medizinischer Effektivität vor.

Barthel-Index

Der Barthel-Index wurde 1955 von Mahoney und Barthel als gewichtete Skala zur Messung von Fähigkeiten im Bereich der Aktivitäten des täglichen Lebens entwickelt. Er dient der Beurteilung der Selbsthilfefähigkeit.

Der Barthel-Index berücksichtigt zehn Aktivitäten selbstständiger Lebensführung und wird in der Rehabilitation als Assessmentverfahren eingesetzt. Die Itemliste stellt zugleich wichtige Bezüge zu den meisten im SGB XI aufgeführten grundpflegerischen Verrichtungen her. Dieser Index beschränkt sich auf die körperliche Selbstständigkeit ohne Berücksichtigung der Besonderheiten der Demenz (→ Functional Independent Measurement, → Pflegeversicherungsgesetz).

Bedarfsplanung

Aufgabe der Bedarfsplanung ist in der → Gesetzlichen Krankenversicherung die Gewährleistung einer ausreichenden flächendeckenden Versorgung mit → Vertragsärzten (§ 99 SGB V). Mit der Bedarfsplanung soll die wohnortnahe Versorgung in allen Bundesländern und Regionen erreicht werden. Besonders in den dünn besiedelten Regionen erweist sich dies zunehmend als schwierig und verlangt ggf. auch neue Versorgungsstrukturen und -angebote. Die Bedarfsplanung soll andererseits aber auch dazu dienen, eine zu große → Arztdichte im Interesse der Versicherten und der niedergelassenen Ärzte zu verhindern.

Hierzu weist die zuständige → Kassenärztliche Vereinigung Planungsbereiche für jedes ärztliche Fachgebiet auf der Basis der → Arztdichte aus. Bei Überschreitung wird → Überversorgung, bei Unterschreitung → Unterversorgung festgestellt und analog mit Niederlassungssperre oder Ausschreibung von Arztstellen verbunden.

Die Richtlinien der Bedarfsplanung werden vom → Gemeinsamen Bundesausschuss erstellt (§ 101 SGB V).

Den stationären Versorgungsbedarf (→ Bettenbedarfsplan) legen die Bundesländer in der Krankenhausplanung fest.

Die gesetzlich verankerten Planungsvorbehalte für ärztliche Versorgungsangebote und die von einer politischen Mehrheit gewollte Ausgestaltung der Versorgungszukunft in der Bundesrepublik über den Anbieter- und Kassenwettbewerb stehen zueinander in einem deutlichen und vermutlich auch nicht lösbaren Konflikt zwischen Bedarfsorientierung und Anbieterwettbewerb.

Beeinträchtigung (engl. Disability)

„Im Zusammenhang mit der Beschreibung des Gesundheitszustandes ist eine Beeinträchtigung eine sich aus der Schädigung oder Fähigkeitsstörung ergebende Benachteiligung des betroffenen Menschen, die die Erfüllung einer Rolle einschränkt oder verhindert, die (abhängig von Geschlecht, Lebensalter sowie sozialen und kulturellen Faktoren) für diesen Menschen normal ist.“ (→ ICIDH, 1995)

Mit der International Classification of Impairments, Disabilities and Handicaps, der Vorläuferin der International Classification of Functioning, wurde auch der Begriff Beeinträchtigung erstmals mit international relativ hoher fachlicher Verbindlichkeit definiert. Es wird dabei die Beeinträchtigung als die Folge einer Schädigung (impairment) bestimmt und auf die Fähigkeit bezogen, Rollen wahrzunehmen, die für andere Menschen normal sind. Die sozialen Folgen dieser Beeinträchtigung stellen in der kausalen Abfolge einer → Behinderung im Sinne der Weltgesundheitsorganisation dann das Handicap dar. Dieser Ansatz ist heute in der → International Classification of Functioning (ICF) deutlich weitergeführt.

Begutachtung

Sammelbegriff für ein breites Spektrum von Expertisen unterschiedlicher Zielrichtung. Die wichtigsten sind:

- Oberexpertisen zur fachlichen Beurteilung einer beabsichtigten (Pre-Admission Review, Pre-Admission Certification, Pre-Certification, Pre-Authorization, Pre-estimate of Cost, Pre-treatment estimate, Prior Authorization, vergl. → Managed Care) oder zur Notwendigkeit einer erbrachten medizinischen Maßnahme,

- Verfahren zur Feststellung eines gesetzlichen Leistungsanspruchs und seiner korrekten Abrechnung (→ Medizinischer Dienst der Krankenversicherung),
- Verfahren zur Klärung von Zusammenhangsfragen (→ Kausalität, z. B. in der Unfallversicherung und bei Haftungsfragen),
- Gutachten zur prädiktiven Beurteilung und Folgeabschätzung von Gesundheitsrisiken und gesundheitlichen Potenzialen (z. B. Tauglichkeits- und Eignungsbeurteilungen, Rehabilitation).

Ihrer Bedeutung und ihrem Inhalt nach sind Begutachtungsaufgaben von den nationalen Rechts- und Gesundheitssicherungs- sowie Gesundheitsversorgungssystemen bestimmt. Sie werden in der Bundesrepublik als eine der Aufgaben der Sozialmedizin interpretiert.

Begutachtungen machen je nach ihrem Gegenstand Aussagen auf der Ebene von Individuen, Gruppen, Institutionen, Versorgungsstrukturen und Leistungsprozessen. Wichtig ist die Frage, ob Gutachter qualifiziert sind, die spezifisch dem Gutachten gestellte Frage zu beantworten. Dabei sind im sozialmedizinischen Bereich die Grenzen der fachärztlichen Sachkunde zu beachten. Von ärztlichen Gutachtern wird deshalb zumeist der Erwerb einer zusätzlichen Qualifikation erwartet (Zusatzbezeichnung Sozialmedizin). Es ist im Rahmen der gutachtlichen Tätigkeit strikt zwischen der auftragsgebundenen Begutachtung und der rechtlichen Bewertung eines Sachverhaltes zu unterscheiden. Solche Bewertungen sind den Sozialleistungsträgern und ggf. den Gerichten vorbehalten, die sozialmedizinische Gutachten selbstständig zu würdigen haben.

Rechtsgrundlagen der Begutachtung sind allgemein die, welche die Pflichten von Sozialleistungsträgern und Gerichten zur Ermittlung des entscheidungserheblichen Sachverhalts (§ 20 SGB X; § 103 SGG) regeln sowie speziell die Regelungen für die gesetzliche Krankenversicherung (§ 275 SGB V), die soziale Pflegeversicherung (§ 18 SGB XI) und bei Rehabilitation und Teilhabeleistungen (§§ 10 Abs. 1, 14 Abs. 5 SGB IX). Bei den Sozialgerichten haben die Beteiligten die Möglichkeit zu beantragen, dass auf ihre Kosten ein bestimmter Arzt gutachtlich angehört wird (§ 109 SGG). Bei Leistungen der gesetzlichen Unfallversicherung und zur Rehabilitation und Teilhabe besteht ein Wahlrecht zwischen drei Gutachtern, die vom Sozialleistungsträger zu benennen sind (§ 200 Abs. 2 SGB VII; § 14 Abs. 5 SGB IX). Gutachten werden sowohl von den sozialmedizinischen Diensten der Sozialleistungsträger (z. B. MDK) wie auch von anderen Gutachtern, z. B. niedergelassenen Ärzten oder von Ärzten in den Rehabilitationseinrichtungen gegeben.

Sog. Einzelfallgutachten, wie sie in der Sozialversicherung und in gerichtlichen Verfahren eine große Rolle spielen, sind aus wissenschaftlicher Sicht anders zu beurteilen als Gutachten über eine Gruppe oder Klasse von gleichen bzw. ähnlichen Sachverhalten, die ihre Feststellungen auf eine quantitative Wissensbasis stellen können. Es ist zu erwarten, dass mit der weiteren Etablierung der Regeln einer → Evidence based Medicine künftig der wissenschaftliche Anspruch an Gutachten auch in der Bundesrepublik deutlich wachsen wird. In diesem Zusammenhang wird sich vermutlich auch die kritische Diskussion um den Aussagewert von qualitativen Einzelfallgutachten, die nicht auf nachprüfbares quantitatives Wissen gestützt sind, verschärfen.

Der Konflikt zwischen individuellen und qualitativen Einzelfallbegutachtungen und solchen auf objektiver quantitativer Grundlage ist auch ein Konflikt vor dem Hintergrund bestehender Rechtslagen bzw. der rechtlich akzeptierten Steuerungsmechanismen im Gesundheitsversorgungs- und → Gesundheitssicherungssystem. Je nachhaltiger Begutachtungen auf Einzelfälle eingegrenzt werden (können), desto weniger werden die wirkenden Leistungsstrukturen und -prozesse, Akteurs- und Wettbewerbsinteressen transparent. Die weitgehende Eingrenzung auf Einzelfallbegutachtungen im SGB V entspricht insofern auch etablierten Interessenlagen und wird deshalb nachhaltig gegen zeitgemäße Beurteilungs- und Evaluationskonzepte verteidigt. Eine Schlüsselfunktion erfüllt in diesem Zusammenhang offenbar die Abwehr von Begutachtungen auf der Basis repräsentativer → Stichproben, deren Möglichkeit für den Krankenhaussektor der Gesetzgeber im Krankenhausfinanzierungsgesetz (§ 17c KHG) ausdrücklich einräumt, die in der Praxis aber außerhalb des Standards von Stichprobentechniken gedeutet werden.

Grundprinzip jeder Begutachtung sollte die strikte Trennung von Auftraggeber und Gutachter sowie die Trennung von Begutachtung und Entscheidung sein. Dies macht es auch erforderlich, prinzipiell auszuschließen, dass der Gutachter als Kunde seines Auftraggebers agiert. Aufgabe des Gesetzgebers ist es, diese Unabhängigkeit durch ordnungspolitische Vorgaben fortdauernd sicherzustellen bzw. Verletzungen dieses Prinzips zu sanktionieren. Weitere Forderungen müssen sich auf die strikte Wettbewerbsneutralität von Begutachtungen beziehen. Diese Bedingungen können letztlich nur erfüllt werden, wenn gesichert ist, dass Gutachter nicht in eine Kundenrolle gegenüber dem Auftraggeber gedrängt werden können. Kann dies nicht sichergestellt werden, ist die Neutralität der Gutachter grundsätzlich gefährdet. Die z. B. in § 275 SGB V gesetzte Norm, dass der Gutachter allein seinem Gewissen unterworfen sein soll, ist vor dem Hintergrund der Evidence based Medicine allerdings auch mindestens um die normative Bindung an den fachlichen Standard (→ Leitlinien) und die Rechtslage sowie die Unabhängigkeit (z. B. von Unternehmensinteressen) zu erweitern.

Behandlungsdauer

→ Epidemiologische Ziffern

Behandlungskosten

entsprechen aus der Sicht der Kostenträger dem Preis einer Maßnahme bzw. dem Produkt aus dem Preis und der Menge der Behandlungsmaßnahmen. Sie entsprechen damit dem Leistungsaufwand des Trägers der Leistung für medizinische Behandlungszwecke.

Aus der Sicht der Leistungserbringer entsprechen sie den betriebswirtschaftlichen Aufwendungen, die für die Erbringung der Leistung notwendig sind.

Aus der Sicht der Patienten entsprechen sie den für Behandlungen aufgewandten Beitragsanteilen zur Krankenversicherung plus Zuzahlungen und Leistungen, die außerhalb des Leistungskatalogs der Krankenkassen hinzugekauft werden, z. B. → IGEL-Leistungen).

Hinsichtlich der Zusammensetzung sind bei den Behandlungskosten aus regulatorischer Sicht drei Kategorien besonders wichtig,

- die Sachmittel,
- die eingesetzte Qualifikation und
- die verbrauchte Arbeitszeit.

Es ist im grundsätzlichen Interesse der Versicherten, wenn die Honorierungssysteme für medizinische Leistungen so beschaffen sind, dass sie beim Anbieter/Erbringer der Leistung das Interesse fördern, die notwendigen Maßnahmen nach Maßgabe medizinischer und betriebswirtschaftlicher Rationalität zu erbringen. Hierbei entsteht das bislang kaum befriedigend gelöste Problem, betriebswirtschaftliche Rationalität und Leistungsqualität zu verbinden sowie gleichzeitig die Steuerungskosten für die Größen „Rationalität" und „Qualität" der Versorgung niedrig zu halten.

Die Aufwendungen der → Gesetzlichen Krankenversicherung für die ärztliche Behandlung hängen zunehmend von klassifizierten und entsprechend jeder Produktklasse zugerechneten Preisen je Behandlungsfall sowie jeweils von deren Menge ab. Das bislang wichtigste Beispiel sind hierfür die → Diagnosis Related Groups. Diese produktspezifische Preisbildung wird sich auch auf die ambulante Versorgung, vermutlich auch auf die Rehabilitation ausweiten. Der tatsächliche Preis wird aber vermutlich dennoch erst in einem komplizierten Verhandlungsprozess festgeschrieben werden und durch Mengenrabatte ggf. nach Kassen und nach Regionen bzw. Leistungsanbieter variieren. Die grundlegende Problematik ist dabei, dass dann jeweils auch implizit oder explizit über Marktanteile für Anbieter mitverhandelt wird.

Ein besonderes Problem ist die asymmetrische Verteilung der Behandlungsaufwendungen in einer Bevölkerung und die tendenzielle Zunahme dieser Asymmetrie. Sie entsteht vor allem entlang der fünf Merkmale → Alter, Geschlecht, → soziale Schicht, → Inanspruchnahme und → Indikation.

Eine Analyse der Arzneimittelausgaben für die Versicherten einer bundesweiten gesetzlichen Krankenkasse in den Jahren 2000 und 2008 bestätigt beide Aussagen: Die bereits beträchtlich asymmetrische Verteilung von 80% aller Arzneimittelausgaben auf 22% aller Versicherten mit Arzneiverordnungen im Jahr 2000 veränderte sich bis 2008 so, dass nur noch 20% aller Versicherten mit Arzneimittelverordnungen 80% aller Arzneimittelausgaben auf sich konzentrierten. 2008 entfielen außerdem 40% aller Arzneimittelausgaben auf nur 2% der Versicherten.

Diese Asymmetrie wird von Befürwortern und Gegnern der → Gesetzlichen Krankenversicherung mit unterschiedlicher Argumentationsrichtung zu ihrer Stärkung (offensichtlich entspricht die Inanspruchnahme von Leistungen wirklich einem gesundheitlichen Bedarf und folgt nicht den Befürchtungen von → moral hazard) bzw. Schwächung (z. B. Reduktion der GKV auf diese kleine Gruppe der „wirklich Bedürftigen") genutzt. Sie spielt auch im Kassenwettbewerb, so z. B. in den Diskussionen um den → Risikostrukturausgleich oder um Wahltarife in der GKV eine wichtige Rolle.

Behandlungspflicht

Für → Vertragsärzte besteht grundsätzlich die Pflicht zur ärztlichen Behandlung aller Versicherten der → Gesetzlichen Krankenversicherung. Ausnahmen sind, sofern es sich nicht um einen Notfall handelt, gegeben, wenn

- das Vertrauensverhältnis zwischen Arzt und → Patient deutlich gestört ist,
- im Rahmen einer Therapie notwendige ärztliche Verordnungen nicht beachtet werden (→ Compliance),
- die Auslastung des Arztes eine Neuaufnahme nicht möglich macht.

Allerdings mehren sich Hinweise auf eine vielfache und mehr oder weniger diskrete Umgehung oder Einschränkung der Behandlungspflicht über das Instrument „Warteliste" und Ungleichbehandlung von gesetzlich und privat versicherten Personen.

Behinderung

(engl. disability) Behindert sind nach § 2 Abs. 1 SGB IX Personen, deren körperliche Funktion, geistige Fähigkeit oder seelische Gesundheit länger als sechs Monate von dem für das Lebensalter Typischen abweicht (Altersinäquivalenz) und die deshalb in ihrer Teilhabe am Leben in der Gesellschaft beeinträchtigt sind. Das Verständnis von „Behinderung" ist durch die → International Classification of Functioning, Disability and Health (ICF) deutlich präzisiert und erweitert worden. Danach ist eine Behinderung als jegliche funktionelle → Beeinträchtigung zu verstehen, die Menschen in der Teilhabe am gesellschaftlichen Leben einschränkt. Sie wird in der ICF nicht nur durch die Funktionsfähigkeit und Teilhabestörung, sondern auch durch förderliche und hemmende Kontextfaktoren klassifiziert. Damit wird verdeutlicht, dass Behinderung einem bio-psycho-sozialen Verständnis folgend auch ein soziales Verhältnis zwischen behindertem Menschen und behindernder Umwelt ist.

Normatives Kriterium für die Bestimmung des Ausmaßes einer Behinderung ist die Beeinträchtigung der Teilhabe am Leben in der Gesellschaft. Sofern Behinderung bei sehr alten Menschen als alterstypisch aufzufassen ist, wird durch diese Definition auch der Zugang für Rehabilitationsmaßnahmen bei alten und dauerhaft pflegebedürftigen Menschen geöffnet. Allerdings ist dann die Zielbindung an eine alterstypische Aktivität oder Teilhabe problematisch, wenn in höherem Alter eingeschränkte Aktivität oder Teilhabe alterstypisch ist.

Behinderung ist Gegenstand eines Benachteiligungsverbotes nach deutschem Verfassungsrecht (Art. 3 Abs. 3 Satz 2 GG), Europäischem Gemeinschaftsrecht (Art. 13 des Vertrages zur Gründung der Europäischen Gemeinschaft [EGV]) und der 2009 in Deutschland in Kraft getretenen Behindertenrechtskonvention der Vereinten Nationen. Das Benachteiligungsverbot ist einfachrechtlich umgesetzt in den Behindertengleichstellungsgesetzen (BGG) von Bund und Ländern für das öffentliche Recht, deren Kernanliegen die Barrierefreiheit ist sowie im Allgemeinen Gleichbehandlungsgesetz (AGG) für das Zivilrecht.

Aus sozialrechtlicher Sicht bestimmt der Inhalt des Behinderungsbegriffs den Anspruch auf Maßnahmen zur Prävention, Kompensation und Beseitigung, von Behinderung (Rehabilitation). Rehabilitationsträger sind die gesetzliche Rentenversicherung, Unfallversicherung und Krankenversicherung, die Bundesagentur für Arbeit, die Versorgungsverwaltung, die Träger der Kinder- und Jugendhilfe und der Sozialhilfe. Das SGB IX bildet einen gemeinsamen Rahmen für das Recht der Rehabilitation und Teilhabe behinderter Menschen.

Menschen gelten nach § 2 Abs. 2 → Sozialgesetzbuch IX als schwerbehindert, wenn der Grad der Behinderung 50 % übersteigt. Der Grad der Behinderung wird auf Antrag von den Versorgungsämtern festgestellt. Für Leistungen zur Einbeziehung schwerbehinderter Menschen in das Arbeitsleben ist auch das Integrationsamt zuständig.

Beitragsbemessungsgrenze

Die Beitragsbemessungsgrenze legt fest, bis zu welchem Betrag vom Einkommen (2010: 3.750 Euro monatlich / 45.000 Euro pro Jahr) Beiträge zur gesetzlichen Kranken- und Pflegeversicherung berechnet und abgeführt werden.

Die Beitragsbemessungsgrenze ist ein wichtiges Instrument bei der Sicherung der sozialkompensatorischen Funktion der GKV, den Kreis der Pflichtversicherten bzw. den Anteil der nicht Pflichtversicherten der Einkommensentwicklung anzupassen. Sie privilegiert Personen oberhalb der Beitragsbemessungsgrenze, indem sie diesen einen proportional geringeren Solidarbeitrag abverlangt. Dies ist für das GKV-System funktional, solange die Beitragsbemessungsgrenze zugleich Versicherungspflichtgrenze ist. Dies ist sie gegenwärtig nicht, d.h. die → Versicherungspflichtgrenze liegt über der Beitragsbemessungsgrenze.

Beitragsrückerstattung

In § 53 Abs. 2 SGB V ist für Mitglieder und ihre mitversicherten Angehörigen, die innerhalb eines Jahres keine Leistungen in Anspruch genommen haben (ausgenommen sind präventive Leistungen), die Möglichkeit geschaffen worden, eine geregelte Prämienzahlung in Höhe von maximal einem Monatsbeitrag zu erhalten. Dies ist eines der klassischen → Bonus-Malus-Instrumente. Bereits die wissenschaftliche Begleitforschung einiger Modellversuche zur Beitragsrückzahlung in der → Gesetzlichen Krankenversicherung nach 1989 zeigte, dass wegen des Überwiegens von nicht-intendierten ökonomischen und sozialen Wirkungen sowie wegen des enormen Verwaltungsaufwandes eine allgemeine Einführung nicht zu empfehlen war. Hinzu kommt, dass bis in die Gegenwart hinein nur sehr wenige Mitglieder von dieser Gelegenheit Gebrauch machen bzw. machen können.

Beitragssatz der Gesetzlichen Krankenversicherung

Bis zum 31.12. 2008 der Anteil des Lohneinkommens und anderer beitragspflichtigen Einnahmen, den jede Krankenkasse per Beschluss ihrer Selbstverwaltung als Beitragsleistung für ihre Mitglieder festsetzen konnte. Dies führte dazu, dass der allgemeine Beitragssatz im Jahre 2008 von 11,3% bis 16,5% reichte (jeweils zuzüglich 0,9 Prozent als vom Mitglied allein zu tragender Zusatzbeitragssatz).

Die Beiträge mussten so gestaltet werden, dass sie die Ausgaben und die vorgeschriebene Auffüllung der Rücklage decken.

In der → Gesetzlichen Krankenversicherung wurde der Beitragssatz (→ Beitragsbemessungsgrenze) lange Zeit von Arbeitgebern und Arbeitnehmern paritätisch getragen. Nachdem mittlerweile für 75% aller Leistungen der GKV unterschiedliche hohe Zuzahlungen gezahlt werden müssen, an denen auch die sogenannten Härtefallbefreiungen nicht viel ändern, verschiebt sich die paritätische Finanzierung immer mehr zulasten der Versicherten. Im Jahre 2000 betrug der Anteil von

Zuzahlungen an den gesamten Einnahmen der GKV knapp 5%, was den nur durch Patienten mitfinanzierten Finanzierungsanteil der Versicherten zugunsten der Arbeitgeber auf knapp 55% erhöht.

Der zu zahlende Beitrag bestimmte sich nach dem Bruttoeinkommen des Versicherten (Arbeitsentgelt, Rente, Versorgungsbezüge) und dem allgemeinen Beitragssatz der jeweiligen Krankenkasse. Ausnahmen sind: 1. der erhöhte Beitragssatz und 2. der ermäßigte Beitragssatz für versicherungspflichtige Studenten sowie Praktikanten, Auszubildende ohne Arbeitsentgelt, Auszubildende des zweiten Bildungsweges sowie freiwillig versicherte Berufsfachschüler.

Die einzelnen Kassen bzw. Kassenarten hatten unterschiedliche Beitragshöhen, weil die Leistungsausgaben der Kassen je nach Versichertenstruktur differieren und der Beitragssatz als Wettbewerbsinstrument um „kostengünstige" Versichertenstrukturen wirkt.

Bei der Beitragszahlung gab und gibt es einige Besonderheiten:

- Familienversicherte sind ohne zusätzlichen Beitrag mitversichert.
- Bei pflichtversicherten Rentnern trägt der Rentenversicherungsträger die Hälfte des Beitrags.
- Für geringfügig Beschäftigte oder im Rahmen einer betrieblichen Berufsausbildung Beschäftigte trägt der Arbeitgeber bei einem Bruttoarbeitsentgelt bis 400 Euro einen Pauschalbeitrag von 13% des Arbeitsentgelts, wenn die geringfügig Beschäftigten anderweitig gesetzlich versichert sind.
- Für Bezieher von Arbeitslosengeld trägt die Bundesagentur für Arbeit die Beiträge.
- Für Bezieher von Arbeitslosengeld II und Sozialgeld trägt der Bund die Beiträge.
- Für Bezieher von Grundsicherung im Alter und bei dauerhafter Erwerbsminderung oder Hilfe zum Lebensunterhalt trägt der Träger der → Sozialhilfe die Krankenkassenbeiträge, sofern nach dem Ausscheiden aus der Pflichtversicherung eine freiwillige Versicherung (§ 9 Abs. 1 Nr. 1 SGB V) oder Pflichtversicherung (5 Abs. 1 Nr. 13 SGB V) besteht (§ 32 SGB XII). Wer nicht krankenversichert ist und bedürftig ist, bekommt Hilfen zur Gesundheit (§ 47 ff. SGB XII). In diesen Fällen kann die Krankenkasse die Abwicklung gegen Kostenerstattung übernehmen (§ 264 SGB V).

Seit dem 1. Januar 2009 wird der allgemeine Beitragssatz nach § 241 SGB V einheitlich für alle Krankenkassen unter Mitwirkung eines Schätzerkreises beim Bundesversicherungsamt per Rechtsverordnung der Bundesregierung festgesetzt und jährlich überprüft. Nach anfänglich paritätisch von Arbeitnehmern und Arbeitgebern zu zahlenden 14,6% liegt er Ende 2009 aufgrund gesetzlicher Eingriffe bei 14%. Aus Mitgliedersicht kommt noch ein nach § 241a SGB V allein von ihnen zu zahlender zusätzlicher Beitragssatz von jeweils 0,9% hinzu.

Die so festgesetzten Beiträge fließen ab 1. Januar 2009 direkt oder über Einzugsstellen in den vom Bundesversicherungsamt verwalteten → Gesundheitsfonds nach § 271 SGB V und von dort als Zuweisungen für die standardisierten Aufwendungen für allgemeine Leistungen, für Leistungen aufgrund der Teilnahme von Versicherten an → Disease Management Programmen (DMP) und für Verwaltungsausgaben an die einzelnen Krankenkassen (§ 270 SGB V). Die Höhe dieser Zuweisungen kann von den einzelnen Krankenkassen durch die Beeinflussung von Inputgrößen des ebenfalls seit dem 1. Januar 2009 wirksamen → morbiditätsorientierten Risikostrukturausgleich beeinflusst werden.

Die einzig noch verbleibende Möglichkeit, kassenindividuell den finanziellen Spielraum zu erweitern, ist die Erhebung eines Zusatzbeitrags nach § 242 SGB V zwischen monatlich 8 € und maximal 1% der beitragspflichtigen Einnahmen des Mitglieds. Außerdem besteht die Möglichkeit zu hohe Beitragszuweisungen per

Prämie an die Mitglieder zurück zu erstatten.

Mitglieder, die einen Zusatzbeitrag bezahlen müssen, haben ein Sonderkündigungsrecht. Aus den befürchteten Wettbewerbsnachteilen versuchen die Krankenkassen möglichst lange ohne Zusatzbeitrag auskommen zu können, was aber einer wahrscheinlich rasch zunehmenden Anzahl von Kassen seit Beginn 2010 nicht mehr gelingt.

Die GKV wird vor allem seit Anfang der 1980er Jahre (Beginn des Sinkens der Bruttolohnquote) von dem Argument begleitet, eine vom Grundlohn abhängige und paritätische Finanzierung sei auf Dauer nicht zu tragen. Bei der Begründung werden vor allem vier Argumente benutzt:

1. das Konzept der → Expansion of Morbidity oder in Variationen das der → Zivilisationskrankheiten in Verbindung mit der Hypothese von → Moral Hazard,
2. die These von der maßgeblichen Belastung der → Lohnnebenkosten durch die Krankenversicherung,
3. die sog. → Alterung der Gesellschaft und
4. der „Druck" von → Innovationen.

Aus sozialmedizinischer Sicht ist die Begründungskraft dieser Argumentationsweisen eher schwach und die erwarteten Effekte eher gering. Tatsächlich gravierende Probleme ergeben sich allerdings

- aus der seit Anfang der 80er Jahre rückläufigen durchschnittlichen Lohnquote infolge hoher Arbeitslosigkeit, zunehmender Teilzeitarbeit, Zunahme außertariflicher Löhne und atypischer Beschäftigungsverhältnisse (z.B. Teilzeitarbeit, Zeitarbeit),
- aus der Übertragung ehemals hoheitlicher Aufgaben (Prävention) auf die Krankenversicherung,
- aus der Absenkung der gesetzlichen Rentenleistungen,
- aus der Absenkung der Bemessungsgrenzen für Arbeitslose,
- aus der Neuordnung der Erwerbsminderungsrente,
- aus demografischen Struktureffekten,
- aus der Wanderung „guter" Risiken von der gesetzlichen in eine private Krankenversicherung und bis zur letzten Reform aus der
- Wanderung „guter" Risiken von teureren Kassen wie z. B. der AOK zu Kassen mit niedrigen Beitragssätzen, z. B. den Betriebskrankenkassen.

5. Allein aus dem Bündel der durch die staatliche Haushaltspolitik seit Anfang der 80er Jahre immer weiter ausgebauten und verstetigten sog. „Verschiebebahnhof"-Effekte (z. B. Absenkung der Beiträge von Sozialhilfeempfängern oder Arbeitslosen oder Einführung neuer Leistungen) zulasten der GKV ergibt sich 2008 aus Mindereinnahmen und Mehrausgaben eine Nettolast von rund 11 Mrd. €, was ein Beitragsvolumen von mehr als einem Beitragspunkt ausmacht.

Bei der Höhe des Beitragssatzes spielen aber auch neue Probleme eine Rolle, die aus der sozialen Spreizung der Gesellschaft folgen (→ Armut, → Arbeitslosigkeit).

Beitragssatz der privaten Krankenversicherung

Die Beitragskalkulation der PKV unterliegt einem eigenen rechtlichen Regelwerk (§ 12 des Versicherungsaufsichtsgesetzes).

Wegen des → Äquivalenzprinzips müssen die Beiträge und die Rückstellungen so berechnet sein, dass deren Wert unter Berücksichtigung von Zins und Zinseszins während der Versicherungsdauer stets der Differenz zwischen den künftig zu erwartenden Versicherungsleistungen und den Beiträgen für die betreffenden Versicherungen entspricht.

Weiterhin gilt:

- Die dauernde Erfüllbarkeit der Verträge muss gewährleistet werden,
- die weitgehende Risikogerechtigkeit

der Beiträge durch Berücksichtigung des individuellen Gesundheitsrisikos, des Eintrittsalters, des Geschlechts, des Alters und der gewählten Leistungen,

- das Erhöhungsverbot der Beiträge mit der Begründung des Älterwerdens der Versicherten,
- die Erlaubnis für die PKV, Alterungsrückstellungen vorzunehmen.

Die Kalkulation der Beiträge greift auf den Leistungsbedarf in den einzelnen Personen-, Tarif- und Altersgruppen zurück. Durch die Division des Leistungsbetrags durch die Zahl der Versicherten der jeweiligen Gruppe entsteht der sog. "Pro-Kopf-Schaden". Der Pro-Kopf-Schaden ist das → Risiko des Versicherers und deshalb die Kalkulationsbasis der Beiträge. Hierbei werden zusätzliche Sparanteile erhoben. An veränderte Kosten (Leistungs- und Verwaltungskosten) und Leistungen werden die Beiträge regelmäßig angepasst, wobei aber die Alterung nicht berücksichtigt werden darf.

Als Sicherheitszuschlag erlaubt das Versicherungsaufsichtsamt bei Tarifen mit Anpassungsklausel Werte zwischen 5% und 10%. Bei Tarifen ohne Anpassungsklausel (z. B. Krankentagegeldversicherung) muss der Sicherheitszuschlag mindestens 10% betragen.

Vergleichbar der gesetzlichen Einführung von Elementen der PKV in die GKV (vgl. dazu u.a. → Bonus-Malus-Instrumente) musste die PKV ab dem 1. Januar 2009 einen Basistarif einführen. Dieser Tarif ist ein geschlechts- und altersunabhängiger „Sozialtarif" ohne Gesundheitsprüfung, der maximal den durchschnittlichen Höchstbeitrag der GKV kosten darf, auch nur die Leistungen der GKV umfasst und zu dessen Konditionen jede private Krankenversicherung mit wenigen Ausnahmen jeden Interessierten aufnehmen muss (Kontrahierungszwang). Die Möglichkeit, einen Selbstbehalt von bis zu 1.200 € zu wählen, besteht. Ein fortbestehender entscheidender Unterschied zur GKV besteht allerdings in der nicht möglichen beitragsfreien Mitversicherung von Familienangehörigen. Ein Ehepaar zahlt also in jedem Fall zwei Basisbeiträge.

Am 10. Juni 2009 bestätigte zwar das Bundesverfassungsgericht in mehreren Verfahren (1 BvR 706/08, 1 BvR 814/08, 1 BvR 819/08, 1 BvR 832/08 und 1 BvR 837/08) die Verfassungsmäßigkeit dieser Regelung, doch nutzten den Basistarif bisher nur sehr wenige Personen.

Benchmarking

Technik der Performancemessung in Bezug auf ein definiertes und gewünschtes Ergebnis. Besonders im Management von → Qualität hat es große Verbreitung erfahren. Im Wettbewerb werden dabei (z. B.) medizinische Dienstleistungsprozesse und Produkte mit dem Ziel verglichen, die jeweilig „Besten" und „Schlechtesten" zu ermitteln und so Vorbilder zu erzeugen. Die Vergleichskriterien sind vordefiniert und folgen den Unternehmenszielen sowie den Qualitäts- bzw. Produktnormen. Der entscheidende Mechanismus ist die Transparenz und die Verpflichtung auf die Zielorientierung des Unternehmens.

Benchmarking ist ein dauerhafter Vorgang des Wettbewerbs zur Optimierung von Strukturen, Prozessen, Aufwendungen, Kundenzufriedenheit und Produkten. Das Konzept wird zunehmend auch in medizinischen Dienstleistungsunternehmen eingesetzt.

Die Grenzen dieses Konzepts werden dann erreicht, wenn die Varianz der Wettbewerbsteilnehmer marginal ist. Dieser Zustand ist allerdings bei jeglicher „Produktgüte" möglich, weshalb dann ggf. das Benchmarking durch explizite Normenvorgabe und -kontrolle zu ersetzen oder zu ergänzen ist.

Berufsförderung

Die berufliche Förderung ist ein Teil der Leistungen zur Teilhabe am Arbeitsleben (beruflichen Rehabilitation). Auf der Grundlage von § 33 SGB IX sowie der spezifischen Anspruchsgrundlagen werden von den Trägern der Renten- und Unfallversicherung, von der Bundesagentur für Arbeit, den Versorgungsämtern, den Trägern der Kinder- und Jugendhilfe und der Sozialhilfe Hilfen

- zur Erhaltung oder
- zur Erlangung eines Arbeitsplatzes,

- zur Anpassung und Erweiterung beruflicher Kenntnisse und
- zur Ausbildung und Weiterbildung

geleistet.

Berufsgenossenschaften

Ausschließlich über Beiträge der Unternehmer finanzierter Träger der → Unfallversicherung.

Wenn jemand bei oder in der Folge von Erwerbsarbeit einen Gesundheitsschaden erleidet, handelt es sich um ein Risiko, das im Sinne einer Haftung durch den Arbeitgeber möglichst zu vermeiden und bei Eintritt durch ihn zu regulieren ist. Durch das „Gesetz betreffend die → Unfallversicherung" aus dem Jahr 1884 wurde dieser Haftungsanspruch in einem eigenen Gesetz grundsätzlich definiert. Die Gesetzliche Unfallversicherung ist seit 1997 im → Sozialgesetzbuch VII geregelt und wird durch die in § 114 SGB VII genannten Berufsgenossenschaften und Unfallkassen als Unfallversicherungsträger durchgeführt.

Die Aufgaben der Gesetzlichen Unfallversicherung sind:

- Verhütung von Unfällen und arbeitsbedingten Gesundheitsgefahren (Prävention),
- der Ausgleich der Unfallfolgen, einschließlich der Wiederherstellung von Gesundheit und Arbeitskraft (Heilbehandlung, Rehabilitation, Leistungen zur Teilhabe)
- die finanziellen Leistungen (z. B. Renten)

Deren Träger sind zuständig für die Folgen von:

- Arbeitsunfällen,
- Wegeunfällen,
- → Berufskrankheiten.

Weitere Gesetze und Vorschriften zur Unfallverhütung sind:

- Arbeitsschutzgesetz,
- Arbeitssicherheitsgesetz,
- Arbeitsstättenverordnung,
- Gefahrstoffverordnung,
- Gerätesicherheitsgesetz,
- Unfallverhütungsvorschriften.

Die gewerblichen Berufsgenossenschaften (BGen) (§ 121 SGB VII) sind vor allem für alle privatwirtschaftlichen Unternehmen der Industrie, des Handwerks, des Handels und der freien Berufe, für Unternehmen des Gesundheitsdienstes und der Wohlfahrtspflege sowie für Vereine zuständig. Auch bestimmte kommunale Unternehmen (Verkehrsunternehmen, Hafen- und Umschlagbetriebe, Elektrizitäts-, Gas- und Wasserwerke sowie Unternehmen der Seefahrt) fallen in den Zuständigkeitsbereich der BGen.

Die landwirtschaftlichen Berufsgenossenschaften (§ 123 SGB VII) sind insbesondere für Unternehmen der Land- und Forstwirtschaft und verwandte Unternehmen zuständig.

Die Unfallkassen (§§ 125 ff. SGB VII) sind zuständig für die Unternehmen des Bundes, der Länder, der Gemeinden sowie von Bahn, Post und Telekom, für Haushalte, für Pflegepersonen, für Kinder in Kindergärten, Schüler und Studenten sowie zahlreiche weitere Gruppen von Versicherten, insbesondere solche Personen, die beim Einsatz im öffentlichen Interesse Gesundheitsschäden erleiden.

Die BGen sind branchenbezogen und paritätisch selbstverwaltet organisiert. Unternehmen mit vergleichbaren Risikostrukturen sind in einer Berufsgenossenschaft zusammengefasst. Dadurch soll eine zielgerichtete und tätigkeitsbezogene Präventionsarbeit ermöglicht werden. Die Unfallkassen sind nach einem Regionalprinzip gegliedert. Derzeit befindet sich die gesetzliche Unfallversicherung in einem tief greifenden Reformprozess. Die gewerblichen Berufsgenossenschaften und die Unfallkassen sind seit 2007 in einem gemeinsamen Spitzenverband „Deutsche Gesetzliche Unfallversicherung" (www.dguv.de) vereint. Die landwirtschaftlichen Berufsgenossenschaften spielen als Teil der landwirtschaftlichen Sozialversicherung eine Sonderrolle und sind nicht in die

Deutsche Gesetzliche Unfallversicherung integriert. Die Beiträge zur Unfallversicherung werden im Umlageverfahren ausschließlich von den Arbeitgebern erhoben. Für jedes Haushaltsjahr wird im Nachhinein für den Zuständigkeitsbereich jeder BG der Überschuss der Aufwendungen über die Erträge ermittelt. Die Differenz ist das Umlagesoll. Das Umlagesoll wird nach den Faktoren der Beitragsbemessung (Gefahrklasse des Unternehmens, Summe der im Berichtsjahr gezahlten Arbeitsentgelte, evtl. Beitragszuschlag oder Beitragsnachlass) von der BG auf die ihr angehörenden Unternehmen verteilt. Die Beiträge der Unternehmen zu den gewerblichen Berufsgenossenschaften beliefen sich im Jahre 2005 auf ca. 9 Mrd. Euro. Dies entspricht einem Durchschnittsbetrag von 1,3% der Löhne und Gehälter. Wegen der rückläufigen Regulierungsfälle nimmt auch der Beitragssatz tendenziell ab.

Von den Ausgaben aller Unfallversicherungsträger entfielen im Jahre 2006 von insgesamt 12,5 Mrd. Euro (Nettoaufwendungen) etwa 9 Mrd. Euro auf Entschädigungsleistungen. Den größten Anteil daran hatten Renten an Versicherte und Hinterbliebene (5,7 Mrd. Euro), auf die ambulante und stationäre Heilbehandlung entfielen ca. 2,4 Mrd. Euro, auf die Prävention ca. 870 Mio. Euro.

Leistungsgewährungen setzen die Klärung des Zusammenhangs zwischen dem Schaden und der beruflichen Tätigkeit voraus → Ätiologie, → Kausalität.

Berufskrankheiten

→ Arbeitsbedingte Erkrankungen

Berufsunfähigkeit

Berufsunfähigkeit war bis zum 31.12. 2000 ein Leistungstatbestand des Rentenversicherungsrechts. Dabei wurde darauf abgestellt, ob die Erwerbsfähigkeit wegen Krankheit oder Behinderung im Vergleich zur Erwerbsfähigkeit von Versicherten mit ähnlicher Ausbildung und gleichwertigen Kenntnissen und Fähigkeiten gemindert war. Der Kreis der Verweisungstätigkeiten war durch die Ausbildung und Beschäftigung begrenzt, daher kam die Berufsunfähigkeitsrente hauptsächlich Facharbeitern zugute. Seit dem 1.1.2001 werden Renten wegen teilweiser Erwerbsminderung bei Berufsunfähigkeit nur noch an Versicherte geleistet, die vor dem 2.1.1961 geboren sind (§ 240 SGB VI). Im Übrigen bestehen nur noch die Rententatbestände der vollen oder teilweisen Erwerbsminderung (§ 43 SGB VI).

Betriebliche Gesundheitsförderung

Bezeichnung für den → Arbeitsschutz ergänzende Maßnahmen zum Schutz und zur Förderung der → Gesundheit der Beschäftigten. Über die Festlegung von Leistungen der betrieblichen Gesundheitsförderung in § 20 SGB V wurden 1989 die Krankenkassen in die arbeitsweltbezogene → Prävention einbezogen. Seit 2007 ist die betriebliche Gesundheitsförderung Pflichtleistung der Krankenkassen nach § 20a und b SGB V und soll möglichst in Zusammenarbeit aller Kassen und mit den Unfallversicherungsträgern erbracht werden.

Historisch betrachtet hat sich die betriebliche → Gesundheitsförderung in der Bundesrepublik jedoch nicht als präventionspolitisches Vorhaben des Gesetzgebers entwickelt, sondern als Kritik von Beschäftigten, engagierten Gewerkschaftern und Teilen der alternativen Gesundheitsbewegung am etablierten Arbeitsschutz. Der Arbeitsschutz hatte bis Anfang der 90er Jahre einen ausgesprochen expertokratischen Charakter. Er ignorierte die Belastungserfahrungen der Beschäftigten als „subjektive Meinungen", die in Gegenüberstellung zum „objektiven Wissen" der Fachleute falsch oder zumindest nicht ganz ernst zu nehmen seien. Die Beschäftigten waren für den Arbeitsschutz Objekte der Untersuchung oder Unterweisung, aber keine Partner für die Arbeitsschutzexperten.

Die betriebliche Gesundheitsförderung griff dagegen diese subjektiven Belastungserfahrungen auf, nahm die Beschäftigten als „Experten in eigener Sache" ernst und versuchte, die Arbeitsbedingungen gemeinsam mit den Beschäftigten zu verbessern. Dieses methodische Erbe aus den Anfangsjahren ist in der betrieblichen Gesundheitsförderung auch heute noch vorhanden: Die Einbeziehung der Beschäftigen, z. B. über Mitarbeiterbefragungen oder Gesundheitszirkel, gilt in Projekten der betrieblichen Gesundheits-

Arbeitsschutz und betriebliche Gesundheitsförderung: unterschiedliche Schwerpunkte		
	Arbeitsschutz	betriebliche Gesundheitsförderung
Rechtsgrundlagen	konkrete Pflichten, sanktionsgebunden	offene Rahmenvorschrift, freiwillige Basis
Gesundheitskonzept	ätiologischer Ansatz	salutogenetischer Ansatz
Lebenssphärenbezug	betriebliche Sphäre	betriebliche und private Sphäre
Sozialkompensatorischer Auftrag	nein	ja
Finanzierung	Arbeitgeber	SGB V
Akteure	Akteure: Arbeitgeber, Unfallversicherungsträger, Arbeitsschutzbehörden Berufsgruppen: Techniker, Mediziner	institutionelle Akteure: Krankenkassen Berufsgruppen: Sozial-, Sport-, Ernährungswissenschaftler

förderung nach wie vor als programmatisches Kernelement. Allerdings unterscheidet sie sich in diesem Punkt nicht mehr vom Arbeitsschutz, der mit dem Arbeitsschutzgesetz von 1996 einen konzeptionellen Neuanfang gemacht hat und inzwischen ebenfalls die aktive Rolle der Beschäftigten betont.

Mit der Neuformulierung des § 20 SGB V zum 1.1.2000 wurde daher sinnvollerweise die betriebliche Gesundheitsförderung der Krankenkassen auf „den Arbeitsschutz ergänzende Maßnahmen" begrenzt. Diese Formulierung findet sich zwar seit 2007 nicht mehr explizit im Gesetzestext, gilt aber vor dem Hintergrund der Finanzierungsverantwortung der Arbeitgeber für den Arbeitsschutz de facto weiter. Was „ergänzende" Maßnahmen der betrieblichen Gesundheitsförderung sind, muss inhaltlich und methodisch mit dem Arbeitsschutz bestimmt und abgestimmt werden. Änderungen im Arbeitsschutz ist dabei Rechnung zu tragen. Eine wichtige Bestimmung in § 20 Abs. 1 Satz 2 SGB V mit Geltung auch für die BGF ist die Verpflichtung der Krankenkassen, mit ihren Präventionsmaßnahmen zur Verminderung sozial bedingter Ungleichheit von Gesundheitschancen beizutragen. Damit hat eine zentrale Erkenntnis der sozialepidemiologischen Forschung, nämlich der Zusammenhang zwischen → sozialer Lage und → Krankheit, Eingang in das Sozialrecht gefunden. Die Spitzenverbände der Krankenkassen hatten im Juni 2000 mit Blick auf ihre neue Aufgabenstellung ein Leitlinienpapier zur Gesundheitsförderung verabschiedet, das prioritäre Handlungsfelder und Vorgaben zur → Qualitätssicherung festschreibt. Dieses Leitlinienpapier wurde zuletzt 2006 aktualisiert. Über die im GKV-Bereich durchgeführten Maßnahmen wird in einem jährlichen Präventionsbericht Rechenschaft abgelegt. Demnach wurden im Jahr 2006 ca. 930.000 Personen direkt oder indirekt von Maßnahmen der betrieblichen Gesundheitsförderung mit GKV-Beteiligung erreicht. Insgesamt dürfte die Zahl der Beschäftigten, die von Maßnahmen der betrieblichen Gesundheitsförderung erreicht werden, zwar deutlich höher liegen, aber eine flächendeckende Versorgung ist nicht erreicht. Vor allem in Kleinbetrieben gibt es eher selten Angebote der Gesundheitsförderung, zudem sind viele Angebote qualitativ fraglich und gehen nicht über Kurse und Informationsveranstaltungen hinaus. Umfassende Projekte, die Verhaltens- und Verhältnisprävention verbinden, langfristig angelegt sind und systematisch evaluiert werden, sind nach wie vor eher selten.

Ein wichtiger konzeptioneller Unterschied zwischen der betrieblichen Gesundheitsförderung und dem Arbeitsschutz besteht in dem zugrunde gelegten Gesundheitskonzept. Während im Arbeitsschutz primär ein ätiologischer Ansatz (→ Ätiologie) verfolgt wird, d.h. die Frage danach, was krank macht und daher vom Arbeitgeber als dem für die Arbeitsbedingungen Verantwortlichen vermieden werden muss, liegt der betrieblichen Gesundheitsförderung der Ansatz der → Salutogenese zugrunde. Dieser fragt nach den Bedingungen, unter denen Menschen gesund bleiben, und wird vor allem mit den Arbeiten des israelisch-kanadischen Stressforschers → Antonovsky in Verbindung gebracht.

Bettenabbau

Vor der vollständigen Einführung des DRG-Preissystems in der Krankenhausfinanzierung erfolgte die Honorierung über eine so genannte Bettenpauschale und die Krankenhausplanung über die Planungseinheit „Bett“. Veränderungen im stationären Versorgungsbedarf hatten folglich immer die Zahl der Betten im primären Fokus und dieser Bedarf ist aus vielen Gründen seit Langem rückläufig. Es besteht weitgehend Konsens, dass die für die GKV erbrachten stationären Versorgungsleistungen zwar nicht gleichmäßig in allen Fachabteilungen jedoch insgesamt den Bedarf überschreiten (→ Überversorgung). Die wichtigsten Gründe waren bzw. sind:

- Der Abbau der stationären Vorhaltungen zur Behandlung der Tuberkulose,
- die dem medizinischen Fortschritt folgenden Möglichkeiten der ambulanten statt einer stationären Behandlung und die vermehrten Möglichkeiten für → ambulantes Operieren,
- die Verkürzung der stationären Verweildauer,
- die Verfügbarkeit einer großen Zahl von Rehabilitationseinrichtungen und
- der weitgehende Ausschluss pflegerischer Leistungen in Krankenhäusern.

Folglich stand lange Zeit der „Bettenabbau“ im Zentrum der notwendigen Bedarfsanpassung.

Für eine Bettenreduzierung bieten sich grundsätzlich drei Mechanismen an:

1. Durch Optimierung der Versorgungsprozesse werden die Belegungsschwankungen innerhalb eines Jahres minimiert,
2. durch Verkürzung der aus organisatorischen Gründen unvermeidbaren Zeiten der Nichtbelegung wird die Bettenauslastung maximiert,
3. durch eine Verbesserung der sektorübergreifenden Versorgung (prästationäre Versorgung, poststationäre Versorgung in der Rekonvaleszenz, Anschlussheilbehandlungen und Rehabilitation) wird die mittlere Zahl der stationär betreuten Patienten minimiert.

Letztlich wird die Zahl der tatsächlich benötigten Krankenhausbetten also immer maßgeblich vom Verflechtungsgrad der Elemente der Behandlungskette (ambulante Versorgung, stationäre Versorgung, Rehabilitation, Pflege) und der Qualifikation der Elemente dieser Kette, vor allem aber von der Funktionszuweisung für die ambulante Versorgung und den organisatorischen Möglichkeiten einer ambulanten Rekonvaleszenz und Rehabilitation bestimmt.

Um eine solche Verflechtung sicherzustellen, bedarf es inhaltlicher und rechtlicher Voraussetzungen, die zumindest eine einheitliche Bedarfsplanung unabhängig von den jeweiligen wirtschaftlichen Interessen der Glieder der Behandlungskette oder von den politischen Interessen der Planungsakteure erfordern. Diese ist als aktiv verfolgtes Gestaltungsziel im Rahmen der Selbstverwaltung sowie durch die gegenwärtige politische Zuweisung des → Sicherstellungsauftrags offensichtlich nicht zu leisten. Dagegen soll der geänderte Mechanismus der Finanzierung der Krankenhäuser nach Einführung der → Diagnosis Related Groups im Sinne eines Regulationsmechanismus helfen. Entsprechend war das wichtigste politische Argument bei der Beschlussfassung des Bundestages zur Einführung der DRGs das Ziel des Bettenabbaus. Allerdings erfolgt dieser Abbau primär nicht über die Reduktion der Betten, was sich u.a. in der auch unter DRG-Bedingungen eher sinkenden oder auf niedrigem Niveau stagnierenden → Bettenauslastung zeigt. Vielmehr soll dies über die Reduktion der Krankenhäuser erfolgen, die in Verbindung mit sog. → Mindestmengenregelungen für einzelne Leistungsarten letztlich zur Preisgabe des Prinzips der flächendeckenden und wohnortnahen Versorgung führt bzw. führen wird. Es kann als sicher gelten, dass die hieraus folgenden und ggf. in Kauf zu nehmenden erheblichen Entfernungen zwischen Krankenhausangebot und Wohnort bei seltenen Krankheiten auch zum Verzicht auf eine Inanspruchnahme medizinischer Hilfe führen werden oder aber neue Versorgungsformen entwickelt und implementiert werden müssen.

Für einen wirklich gravierenden Abbau der Anzahl von Krankenhäusern bzw. Versorgungsorte gibt es allerdings bis zum Jahr 2009 keinen eindeutigen empirischen Beleg. So sank nach Angaben des Statistischen Bundesamtes die Anzahl der selbstständigen Krankenhäuser zwischen 1991 und 2008 stetig von 2.411 (1991) über 2.221 (2002) auf 2.083 im Jahr 2008. Das Verschwinden eigenständiger Krankenhäuser ist häufig durch Fusionen bedingt und bedeutet meist nicht das Verschwinden der Behandlungseinrichtung.

Vor dem Hintergrund des in der Zwischenzeit in Deutschland im internationalen Vergleich sehr hohen Anteils von Krankenhäusern in der Hand vorrangig gewinnorientierter Krankenhausunternehmen und -konzerne, sind die Wirkungen schwer abzuschätzen. Der Versuch des Gesetzgebers, dem durch Zwänge zur Qualitätstransparenz entgegenzuwirken, kann wegen der Fokussierung auf häufige Behandlungsanlässe kaum wirksam werden.

Bettenauslastung

durchschnittliche (synonym: Bettennutzungsgrad) Die sog. Bettenauslastung ist der Quotient aus der Summe aller Tage, an denen ein Bett belegt war (Krankenhausversorgungstage) und dem Produkt aus den vorhandenen Betten und den Tagen des Beobachtungszeitraums multipliziert mit 100 (Angabe in %).

Diese Auslastungsziffer lässt sich auch wie folgt ermitteln: Quotient aus den Entlassungen je Tag und den vorhandenen Betten multipliziert mit der durchschnittlichen Verweildauer in Tagen (für die Angabe in % mit 100 zu multiplizieren).

Die Zahl der Entlassungen bezogen auf die Zahl der Betten je Jahr gilt als sog. Patientenumschlagszahl.

Für das Verständnis ökonomischer Prozesse im Krankenhaus ist es wichtig zu wissen, dass die Bettenauslastung, die Umschlagszahl und die mittlere Verweildauer in einem unmittelbaren Zusammenhang stehen.

Die jeweiligen Interessen an der Bettenauslastung und den sie bestimmenden Faktoren werden vor allem über den ordnungspolitischen Rahmen der Finanzierung stationärer Versorgung gesteuert.

Die Bettenauslastung in Krankenhäusern fiel nach Angaben des Statistischen Bundesamtes von 84,1% im Jahr 1991 auf den Tiefststand von 74,9% in 2005 und liegt 2008 bei 77,4%.

Bettenbelegung

durchschnittliche Quotient aus der Summe aller Tage, an denen ein Krankenhausbett belegt war (Aufnahmen und Entlassungen sollten jeweils als halber Tag gezählt werden) und der Tage des Beobachtungszeitraums.

Der Quotient entspricht der durchschnittlichen Anzahl der Patienten, die je Tag versorgt werden.

Bettendichte

Anzahl der Krankenhausbetten je 10x Einwohner einer definierten Region.

Der reziproke Wert (Einwohner je Bett) wird als die stationäre Versorgungsdichte interpretiert. Zur Steuerungsfunktion der Bettendichte zur Vermeidung von → Unter- und → Überversorgung gelten analoge Hinweise wie für die → Arztdichte.

Da sich die Bundesländer die Sicherstellung stationärer Versorgung (noch) als eine hoheitliche Pflicht vorbehalten, ist der regionale Bezug zumeist aus den politischen Grenzen hergeleitet. Ein typischer Konflikt entsteht hieraus dann, wenn sich die Versicherten in ihrer → Inanspruchnahme nicht an eine politische Definition der Region halten oder wenn es sinnvoll wird, bestimmte Versorgungsstrukturen überregional zu planen und vorzuhalten. Dies gilt z. B. für drei deutsche Stadtstaaten und Grenzregionen.

Beveridge William Henry

Lord (1879-1963) Britischer Ökonom, der sich vor allem mit den wirtschaftlichen Folgen der Arbeitslosigkeit sowie den ökonomischen und sozialen Konsequenzen des Verhältnisses von Einkommen und Preisen beschäftigt hat.

1942 veröffentlichte Beveridge unter dem Eindruck des 2. Weltkrieges eine Studie, die unter dem Namen „Beveridge Report“ berühmt geworden ist. Diese Studie begründete die Schaffung einer modernen britischen Sozialgesetzgebung im Jahr 1945 einschließlich des → National Health Service (NHS).

Das wichtigste Argument für die Gründung des NHS war der ökonomische und zivile Nutzen einer hinreichenden staatlich garantierten sozialen und gesundheitlichen Absicherung. Im Einzelnen bezog sich Beveridge hierbei auf drei Argumente:

- Ein System von Garantien sozialer Sicherheit verbessert die Wettbewerbsfähigkeit der Industrie,
- durch soziale Sicherheit wird die Motivation der Arbeiter und Angestellten an der Beseitigung der Schäden des 2. Weltkriegs mitzuwirken gestärkt,
- bessere Gesundheit verspricht bessere Einkommen, die dann durch die Stärkung der Nachfrage wiederum die (britische) Wirtschaftskraft verbessern.

Das Modell des NHS ist in modifizierter Form praktisch in allen Staaten des Commonwealth etabliert. Die von Beveridge forcierten ökonomischen Theorien gehen vor allem auf den Ökonomen → Keynes zurück.

Bevölkerung

Gesamtheit von Menschen. Der politische Bevölkerungsbegriff wird über die nationalen Regelungen zur Staatsbürgerschaft definiert, während die Bevölkerungsdefinition im Zusammenhang wissenschaftlicher Fragestellungen vom konzeptionellen Kontext des Forschungsziels abhängt.

Bevölkerungen sind durch zwei Eigenschaften zu beschreiben, ihren Umfang (Anzahl) und ihre Struktur und bedürfen eines regionalen (räumlichen) und zeitlichen Bezuges. Häufig genutzte Strukturmerkmale sind das Alter, das Geschlecht, die Bildung, der Beruf, der Ehestand, der Gesundheitszustand, ethnische Zugehörigkeit u.ä.m.

Bevölkerungen sind sog. Erneuerungsmengen. Deshalb ist für die Beschreibung einer Bevölkerung die „Verweildauer“ in ihr (z. B. die mittlere Lebenserwartung) ein besonders wichtiges Maß.

Die Angabe des Umfangs einer Bevölkerung erfolgt entweder zu Stichtagen oder als ein sog. mittlerer Bestand (mittlere Bevölkerung). Dieser Bestand wird je nach Konvention zum 30.06. eines Jahres festgestellt oder ergibt sich aus der Hälfte der Summe der Bevölkerungsstichtagsbestände zu Beginn und zum Ende eines Kalenderjahres.

Bevölkerungen sind regelhaft politisch als „Staatsvolk“ oder als kulturelle und ethnische Identität (Volk) definiert.

Um den politischen Bevölkerungsbegriff von dem der Wissenschaft abzugrenzen, wird in der deutschen Sprache oft zwischen Bevölkerung und Population unterschieden. Dem entsprächen dann in der englischen Sprache analog die Begriffe Physical Population und Conceptual Population.

In analytischen Zusammenhängen werden zudem stabile, stationäre und dynamische Bevölkerungen unterschieden.

Bewegungsfaktoren, demografische

→ Bewegungsmodell

Bewegungsfaktoren, diagnostische

→ Bewegungsmodell

Bewegungsfaktoren, epidemiologische

→ Bewegungsmodell, → epidemiologische Transition

Bewegungsfaktoren, epidemische

→ Bewegungsmodell

Bewegungsfaktoren, präventive

→ Bewegungsmodell

Bewegungsfaktoren, therapeutische

→ Bewegungsmodell

Bewegungsmodell, allgemeines epidemiologisches

formalisiert die Zusammenhänge zwischen dem Bestand an Kranken (→ Prävalenz) und der Menge neu Erkrankter (→

Inzidenz) in einem Beobachtungszeitraum sowie der durchschnittlichen „Verweildauer“ der Kranken im Bestand (→ Krankheitsdauer, → Behandlungsdauer).

Dieses allgemeine Modell gehört zum theoretischen Kern der → Epidemiologie bzw. der → Versorgungs- und Transitionsforschung.

Das allgemeine epidemiologische Bewegungsmodell formalisiert sieben mögliche Bewegungsformen von Beständen Kranker und fünf mögliche Ursachen für diese Bewegungen. Neben dem Gleichgewicht sind dies drei zu unterscheidende Arten von → Epidemien und drei Arten von → Regressionen.

Die Bewegungsursachen sind die demografischen, epidemischen, präventiven, diagnostischen und therapeutischen Bewegungsfaktoren:

<u>Demografische Faktoren:</u>

Sie beeinflussen die Häufigkeit und die Verteilung

- vorkommender Krankheiten
- der durchschnittlichen krankheitsspezifischen Inzidenz
- der durchschnittlichen Krankheitsdauer
- der krankheitsspezifischen Prävalenz.

Da praktisch alle vorkommenden Gesundheitsprobleme über demografische Strukturvariablen ungleich verteilt sind, führt auch jede Änderung der Bevölkerungsstruktur zu einem Wandel der Struktur der Gesundheitsprobleme.

<u>Diagnostische Faktoren:</u>

Sie bezeichnen die sich verändernde Fähigkeit zur Erkennung von Krankheiten, des Zeitpunktes der Erkennung und die Zugänglichkeit bzw. Verfügbarkeit diagnostischer Methoden. Sie vermögen ebenso die Dauer → diagnostischer Intervalle zu verändern. Die Folge ist jeweils die Veränderung der Menge der als behandlungsbedürftig definierten Personen und damit zugleich auch deren → Behandlungsdauer. Da mit der Diagnose eine Person aus der Menge der „unbekannten“ Kranken in die Menge der als behandlungsbedürftig bekannten Personen übergeht, sind über die Ausweitung der Diagnostik erhebliche Wirkungen auf die Prävalenz bzw. den Therapiebedarf möglich.

Besonders drei Problembereiche bedürfen hier der analytischen Aufmerksamkeit:

- soziale Prozesse, die zu einer Einschränkung oder Verzögerung der Diagnosestellung führen, weil sich die Barrieren vor einer → Inanspruchnahme von Hilfe erhöhen,
- medizinische Strategien, in deren Folge sich die Fähigkeit zur Diagnostik (ggf. auch unabhängig von der therapeutischen Relevanz) verändert (z. B. → Screening),
- wirtschaftliche Interessen, die eine medizinisch nicht begründbare Mengenausweitung der Diagnostik aus Erwerbszielen forcieren.

Problematisch kann an solchen Entwicklungen sein, dass sich hinter ihnen nicht nur oder nicht immer der Wunsch nach einer höheren → Effektivität medizinischer Versorgung verbirgt. Durch Tendenzen einer Trennung der Diagnostik von einem konkreten Therapieziel kann so eine Leistungsdynamik entstehen, die ethisch und wirtschaftlich nicht begründbar ist, sehr wohl aber die → Effizienz der Versorgungsinstitution erhöht.

<u>Therapeutische Faktoren:</u>

Sie verändern die Fähigkeit zur Behandlung von Krankheiten, die Zugänglichkeit solcher Methoden sowie die → therapeutischen Intervalle mit der Folge einer Veränderung der Menge der als behandlungsbedürftig definierten Personen und damit zugleich deren Behandlungsdauer.

Solche Faktoren betreffen Veränderungen wie z. B.

- die räumliche und soziale Zugänglichkeit medizinischer Versorgung,
- die Effektivität des → Case Management in einer arbeitsteiligen Versorgungsstruktur,
- die Qualifikation der → Gesund-

heitsberufe,

- die Motivation der → Patienten zur Mitwirkung am Behandlungsprozess (→ Adherence, → Compliance, → Sense of Coherence),
- die Methoden, die in der → Therapie eingesetzt werden.

Epidemische Faktoren:

Sie verändern die Art, die Intensität, die Verbreitung und Verteilung von Gesundheitsrisiken sowie die Fähigkeit zur aktiven Abwehr oder Kompensation von Risiken im Sinne einer zeitlich begrenzten oder dauerhaften Gefährdungszunahme.

Typische epidemische Faktoren sind z. B.:

- Naturkatastrophen,
- Ausbreitung von Resistenzen,
- Verschlechterung des Impfstatus einer Bevölkerung,
- die räumliche und zeitliche Ausbreitung von bekannten oder auch neuen Gesundheitsgefährdungen,
- die Zunahme der Wirkungsdauer und -intensität von Gesundheitsgefährdungen.
- Desintegrations- und Entwertungserleben von Menschen im Ergebnis gesellschaftlicher Wandlungen (z. B. → Arbeitslosigkeit, → Armut)

Solche Ursachen von Epidemien haben regelhaft Folgen für die gesamte Gesellschaft. Da Epidemien oft Rückwirkungen des Handelns von Menschen und menschlichen Gemeinschaften auf die Lebensbedingungen sind, können Epidemien auch als Folge → sozialer Prozesse aufgefasst werden.

Zwischen den epidemischen Faktoren als den Ursachen echter Epidemien und den Ursachen von Krankheiten sollte grundsätzlich unterschieden werden. So ist ggf. riskantes Freizeitverhalten Ursache von Unfällen. Eine Epidemie von Freizeitunfällen kann jedoch nur auf solche Ursachen zurückgeführt werden, die die Häufigkeit und die Intensität riskanten Freizeitverhaltens (z. B. unter Jugendlichen) vergrößern.

Diese Unterscheidung ist auch aus praktischen Erwägungen wichtig, weil die Orientierung auf potenzielle Krankheitsursachen oder potenzielle Epidemieursachen für die Präventionsarbeit zu sehr verschiedenen Handlungsorientierungen führt.

Präventive Faktoren:

Sie verändern die Art, die Intensität, die Verbreitung und Verteilung von Gesundheitsrisiken sowie die Fähigkeit zur aktiven Abwehr oder Kompensation von Risiken im Sinne einer zeitlich begrenzten oder dauerhaften Gefährdungsabnahme. Sie führen zu einer räumlich und zeitlich begrenzten Verringerung neuer Erkrankungsfälle in einer definierten Bevölkerung.

Die wichtigsten präventiven Faktoren lassen sich zu drei Gruppen zusammenfassen:

- solche, die die Verursachung von Krankheit auf der Ebene der Interaktion von Individuum und Gefährdung begrenzen (z. B. → Gesundheitsverhalten, betriebliche → Gesundheitsförderung, Impfungen),
- solche, die Unterschiede sozialer Chancen und Möglichkeiten im Sinne eines positiven sozialen Ausgleichs fördern,
- solche, die die Ursachen von echten Epidemien vermeidbar machen.

Da alle diese Faktoren jeweils innerhalb konkreter sozialer Gegebenheiten wirken, lassen sie sich insgesamt auch als die sozialen Ursachen der Bewegung (Dynamik) von Beständen Kranker oder allgemeiner, der → Morbidität auffassen. Damit ist zugleich auch die Veränderung der Häufigkeit und Verteilung von Krankheiten in einer → Bevölkerung grundsätzlich als ein sozialer → Prozess bestimmt.

Die in diesem Modell berücksichtigten sog. Bewegungsfaktoren unterliegen hinsichtlich ihrer Wirkungspotenziale selbst einem Wandlungsprozess, in welchem sich die Konsequenzen der epidemiologischen und der demografischen → Transition niederschlagen.

Die Bewegungsfaktoren können zu Wirkungen führen, die sich wie folgt systematisieren lassen:

Jede Zunahme der Prävalenz wird als eine Epidemie bezeichnet. Der Begriff der Epidemie bezieht sich stets auf eine konkrete Bevölkerung. Die Bezeichnung einer Veränderung als Epidemie ohne Beschreibung der betroffenen Bevölkerung ist inhaltsleer.

Je nach ursächlichem Mechanismus kann eine Epidemie das Ergebnis

- einer Risikoerhöhung sein,
- einer Inzidenzzunahme infolge diagnostischer Wirkungen oder
- einer Zunahme der Behandlungsdauer infolge therapeutischer Wirkungen.

Entsprechend lassen sich drei Bewegungsformen für die Epidemie unterscheiden:

- Echte Epidemien sind regional und zeitlich begrenzt und kehren entweder in den Anfangszustand zurück (etwa bei Grippeepidemien) oder gehen in eine → Endemie (z. B. Lepra) über, d.h. in einen neuen Gleichgewichtszustand auf höherem Risikoniveau. Echte Epidemien werden durch epidemische Faktoren bewirkt. Der Nachweis einer echten Epidemie ist bei allen nicht akuten Krankheiten sehr schwer. Das gilt insbesondere für die Identifizierung des Personenkreises, der hiervon betroffen ist. Diskussionen über säkulare Gefährdungszunahmen bei den Behandlungskrankheiten, die in Bevölkerungen mit hoher Lebenserwartung dominieren, sind deshalb z. T. spekulativ und von „Überzeugungen" und Interessen, nicht von „Evidence" geprägt. Solche Spekulationen bilden das argumentative Umfeld für die Hypothesen zu den sog. → Zivilisationskrankheiten oder zur → Expansion of Morbidity.
- Diagnostische Epidemien sind eine zeitlich und räumlich begrenzte Zunahme der → Prävalenz für eine Krankheit in einer definierten Bevölkerung, die ursächlich auf die Zunahme der Inzidenz infolge des Wirkens diagnostischer Faktoren erklärt ist. Da solche Veränderungen regelhaft sozialspezifisch erfolgen, kann resultieren, dass „höhere" soziale Schichten eine stärkere Prävalenzzunahme aufweisen als andere. Dies vermittelt bei irrtümlicher Interpretation als echte Epidemie ggf. den falschen Eindruck eines direkten Zusammenhangs von sozialem Schichtprivileg und Krankheitsbelastung (z. B. „Managerkrankheiten").
- Therapeutische Epidemien sind zeitlich und räumlich begrenzte Zunahmen der → Prävalenz für eine Krankheit in einer definierten Bevölkerung, die ursächlich auf die Zunahme der durchschnittlichen Behandlungsdauer zurückgeht, z. B. durch die Verlängerung der Überlebensdauer von Personen mit chronischen und derzeit nicht heilbaren Krankheiten. Der Diabetes mellitus ist hierfür eines der besonders eindrucksvollen Beispiele.

Jede Abnahme der Prävalenz im Ablauf der Zeit wird als Regression bezeichnet. Der Begriff der Regression bezieht sich stets auf eine konkrete Bevölkerung. Je nach ursächlichem Mechanismus kann die Regression das Ergebnis

- einer Risikoverminderung sein,
- einer Inzidenzabnahme infolge diagnostischer Wirkungen oder
- einer Abnahme der Behandlungsdauer infolge therapeutischer Wirkungen.

Entsprechend lassen sich drei Bewegungsformen für die Regression unterscheiden:

- Echte Regressionen sind Abnahmen der Prävalenz infolge; einer sinkenden → Inzidenz, die auf eine Verringerung der Gefährdung für eine definierte Bevölkerung zurückgeht.
- Diagnostische Regressionen sind Abnahmen der Prävalenz infolge des Wirkens diagnostischer Bewegungsfaktoren in einer definierten Bevöl-

kerung.

- Therapeutische Regressionen sind Abnahmen der Prävalenz infolge des Wirkens therapeutischer Bewegungsfaktoren in einer definierten Bevölkerung.

Um die Erweiterung des historischen Epidemiebegriffs haben sich u.a. → Kreuz, B. (1919-1981) und seine Arbeitsgruppe verdient gemacht.

Bias

ist in der → Epidemiologie – ein Sammelbegriff für die Ursachen einer systematischen Abweichung des Forschungsresultats von der Realität. Dieser Fehler kann zu Schlussfolgerungen führen, die ebenfalls systematisch von der Realität abweichen. Der Begriff des Bias in der Epidemiologie entspricht damit etwa dem in anderen Wissenschaften üblichen Begriff des Artefakts.

Bias können auf vielfältige Weise entstehen: bei der Datengewinnung, durch Veränderung der Gegebenheiten in der Grundgesamtheit durch das Studiendesign, durch die Datenauswertung, durch die Interpretation, die Art der Veröffentlichung, durch die Zitierweise der Studienergebnisse usw..

Da Bias oft unvermeidbar sind, muss es Bestandteil jeder epidemiologischen Studie sein, den möglichen Bias besondere Aufmerksamkeit zu schenken, sie ggf. zu veröffentlichen, bei der Ergebnisdarstellung zu berücksichtigen und sorgfältig zu bewerten (→ Good Epidemiological Practice).

Da bestimmte Bias immer wiederkehren bzw. regelhaft zu beachten sind, hat sich für sie eine eigene Begrifflichkeit herausgebildet. Typische Bias sind z. B.: Information Bias, Response Bias, Sampling Bias, Ascertainment Bias, Selection Bias, Observer Bias, Interviewer Bias, Measurement Bias, Data Presentation Bias, Lead-Time Bias, Recall Bias, Misclassification Bias, In Assumption Bias, Interpretation Bias, Publication Bias.

Bismarck, Otto Fürst von

(1815-1898) Reichskanzler. Er ist maßgeblich für die Schaffung der deutschen Sozialversicherung verantwortlich. Er veranlasste den deutschen Kaiser im Jahr 1881, den Reichstag zur Verabschiedung einer Krankenversicherung für die Arbeiter aufzufordern (Kaiserliche Botschaft). In der Begründung wird ausgeführt, dass das Ziel des Gesetzes sein solle, sozialen Frieden „nicht allein durch die Repression sozialdemokratischer Umtriebe“, sondern auch durch die Beförderung des sozialen Wohles zu garantieren. Diese Politik ist später auch als Politik von „Zuckerbrot und Peitsche“ bezeichnet worden, weil sie das Verbot politischer und gewerkschaftlicher Betätigung für Arbeiter (Sozialistengesetzte) sozialpolitisch absicherte.

Die hierauf begründete Sozialversicherung hat sich im Verlauf von nunmehr 120 Jahren zu einem der sozial effektivsten Gesundheitssicherungssysteme der Welt entwickelt.

Ob die zentralen Prinzipien und Regelungen dieses sozialen Sicherungstyps auch in der Zukunft Bestand haben werden, kann bezweifelt werden, da einer seiner zentralen Mechanismen, nämlich die Verbindung von sozialer Sicherheit und (hinreichend) kontinuierlicher lohn- bzw. gehaltsentgeltlicher Arbeit ist. Der Wandel des Charakters der Erwerbsarbeit sowie die Veränderungen der Art, der Höhe und der Verteilung der Entgeltung von Arbeit betreffen vor allem jene Menschen und soziale Schichten nachteilig, die des über den Arbeitslohn realisierten sozialkompensatorischen Mechanismus besonders bedürfen. Ein wachsender Anteil von Menschen ist jedoch zur Mitwirkung an diesem (teilweise) auf Mechanismen der Selbsthilfe beruhenden Ausgleich nicht mehr in der Lage. Es kommt hinzu, dass mit der Zunahme der Lebenserwartung und der hieraus resultierenden „Wanderung“ des Hauptbedarfs der Kosten für die Krankenversorgung in das Lebensalter nach der Erwerbstätigkeit viele Arbeitgeber offenbar ein schwindendes Interesse an der Mitwirkung der Krankenversorgung der Arbeitnehmer haben. Zumindest aber an einer Ausgliederung der Krankenversicherung der Rentner und der nicht Beschäftigten interessiert sind.

Bonus-Malus-Instrumente

sind in der privaten Krankenversicherung ein schon lange existierender und genutzter Katalog von monetären Maßnahmen, um finanziell und gesundheitlich erwünschtes Inanspruchnahmeverhalten von Versicherten zu fördern und Unerwünschtes zu hemmen. Ohne deren Steuerungswirkung empirisch überprüft zu haben (die Ausgabenentwicklung in der PKV legt eher den Schluss nahe, dass sie deutlich weniger steuern als erwartet) wurde im Zeichen des Wettbewerbs um die freiwillig Versicherten eine Reihe dieser Instrumente auch in der Gesetzlichen Krankenversicherung eingeführt. Dies betrifft vor allem die → Bonusprogramme, die → Beitragsrückerstattung, den → Selbstbehalt und die → Kostenerstattung. Inhaltlich verwandt und zum Teil mit ihnen verknüpft sind die → hausarztzentrierte Versorgung und die → Praxisgebühr.

Da sich Gesundheitsrisiken und soziale Stellung zueinander reziprok verhalten, wirkt der Anreiz-Mechanismus der meisten dieser Instrumente zudem den sozialkompensatorischen Versicherungsmechanismen und -zielen entgegen. Während bei einkommensstarken Gruppen eher → Überversorgung vermieden wird, führt dieser Mechanismus bei einkommensschwachen Gruppen zur → Unterversorgung. Sofern einzelne Versichertengruppen individuelle Vorteile erzielen können, führt dies wegen des Zusammentreffens mit unterdurchschnittlichen Gesundheitsrisiken und Inanspruchnahme-Bedarfen zu spürbaren Einnahmeverlusten der Krankenkassen aber nur zu relativ geringen kollektiven Minderausgaben. Die Minderung der für die Solidarfunktionen der GKV zur Verfügung stehenden Einnahmen führt zwangsläufig zu einem Leistungsabbau für die Versicherten, die diese Instrumente nicht nutzen können oder wollen, einer Beitragserhöhung oder einem Ausgleich aus Steuereinnahmen.

Besonders problematisch ist, dass der nachdrückliche politische Wille zur Nutzung und zum Ausbau solcher Regelungen die soziale Selektion der Versicherten zwischen den Krankenkassen fördert, gleichzeitig aber den sozialen Ausgleich über den Risikostrukturausgleich gefährdet. Ein Indikator dafür könnte der 2008 unter Geltung des alten → Risikostrukturausgleichs erreichte Maximalbetrag von 19,65 Mrd. € (inkl. Risikopool) (2007: 18,5 Mrd. €) sein. Sofern der Gesetzgeber hierauf nicht reagiert, muss unter den Bedingungen des einheitlichen Beitragssatzes mit einer weiteren Entmischung bzw. Entsolidarisierung innerhalb der Gesetzlichen Krankenversicherung gerechnet werden.

Schließlich tragen Instrumente wie die Beitragsrückerstattung und Selbstbehalte u.a. durch den mit ihnen verbundenen Entzugs von Finanzmitteln aus dem Beitragsfonds zu einer europarechtlich gefährlichen „schleichenden Verdünnung des Solidarprinzips" bei. Für die GKV mit ihrer staatlich geregelten Sonderstellung kann diese Entwicklung europarechtliche Konsequenzen haben. Denn bislang gelten die Krankenkassen wegen des von ihnen verfolgten Solidarprinzips nicht als Unternehmen im wettbewerbsrechtlichen Sinne und sind deshalb von den Bestimmungen des europäischen Kartellrechts ausgenommen. Grund für diese Ausnahme: Es wird davon ausgegangen, dass "der freie Wettbewerb von Versicherungsunternehmen" den Solidarausgleich zwischen gesunden und kranken, jungen und alten sowie Versicherten mit niedrigerem und höherem Einkommen "nicht gewährleisten könnte" (Kingreen 2007).

Bonusprogramme

Im § 65a SGB V sind den Krankenkassen mehrere Möglichkeiten eingeräumt, Versicherten und Arbeitgebern per Satzung Boni „für gesundheitsbewusstes Verhalten" zu gewähren. Nach § 65a Abs. 1 SGB V können diesen Bonus Versicherte erhalten, „die regelmäßig Leistungen zur Früherkennung von Krankheiten … oder qualitätsgesicherte Leistungen der Krankenkasse zur primären Prävention in Anspruch nehmen". Nach § 65a Abs.2 SGB V können sowohl der Arbeitgeber als auch die bei ihm beschäftigten Versicherten bei Maßnahmen der betrieblichen Gesundheitsförderung einen weiteren Bonus erhalten. Die durch die diversen Maßnahmen im Absatz 1 erzielten Einsparungen und Effizienzsteigerungen müssen mittelfristig nachgewiesen werden. Vor allem, weil präventiv orientierte Bonusprogramme eher junge und relativ gesunde Versicherte ansprechen sollen, ist ihr Potenzial, kurz- bis mittelfristig Behandlungskosten einsparen zu können, gering. Wie bei anderen → Bonus-Malus-Instrumenten überwiegen daher Einnahmeverluste und entsprechende Minderungen der Ressourcen für den Solidarausgleich zwischen Gesunden und Kranken. Daneben gibt es zumindest für einen Teil der Früherkennungsuntersuchungen Zweifel an ihrem Nutzen, ebenso wie positive Wirkungen auf die Morbidität und die Behandlungskosten erst langfristig auftreten und nachgewiesen werden können.

Budgetierung

Bei der Erstellung eines Finanzhaushalts ist dies die Bindung von Ausgaben an festgelegte oder vereinbarte Ausgabenressorts oder Aufgaben.

Je nach Mechanismus können Einnahmen oder Ausgaben jeweils als relative oder absolute Größen retro- oder prospektiv Grundlage der Haushaltsbildung sein. Die Budgetierung ist national wie international eine der wichtigsten Steuerungsgrößen für Aufwendungen in der Gesundheitsversorgung und hinsichtlich der Notwendigkeit insgesamt wenig bestritten.

Heftige Auseinandersetzungen um Budgetierungen sind jedoch immer dann zu beobachten, wenn neue Budgetierungsformen etablierte Macht- und Verteilungsmechanismen sowie Handlungsroutinen im Umgang mit Ressourcen tangieren oder Budgetierungen als Methode genutzt werden sollen, um gegebene Machtstrukturen und Akteursbeziehungen sowie Handlungsweisen aufzubrechen oder gezielt zu verändern. Konflikte gibt es auch dann, wenn wichtige Inputgrößen des budgetierten Geschehens erheblich variieren können bzw. unkalkulierbar sind. Dies gilt im Gesundheitswesen z. B. für die Morbidität.

In der Finanzierung der Gesundheitsversorgung sind Budgetbildungen weltweit regelhaft etabliert und z.T. auch rechtlich vorgeschrieben. Unter einer Reihe von Gesichtspunkten sind Budgetierungen unvermeidbar, z. B.

- weil Ressourcen immer begrenzt und medizinische Versorgungsangebote praktisch beliebig auszuweiten (→ Roemers Law) sind,
- weil nur bei Budgetierung der Handlungsrahmen einer Solidarkasse erhalten werden kann,
- weil sich ohne Budgetierung tendenziell nur die kaufkräftige Nachfrage bei der Bedarfsbefriedigung durchsetzen würde,
- weil ohne Budgetierung steuerfinanzierte Gesundheitsleistungen in wachsendem Maße erforderlich werden und
- weil ohne Budgetierung der ruinöse Wettbewerb zwischen den Vertragsärzten zur Regel würde.

Im deutschen Gesundheitssystem existierten zum Teil mehrere implizite und explizite Budgetierungsformen nebeneinander. So waren und sind die größten Leistungsausgabenblöcke und die entsprechenden Verhandlungen zwischen Leistungserbringern und Krankenkassen von der prospektiv bewerteten Entwicklung der Einnahmen der GKV bzw. der Grundlohnsumme abhängig. Dies schlägt sich sowohl in der ausgehandelten Gesamtvergütung für die ambulante Versorgung nieder als auch in den verschiedenen seit 1993 in diesem Versorgungsbereich erprobten Global- oder Arzneimittelbudgets. Während im ambulanten Bereich alle expliziten Budgets wieder abgeschafft worden sind, existiert trotz der tendenziell das Budget ersetzenden → Diagnosis Related Groups das Budget im stationären Bereich weiter.

Bundesärztekammer

→ Ärztekammer

Bundesgeschäftsstelle Qualitätssicherung

Die von den GKV-Spitzenverbänden, dem Verband der PKV, der Deutschen Krankenhausgesellschaft, der Bundesärztekammer und dem Deutschen Pflegerat, d.h., von der gemeinsamen Selbstverwaltung getragene BQS mit Sitz in Düsseldorf führte zwischen 2001 und 2009 die → externe vergleichende Qualitätssicherung für die medizinische und pflegerische Versorgung in Krankenhäusern durch. 2009 beauftragte der dafür zuständige Gemeinsame Bundesausschuss das AQUA-Institut für angewandte Qualitätsförderung und Forschung im Gesundheitswesen GmbH mit der Aufgabe die 2007 durch das GKV-Wettbewerbsstärkungsgesetz für die Zeit ab 2010 im § 137a SGB V verankerte einrichtungsübergreifende Qualitätssicherung durchzuführen. Was dies für die Zukunft der stationären externen Qualitätssicherung durch die BQS bedeutet, war Ende 2009 noch unklar.

Bundesversicherungsamt

Aufsichtsbehörde der bundesunmittelbaren Sozialversicherungsträger. Sie wurde 1956 errichtet. Die Behörde überwacht die gesamte Sozialversicherung. Heute ist es eine selbstständige Bundesoberbehörde mit Sitz in Bonn und untersteht dem BMA, für den Bereich der Kranken- und Pflegeversicherung dem BMG (§ 94 SGB IV).

Ihre Zuständigkeit erstreckt sich auf alle Sozialleistungsträger, sofern die Zuständigkeit der Bundesländer überschritten ist. Damit unterstehen der Aufsicht des BVA die bundesunmittelbaren → Krankenkassen, die Deutsche Rentenversicherung Bund und Knappschaft-Bahn-See und die bundesunmittelbaren Träger der → Unfallversicherung.

Das BVA wird tätig bei

- Rechtsverletzungen,
- Beschwerden und Petitionen,
- Aufsichtsprüfungen und
- Prüfungen im Kontext des europäischen Wettbewerbsrechts.

Weitere Aufgaben des BVA sind die

- Lenkung der Finanzströme der Rentenversicherung,
- die Bewirtschaftung der Bundeszuschüsse zur Sozialversicherung,
- die Durchführung des Gesundheitsfonds,
- der Finanzausgleich in der sozialen Pflegeversicherung,
- die Wahrnehmung der Aufgaben einer Überleitungsanstalt der Sozialversicherung (Abwicklung des Vermögens der SV der DDR) und
- die Durchführung der Aufgaben nach dem Opferentschädigungsgesetz. Sie ist darüber hinaus auch Mutterschaftsgeldstelle für gesetzlich nicht versicherte Arbeitnehmerinnen.

Dem BVA auch die Aufgabe zu, besondere Leistungsangebote, z. B. das → Disease Management zur Regelung des → Risikostrukturausgleichs zu akkreditieren.

Bundesversorgungsgesetz

Regelt die Versorgung der Kriegsopfer, von Wehrdienst- und Zivildienstgeschädigten, von Impfgeschädigten, von rehabilitierten Opfern der DDR-Justiz sowie von Opfern von Gewaltverbrechen im Sinne einer sozialen Entschädigung. Diese umfasst Sach- und Dienstleistungen der Krankenbehandlung, medizinischen Rehabilitation, Teilhabe am Arbeitsleben, Teilhabe am Leben in der Gemeinschaft und Pflege sowie Geldleistungen für den Lebensunterhalt, die zum Teil eine spezifische Entschädigungsfunktion haben.

Zuständig für die Leistungen sind die jeweils durch Landesrecht festgelegten staatlichen Versorgungsverwaltungen.

Capitation

Maßgeblicher Honorierungsmechanismus für ärztliche Leistungen im → Managed Care. Bei vertraglicher Bindung von Versicherten an einen (oder mehrere) Leistungsanbieter, bekommt dieser einen festen Geldbetrag, der ihn verpflichtet, im Bedarfsfall alle vereinbarten Leistungen zu erbringen (pre-paid services). Dies schließt in der Regel auch die Krankenhausleistungen ein, die regelhaft durch Belegärzte erbracht werden. Folgerichtig sind deshalb die ärztlichen Entgelte nicht in den DRGs kalkuliert.

Analog wird dieses Honorierungsmodell von manchen → Managed Care Organizations (MCO) auch genutzt, um leistungserbringende Nachauftragnehmer zu honorieren. Solche Subunternehmen können einzelne Ärzte oder auch gemeinsam als Wirtschaftsunternehmen arbeitende Ärztegruppen sein. Dieses System reduziert die ökonomischen Risiken jeweils des Akteurs, der die Vertragsmacht hat, also des Versicherers oder der MCO, die dann Nachauftragnehmer bindet. Sofern jedoch der Nachauftragnehmer (z. B. bei besonderen fachärztlichen Spezialisierungen oder bei fehlendem Wettbewerb in dünn besiedelten Regionen) dem Vertragsanbieter mit eigener Verhandlungsmacht gegenübersteht, wird dieser Entgeltungen und Entgeltungsmethodiken durchsetzen können, die für den Vertragsanbieter zu erheblichen Risiken führen können. Dies führt zu massiven Versuchen der MCOs nicht nur intern den Ressourcenverbrauch der direkten Leistungserbringer zu begrenzen, sondern auch zur Entwicklung immer wieder neuer Methoden zur Begrenzung oder Vermeidung von Leistungsnachfragen der Patienten.

Bedingung für das Wirksamwerden des Capitation ist die Aufhebung der freien Arztwahl.

Capitation bewirkt eine massive Dynamisierung und auch Destabilisierung des Versorgungssystems, da Ärzte und auch Versicherte immer wieder bestrebt sind, Versorgungsformen und -angebote zu finden, die ohne diesen Mechanismus arbeiten. Capitation ist eine der Ursachen für das besondere Phänomen der → Defensive Medicine und für die in der Regel erhebliche Unzufriedenheit der Patienten mit dem Managed Care. Sollen hingegen die Folgewirkungen des Capitation auf die Qualität der Versorgung begrenzt werden, entstehen typischer Weise extrem bürokratische Steuerungs- und Kontrollmechanismen, im Sinne des sog. → Managed Competition.

Im Regelungsbereich des Sozialgesetzbuches V hat der Gesetzgeber für die Bundesrepublik den Weg in analoge Regelungen durch den §140a ff geöffnet. Dessen Wirksamkeit bleibt allerdings begrenzt, solange die freie Arztwahl als Prinzip der GKV gilt und die Teilnahme an Capitation finanzierten Versorgungsformen eine freiwillige Entscheidung des Versicherten ist.

Case Management

Managementkonzept für komplexe multidisziplinäre Versorgungsaufgaben. Das Ziel ist, sicherzustellen, dass Patienten mit einem solchen komplexen Versorgungsbedarf ohne Zeitverlust der richtige Spezialist bzw. die geeignete Institution empfohlen werden kann und dennoch die Gesamtverantwortung für die medizinische Versorgung nicht zersplittert wird, also in einer Hand bleibt.

Die Übernahme dieses Begriffs aus den Mechanismen der US-amerikanischen medizinischen Versorgungskultur birgt allerdings auch die Gefahr von Missverständnissen. CM ist dort ein Supervisionsprozess, in dem Ärzte oder auch Nurses des Leistungserbringers die Patientenversorgung, oft einschließlich der komplementären Leistungen überwachen. Es wird typischerweise in der Psychiatrie und Psychotherapie sowie bei komplexen lebensbedrohlichen Ereignissen angewandt, wenn viele verschiedene Fachdisziplinen koordiniert werden müssen.

Solche Managementsysteme werden sich infolge der komplexer und arbeitsteiliger werdenden medizinischen Versorgung zunehmend differenzieren, verfolgen aber stets das gleiche Ziel, nämlich eine effektive und effiziente Versorgung sicherzustellen. Da moderne Medizin immer auch eine arbeitsteilige Medizin ist, können die Vorteile der Arbeitsteilung nur wirksam werden, wenn sie sich innerhalb einer kooperativ verfassten Versorgung vollzieht und umsetzt. Der Bedarf an Case Management ist vor allem Folge und Voraussetzung von → Modernisierungen der Gesundheitssysteme, und damit einer der wichtigsten Aspekte von → Innovationen.

Im Rahmen des makropolitischen Prozesses der institutionellen Integration von Krankenversicherung und medizinischer Versorgung (→ Managed Care) wird die historisch gewachsene haus- und familienärztliche Kompetenz für diese versorgungsimmanente medizinische Aufgabe zunehmend von den Krankenversicherungen bzw. den Managed Care Organizations selbst übernommen, um ihre als Subunternehmer oder als Angestellte arbeitenden Ärzte im Leistungsverhalten zu steuern. In anderen Systemen, etwa dem → NHS, erfolgt diese Aufgabenzuweisung in einem überwiegend vom Staat gesetzten Ordnungsrahmen durch den General Practitioner (→ National Institute for Clinical Excellence).

Beispiele für Case Management Programme sind:

- Fallsteuerungskonzepte durch den Versicherer mit den Zielen Kostensteuerung, Nachfragesteuerung, Leistungssteuerung, Qualitätssteuerung bzw. Produktsteuerung,
- Primärarztkonzepte (z. B. als Haus- und Familienarzt oder als Gatekeeper),
- → Clinical Pathways im Sinne interner standardisierter und fallgruppenspezifischer Handlungsanweisungen für die ärztliche Versorgung.

Die Kernfrage bei der Beurteilung von Case Management Programmen ist immer die nach den konkreten Zielen zwischen den Polen „Aufwandssteuerung“ und „Ergebnissteuerung“. Case Management verlangt spezifische Dokumentationen, → Datentransparenz und Datentransfers sowie ggf. → Register.

Case-Mix Index

Liste der Behandlungsfälle eines Krankenhauses; wird für die prospektive und retrospektive Kalkulation, die Planung, die Ressourcenallokation, die Gestaltung von Leistungsverträgen, die betriebswirtschaftliche Steuerung von Leistungsstrukturen, für vertragliche Vereinbarung und für die → Versorgungsforschung genutzt. Um als Index sinnvoll genutzt zu werden, bedarf es in der Regel einer Zielvorgabe und einer Gewichtung der Indexelemente.

Der Case Mix ist auch ein Element der Leistungssteuerung mittels der → Diagnosis Related Groups. Hierbei handelt es sich um den Fallmix entsprechend der verwandten DRG-Klassifikation. Der Case Mix bildet je nach der Art seiner Bildung die Erlösstruktur (Cost Weights) oder die Struktur der Behandlungsfälle ab.

In der derzeitigen Interpretation entspricht der Case Mix Index dem relativen Gewicht der Aufwendungen z. B. eines Krankenhauses für seine Behandlungsfälle gemessen am Standard der durchschnittlichen relativen Kosten der DRG-Klassifikation. Entsprechend wäre ein durchschnittlicher CMI von 1,1 so zu interpretieren, dass ein Krankenhaus seine Fälle in einer Fallgruppe um 10% teurer erbringt als der Durchschnitt der Krankenhäuser gemäß der Tabelle der Cost Weights. Diese Interpretation setzt allerdings voraus, dass diese tatsächlich alle Krankenhäuser repräsentieren.

Der Case Mix ordnet sich als eines der Tools in die Vielfalt der Werkzeuge zur Steuerung von Gesundheitsleistungen ein.

Chronic Care

ist ein international anerkanntes (u.a. mit der Übernahme in das WHO-Programm „Innovative Care for Chronic Conditions“) und häufig umgesetztes Konzept der Versorgung chronisch kranker Personen. Die Wirksamkeit oder der positive Einfluss der in ihm zusammengeführten Elemente sind in der Regel in kontrollierten Studien belegt worden.

Im inhaltlichen Kern des Konzepts und Versorgungsmodells stehen produktive Interaktionen zwischen einem darauf eingestellten proaktiven Praxisteam und einem informierten und aktivierten Patienten. Das Ergebnis sollten u.a. gemeinsam festgelegte Behandlungsziele sein.

Zu den wesentlichen organisatorischen Elementen von chronic care-Modellen gehören:

- Die Unterstützung des Self Managements von Patienten im Sinne eines Empowerment,
- die gezielte Unterstützung von Entscheidungen durch Leitlinien für Ärzte und Patienten und eine verbesserte Kooperation mit Fachärzten,
- aktive Gestaltung der Leistungserbringung bzw. (Neu-)Konzipierung der Abläufe innerhalb der hausärztlichen Praxen durch bessere/andere Arbeitsteilung in einem Praxisteam, Case Management und auf die individuellen Bedarfe abgestimmte stufenweise integrierte Versorgung,
- Einsatz klinischer Informationssysteme.

Bei aller Konzentration auf die Umgestaltung der internen Organisation von Leistungsangeboten im Gesundheitswesen vernachlässigt das chronic care-Modell aber nicht das kommunale Umfeld und dessen Ressourcen und die individuelle Lebenswelt der Patienten. Entscheidungsstrukturen und -prozesse im Gemeinwesen spielen auch direkt entscheidende Rollen beim Erhalt oder Sicherung von Handlungsspielräumen im Gesundheitswesen.

Chronische Krankheit

→ Krankheit

Clinical Pathway

auch Critical Pathway Standardisierter „Handlungs- und Entscheidungspfad" innerhalb einer Gesundheitseinrichtung und damit ein Mechanismus des Qualitätsmanagements. Solche Protokolle standardisieren die Leistungsabfolge und ggf. auch die jeweiligen Zeitzuweisungen für Krankenbehandlung.

Mit ihnen wird festgelegt, welche Informationen jeweils erforderlich sind, um eine therapeutische oder sonstige interventive Aktivität einzuleiten. Neben diagnostischen Informationen sind das ggf. auch die jeweiligen Bedingungen des Versicherungskontrakts, der Kostenübernahme von Leistungsträgern oder der Zustimmungspflichtigkeit durch das Management der Gesundheitseinrichtung. Solche Pathways sind sowohl krankenhausinterne Case-Management-Konzepte als auch „real-time-monitoring"-Systeme mit denen fallspezifisch der Ressourcenverbrauch erhoben, dokumentiert und möglicherweise korrigiert wird.

Unter den Wirkbedingungen der → DRGs müssten und dürften solche Pathways künftig zu einem der wichtigsten internen betriebswirtschaftlichen Steuerungsinstrumente sowie der intern etablierten → Qualitätssicherung werden. Untersuchungen zur Wirkung der DRGs zeigen allerdings in der Wahrnehmung von Ärzten und Pflegekräften, dass Erwartungen und Wirklichkeit in den Jahren 2007 und 2008 noch weit auseinanderklaffen.

Sie dürften künftig auch besonders in der stationären Rehabilitation eine große Rolle spielen. Hier hat der Gesetzgeber entschieden, das Qualitätsmanagement nach § 20 Abs. 2a SGB IX sowie § 137d Abs. 1 SGB V im Rahmen grundsätzlicher und einheitlicher Anforderungen, Grundsätze und Empfehlungen maßgeblich vom Versicherungsträger festlegen und durchführen zu lassen.

Erste kontrollierte Untersuchungen unter DRG-Bedingungen in deutschen Krankenhäusern zeigen, dass clinical pathways sowohl ressourcensparend und qualitätssichernd als auch -verbessernd wirken können.

Clinical Risk Groups

Konzept zur prospektiven Risikoabschätzung von Behandlungsfällen (→ Fallklassifikation), entwickelt von dem Konzern 3M. Das Klassifikationsmodell berücksichtigt

- die Behandlungsdiagnosen,
- für jedes Organsystem ggf. eine Hauptdiagnose,
- den Schweregrad eines Behandlungsfalls,
- das Kostenprofil,
- die Managementanforderungen.

Die Orientierung ist multifunktional auf die Behandlungsebene, das Management und die Vergütung ausgerichtet. Soweit erkennbar, spielt diese Klassifikation jedoch bisher keine wesentliche praktische Rolle.

Cochrane, Archibald

(1919-1988) Britischer Arzt, Epidemiologe mit dem Arbeitsschwerpunkt Tuberkulose und Gesundheitsökonomie. Als Militärarzt war A. Cochrane nach dem 2. Weltkrieg u.a. auch in Wittenberg und Hildburghausen tätig.

Mit seinem Buch "Effectiveness and Efficiency: Random Reflections on Health Services" (1972) hat er ein neues Konzept für die Steuerung der Gesundheitsversorgung begründet. Dieses folgt aus der Verbindung von epidemiologischer Feldforschung mit ökonomischen Konzepten und zielt darauf, die maßgeblichen Funktionen der Leistungssteuerung tendenziell der Wissenschaft zu übertragen. Diese wird damit zur Alternative gegenüber der Regulierung durch einen Anbieter-Käufer-Markt oder ein System der Aushandlung von Interessen jeweils der Leistungsträger und der Leistungsanbieter.

Der Einfluss dieser Denkweise blieb zunächst auf Großbritannien und die Länder des Commonwealth begrenzt, fand dann aber auch weltweit Verbreitung. Hierfür existierten unter dem → National Health Service (NHS) und analogen Systemen in den Commonwealth Ländern besonders günstige Bedingungen.

Durch die Steuerfinanzierung der Gesundheitsversorgung wurde die Entscheidung, welche Leistungen durch das NHS zu erbringen sind, grundsätzlich zu einer hoheitlichen Pflicht des Staates unter parlamentarischer Kontrolle. Damit stellte sich zunehmend schärfer auch die Frage, auf welcher Grundlage solche Entscheidungen vorzubereiten und ggf. zu kontrollieren sind. Wegen der großen Anfälligkeit solcher Entscheidungen gegenüber dem Interessendruck der Leistungserbringer war die Bereitschaft groß, systematische wissenschaftliche Studien zur → Effektivität und zur → Effizienz medizinischer Behandlungsstrategien auf Bevölkerungsebene zur Grundlage von anspruchsberechtigenden Leistungskatalogen zu machen.

Da sich dieses Konzept auch für die steuerfinanzierten Gesundheitsleistungen z. B. in den USA (→ Medicaid, → Medicare), aber auch für die Vertragsgestaltung der → MCOs eignete, hat sich die Denkweise von Cochrane als Wegbereiter der → Evidence Based Medicine nicht nur erheblich weiterentwickelt, sondern ist gleichsam zu einer Art Weltstandard der Medizin geworden.

Mehrheitlich wird heute wohl die These akzeptiert, dass die Rationalität medizinisch-statistischer und bevölkerungsbezogener Studien über das Potenzial verfügt, Gesundheitssysteme unabhängig von ihrer politischen Natur, also gleichsam politisch neutral und interessenunabhängig zu steuern.

Cochrane Collaboration

Das weltweite Netzwerk der Cochrane Collaboration hat sich zum Ziel gesetzt, die medizinisch-publizistische Informationsflut mit Methoden der Metaanalytik zu bewerten und solche Berichte in einer speziellen „Bibliothek" nutzbar zu machen.

Der Auffassung folgend, diese Cochrane Library dokumentiere gleichsam den jeweils besten medizinischen Standard, beginnen einige Staaten (Irland, Norwegen, Finnland) damit, Nutzerlizenzen zu erwerben, um dieses Wissen der gesamten Bevölkerung unentgeltlich zur Verfügung stellen zu können.

Unterstützt durch das Bundesministerium für Forschung und Bildung ist das Deutsche Cochrane-Zentrum an der Universität Freiburg eingerichtet worden.

Commission for Health Improvement

→ National Institute for Clinical Excellence (NICE)

Community Medicine

Bezeichnung für ein – hinsichtlich der Motive und Zielsetzungen sowie der Rahmenbedingungen – heterogenes Konglomerat von Ideen und von Varianten der Organisationsweise der Gesundheitsversorgung und ihrer Finanzierung. Beispiele sind:

Gemeindezentrierte Einrichtungen medizinischer Hilfeleistung, die auf subsidiären oder karitativen Prinzipien beruhen. Hier übernimmt die Kommune als Leistungsträger und als Normengeber für den Leistungsumfang eine Schlüsselposition. Die Organisationsbasis sind oft → Polikliniken und Ambulatorien oder → Dispensaires.

Die Community Medicine wird auch als basisnahes Supportsystem (grass roots) mit entsprechender dezentraler Entscheidungskompetenz zu den lokal/regional prioritären Gesundheitsproblemen aufgefasst und so als Muster für die lokale Eigenverantwortung und Mitgestaltungsfähigkeit von Bürgerinitiativen und Betroffenenverbänden verstanden.

Zum Teil wird auch erwartet, dass ein Konzept der Community Medicine effektive soziale Kontrolle bei der → Inanspruchnahme medizinischer Hilfe zulasten der Allgemeinheit vermitteln kann und es so ein großes Präventions- und Kosteneinsparpotenzial geben könnte. (→ Moral Hazard)

Als Community Medicine wird auch ein eher soziales Supportsystem verstanden, in dem Ärzte, Pflegekräfte und Sozialarbeiter Dienstleistungen für Personen wahrnehmen, die ständiger Versorgung, Hilfe und Pflege am Wohnort bedürfen, z. B. um so eine Hospitalisierung zu vermeiden. In Deutschland entspräche dies etwa der Tradition einer Gemeindeschwester oder in den USA der einer Community Nurse.

Community Medicine Konzepte haben folgerichtig vor allem dort eine größere Bedeutung, wo a) die Kommune unmittelbare → Verantwortung für Menschen ohne ausreichenden Zugang zu medizinischer Versorgung übernimmt oder wo b) einzelne soziale Gruppen (typischer Weise soziale Mittelschichten) über die kommunale Mitbestimmung ihre spezifischen Gesundheitsinteressen und -attitüden erfolgreich durchsetzen oder wo c) medizinische und soziale Hilfeleistungen nicht finanzierungs- und rechtssystematisch voneinander getrennt sind, also als einheitliche Gesamtleistung angeboten werden.

Umfassende Erfahrungen mit der Community Medicine liegen auch aus Ländern vor, in denen die Auswirkungen sozial nicht regulierter marktwirtschaftlicher Systeme aufzufangen sind (etwa in Entwicklungsländern), wo also gesamtstaatliche oder sozialversicherungsbasierte Systeme keine oder nur eine sehr geringe Rolle spielen. Hier sind sie z.T. in die Anstrengungen eingebettet, sozial bedingte → Unterversorgung durch die Aktivierung kommunaler Ressourcen und die Aufbringung karitativer Mittel zu überwinden oder zumindest zu kompensieren und die betroffene Bevölkerung in diesen Prozess mit einzubinden.

Die Community Medicine wird auch dort forciert, wo einzelne soziale Gruppen ihre sozialen Ziele über dezentrale kommunale Aktionsformen durchsetzen wollen. Im Sinne einer schichtspezifischen Ausformung ist die Community Medicine dann zumeist in eher von sozialen Mittelschichten geprägten Gemeinden aktiv. Sie ist dort dann oft Teil politischer Handlungsstrategien, die sich gegen das staatliche Definitionsmonopol von gesellschaftlichen Handlungszielen richten. In Vorbereitung und im intellektuellen Umfeld der Strategie der → Gesundheitsförderung, wie sie 1986 durch die → Ottawa-Charta begründet wurde, war vor allem Letzteres ein Schlüsselziel.

Community Medicine Konzepte haben vor allem dort eine größere Bedeutung, wo a) Risikofaktoren und Morbiditätsstrukturen in der Gesamtbevölkerung oder in relevanten Gruppen regionalsensible Interventionen erfordern oder wo b) regionale integrative Konzepte einen Beitrag zur flächendeckenden medizinischen Versorgung liefern müssen oder wo c) bevölkerungsbezogene oder gruppenspezifische Präventions- oder Gesundheitsförderprogramme entwickelt, implementiert und erprobt werden. Community Medicine leistet Beiträge zur Bedarfsermittlung, Konzipierung und Skalierung der Maßnahmen und zur quantitativen Evaluation hinsichtlich Akzeptanz, medizinischer Wirksamkeit und gesundheitsökonomischer Effizienz des Programms oder Konzeptes.

In Deutschland steht die Community Medicine für ein Konzept der unmittelbaren Verbindung von bevölkerungsbezogener Versorgungsforschung in Einheit mit der unmittelbaren Ausgestaltung der medizinischen Versorgungspraxis in der möglichst engen Verzahnung und Einheit von Prävention, Diagnostik, Therapie und Rehabilitation. Dieser Ansatz führt zu einem in dieser Form beispielgebenden Integration von Human- und Zahnmedizin, Epidemiologie und Biometrie, Sozialmedizin, Demografie, Gesundheitspsychologie und Medizinische Informatik. Ein entsprechendes Institut für Community Medicine mit Lehrstuhl existiert derzeit ausschließlich an der Universität Greifswald.

Compliance

bezeichnet die eher passive Bereitschaft oder die Fähigkeit eines Patienten, medizinische Empfehlungen oder Verordnungen anzunehmen und ihnen im Sinne einer geforderten Therapietreue oder eines bestimmten → Lebensstils zu folgen, aber auch die Fähigkeit und Bereitschaft des Arztes, eine Interaktion aufzubauen, die den Patienten in einen gemeinsam getragenen Therapieplan einbindet (→ Shared Decision Making).

Die Compliance ist in der praktischen Medizin ein wichtiges Problem für die → Effektivität, ggf. auch für die → Effizienz medizinischer Maßnahmen. Compliance ist das Resultat vielfältiger zusammenwirkender Faktoren, z. B. der Akzeptanz einer medizinischen Maßnahme, der Motivation zur Mitwirkung an der Therapie, des Verständnisses für den Therapieplan oder der sozialen Möglichkeit zur Mitwirkung an der Therapie. Unter den Bedingungen einer arbeitsteiligen medizinischen Versorgung ist Compliance immer dann gefährdet, wenn die Akteure der Versorgungskette nicht zur Kooperation und Abstimmung ihrer therapeutischen Konzepte finden → Case Management, → Disease Management), therapeutische Konzepte unter betriebswirtschaftlichem Druck depersonalisiert (→ Managed Care) werden sowie finanzielle Eigenbeteiligungen durch die Patienten ggf. nicht aufgebracht werden können.

Non-Compliance kann demgegenüber ebenfalls vielfältige Ursachen haben. Diese reichen von ethischen und religiösen Gründen bis zur krankheits- und behinderungsbedingten oder sozialen Unfähigkeit, das ärztliche Argument zu verstehen. Sie kann sich ebenso aus der Unfähigkeit des Arztes herleiten, sich für den Patienten verständlich, glaubhaft und motivierend mitzuteilen. Da Non-Compliance u.U. auch eine bewusste Reaktion des Patienten auf seine Selbstwahrnehmung unter einer Therapie sein kann, ist vom Therapeuten stets zu fordern, dass er sich hiermit ernstlich auseinandersetzt. Dies auch deshalb, weil Non-Compliance auch die vernünftige Reaktion auf eine ärztliche Fehlentscheidung sein kann.

Im Zusammenhang mit versicherungsrechtlichen Fragen gibt es immer wieder Diskussionen um die Zweckmäßigkeit von Sanktionen im Falle der Non-Compliance (compliance code).

Es gibt darüber hinaus den Versuch, die Problematik Compliance auch auf primärpräventive medizinische Interventionen (z. B. im Sinne einer sanktionierten Präventionspflicht) auszuweiten. Erste gesetzgeberische Entscheidungen hat es hierzu im Zusammenhang mit dem sog. GKV-Wettbewerbsstärkungsgesetz gegeben, nämlich die Bindung der ermäßigten Zuzahlung für chronisch Kranke an die Inanspruchnahme von Gesundheitsuntersuchungen (§ 62 Abs. 1 Satz 3 SGB V). Dies ist insofern folgerichtig, als der politisch geforderte Wettbewerb in der Krankenversorgung letztlich ein Standardnormverhalten der Versicherten bzw. eine möglichst geringe Varianz des Verhaltens der Versicherten im Interesse gleicher Wettbewerbsbedingungen der Versicherungen erzwingt, sofern nicht normkonformes Verhalten toleriert werden soll.

Compression of Morbidity

Hiermit bezeichnete Fries im Jahre 1980 erstmalig eine seit langem bekannte und auch empirisch immer wieder untersuchte Hypothese im Rahmen der kontroversen Diskussion zu den Ursachen und den Folgen der epidemiologischen und der demografischen → Transition. Die Gegenpositionen sammeln sich jeweils um die These einer → Expansion of Morbidity und der eines → Dynamic Equilibrium.

Im Kern besagt CoM, dass bei einer endlichen Lebenszeit und bei weitgehend als konstant anzunehmend vorkommenden Krankheiten und Todesursachen eine positive Beeinflussung der Gesundheitsprobleme alter Menschen sich vor allem auf zwei Ziele konzentrieren sollten,

- darauf, dass immer mehr Menschen die ihnen biologisch mögliche Lebensspanne auch ausschöpfen (Rectangularization of survival curve) und
- darauf, die typischen Gesundheitsstörungen des → Alterns möglichst nahe an die maximale Lebensdauer zu verlagern (Compression of Morbidity).

Entsprechend dieser Hypothese ändert sich im Zuge des epochalen → Lebensverlängerungsprozesses primär nicht die für das höhere → Alter typische → Morbidität, sondern die alterstypische → Inzidenz. Durch präventive, therapeutische oder Rehabilitationserfolge werden also Krankheiten nicht vermieden, wohl aber in den Bereich der maximal möglichen → Lebensdauer verlagert. Präventive und medizinische Maßnahmen werden hierdurch in einen Bereich des Grenznutzens bzw. der Endlichkeit des Erfolges geführt, eröffnen jedoch grundsätzlich die Möglichkeit, eine verlängerte Lebenszeit positiv auch als Gewinn an verfügbarer Lebenszeit zu erreichen (adding life to years). Hierzu bedarf es einer aktiven Lebensgestaltung und der Unterstützung durch soziale Supportsysteme.

Der Lebensverlängerungsprozess ist im Sinne der CoM also nicht dadurch gekennzeichnet, dass die Menschen älter werden, weil die Medizin dafür sorgt, dass für Kranke und Schwerstkranke nur der Zeitpunkt des Todes verzögert wird, sondern dadurch, dass immer mehr Menschen die Chance bekommen, aktiv und selbstbestimmt alt zu werden. Dieser Vorgang wird auch in seinen Konsequenzen positiv gedeutet, weil er die Möglichkeit einschließt, dass dieser Gewinn auch mit mehr → Lebensqualität verbunden ist (siehe auch → Antonovsky, → Sense of Coherence, → Gesundheitsförderung). Diese Deutung wird von der empirischen Forschung gut gestützt: Es werden nicht nur mehr Menschen alt. Sie bleiben zugleich auch biologisch länger jung.

Die Diskussion um die CoM steht im engen Zusammenhang zu den Phänomenen der sog. → Akzeleration und der → Modifikation des biologischen → Alterns sowie zu Erkenntnissen der → Sozialepidemiologie.

In dem Konzept von Fries erscheint die „Compression" vor allem als das Ergebnis der individuellen Entscheidung des Einzelnen lebenslang körperlich und geistig aktiv sein zu wollen. Diese Sichtweise wird allerdings der Komplexität des Handelns von Menschen vor dem Hintergrund ihrer Variabilität und ihrer Lebensbedingungen nicht gerecht. Gesund zu sein und zu bleiben ist kein ausschließlicher Willensakt.

Offen bleibt die Frage, ob künftige soziale und gesellschaftliche Entwicklungen Erwartungen an die sozialen Wirkungen des CoM prospektiv rechtfertigen können.

Die CoM hat bei der Vorbereitung des Konzepts der Gesundheitsförderung, wie dieses in der → Ottawa Charta den Niederschlag gefunden hat, eine erhebliche Rolle gespielt.

Die z.T. heftigen Widersprüche gegen die CoM lassen den Schluss zu, dass CoM Grundkonzepte von heutigen Handlungs- und Forschungsinteressen berührt, die kein Interesse an einer positiven Interpretation des Lebensverlängerungsprozesses haben.

Confounder

sind in → epidemiologischen Studien Merkmale oder Eigenschaften der Studienpopulation, die direkt oder indirekt auf das untersuchte Zielereignis einwirken, deren Wirkung in einer konkreten Studie aber selbst nicht Untersuchungsgegenstand ist.

In diesem Sinne kann in dreierlei Beziehung von Confoundern gesprochen werden:

1. Zwei (bzw. mehrere) → Ursachen erzeugen eine Wirkung, die dann irrtümlich jedoch nur einer Ursache zugeschrieben wird.
2. Eine Wirkung ist das Ergebnis keiner der untersuchten Ursachen, wird denen aber irrtümlich zugeschrieben.
3. Eine Wirkung wird richtig einer Ursache zugeschrieben, aber durch andere ursächliche Einflüsse in der Richtung oder Intensität verändert und deshalb fehlerhaft bewertet (man spricht hier richtiger von Effekt-Modifikation).

Confounder können also sehr wohl wichtige Populationseigenschaften sein, die jedoch im Rahmen einer konkreten Studienabsicht als Störgröße auftreten und deshalb im Studiendesign vermieden werden müssen. Wenn dies nicht gelingt, können aufwendige Studien vollständig entwertet werden. Methodisch definiert man Confounder als Merkmale, die (statistisch) sowohl mit dem untersuchten Merkmal (Exposition) als auch mit dem Zielereignis assoziiert sind.

Die Problematik der Confounder wird dadurch verstärkt, dass zu Beginn einer Studienserie oft nicht klar ist, welche der außerhalb des Studienziels liegenden Einflüsse das Ergebnis verzerren können. Eine gründliche Diskussion möglicher Confounder ist methodische Norm jeder epidemiologischen Studie.

Coping

→ Sense of Coherence

Cost Benefit Analysis

→ Kosten-Nutzen-Analyse

Cost Effectiveness Analysis

→ Kosten-Effektivitäts-Analyse

Cost Minimisation Analysis

→ Kosten-Minimierungs-Analyse

Cost-Utility Analysis

→ Kosten-Nutzwert-Analyse

Critical Appraisal

Die kritische Bewertung (engl. critical appraisal) von wissenschaftlicher Evidenz ist das methodische Herzstück von → Evidence based Medicine (EbM) und historisch aus ihr entstanden. Weiterführend wird der Begriff auch für analoge Entscheidungsmechanismen im Bereich der Gesundheitsversorgung angewandt (Evidence based Health Care). Ziel ist in erster Linie eine Qualitätsverbesserung der medizinischen Behandlung (bzw. Gesundheitsversorgung).

Critical appraisal ist ein systematischer Prozess zur Entscheidungsvorbereitung, in dem vorhandene Forschungsergebnisse hinsichtlich ihrer → Validität und ihrer praktischen Relevanz untersucht und beurteilt werden. Dadurch wird tendenziell die bestehende Kluft zwischen medizinischer Forschung und klinischer Praxis geschlossen. Es bietet das methodische Handwerkszeug zum Auswählen der für einen klinischen Behandlungsfall relevanten (besten) Evidenz. Die vollständige Vorgehensweise umfasst dann

- das Finden von Evidenz (Literatursuche in geeigneten Datenbänken sowie per Hand),
- die kritische Bewertung der Forschungsergebnisse und
- die Umsetzung der gewonnen Erkenntnisse in Entscheidungen für die Praxis.

Durch die systematische, auf praktische Aspekte zielende Herangehensweise ist es prinzipiell von außerhalb der Forschung klinisch arbeitenden Ärzten erlern- und anwendbar. Dazu werden zunehmend benutzerfreundliche Techniken entwickelt und angeboten.

Anwender dieser Bewertungstechniken müssen zunächst Zeit in das Erlernen investieren, können dann aber in ihrer klinischen Entscheidungsfindung davon profitieren. Es werden prinzipiell keine Entscheidungen präjudiziert, sondern nur Entscheidungshilfen gegeben. Das führt bei dogmatischer Anwendung ggf. auch zu Entscheidungsunfähigkeit mangels verfügbarer Evidenz.

Wegen der engen Bindung an EbM gibt es eigene Bewertungstechniken für die jeweiligen Evidenzstufen (bzw. die ihnen zugrunde liegenden Arten von → Studien). Eine Sonderstellung nehmen die → Systematic Reviews ein, die selbst keine wissenschaftlichen Arbeiten darstellen, in denen aber die für EbM (bzw. Good Clinical Practice) relevanten Ergebnisse nach streng definierten Kriterien aus der Primärliteratur gewonnen und aufbereitet werden. Sie sind also bereits nach Prinzipien des critical appraisal erstellt. Solche Arbeiten sind nur für eine begrenzte Auswahl typischer Fallkonstellationen verfügbar. Sie müssen selbst zunächst einer kritischen Bewertung unterzogen werden. (→ Entscheidungsanalyse)

Cumulative rate of potential live lost

→ Sterbetafel

Datenzusammenführung und Datentransparenz

Im Prozess der medizinischen und pflegerischen Leistungserbringung entstehen Informationen, die – zumeist zum Zwecke der Leistungsabrechnung – über einzelne Leistungssegmente, über die stationäre Versorgung, die Arzneimittelversorgung, die Attestierung von → Arbeitsunfähigkeit, die restliche ambulante Versorgung, über Maßnahmen der Rehabilitation, über die Versorgung mit Heil- und Hilfsmitteln u.ä.m. zunehmend in Form maschinenlesbarer Datensätze bei unterschiedlichen Leistungserbringern, Leistungsträgern und jeweils ihren Institutionen hinterlegt sind.

Trotz dieser vielfältigen Daten sind in der Bundesrepublik die medizinischen Leistungsprozesse und ihre Ergebnisse erheblich intransparent. Diese Intransparenz hat sowohl für die individuelle Versorgung als auch für die Systemgestaltung und -sicherung gravierende nachteilige Folgen. Sie ist vor allem das Ergebnis wettbewerblicher Interessen, wenngleich zumeist als Datenschutz argumentiert. Insbesondere in der Vergangenheit fürchtete außerdem ein Teil der Leistungserbringer, dass offenkundige Mängel bei der Art und Menge von Leistungen oder der Ergebnisqualität sichtbar gemacht werden könnten.

Die Zugänglichkeit der Daten für die Analyse von Versorgungsprozessen, z. B. mit dem Ziel, diese zu optimieren oder Versorgungsstrukturen und die in ihnen wirkenden gegenseitigen Abhängigkeiten oder Interessenabgleiche von Akteuren offen zu legen, ist erheblich begrenzt. Da es sich um Leistungs- und Abrechnungsdaten handelt und sowohl die Leistungserbringer als auch die Leistungsträger zueinander und untereinander konkurrierende Wettbewerber sind, greift der Versuch, Transparenz zu erzeugen, nachhaltig in die jeweiligen wirtschaftlichen Interessenlagen ein.

Da die Beherrschung der großen Ressourcen (Bildungsressourcen, Zeitressourcen, Sach- und Geldmittel), die im Gesundheitswesen umgesetzt werden, Informationen über Leistungen auch für Versorgungs- und Bedarfsanalysen unabdingbar machen, ist die Datenzusammenführung eines der typischen Felder von konkurrierenden Wirtschaftsinteressen. Eine systematische Analyse der Struktur, der Prozesse und der Ergebnisse medizinischer Leistungen ist ohne informationelle Transparenz nicht möglich. Die Schlüsselfrage ist also jeweils, wer, in welchem Umfang, über und für wen, mit welchen Interessen diese Transparenz fordert oder verhindert.

Die Datenzusammenführung gehört zu den dringlichsten versorgungspolitischen Reformaufgaben überhaupt. Sie hängt unmittelbar mit der Zukunft des korporatistischen Systems zusammen bzw. der Stellung der Versicherten als Mitglieder einer Umlagenversicherung oder als Kunden von Versicherungen, die sich als Wirtschaftsunternehmen verstehen und um Marktanteile und Wettbewerbsvorteile konkurrieren. Die erhebliche Interessenbesetzung erklärt zugleich die nachhaltigen Widerstände gegen jeglichen Versuch der Erzeugung von Transparenz. Die Zusammenführung medizinischer Leistungsdaten ist aus diesem Grunde nicht allein ein technisches und datenschutzrechtliches, sondern vor allem ein politisches Problem, das die Einigungsfähigkeit der Akteure in der → Selbstverwaltung (u. a. über die Zukunft des Systems) bislang überfordert hat. Nur zögerlich setzt sich die Erkenntnis durch, dass die Transparenz medizinischer Leistungsprozesse eng mit der Überlebensfähigkeit des Versorgungssystems und seiner Akteure zusammenhängt. Es sollte der Grundsatz gelten, dass bei Wahrung des informationellen Selbstbestimmungsrechtes der Versicherten ein Maximum an Datenoffenheit auch privater Datenherren unter öffentlich-rechtlicher Kontrolle der wirksamste Missbrauchsschutz der Daten wie der korporatistischen Strukturen des Versorgungs- und Versicherungssystems ist.

Die kritischen Bemerkungen zum Status quo und den möglichen dazu beitragenden Gründen gelten in abgeschwächter Form auch für die Umsetzung der in den §§ 303 a-f SGB V geregelten Pflichten des → Spitzenverbandes Bund der Krankenkassen und der Kassenärztlichen Bundesvereinigung zur Datentransparenz. Danach sollen und haben die beiden selbstverwalteten Akteure eine Arbeitsgemeinschaft für Aufgaben der Datentransparenz zu bilden. Diese gründet die operativen Einrichtungen einer Vertrauensstelle und einer Datenaufbereitungsstelle. Diese schaffen wiederum die inhaltlichen, datenschutztechnischen und sonstigen organisatorischen Vorschriften und Verfahren für eine Zusammenführung ausgewählter Daten aller Krankenkassen und Kassenärztlichen Vereinigungen zu regelmäßigen Zeitpunkten und für die im § 303 f SGB V genannten Zwecke.

Dazu nennt der Gesetzgeber ausdrücklich:

- Wahrnehmung von Steuerungsaufgaben durch die Kollektivvertragspartner GKV und KBV,
- Verbesserung der Versorgungsqualität,
- Planung von Leistungsressourcen (z. B. Krankenhausplanung),

- Längsschnittanalysen, Analysen von Behandlungsabläufen des Versorgungsgeschehens zum Erkennen von Fehlentwicklungen (Über-, Unter- und Fehlversorgung),
- Unterstützung politischer Entscheidungsprozesse zur Weiterentwicklung der gesetzlichen Krankenversicherung,
- Analyse und Entwicklung von sektorübergreifenden Versorgungsformen.

Der Kreis der Nutzungsberechtigten für diese Daten reicht von den Krankenkassen und den Kassenärztlichen Vereinigungen über diverse Bundes-, Landes- und Selbstverwaltungseinrichtungen zur Gesundheitsberichterstattung und Gesundheitsversorgungsforschung (z. B. auch das IQWiG) bis zu Einrichtungen der unabhängigen wissenschaftlichen Forschung.

Die Tatsache, dass die im Gesetz genannten Fristen und Zeitpunkte für die Vorlage von Berichten und vor allem der Erstellung des Datensatzes alle und zum Teil seit 2004 ohne erkennbares oder nutzbares Ergebnis verstrichen sind, offenbart, dass auch diese Akteure massive Schwierigkeiten oder gar nicht die Absicht haben, die Ziele der Datenzusammenführung und besseren Datentransparenz zu erreichen.

Decision Analysis

→ Entscheidungsanalyse

Deckelung

→ Einheitlicher Bewertungs- und Bemessungsmaßstab

Declining Exponential Approximation of Life Expectancy

→ Sterbetafel

Defensive Medicine

Mit diesem Begriff wird ein ärztliches Verhalten beschrieben, das a) eine aktive ärztliche Entscheidung aus ökonomischem Kalkül vermeidet und so die Therapie verzögert oder b) die Unterlassung riskanter und ggf. nebenwirkungsreicher Interventionsmaßnahmen im Interesse des Patienten anstrebt.

Die Frage eines aktiven oder eines defensiven ärztlichen Entscheidungsverhaltens stellt sich jeweils in den variierenden Behandlungssituationen als Einzelfallentscheidung. Die Pole der Argumente liegen zwischen dem Hinweis auf die möglichen → Verschleppungszeiten und der – besonders – in der praktisch hausärztlichen Versorgung oft sinnvollen Vermeidung unnötiger Tests und von unnötigen Verordnungen bei sog. Bagatellkrankheiten.

Der Begriff der Defensive Medicine hat jedoch im „Entstehungsland“ noch eine andere inhaltliche Besetzung. Nach Einschätzung der American Medical Association (AMA) führt dort defensives Entscheidungsverhalten zu massenhaften sinnlosen Tests ohne Therapieentscheidung und verzögert notwendige Maßnahmen, oft verbunden mit der Delegierung des Patienten zu anderen Ärzten. Die AMA vermutet, dass dieses Verhalten eine der wichtigsten Ursachen für die Unsteuerbarkeit der Kostenentwicklung in den USA ist.

Verantwortlich sollen hierfür nach Einschätzung der AMA vor allem die Rechtslagen sein (Haftungsrecht) sowie die Bedingungen für das ärztliche Entscheidungsverhalten unter dem Wirken der Instrumente des → Managed Care, besonders des → Capitation.

Mit der forcierten Übernahme von Managed Care Techniken auch unter das Dach der → Gesetzlichen Krankenversicherung sowie der gezielten Setzung von Anreizen für die Risikoselektion bei einer Behandlungsentscheidung wird aufmerksam zu verfolgen sein, ob sich ähnliche Entwicklungen der Delegierung von Aufwendungen und → Verantwortung auch hier etablieren werden.

Delphi-Technik

Form der Expertenbefragung, in der durch Feedback-Mechanismen schrittweise und ggf. in mehrstufigen Befragungsrunden eine Konsensbildung der Befragten erreicht werden soll. Nach jeder Runde erhalten die Befragten ein Ergebnisprotokoll, um ihre eigene Position überdenken zu können. Es handelt sich hierbei um eine typische Variante sog. Szenariotechniken, die jedoch bislang in ihrer Methodologie kaum systematisch untersucht sind.

Delphi-Techniken werden z. B. zur Prognose von Gesundheitssystementwicklungen genutzt und werden auch bei der Entwicklung von → Leitlinien eine wachsende Bedeutung bekommen, vor allem, wenn die quantitative Basis schwach ist und stattdessen die Konsensbildung von Experten erforderlich wird.

Demografie

Bevölkerungswissenschaft; eine der wichtigsten Arbeitsgrundlagen der → Sozialmedizin, der Epidemiologie, der Versorgungsforschung sowie in den Gesundheitswissenschaften.

Da die → Morbidität und die → Sterblichkeit in einer → Bevölkerung nach vielfältigen Merkmalen ungleich verteilt sind, führt jede Veränderung des Umfanges und der Struktur der Bevölkerung auch zu einer Veränderung des Umfanges und der Struktur des → Versorgungsbedarfs.

Umgekehrt wirkt die Medizin direkt und indirekt auch auf die Bevölkerung zurück. Der wichtigste der hierbei interessierenden Grundprozesse ist der → Lebensverlängerungsprozess. Demografische Aspekte gehören zudem zu den elementaren Voraussetzungen der Analyse und Bewertung sowie der Prognose medizinischer Versorgungsaufgaben (→ Versorgungsforschung).

Im Zusammenhang mit der Zukunft der Sozialversicherung stehen Bevölkerungsfragen immer wieder im Mittelpunkt des Interesses und auch der Konflikte. Hierbei wird oft übersehen oder unzureichend gewürdigt, dass die gesamte bisherige Geschichte der Sozialversicherung seit den späten Jahren des 19. Jahrhunderts mit einem gewaltigen demografischen Umbruch einherging. Von diesem, auch als demografische Transition bezeichneten Vorgang, erleben wir derzeit und vermutlich noch für etwa weitere 50 Jahre gleichsam das Ende. Die noch verbleibenden Transitionswirkungen sind jedoch für die Gesundheitssicherung, gemessen an dem, was die Krankenversicherung in den letzten 120 Jahren an demografischem Wandel zu bewältigen hatte, vergleichsweise nur noch von geringer Bedeutung. Dass sie dennoch öffentlich als dramatisch argumentiert werden, folgt der mit dem Lebensalter zunehmenden Asymmetrie von individuellen Ressourcen und Versorgungsbedarf sowie den entsprechenden Aufwand-Nutzens-Erwägungen eines Teils der Finanzierer der Krankenversicherung.

Ein besonderes und in seinen Wirkungen sehr nachhaltiges demografisches Problem ist die Migration, die als Binnenmigration zur (ggf. auch politisch gewollten) teilweisen Entsiedelung ganzer Verwaltungsbereiche führen kann oder als Außenmigration zu erheblichen strukturellen Veränderungen der Bevölkerung nach Merkmalen wie Ethik, Geschlecht, Alter, Bildung, Gesundheitszustand, Versicherungsstatus usw. führen kann.

Diagnosis Related Groups

Multifunktionale → Klassifikation zur

- Bedarfsermittlung,
- Mengen-, Ressourcen- und Allokationssteuerung,
- vertragliche Vereinbarung von Leistungs- und ggf. auch Versicherungsprodukten,
- Vereinbarung von Leistungen zwischen einer → Managed Care Organization und ihren ärztlichen Nachauftragnehmern,
- prospektiven Budgetermittlung für medizinische Versorgungseinrichtungen,
- Planung medizinischer Versorgungseinrichtungen,
- Planung von Versorgungsstrukturen,
- zum → Benchmarking und auch
- zur Vergütung stationärer Versorgungsleistungen.

Die Basis des Modells sind nach dem Anlass klassifizierte Behandlungsfälle und die ihnen folgenden medizinischen Leistungen. Es handelt sich um eine mehrdimensionale Klassifikation für stationäre Behandlungsmaßnahmen bzw. -fälle (irrtümlich auch als Patientenklassifikationssystem bezeichnet) mit dem Ziel, solche Maßnahmen als eigenständige und abgrenzbare Produkte beschreiben zu können, die jeweils ähnlich entweder nach Maßgabe des Leistungsanlasses oder nach

Maßgabe des Leistungsaufwandes sind. Die Dimensionen der Klassifikation sind die Hauptdiagnosen, die Nebendiagnosen, der Schweregrad des Falls und die Art der medizinischen Leistung.

Die Anfänge der DRG-Entwicklung reichen in die Zeit nach der Sozialgesetzgebung von 1965 in den USA (→ Medicare, → Medicaid) zurück. Das Ziel war die Überwindung der Honorierung nach → Fee for Service durch eine prospektive → Budgetierung. Erste Vorschläge stammen von Fetter und Thompson aus dem Jahr 1967. Ab 1983 wurde eine durch den Konzern 3M vorgelegte Variante, die sog HCFA-DRG, dann zum Standard der Centers for Medicare & Medicaid Services der USA (ehemals Health Care Financing Administration - HCFA).

Das methodische Problem der DRG-Bildung besteht vor allem in der Beherrschung der Varianz der Leistungen und Kosten innerhalb einer Klasse sowie der Vermeidung von Anreizen für Über- und Unterversorgungen.

In unterschiedlichen Ausformungen und mit variierenden Zielsetzungen werden DRG-Systeme mit wenigen Ausnahmen auch in der gesamten Europäischen Union sowie in Kanada und in Australien eingesetzt. Da diese sich hinsichtlich ihrer Zwecke national erheblich unterschieden, ist eine Konvergenz innerhalb dieser Klassifikationsfamilie in der Europäischen Union mittelfristig kaum realisierbar.

Die Wirkungen dieser DRGs als Vergütungsmechanismus hängen wesentlich vom Rechtsrahmen der Sicherstellungs- und Planungspflicht (→ Sicherstellungsauftrag) für die stationäre Versorgung bzw. von der jeweiligen nationalen stationären Versorgungskultur ab. Es sind zudem immer auch die Gestaltungsbedingungen für den Inhalt und die Verantwortung der einzelnen Versorgungssektoren (ambulante und stationäre Versorgung sowie Rekonvaleszenz, → Anschlussheilbehandlung und Rehabilitation) zu beachten, wenn die Wirkungen der DRGs im Versorgungssystem beurteilt werden sollen.

In der Bundesrepublik laufen die Bemühungen um die Einführung von DRGs und einer weitgehend prospektiven Finanzierung der stationären Versorgung seit 1983. Ab 1996 gab es mit den Fallpauschalen für maximal 25% aller, meist operativen Leistungen eine Art Vorläufer der DRGs. Die Einführung der DRGs als Honorierungskonzept in der Bundesrepublik ist durch den § 17b → Krankenhausfinanzierungsgesetz im Jahr 2000 geregelt worden. Für die organisatorische Vorbereitung und Einführung sind die → Krankenhausgesellschaft) die Spitzenverbände der Krankenkassen (GKV) und der Verband der → Privaten Krankenversicherung (PKV) zuständig. Für die technische Aufbereitung der deutschen DRGs gründeten diese Akteure das „Institut für das Entgeltsystem im Krankenhaus (InEK)". Die DRGs wurden ab 2003 zunächst schrittweise zur Erlösermittlung für die Krankenhäuser eingesetzt. Nach einer mehrfach verlängerten sogenannten Konvergenzphase ist dann ab 2010 die Honorierung nach diesem fallpauschalierten Entgeltsystem und mit zunächst noch bundeslandweiten Basisfallwerten verbindlich werden.

Ein Ziel der Einführung dieses Honorierungssystems war bzw. ist vor allem die Reduktion der Zahl der Krankenhäuser und der Krankenhausbetten durch Profilierung, Konzentration und Rationalisierung (vor allem durch Arbeitsverdichtung und Standardisierung der Prozessabläufe).

Weitere erklärte Ziele der DRGs sind gegen Ende der Konvergenzphase entweder (noch) nicht erreicht worden (z. B. eine durchgehende Strukturierung der Versorgungsabläufe von der Aufnahme bis zur Entlassung bzw. eine bessere Gestaltung der Schnittstellen) oder (noch) häufig nicht nachweisbar (z. B. die Befürchtungen über vermehrte Selektion bei der Aufnahme ins Krankenhaus oder die Zunahme „blutiger Entlassungen") (vgl. dazu Braun et al. 2009).

Mit Einführung der DRGs wird es künftig zwingend erforderlich werden, auch die Honorarsystematik aller anderen Versorgungssektoren neu zu konzipieren. Dies wird jedoch ein außerordentlich schwieriger Prozess werden, weil die Beherrschung der Varianz innerhalb solcher Produktklassen in dem Maße größer wird, wie die aktive Mitwirkung des Patienten bei der Sicherung des Behandlungserfolgs ebenfalls größer wird. Das ist verständlicherweise besonders bei ambulanten Versorgungsleistungen chronischer Leiden und in der Rehabilitation der Fall.

Diagnostic Cost Groups

Die Diagnostic Cost Groups DCG), auch als Hierarchical Coexisting Conditions (HCC) bezeichnet, sind ein relativer Index zur versicherungsökonomischen Risikoabschätzung und ein wichtiges Werkzeug innerhalb der Familie der Managed Care Instrumente. Sie werden vor allem von den Veterans Administrations (den Versorgungsämtern der Bundesrepublik analoge Institutionen in den USA für ehemalige Berufssoldaten und Kriegsteilnehmer) eingesetzt. Sie „ordnen" die Versicherten bzw. Anspruchsberechtigten in → Risikogruppen, die dann hinsichtlich aller relevanten Aufwandgrößen prospektiv kalkuliert werden.

Klinische Diagnosegruppen und demografische Daten werden unter Nutzung von Gewichtungsfaktoren zu einem Risikoscore summiert. Ziel ist es, für den Leistungsträger die Versorgungskosten eines Versicherten bzw. für den Leistungserbringer analog die Kosten für eine versorgungspflichtige Person prospektiv zu schätzen. Sofern die Nutzung auch im → Managed Care, also unter den Bedingungen der Integration von Leistungserbringer und -träger erfolgt, sind sie auch eines der Elemente der betriebswirtschaftlichen Steuerung des ärztlichen Entscheidungsverhaltens.

Eine Projektgruppe aus Betriebswirten und Statistikern arbeitet in den USA seit etwa 1980 an der ständigen Weiterentwicklung dieses Index. Die Hauptentwicklungslinie war ursprünglich die Anpassung des Modells nur an Krankenhausleistungen (Principal Inpatient Diagnostic Cost Groups (PIP-DCG) für Leistungsempfänger der Veterans Administrations und für Anspruchsberechtigte von → Medicare.

Die Weiterentwicklung dieser → Klassifikation strebt an, sie unabhängig vom erbrachten medizinischen Aufwand zu konzipieren, in dem eine personenbezogene bedarfsabhängige Gruppierung erzeugt wird. Auf diese Weise soll das Problem des up-codings möglichst umgangen werden. Zusätzlich soll so eine Kostenklassifikation aufgebaut werden, die unabhängig von der Art der medizinischen Versorgungseinrichtung eingesetzt werden kann.

Es geht also um die prospektive Kalkulation von Aufwendungen für Empfänger staatlicher Leistungen:

- Die Veterans Patients,
- die → Medicaid- und
- die Empfänger von → Medicare sowie die Empfänger von staatlichen Leistungen im Rahmen der Notfallversorgung für Nichtversicherte (emergency cases).

Diese Kalkulationen sind dann die Grundlage für die im Vertragsgeschäft zwischen den Versicherungsanbietern bzw. den staatlichen Fürsorgeträgern und den → Managed Care Organizations vereinbarten prospektiven Kopfpauschalen (→ Capitation).

Darüber hinaus finden die DCGs Verwendung in der Case-Mix-Analytik von Versorgungsleistungen für Anspruchsberechtigte der Veterans Administrations, zur → Prädiktion finanzieller Gewinne bzw. Verluste, zur Beschreibung der Leistungsprofile und -kosten der Leistungsanbieter sowie zur Beschreibung von Leistungsansprüchen. (→Risk Adjustment Models)

Die Entwicklergruppe formuliert für dieses Produkt fünf explizite Anwendungsbereiche:

1. Definition von Marktsegmenten für die Krankenhausversorgung,
2. Betriebskostenanalytik und prospektive Profitschätzung für definierte medizinische Produktlinien,
3. Längsschnittkontrolle ärztlichen Leistungsverhaltens durch das Versorgungsunternehmen,
4. Qualitäts- und Effizienzmessung von Versorgungsleistungen sowie
5. Ressourcenallokation.

Heute werden die DCG auch für Medicaid, für → Medicare plus Choice und für Versicherte in der privaten Versicherungsindustrie eingesetzt. Aktuelle Entwicklungen verbinden die DCG auch mit Daten des → Pharmaceutical Benefit Managements, um so die Risikotransparenz für die Leistungsträger immer besser herzustellen.

Die DCGs werden möglicherweise auch in der → GKV beim sog. → Risikostrukturausgleich Bedeutung erlangen.

Diagnostik

Vorgang der Zuordnung eines konkreten gesundheitlichen Zustandes zu einem Klassifikationskonstrukt, zumeist einer Krankheitsbezeichnung. Die Diagnosefindung ist die Voraussetzung einer zielgerichteten Intervention (z. B. Therapie und medizinische Prävention). Sie ist so zugleich die Legitimation medizinischen Handelns.

Das analytische Interesse an diagnostischen Maßnahmen aus der Sicht der Regulation von Versorgungsprozessen hat mehrere Gründe.

→ Epidemiologische, versorgungsanalytische oder z. B. → gesundheitsökonomische Studien zu einzelnen → Krankheiten setzen zumeist die Diagnosestellung durch die behandelnden Ärzte voraus, d.h., basieren auf einer sekundären Datenanalyse. Der Untersucher hat damit oft keinen direkten Einfluss auf die → Validität und die → Reliabilität der gesammelten Daten. Andererseits gibt es praktisch keine systematischen Studien zur Reliabilität von Diagnosefindungen und den resultierenden Folgen für die medizinische Praxis.

Die durch eine Diagnosestellung mögliche Zählung neuer → Erkrankungen hängt auch von der → Inanspruchnahme ärztlicher Versorgung ab. Die gemessene → Morbidität ist also eine „Morbidität der Inanspruchnahme“ und repräsentiert ggf. nur extrem verzerrt die reale Morbidität.

In Studien können auch bei guter Validität die Zeitpunkte der Diagnosestellung innerhalb der individuellen Krankheitsprozesse erheblich variieren. D. h., die gezählten neuen Erkrankungen sind ggf. zwar hinsichtlich der Diagnose homogen, nicht aber hinsichtlich des Krankheitsstadiums. Das hat immer auch erhebliche Folgen für die → Inzidenz und die → Prävalenz.

Der Zeitpunkt der Diagnosestellung innerhalb eines Krankheitsprozesses entscheidet maßgeblich über den Anteil der falsch positiven und falsch negativen Fälle bzw. über die → Sensitivität und die → Spezifität eines diagnostischen Testes.

Die Funktion der Diagnostik hat sich in den letzten Jahrzehnten erheblich ausgeweitet und wird heute in großem Umfang auch zur

- → Prädiktion von Krankheit (Diagnostik von Risiken),
- Identifizierung von Früh- und Vorformen von Krankheit (→ Früherkennung, Diagnostik von Risikozuständen, → Screening),
- systematischen Verlaufskontrolle von Therapien bei → chronischen Krankheiten,
- Beweissicherung bei der Feststellung von Krankheitsursachen (z. B. für die → Unfallversicherung) oder beim
- → Monitoring von Arbeits- und Lebensbedingungen (→ Gesundheitsförderung, → Prävention)

eingesetzt.

Dies führt zu einer erheblichen und praktisch nicht zu steuernden quantitativen Ausweitung der Diagnostik mit ggf. sehr geringen therapeutischen Konsequenzen. Da sich tendenziell die Einheit von Diagnostik und Therapie in einer Hand auflöst, Diagnostiker also zunehmend vor allem als Dienstleister der Therapeuten wirken, wäre es dringend geboten, auch deren Stellung im System der ärztlichen Versorgung neu zu bestimmen.

Die Entwicklungen auf diagnostischem Gebiet sind der vermutlich wichtigste Grund für die Mengenausweitungen in der Versorgung, allerdings häufig ohne adäquate therapeutische Konsequenz (→ Grenznutzen des medizinischen Fortschritts).

Dienstleistungen, personale

Unter dem Druck einer Vielzahl von Einflüssen (→ Friedman, EU-Wettbewerbsrecht u.a.m.) zeigte sich die Deregulierung ehedem öffentlicher Vorsorge vorbehaltender gesellschaftlicher Lebensbereiche seit der Jahrtausendwende als ein umkämpfter politischer Megatrend. Ein Aspekt sind politische Konzepte der Markt- und Wettbewerbssteuerung auch in der Gesundheitsversorgung. Dies führt zur Übernahme von Modellen und Verfahren zur Steuerung bzw. Management des Gesundheitswesens, die ex- oder implizit Annahmen aus der Produktion sowie aus der Verteilung und dem Konsum industrieller Güter als ökonomischem und offenbar auch Sinn gebenden Grundmuster übertragen. Dazu gehört z. B. das Angebot-Nachfrage-Muster. Die Übertragung solcher Annahmen ist zugleich eine der zwingenden Voraussetzungen der heute maßgeblichen Transformationskonzepte für die Gesundheitssicherung und -versorgung in Richtung mehr oder minder strikter Marktkonformität, wie sie durch das → Managed Care repräsentiert und unter Berufung auf Friedman theoretisch gerechtfertigt wird. Damit setzt sich die (weiterhin erheblich) strittige Überzeugung wirkungsmächtig durch, Gesundheitsdienstleistungen seien von anderen Dienstleistungen nicht oder nicht wesentlich unterschieden.

Vor diesem Hintergrund muss grundsätzlich die Frage beantwortet werden, ob bzw. in welchem Kontext sich Gesundheitsdienstleistungen nicht dennoch so deutlich von der Produktion industrieller Güter unterscheiden, dass für ihr Verständnis andere Modelle entwickelt werden müssen.

Die in jüngster Zeit entstandene Dienstleistungsökonomik verweist auf eine Reihe von Spezifika von personalen Gesundheitsdienstleistungen und auf grundlegende Unterschiede zur Produktion anderer Güter (Herder-Dorneich 1994):

- Zentrale Besonderheit von Dienstleistungen wie ärztliche Untersuchung, Operationen, Bäder, Massagen, Pflegeleistungen durch Gesundheits- und Krankenpfleger ist es, dass sie nicht nur für, sondern auch am und mit Menschen erbracht werden. Sie können also nur geleistet werden, wenn der Patient anwesend ist. Produktion und Konsumtion fallen somit praktisch immer zeitlich und räumlich zusammen (→ Uno-actu-Prinzip). Ausnahmen gibt es eigentlich nur in der → Diagnostik. Gesundheitsdienstleistungen erfordern eine enge Zusammenarbeit der jeweiligen → Gesundheitsberufe und zusätzlich die mit dem → Patienten. Regelhaft und mit wenigen Ausnahmen erfordern solche Dienstleistungen die (mal mehr, mal mindere) aktive Mitwirkung des Patienten. Diese Mitwirkung ist damit ein eigenständiges und maßgebliches Element in der „Produktion von Gesundheit" (→ Adherence, → Compliance) und variiert unvermeidbar zwischen den Menschen. Diese Variation ist nicht zu vermeiden und würde angesichts der geführten Diskussionen und gesetzgeberischen Entscheidungen zur Sanktionierung non-konformen Patientenverhaltens die soziale Asymmetrie der Inanspruchnahme und der Wirkungen medizinischer Interventionen deutlich verstärken. Unter den Perspektiven einer → Evidence based Medicine und ihrer notwendigen Komponente des → Shared Decision Making gewinnt dieser interaktive, und damit die Dienstleistung individualisierende Aspekt vermutlich eher noch an Bedeutung.
- Die „Flüchtigkeit" und auch mangelnde „Lagerfähigkeit" von Gesundheitsdienstleistungen stellt eine weitere wichtige Besonderheit in Bezug auf die Übertragung des Produktionsgedankens auf gesundheitsbezogene Dienstleitungen dar. Daraus folgt u.a. auch ihre nur begrenzte Transportfähigkeit, d.h., die Distribution der Dienstleistung ist maßgeblich nicht vom Arzt, sondern vom Patienten abhängig. Damit kann auch die „Lebensdauer des Produkts" in der Regel nicht oder nur eingeschränkt als eine wesentliche Zielgröße dieser Dienstleistung bestimmt werden.
- Eine wichtige Eigenschaft personaler Dienstleistungen ist ihre begrenzte Rationalisierbarkeit über den stellvertretenden Einsatz von Kapital und Technik. Rationalisierungen über die Faktoren Zeit und Qualifikation werden regelhaft zurückge-

wiesen, wenngleich gerade hier maßgebliche Strategien des → Managed Care ansetzen. Rationalisierungen hingegen, die z. B. zur arbeitsteiligen Trennung von → Diagnostik und → Therapie führen, bewirken oft nicht Rationalisierung, sondern tendieren zu erheblichen und medizinisch oft kaum begründbaren Ausweitungen der Leistungsmengen. Aus diesem Sachverhalt erklärt sich, weshalb die Rationalisierungstechniken des → Managed Care zwar vom betriebswirtschaftlichen Management in vielen Modellen forciert werden, bei Patienten und medizinischem Personal jedoch auf heftige Ablehnung stoßen.

- Die sich daraus ergebende Unterschiedlichkeit der Produktivitätsentwicklung in Industrie und Gesundheitsdienstleistung hat erhebliche Auswirkungen auf die materiellen Bedingungen in der Gesundheitsversorgung: So wird die durchschnittliche Inflationsrate durch die hochproduktive Industrie oder durch Dienstleistungszweige wie die Banken und die Versicherungen, die ihre Dienstleistungen offenbar erfolgreich depersonalisieren können, bestimmt. Für den Gesundheitsbereich mit niedriger Ausgangsproduktivität und geringerer Rationalisierungsgeschwindigkeit bedeutet dies auf Dauer, dass entweder die dort gezahlten Löhne unter denen in der Industrie oder die Preise für Gesundheitsdienstleistungen über der Inflationsrate liegen müssen – was jeweils spezifische Probleme im Einkommens- oder/und Beitragsbereich zur Folge hat.

- Eine weitere praxisrelevante Besonderheit von Gesundheitsdienstleistungen ist ihre mangelnde Kapazitätselastizität nach oben und unten. Nach „oben" bedeutet, dass Gesundheitsberufe eine langwierige Ausbildung oder Einarbeitung benötigen und sich z. B. die Zahl von Dienstleistenden nicht kurzfristig erweitern lässt. Eine Starrheit nach unten meint, dass es nicht möglich ist, Dienstleistungen, die dem Uno-actu-Prinzip folgen, auf Vorrat zu erzeugen. Dies gilt häufig auch für dienstleistungsbezogene Sachgüter (z. B. Informationsmaterialien). Dies bedeutet praktisch, dass die Existenz und auch das Bereithalten von gewissen Überkapazitäten eine strukturelle Voraussetzung für die Erbringung von Dienstleistungen darstellt.

- Im Bereich von Gesundheitsdienstleistungen hat man es ferner grundsätzlich mit individuellen Präferenzen des Nutznießers zu tun, was dazu führt, dass Dienstleistungen notwendigerweise auch inhomogen bzw. nur begrenzt ohne Verluste in ihrer psycho-sozialen Qualität zu standardisieren sind. Selbst wenn der Dienstleister versucht, homogene Leistungen anzubieten, sich nach gleichem Standard zu verhalten etc., kann dies nicht von den Patienten erwartet werden. Will man daran etwas durch eine irgendwie geartete Standardisierung, Schematisierung und Formatierung der individuellen Problemlagen verändern, würde sich zwangsläufig etwas an der Art, der Qualität und dem Nutzen der Dienstleistung ändern. Dieser Sachverhalt erklärt maßgeblich die erhebliche Unzufriedenheit der Patienten mit dem → Managed Care. Eine gewisse Inhomogenität und Nichtstandardisierung der Dienstleistung gehört zu den Kernbedingungen der → Qualität, der → Effektivität, der → Effizienz und der Produktivität von Gesundheitsdienstleistungen. So sind z. B. persönliche Gesten oder Ausdrucksformen von Empathie im Zusammenhang mit der Kommunikation über eine Krankheit bei vielen Patienten Bedingung für die Gesundung und für die Fähigkeit zur → Compliance.

- Auch bei anderen Präferenzen weist der Bereich der Nachfrage nach Gesundheitsdienstleistungen Besonderheiten auf. Diese betreffen z. B. die zeitlichen Präferenzen eines Teils der Patienten. Solche zeitlichen Präferenzen, aber auch Eigenarten saisonaler Gesundheitsgefährdungen, verhindern regelmäßig eine „gleichmäßige“ Auslastung. Der Zusammenhang zwischen Leidenserlebnis und → Inanspruchnahme variiert zudem, häufig durch soziale Variablen zusätzlich modifiziert, zwischen den Patienten oft erheblich.

- Eine weitere Besonderheit eines Teils der Gesundheitsgüter besteht darin, dass sie keine „Zukunftsgüter“ sind. Während klassische Sachgüter in einem aktuellen Prozess von Leistung und Gegenleistung getauscht werden, und zwar Zug um Zug, werden im Gesundheitswesen in der Gegenwart viele finanzielle Leistungen erbracht, die für eine unbestimmte und oft auch unbestimmbare Zukunft vorsorgen sollen.

Es wird davon auszugehen sein, dass die Charakterisierung gesundheitsbezogener → Dienstleistungen in ihrer Ähnlichkeit und in ihrer Verschiedenheit gegenüber anderen personalen Dienstleistungen selbst Teil eines nur eben begonnenen Erkenntnisprozesses ist, dessen Folgen für die gesundheitspolitische Debatte aber als folgenreich anzunehmen sind. Es ist angesichts des hierzu vorliegenden Kenntnisstandes zudem zu beachten, dass die Zeitdifferenz zwischen Erkenntnissen aus der Forschung und der gesellschaftspolitischen Akzeptanz empirischen Wissens erheblich sein kann.

Disability Payment System (DPS)

In den USA eingesetztes Entgeltsystem für Leistungen bei Personen, die wegen einer → Behinderung oder einer → chronischen Krankheit für → Medicaid anspruchsberechtigt sind. Hierbei sind definierte diagnostische Hauptkategorien in 43 Unterklassen gegliedert. Eine zusätzliche Dreiergliederung nach den Merkmalen hohe, mittlere und niedrige Kostenprognose komplettiert das System, das vor allem für die prospektive Finanzierung von Versorgungsleistungen bei behinderten Menschen eingesetzt wird.

Disease Management (DM)

Disease Management Programme (DMP) Sammelbegriff für unterschiedliche Konzepte einer krankheits- oder krankheitsgruppenzentrierten Steuerung von komplexen und multidisziplinären, oft auch sektorübergreifenden Behandlungsproblemen. Kernstrategien sind

- die Entwicklung eines Versorgungsstandards, z. B. für interdisziplinäre und zumeist lang dauernde Versorgungsaufgaben,
- die kontinuierliche → Evaluation der Leistungsinhalte und -umfänge und
- die Implementation von Mechanismen der → Wirtschaftlichkeitsprüfung.

Inhaltlich war dieser Begriff ursprünglich zumeist mit Regelungen in der Militär- und Katastrophenmedizin und der → Triage besetzt. Heute gewinnt das DM auch für das Management von multidisziplinären Versorgungsaufgaben und Behandlungsverfahren, z. B. in Form der → Clinical Pathways, an Bedeutung.

Ziel ist es, innerhalb eines Behandlungskonzeptes für jeweils bestimmte kritische Abschnitte einer arbeitsteiligen Versorgung, Art und Umfang der Versorgungsleistung zu standardisieren. Maßgabe der Standardisierung sind fachliche Leitlinien und/oder versicherungsvertragliche Vorgaben. Diese sind dann institutionell so abzustimmen, dass jeder Versorgungsteilnehmer in ein Gesamtbehandlungskonzept eingeordnet werden kann und Verletzungen der Vereinbarungen ggf. sanktioniert werden können.

DM soll die Varianz der Behandlungskonzepte minimieren und diese der Steuerung und → Evaluation öffnen. Da die Varianz der therapeutischen Konzepte von der Varianz der Strukturmerkmale der Patienten abhängt, sind für die DMPs die Gruppierungen nach der Hauptdiagnose praktisch immer unbefriedigend. Mit der Differenzierung der DMPs wachsen dann jedoch wiederum die Steuerungsprobleme, welche die Versorgung erheblich zu bürokratisieren vermögen.

DM bedarf notwendigerweise der Verbindung mit einem → Case Management. Da medizinische Versorgung nicht mit „Krankheiten“ und „Fällen“, sondern mit konkreten kranken Individuen befasst ist, ist das DM immer auch den individuellen und sozialen Besonderheiten der Betroffenen anzupassen. Während das DM also die „Antwort“ auf ein spezifisches medizinisches Behandlungsproblem festlegt, will das Case Management die entsprechende Umsetzung bei der Begleitung des Patienten durch sein Versorgungsproblem und durch das Versorgungssystem erreichen.

DM standardisiert die medizinische Reaktion auf ein Versorgungsproblem. War diese Reaktion in der Vergangenheit in der Regel dem Erfahrungsstandard des einzelnen Arztes, der Meinung des „Chefs“ oder der Auffassung von „Schulen“ überlassen, wird heute das DM zunehmend auf → Leitlinien zu gründen sein, die den Prinzipien der → Evidence based Medicine oder zumindest einem Konsensusprozess von Expertenmeinungen folgen, die jedoch für die Differenzierung gemäß den individuellen Bedürfnissen der Patienten (→ Shared Decision Making) offen sein müssen. Damit wird das DM zu einem der Kristallisationspunkte bei der Sicherung der medizinischen Versorgungsqualität. Zielerwartung ist in der Regel eine effektive und gleichzeitig effiziente Versorgung in arbeitsteiligen Strukturen. Voraussetzung ist auch die Vereinbarung von Zielen, z. B. die Vermeidung von neuen Krankheitsepisoden, die Verbesserung der → Lebensqualität, die Verbesserung der → Compliance, der → Zufriedenheit usw. Dazu dient eine weitgehende Standardisierung sowie die Vermeidung unnötiger Behandlungslinien (trial and error) oder von Leistungsmultiplikationen, die aus unzureichender fachlicher Abstimmung resultieren.

Da es kein sinnvolles Management für Krankheiten oder Behandlungsfälle in der direkten Versorgungspraxis geben kann, sondern nur eines für → Patienten, ist vor allem bei → chronischen Krankheiten der Wert von DMP davon abhängig, wie wissenschaftliche Standards konkret an einzelne Gruppen adressiert werden können. Diese Gruppen können nach sozialen und demografischen Merkmalen oder über unterschiedliche Versicherungskontrakte (und damit Leistungsanrechte) ausgewählt werden. Hier könnte das DM auch einschließen, je nach Klientel unterschiedliche Konzepte, z. B. als Wettbewerbsstrategie, zu entwickeln. Soweit DM eine Steuerungsfunktion über das medizinische Behandlungsproblem hinaus bekommen soll, muss dann die Frage beantwortet werden, ob es primär die sog. Nachfrageseite, also die Versicherten oder die Angebotsseite bzw. Leistungserbringer steuern soll. Die Auswahl geeigneter Krankheiten und die Vereinbarung des Komplexitätsgrades der notwendigen Hilfeleistung erweisen sich dabei als zusätzliche Schlüsselprobleme. Hinsichtlich der geeigneten Krankheiten gibt es keine feststehenden Auswahlkriterien.

Zu den klassischen Konflikten gehört die Frage, ob die praktische Medizin → “Individuen“ oder → “Fälle“ versorgt bzw. betreut. Neben den qualifikatorischen Ansprüchen hat die Antwort auf diese Frage auch leistungsrechtliche Konsequenzen. Eine Individuen- bzw. Patientenorientierung oder eine Krankheits- bzw. Fallzentrierung berührt somit grundsätzlich das Selbstverständnis der Medizin. Dies erklärt, weshalb das DM zwangsläufig ebenfalls in den Konflikt zwischen einer „Menschenmedizin“ oder einer „Fällemedizin“ geraten kann. Typischerweise sind DM-Programme fallzentriert, d.h., sie blenden die besonderen Aspekte der psycho-sozialen Individualität durch entsprechende Standardisierungen häufig aus.

Die Effektivität des DM ist in der Regel nur dann hoch, wenn es mit einem geeigneten → Case Management verbunden werden kann. Ob hierbei eher auf die Integration hausärztlicher Kompetenz oder auf spezielle organisatorische und institutionelle Lösungen (→ Dispensaires) orientiert wird, ist zusätzlich von Effizienzerwägungen abhängig. Im → Managed Care obliegt diese Steuerung dem Versicherer.

Das DM verlangt zwingend eine → Evaluation mittels sog. „Diseases Management Measures“. Beispiele sind: Patientenzufriedenheit mit der Betreuung, → Inanspruchnahme im Verhältnis zum Bedarf, → Compliance, Frequenzmessungen von Behandlungsepisoden, Überweisungshäufigkeiten, Messungen zum objektiven Gesundheitszustand, zusätzliche Inanspruchnahme spezialisierter Versorgungsleistungen usw.

Eine besondere Entwicklungslinie erwächst aus dem Versuch von Äquivalenzversicherungen, konkrete krankheitsspezifische DM-Konzepte in Versicherungs- und Leistungsverträge einzubinden. Da dies in die rechtlich abgesicherte Verantwortung des Arztes bei der Wahrnehmung diagnostischer und therapeutischer Verantwortungen eingreift, handelt es sich hierbei um Entwicklungen, die des spezifischen Rechtsrahmens privater Vertragsgestaltung oder in steuerfinanzierten Gesundheitssystemen normativer Entscheidungen des Gesetzgebers bedürfen.

In der → Gesetzlichen Krankenversicherung der Bundesrepublik ergeben sich für das DM aus der Natur der → Selbstverwaltung besondere Rahmenbedingungen. Durch die rechtssystematische Trennung von ambulanter und stationärer Versorgung, von Rekonvaleszenz und Rehabilitation und komplementären Leistungen, ist der Bedarf an qualifizierten Managementkonzepten bei komplexen Behandlungs-, Versorgungs- und Betreuungsproblemen besonders groß. Die immer noch weitgehend starre sektorale Trennung und die besondere Konstruktion des Vertragsarztes verhindern oder erschweren ein wirksames DM, weil u.a. seine Verbindung mit einem Case Management kaum oder nur mit großem Aufwand verbindlich ausgestaltet werden kann.

Zu den Voraussetzungen für ein Disease Management gehört mehr als nur die Vereinbarung von Standards der Diagnostik und der Therapie. Es muss mindestens die Nachsorge, die Rehabilitation, ggf. die psychosoziale und die pflegerische Unterstützung einschließlich der Kompetenzverteilung zwischen den Teilnehmern an der Versorgung geklärt werden. Häufig wird es sinnvoll sein, Selbsthilfegruppen in die Konzipierung krankheitsbezogener Managementkonzepte einzubeziehen. Solange dies auf der Ebene der Krankheit und nicht auf der Ebene der Individualität der Patienten erfolgt, scheitern solche Programme oft oder erzeugen immer komplexeren und fehleranfälligen Steuerungsaufwand.

Nach derzeitigem Erkenntnis- und Erfahrungsstand aus der sehr langen Geschichte solcher Konzepte (→ Dispensaire) kann davon ausgegangen werden, dass

- sich die „durchschnittliche“ Versorgungsqualität sowohl durch die Optimierung der Versorgung als auch durch veränderte Patientenrekrutierung und -selektion verbessert,
- die Akzeptanz der Programme alters- und sozialspezifisch differiert, also soziale Selektionsmechanismen innerhalb des Systems greifen,
- eine aktive Rekrutierung von Teilnehmern in den Programmen im Interesse der Effektivität einerseits unvermeidlich, andererseits jedoch nur begrenzt akzeptiert wird,
- der Effektivitätsgewinn von DM-Programmen primär nicht von den etablierten Behandlungsstrategien abhängt, sondern vom Case Management,
- die Effizienz eher gering ist, weil DM tendenziell dazu führt, die spezialärztliche Versorgung auszuweiten und hausärztliche Kompetenz zu verdrängen und zu entwerten (also Mengen- nicht Preiseffekte sind hier ausschlaggebend), vor allem aber als zusätzliches Struktur- und Systemelement ggf. vorhandene Leistungsstrukturen und Verwaltungsaufwendungen nicht (nur) ersetzt, sondern auch dupliziert,
- sich die Proportionen zwischen medizinischem Leistungsaufwand und den Aufwendungen für die Systemsteuerung und -pflege zugunsten der letzteren verschieben,
- die sog. Periodenkosten (Kosten je Haushaltsjahr) erheblich schwanken können und deshalb strikter prospektiver Planung bedürfen und
- die Kohortenkosten (Lebenszeitkosten je Versicherter) steigen.

Zwingende Voraussetzung sinnvoller DM-Programme ist ein durchgängiges, systematisches, personenbezogenes und unabhängiges Evaluationsprogramm auf der Basis einer hinreichend transparenten und systematischen Dokumentation.

Sofern DM-Programme zur Priorisierung von Gesundheitsproblemen genutzt werden, binden sie Mittel mit langfristiger

Wirkung und führen dann in regulierten Gesundheitssystemen tendenziell zu erheblichen Systemspannungen bei abnehmender Fähigkeit zur Systemanpassung. Entsprechend bewirken sie einen zunehmenden Druck im Sinne der Destabilisierung des etablierten Systems. Dies resultiert vor allem daraus, dass neue Organisationsstrukturen etabliert werden, die sich an dem spezialisierten Behandlungsproblem und nicht primär an den Gegebenheiten eines tradierten Versorgungskonzepts orientieren.

Seit 2001 ist die Entwicklung und Etablierung von DM-Programmen in der → GKV als strukturierte Behandlungsprogramme gesetzlich bindend vorgeschrieben (§ 137f und g SGB V). Sie wurden seit 2003 zunächst für den Diabetes mellitus 1 und 2, für chronisch-obstruktive Atemwegserkrankungen, für die Mammakarzinome und die koronaren Herzkrankheiten eingeführt. Bis 2008 kam noch das Programm zum Asthma bronchiale hinzu. Hierbei wurde die Beteiligung von Versicherten an DM-Programmen mit programmspezifischen Zahlungen aus dem → Risikostrukturausgleich verknüpft. Krankenkassen mit vielen TeilnehmerInnen an DM-Programmen erhielten höhere Zuweisungen aus dem RSA. Über die Zulassung strukturierter Behandlungsprogramme entscheidet das Bundesversicherungsamt (§ 137g SGB V) auf der Grundlage von Empfehlungen des Gemeinsamen Bundesausschusses. Die strukturierten Behandlungsprogramme sind wissenschaftlich zu evaluieren (§ 137f Abs. 4 SGB V).

Im Jahr 2008 waren rund 4,6 Millionen GKV-Versicherte in mindestens einem der sechs DM-Programmen eingeschrieben. Das mit rund 2,7 Millionen TeilnehmerInnen größte Programm war jenes für Typ 2-Diabetiker. Die materielle Wirkung und Bedeutung der DM-Programme im GKV-System zeigt sich am Ausgleichsvolumen innerhalb des RSA. Während der Beitragsbedarf 2008 im Durchschnitt 2.005 € betrug, belief er sich bei Typ-2-Diabetikern in einem DM-Programm auf 4.851 € oder auf 8.809 € bei Brustkrebspatientinnen im entsprechenden DM-Programm.

Wie der aktuelle und erste Überblick (AOK-Bundesverband 2009) zeigt, berichten die ersten Zwischenberichte aus der gesetzlich vorgeschriebenen Evaluation der DM-Programme durchweg von Verbesserungen bei der Prozessqualität der Versorgung und bei zahlreichen Indikatoren der Ergebnisqualität. Bei einigen, auch gravierenden Indikatoren, wie etwa des Gewichts bei Typ 2-DiabetikerInnen, war aber bisher keine Veränderung nachzuweisen. Ähnliches gilt für „harte" statt Surrogatindikatoren. Hinzu kommt der methodenkritische Hinweis, dass die meisten in der GKV durchgeführten Evaluationsstudien keine randomisierten kontrollierten Studien sind und dadurch positive Effekte eher überschätzen.

Da zwei wichtige Aspekte des Disease Managements das Datenmanagement und die Indikationssteuerung sind, bietet es strategisch u.a. drei Optionen:

- die Übernahme der langfristigen Betreuungsaufgaben für chronisch Kranke auch durch stationäre Leistungszentren,
- die Trennung von Indikationsentscheidung und Leistungserbringung und
- die Integration von Leistungsträger und -erbringer auf der Datenebene.

Durch die Kombination von Elementen der (in der GKV bislang kaum etablierten) Nachfrage- und Zielsteuerung sowie der unmittelbaren Steuerung von diagnostischen und therapeutischen ärztlichen Entscheidungen im Sinne der Steuerung von → Indikationen ist von erheblichen Konsequenzen für die Verteilung von Ressourcen und für Strukturen auszugehen.

Als organisatorische Basis von DM-Programmen sind neue Formen der → integrierten Versorgung in Gestalt einer krankheitsspezifischen Integration entstanden. Im Lichte der langen Erfahrungsgeschichte mit solchen krankheitsspezifischen Versorgungsorganisationen (→ Dispensaire) muss mit erheblichen Effizienzproblemen gerechnet werden. Diese wiederum werden Überlegungen initiieren, die Gesamtheit der Versorgungsrisiken und -verantwortungen zu einem handelbaren Produkt zu machen, um die Effizienzprobleme durch die Verlagerung der Wirtschaftsrisiken einzudämmen. Die so eingeleitete Neuordnung in der Versorgungspraxis wird sich jedoch nur erfolgreich umsetzen lassen, wenn sich auch die Eigentümer- und die Investitionsbasis der ambulanten Versorgung neu organisieren. Hierzu dürften die Hürden vor der Bildung großer erwerbswirtschaftlicher Anbieterkonglomerate, wie sie bislang aus der Natur und dem Selbstverständnis des Korporatismus folgen, weiter abgebaut werden.

Teile des Managementprozesses sind

- die Identifikation geeigneter Personen (z. B. durch → Screenings),
- eine durch Leitlinien verbindlich geführte Behandlung,
- die Führung von Behandlungsprotokollen,
- die Führung von Complianceprotokollen,
- Anleitungen zur Unterstützung von Eigenhilfe, Selbstbehandlung und der → Adherence, Förderung der Kooperation und Kommunikation zwischen den Teilnehmern an der Versorgung,
- Datenaustausch zwischen Leistungserbringer und -träger, Datenanalyse und Evaluation (→ Datenzusammenführung).

DM wird im deutschen Schrifttum zumindest leichtfertig als originäres Instrument des → Managed Care interpretiert. Richtig ist, dass DM im Sinne der spezifischen Ziele von → MCOs eingesetzt bzw. als Dienstleistung von diesen gekauft wird. Es ist zudem Bestandteil der Regelungen für → Medicaid und → Medicare in den USA.

Das DM hat in den USA jedoch auch einen besonderen Hintergrund als Serviceprodukt des → Pharmaceutical Benefit Management (PBM). Hierbei handelt es sich um Disease Management Programme, die Arzneimittelversorgern, Arbeitgebern oder MCOs angeboten werden, um krankheitsspezifische Leistungs- oder Versicherungskosten zu verringern. Oft ausgehend von dem Wissensvorteil über (in der Regel) langdauernde Pharmakotherapien werden von den Pharmaceutical Benefit Management Companies aufwands- und zieloptimierte Behandlungsleitlinien entwickelt und als Produkte vertreiben. Hierzu sind dann ergänzend auch Leitlinien im Angebot, um die für solche Programme geeigneten Patienten zu identifizieren und zu klassifizieren.

Ziel des DM ist außerdem die Führung der Patienten durch ein in der Regel von der PBM Industry erarbeitetes Behandlungsprotokoll, das sowohl als Complianceprotokoll fungiert als auch der Steuerung des Arztes dient. So wird mittels DM zugleich das gewaltige Potenzial der Selbstmedikation mit weitreichenden medizinischen und wirtschaftlichen Implikationen gesteuert. Eine besondere Entwicklungslinie des DM sind Produkte, die sich direkt an die Arbeitgeber wenden und mit dem Versprechen von Produktivitätssteigerung durch die Senkung krankheitsbedingter Ausfalltage werben. Die hinter diesem Argument stehende These zielt darauf, dass viele Patienten auf die Einlösung von Rezepten verzichten, weil deren Kosten in der Regel nicht von der Krankenversicherung getragen werden. Die Complianceprotokolle des DM sollen so über die Kontrolle der Medikamenteneinnahme die therapeutischen und präventiven Effekte auch unter haftungsrechtlichem Kalkül kontrollierbar machen.

Die DM-Programme sind für die Betreiber zugleich eine (auch wirtschaftlich interessante) Quelle von Versichertendaten vor allem für das → Risk Adjustment.

Eine besondere Ausprägung haben DM-Konzepte durch ihren oft regelhaften Einsatz als Instrument der „Entscheidungsunterstützung" bei der Verordnung von Medikamenten und in den → MCOs damit auch in der Steuerung ärztlicher Entscheidungen auf der Basis umfangreicher und komplexer Software-Produkte durch das Management der MCOs erfahren. Hierbei geht es im Kern sowohl um eine Indikationssteuerung als auch um eine Produktsteuerung durch die PBM Companies, deren Eigentümer z.T. Pharmakonzerne sind. Vor diesem Hintergrund fungiert das Disease Management maßgeblich auch als Vertriebskonzept für pharmazeutische Produkte.

In der Zwischenzeit (seit 2002) hat das Centre for Medicare and Medicaid Services (CMS) eigene Demonstrationsmodelle für DM-Programme chronisch Kranker eingerichtet, die Anspruch auf Leistungen des → Medicare haben (Diabetes mellitus und Herzkrankheiten). Dabei stützt sich das CMS allerdings auf eine Interpretation, die inhaltlich eher der eines → Case Managements entspricht:

„Disease Management is a strategy of delivering health services using interdisciplinary clinical teams, continous analysis of relevant data, and cost-effective technology to improve the health outcomes of patients with specific diseases."

Disease Mongering

Ein spezieller inhaltlicher Input für die angebots- oder anbieterinduzierte Nachfrage nach gesundheitlichen Leistungen bzw. eine moderne Variante der Medikalisierung.

Disease Mongering ist die Kreation und der Verkauf von neuen Krankheiten bzw. das Verschieben der Grenzen zwischen Gesundsein und Kranksein und das damit verbundene Wachstum des Marktes für diejenigen, welche Behandlung verkaufen und liefern.

Das von Herstellern oder Anbietern allein aber auch durch informelle Allianzen von Pharmaunternehmen, Werbeagenturen, Ärztegruppen, Patientenvertreter und Medienvertreter getragene Disease Mongering tritt in drei Formen auf:

- Normale biografische Ereignisse oder Zustände wie z. B. die Menopause werden zur Krankheit erklärt,
- milde Befindlichkeitsstörungen werden zu ernsten Erkrankungen umgedeutet und
- Risikofaktoren wie der Cholesterinspiegel oder die Osteoporose werden als behandlungspflichtige Krankheit gedeutet.

Dispensaire, Dispensairebetreuung

Im 16. Jahrhundert in Frankreich durch Theophraste Renaudot (1586-1653), einem Freund Richélieus und Henry IV. eingerichtet, dienten Dispensaires 1629-1644 ursprünglich der kostenlosen ärztlichen Behandlung und Versorgung der Pariser Armen mit Arzneien. Damit war die (hier ambulante) medizinische Versorgung als Aufgabe der Öffentlichkeit durch eine eigene Institution begründet worden. Im 19. Jahrhundert lebte diese Praxis erneut auf. Nach ähnlichem Muster wurden Dispensaires von dem Kinderarzt Guèrin (1801-1886) für die Versorgung Pariser Kinder mit Milch zur Prävention genutzt. Ähnliche Entwicklungen von Dispensaires gab es in England im 17. und 18. Jahrhundert. Diese Modelle fanden auch in den USA Verbreitung und hatten dort bis in das 20. Jahrhundert in praktisch allen bedeutenden Wirtschaftszentren, wie Philadelphia, New York, Boston oder Baltimore, eine wichtige Versorgungsfunktion.

Die Dispensairebetreuung begründete allerdings auch den scharfen Konflikt zwischen öffentlicher und privatwirtschaftlicher Gesundheitsversorgung, für den in analogem Zusammenhang auch die → Poliklinik als Symbol steht. Das Dispensaire als Keim einer → Community Medicine, hat in vielen Ländern der Erde Versorgungsgeschichte geschrieben. Der Begriff Dispensaire wurde so zum Synonym für eine betreuungsorganisatorische Variante, die für spezifische Gruppen und deren Gesundheitsprobleme aktiv Hilfen nach dem „Bringeprinzip" und nach festgelegtem Standard zulasten der Öffentlichkeit anbietet. Soziale Selektivität, Befristung, eindeutige Problemorientierung, oft präventive Ausrichtung und die Eigenständigkeit als Versorgungsmodell „außerhalb" gewachsener Versorgungsstrukturen sind typische Merkmale.

Die Dispensairebetreuung führt Personen, die z. B. aus sozialen Gründen unterversorgt sind, in und durch eine angemessene medizinische Versorgung. Sie ist gleichsam ein Modell für die organisatorische Auflösung von sozialen Hürden der → Compliance im Sinne eines Nachteilsausgleichs.

Die Wirksamkeit dieser Betreuungsorganisation ist sowohl historisch als auch in der Problemorientierung auf nachfrageschwache soziale Gruppen und typischerweise auf Ziele der primären, der sekundären und der tertiären → Prävention beschränkt. Sinnvoll sind Dispensaires darüber hinaus bei der präventiven Betreuung beruflich besonders exponierter Personen. Die Erfahrungen mit krankheitsspezifischen Organisationen sollten demgegenüber deutlich kritischer reflektiert werden.

Dispensaire als durchgehendes Strukturprinzip der Gesundheitsversorgung ist unter den Bedingungen einer modernen arbeitsteiligen Medizin problematisch, weil hierdurch neue und erhebliche Koordinierungsprobleme medizinischer Versorgung entstehen. Da die Dispensairebetreuung praktisch immer neben den historisch gewachsenen Strukturen der medizinischen Versorgung institutionalisiert wird, führt sie, als durchgehendes Strukturprinzip genutzt, zu erheblichen Problemen für eine effiziente Mittelallokation.

Ähnliche Entwicklungen, allerdings ohne den entscheidenden Schlüsselmechanismus eines aktiven sozialen Nachteilsausgleichs durch ein „Bringesystem" im Sinne der Community Medicine, sind aktuell unter den Bezeichnungen → Disease und → Case Management zu beobachten. Eine Gleichsetzung mit dem Dispensaire ist intentional und versorgungsstrukturell nur bedingt richtig, wenngleich die Dispensaires das Case und das Disease Management zwangsläufig integrieren.

DMF-Index

Index zu Beschreibung der Zahngesundheit: D = decayed, M = missing, F = filled.

Dieser in der Versorgungspraxis selten und in der → Epidemiologie häufig benutzte Index erleichtert eine zusammenfassende Bewertung des Gebisszustandes. Unbefriedigend bleibt allerdings, dass hinter numerisch gleichen Indizes dennoch sehr unterschiedliche Gebissqualitäten stehen können.

Donabedian's Trias

geht auf den libanesisch-amerikanischen Arzt Avedis Donabedian (1919-2000), Professor für Medical Care Organization zurück, der sich besonders um die Entwicklung von Messkonzepten für die → Qualität medizinischer Versorgung verdient gemacht hat.

Die Gliederung des Gesamtproblems in die Trias von Struktur-, Prozess- und Ergebnisqualität wird ihm als Donabedian's Trias zugeschrieben. Er hat damit den Grundstein für die derzeit international wichtigsten Messkonzepte der Qualität medizinischer Versorgung gelegt. Sein aus dem Jahr 1980 stammendes prozessorientiertes Konzept der Qualitätsmessung trägt der Besonderheit von personalen → Dienstleistungen in der medizinischen Versorgung Rechnung, in dem → Patient und Arzt gemeinsam betrachtet werden. Für Donabedian war es besonders wichtig festzuhalten, dass Qualität nicht allein durch die fachgerechte Anwendung einer wissenschaftlich begründeten Medizin (→ Evidence based Medicine) im Sinne des intendierten biomedizinischen Krankheits- und Therapieverständnisses beschrieben werden kann. Folgerichtig ist für ihn die Prozessqualität ein besonders wichtiger normativer Kernpunkt der Qualität.

Aus den Schriften von A. Donabedian wird ein Satz immer wieder als für die Debatte um die → Qualitätssicherung richtungsweisend zitiert:

„If we are truly committed to quality, almost any mechanism will work. If we are not, the most elegantly constructed of mechanisms will fail."

Duale Finanzierung der Krankenhausversorgung

In der → Gesetzlichen Krankenversicherung durch das → Krankenhausfinanzierungsgesetz von 1972 bestimmte Finanzierungsform der stationären Versorgung in rund 90% der Krankenhäuser aus Steuermitteln und Krankenkassenbeiträgen im Gegensatz zur monistischen Finanzierung aus Krankenkassenbeiträgen.

Durch diese Finanzierungsform ist festgelegt, dass die Bundesländer für die Sicherstellung einer ausreichenden und flächendeckenden Versorgung Verantwortung tragen. Zumindest in der stationären Versorgung (z. T. auch bei der Sicherstellung von Krankentransporten) erscheint somit der Staat in der doppelten Funktion eines aktiven und auch (erheblich) interessengebundenen Akteurs und gleichzeitig in der Funktion der hoheitlichen Aufsicht.

Eine spürbare Auswirkung des Widerstreites von ordnungspolitisch motiviertem Festhalten an der dualen Finanzierung und den Sparzwängen der Länderhaushalte spiegelt sich in dem seit Jahren größer werdenden Investitionsstau in den Krankenhäusern. Die von den Bundesländern finanzierten Investitionsaufwendungen für Krankenhäuser fielen stetig von 3,64 Mrd. € im Jahr 1991 auf 2,7 Mrd. € im Jahr 2006. Dadurch ergibt sich ein geschätzter und von niemand grundsätzlich infrage gestellter Investitionsstau von rund 50 Mrd. €. Der Anteil der Investitionsausgaben für Krankenhäuser am Bruttoinlandsprodukt fiel entsprechend seit Mitte der 1990er Jahre von 0,24% auf 0,12%. Die aktuell notwendige jährliche Investitionsquote (der bereinigten Gesamtkosten) von 8,6% liegt tatsächlich bei 4,7%.

Dynamic Equilibrium

steht für eine in der Auseinandersetzung zwischen den Polen → Compression of Morbidity und → Expansion of Morbidity von K. G. MANTON 1982 formulierte dritte Position. Sie unterstellt im Kern, dass unabhängig von der Zunahme der Lebenserwartung die → „Gesundheit" der Bevölkerung konstant bleibt. MANTON postuliert also, dass die Relation von Lebenserwartungsgewinnen und der „Health expectancy" stabil bleibe. Die vorliegenden empirischen Befunde sprechen allerdings mehrheitlich und überzeugend für die Annahme einer Compression of Morbidity.

Effectiveness

→ Effektivität

Effektivität, reale

tatsächliche Wirksamkeit, (engl. community effectiveness) Relation von Methode und Ergebnis unter den Bedingungen der Versorgungspraxis, wenn auch andere Faktoren wie → Compliance, Anwendungsunsicherheiten, Motive der Leistungserbringer, Zusammenarbeit der Akteure usw. berücksichtigt werden.

Eine systematische Effektivitätsanalytik bezüglich diagnostischer, therapeutischer oder rehabilitativer Interventionsmethoden ist unveräußerbarer Bestandteil des Anspruchs der Medizin, praktizierte Wissenschaft zu sein und sollte bindende Pflicht aller sein, die den Auftrag übernommen haben, medizinische Versorgung sicherzustellen. Der Verzicht auf systematische Effektivitätsanalysen von Versorgungsstrukturen und -prozessen sowie von deren Ergebnissen entspräche dem Verzicht auf eine wissenschaftlich begründete medizinische Versorgung.

Zum Teil, etwa durch das Zulassungsrecht für Medikamente, ist die Effektivitätsanalytik auch systematisch und verbindlich normiert und kodifiziert. Andere Methodenbereiche, z. B. bei den Heil- und Hilfsmitteln, sind deutlich weniger reguliert.

Die → Evidence based Medicine und ein systematisches → Health Technology Assessment (unter den Bedingungen in der Bundesrepublik in Verantwortung des → Bundesausschusses und des → Instituts für Qualität und Wirksamkeit) können der Effektivitätsanalyse künftig zwar deutliche Impulse geben, doch bedarf es hierzu auch einer etablierten und unabhängigen Forschungs- und Organisationsbasis. Es war deshalb zwangsläufig, dass dem Deutschen Institut für Medizinische Dokumentation und Information (DIMDI) der Auftrag gegeben wurde, eine Datenbank für Berichte des Health Technology Assessment vorzuhalten.

Ganz analog ist eine systematische Effektivitätsanalyse auch für die Strukturen und die Prozesse der medizinischen Versorgung, also nicht nur für medizinische Interventionen und Produkte zu fordern. Allerdings ist dieser Forschungsbereich, obgleich für die Versorgungsergebnisse mindestens so bedeutsam, weder forschungsseitig noch rechtssystematisch in vergleichbarer Weise etabliert. Methodeneffektivität wird in der Medizin eher und häufiger systematisch geprüft als Versorgungseffektivität. Sofern Studien vorliegen, wird in der Praxis auf Methodeneffektivität eher als auf Versorgungseffektivität reagiert.

Effektivitätsanalytik setzt zweierlei voraus:

- die Festlegung eines (möglichst quantifizierten) Zieles (Planung) und
- die Etablierung von Systemen einer von den Anbietern- und Kostenträ-

gern unabhängigen Ergebnismessung (Evaluation).

Da explizite, konkrete und quantitative Zielvorgaben mit begleitenden oder nachfolgenden Ergebnisbeurteilungen im Gesundheitssystem der Bundesrepublik bislang kaum eine Rolle spielen, sind auch wissenschaftlich belastbare Aussagen über die Effektivität des Gesundheitssystems eher die Ausnahme.

Folgerichtig gibt es eine deutliche Kluft zwischen dem Innovationsanspruch der in der Medizin angewandten Methoden und der Bereitschaft zur → Innovation in Bezug auf die Strukturen, Prozesse und Ergebnisse im medizinischen Versorgungsalltag. Da aber auch eine moderne diagnostisch, therapeutisch und rehabilitativ orientierte Medizin, um wirksam zu werden, unbedingt auf moderne Versorgungsstrukturen und -prozesse zurückgreifen muss, bleibt als Folgerung, dass sich beide Aspekte in einem deutlichen Missverhältnis befinden.

Wegen der u. U. großen Verschiedenheit der Rahmenbedingungen für die Ermittlung der Effektivität unter idealen (z. B. experimentellen) Bedingungen und der Versorgungspraxis und aus dem Bedürfnis der → Versorgungsforschung heraus, reale Out-comes zu bewerten, hat sich die Unterscheidung einer → theoretischen Effektivität von einer Effektivität unter realen Versorgungsbedingungen (community effectiveness) als notwendig bzw. zweckmäßig erwiesen.

Effektivität, theoretische

auch potenzielle Wirksamkeit, engl. efficacy bezeichnet die Wirkungen einer medizinischen Maßnahme oder Therapie unter den idealtypischen Bedingungen einer Studie.

Von allen in der Medizin zur Behandlung, Versorgung oder Betreuung eingesetzten Methoden und organisatorischen Varianten ist zu fordern, dass sie auch wirksam sind, d.h., das Potenzial haben, ein gewünschtes Ergebnis zu erzielen. Ein solches Ergebnispotenzial muss sich jedoch auch umsetzen, bedarf also geeigneter, häufig erst zu schaffender Rahmenbedingungen. Wird dies versäumt, können die Diskrepanzen zwischen potenzieller und tatsächlicher Wirksamkeit erheblich sein und sich ggf. auch in das Gegenteil verkehren.

Besonders der übliche Umgang mit dem Begriff der → Innovation zeigt, dass dieser nahezu regelmäßig auf die theoretische Effektivität und zudem nur auf die Methodeneffektivität bezogen wird. In der Regel wird eher nicht offen gelegt und dann in der Praxis nicht zu Schlussfolgerungen geführt, welche Annahmen oder Randbedingungen der postulierten Effektivität zugrunde liegen. In der Konsequenz ist der Widerspruch zwischen der theoretischen und der realen Effektivität einer der wichtigsten Ursachen für → Überversorgung, → Unterversorgung oder → Fehlversorgung. Es ist deshalb anzustreben, dass der Begriff der Innovation immer auch in den Kontext zur realen Effektivität gesetzt wird. Desgleichen ist auch zu beachten, dass diese nicht allein von der Medizin, sondern auch vom → Patienten abhängt. (→ Compliance, → Dienstleistung, personale, → Evidence based Medicine, → Inanspruchnahme, → Sense of Coherence, → Zugänglichkeit)

Efficacy

→ Effektivität, theoretische, potenzielle Wirksamkeit

Efficiency

→ Effizienz

Effizienz

(engl. Efficiency) Relation von Aufwand und Ergebnis. Während die allokative Effizienz (allocative efficiancy) das Ausmaß des Gesamtnutzens in Relation zu den eingesetzten Gesamtressourcen beschreibt, steht die technische Effizienz (technical efficiancy) für das Ausmaß des Erreichens eines bestmöglichen Kosten-Nutzen-Verhältnisses jeweils in jedem einzelnen Prozesssegment (→ Benchmarking).

Die typischen und auch in Geld messbaren Aufwandsgrößen sind in der Medizin Qualifikation, Arbeitszeit und Sachmittel. Es ist zu unterstellen, dass sich im Rahmen der laufenden Transformationen in Richtung einer Etablierung von Techniken des → Managed Care die systematische Aufwandsermittlung medizinischer Leistungsprozesse deutlich verbessern wird. Dies setzt deren → Klassifikation und Standardisierung voraus. Klassifikations- und Standardisierungsfähigkeit hängen ihrerseits unmittelbar vom wissenschaftlichen Entwicklungsstand in der Medizin und der Konzeptualisierung des Versorgungsauftrags ab.

Es ist zu erwarten, dass sich der Druck auf die Ergebnismessung jeweils für die untersuchten Aufwandsarten spürbar vergrößern wird. Da die ökonomische Evaluation aus sich heraus keinen Zugang zur Beschreibung der → Effektivität finden kann, werden die Vereinbarungen über Versorgungsziele zu einem entscheidenden, ggf. auch mit erwerbswirtschaftlichen Zielen konfligierenden Problem. Dieses wird den Prozess der Klassifikation medizinischer Leistungen im Sinne gegeneinander abgrenzbarer Produkte mit allen implizierten Konsequenzen erheblich beschleunigen.

Aus sozialmedizinischer Sicht ist zu beachten, dass → Effektivität und Effizienz nicht zwingend miteinander verbunden sind. Sehr effektive Maßnahmen können extrem ineffizient sein und umgekehrt. Deshalb ist auch die Effizienzanalytik nur begrenzt kontextfern zur Medizin und jenseits vereinbarter bzw. vereinbarungsfähiger Zielkonventionen sinnvoll.

Eigenverantwortung

→ Verantwortung

Einzelleistungsvergütung

In Systemen mit Kostenerstattung auch als → Fee for Service bezeichnetes Honorierungssystem für medizinische Leistungen, bei dem zunächst in einer Liste die abrechnungsfähigen Leistungen dargestellt und dann die hierfür zu zahlenden Preise definiert oder ggf. frei verhandelt werden.

Die Einzelleistungsvergütung bzw. das Fee for Service ist neben der Gehaltszahlung für angestellte Ärzte, neben der Vergütung über Pauschalen und der freien Aushandlung des Preises (fee disclosure) eines der grundlegenden Honorierungssysteme. Tendenziell führt es zur erheblichen medizinischen Aufwandsausweitung, da neben allgemeinen Kostensteigerungen, die Mengenausweitung und der Ersatz kostengünstiger durch teure Maßnahmen gleichsam durch ein höheres Einkommen belohnt werden. Dies führt wiederum zu einer dramatischen Ausweitung der Steuerungsstrategien und beides gemeinsam erneut zu Kostenausweitungen.

Der grundsätzliche Konflikt von Einzelleistungsvergütung und Aufwandssteuerung ist zugleich der wichtigste Impuls für die ständige Fort- und Neuentwicklung von Vergütungsmodellen und Leistungsklassifikationen, die dann selbst wieder nicht nur Vorteile, sondern auch Nachteile haben. (siehe auch → Capitation, → Clinical Risk Groups, → Diagnostic Cost Groups, → Diagnosis Related Groups, → Disability Payment System, → Global Risk-Assessment Model, → Risk Adjustment Model)

Der → Einheitliche Bewertungs- und Bemessungsmaßstab mit der regionalen Euro-Gebührenordnung in der GKV stellt eine Sonderform der → Klassifikation von Einzelleistungsvergütungen dar. In ihm ist die Vergütung der Einzelleistung an eine regelhaft vereinbarte Morbidität gekoppelt.

Empowerment

Schlüsselbegriff der Strategie der → Gesundheitsförderung nach der → Ottawa-Charta. Mit ihm wird das Ziel beschrieben, Menschen zu befähigen, bezüglich ihrer Lebensbedingungen, ihrer → Lebensweise und ihres → Lebensstils mehr für die eigene Gesundheit und der ihrer Mitmenschen zu tun.

Endemie

Überzufällige hohe → Prävalenz für eine definierte Krankheit, die ursächlich aus den Besonderheiten regionaler Gesundheitsgefahren erklärt werden kann.

Eine Endemie ist gleichsam der Endzustand einer echten → Epidemie, die nicht zu einer Rückkehr in den Anfangszustand vor der Risikozunahme geführt hat, sondern auf dem „neuen“ hohen bzw. höheren Risikoniveau verblieben ist. Endemien sind demnach regional, nicht aber zeitlich begrenzt. Anders ist dies bei Epidemien, die regional und zeitlich begrenzt sind.

Entscheidungsanalyse

(engl. Decision Analysis) Die Entscheidungsanalyse stellt ein analytisches Verfahren dar, das einen Entscheidungsprozess mittels quantitativer Verfahren unterstützen soll. Die Prämisse ist, dass in jedem Fall eine Entscheidung (z. B. für/gegen eine Therapie – individuelle Ebene) oder eine Entscheidung zugunsten der Implementation des einen oder anderen Verfahrens als Standard in der Versorgung (gesellschaftliche Ebene) getroffen werden muss. Ein Nichtentscheiden kommt hierbei einer Entscheidung gegen eine Maßnahme gleich.

Die analytischen methodischen Verfahren sind zum einen die Entscheidungsbaumverfahren (Decision-Tree-Analysis) und die Markov-Modelle.

Entscheidungsbaumverfahren lassen sich primär einsetzten bei einfachen Entscheidungssituationen und einem kurzen Zeithorizont. Markov-Modelle lassen sich dagegen einsetzen bei komplexeren Fragestellungen und einem längeren Zeithorizont; d.h., wenn z. B. relevante Ereignisse mehrfach auftreten können, im Zeitverlauf neue Risiken beachtet werden müssen oder sich die Ereigniswahrscheinlichkeiten mit der Zeit (z. B. → Alter) ändern oder der Zeitpunkt des Auftretens von Belang ist.

Abgesichert werden die gewonnenen Ergebnisse durch ein- und mehrdimensionale Sensitivitätsanalysen, die den Grenznutzen verschiedener Verfahren unter veränderten Randbedingungen liefern. → Critical Appraisal, → Evidence based Medicine

Epidemie, diagnostische

→ Bewegungsmodell

Epidemie, echte

→ Bewegungsmodell

Epidemie, therapeutische

→ Bewegungsmodell

Epidemiologie

Deskriptiv, analytisch und experimentell orientierte Wissenschaft von der Verteilung und dem Wandel der Gesundheitsprobleme in einer definierten → Bevölkerung bzw. Teilbevölkerung.

Ziel ist

- die quantitative Beschreibung von Gesundheitsproblemen (Struktur, Verteilung, Häufigkeit, Ausprägung einer Krankheit usw.),
- die ursächliche Erklärung von Veränderungen bezüglich solcher Eigenschaften wie Umfang und Struktur der krank werdenden Personen (→ Inzidenz) und der Kranken (→ Prävalenz) und die diesen Veränderungen folgenden Phänomene der Ungleichverteilung sowie
- die Erarbeitung von Empfehlungen für die Gesundheitsvorsorge und die Gesundheitsversorgung.

Wichtige Arbeitsbereiche sind

- die epidemiologische Transition,
- die Sozialepidemiologie,
- die Risikoforschung,
- die Identifizierung prioritärer Gesundheitsprobleme sowie
- die → Versorgungsforschung und
- die → Evaluationsforschung.

Die Arbeitsschwerpunkte und die Leistungsfähigkeit der Epidemiologie sowie ihre praktische Relevanz werden nachhaltig von den Regulations- und Steuerungsmechanismen jeweils der nationalen Gesundheitssysteme bestimmt.

Da die Epidemiologie in erheblichem Umfang auf statistische Methoden zurückgreift, gibt es gelegentlich das Missverständnis, jeglicher Anwendungsfall von statistischen Methoden in der Medizin, z. B. in → klinischen Studien, sei der Epidemiologie zuzuordnen. Die hierin ggf. begründete Vermutung, epidemiologische und klinische Forschung seien identisch, war für beide Forschungsrichtungen eher schädlich als hilfreich.

Weil das Gesundheitssystem der Bundesrepublik weder nachhaltig durch prioritäre Gesundheitsprobleme und -ziele, noch durch Risikodifferenzierungen der Versicherten (Äquivalenzversicherungen), noch durch eine systematische → Evaluation der Leistungserbringer gesteuert wird, spielt die Epidemiologie hier eher eine marginale Rolle. Wenngleich zweifellos eine Grundlagendisziplin der Medizin, ist sie in der universitären Lehre und Forschung in der Bundesrepublik nur punktuell vertreten.

Epidemiologische Ziffern

Measurement of occurrence Im Wissenschaftsfeld der Epidemiologie lassen sich drei Sachverhalte messen: Ereignisse, Zustände und Dauern. Die hierfür gebräuchlichen wichtigsten Maße sind:

Inzidenz, engl. incidence, incidence case: Absolute Anzahl der neuen Erkrankungsfälle in einer → Bevölkerung und in einem definierten Zeitraum. Die Inzidenz zählt die zu den schon bekannten (→ Prävalenz) neu hinzukommenden → Fälle.

Inzidenzdichte, durchschnittliche, engl. average force of morbidity, person time incidence rate, average incidence density: Quotient aus der Summe der zwischen t_o und t_1 neu erkrankten Personen und der Summe der Personenjahre dieser Personen ohne Krankheit zwischen t_o und t_1.

Die durchschnittliche Inzidenzdichte kann z. B. so gedeutet werden, dass bei Männern je 10 000 Lebensjahre durchschnittlich 6 Erkrankungen an einem Lungenkarzinom zu beobachten sind. Das Beispiel zeigt, dass diese Aussage nur sinnvoll interpretiert werden kann, wenn das → Alter zu Beginn der Messung und die Dauer des betrachteten Zeitintervalls angegeben werden, da ansonsten eine solche Mitteilung inhaltsleer bleibt. Folgerichtig macht eine solche Aussage auch nur innerhalb der jeweiligen Interpretationsbedingungen Sinn.

Inzidenzdichte, engl. hazard rate, instantaneous incidence density, instantaneous incidence rate: Quotient jeweils des Differenzials (1. Ableitung nach der Zeit), in der die neu erkrankten Personen (nicht die → Fälle!) beobachtet werden und der Zeit, die die exponierten Personen insgesamt ohne Krankheit erlebt haben.

Nimmt man an, die 1. Ableitung nach der Zeit im Moment Δt wäre als tx zu deuten, kann die Inzidenzdichte wie folgt interpretiert werden: Werden Personen zur gleichen Zeit einer Exposition ausgesetzt, entstehen nach Ablauf der Zeit bis tx y Fälle an der Krankheit A.

Inzidenzrate, kumulierte, engl cumulative incidence rate: Quotient aus den erkrankenden Personen in einem Beobachtungszeitraum und dem Anfangsbestand gesunder Personen zu Beginn des Beobachtungszeitraums.

Eine kumulierte Inzidenzrate könnte z. B. besagen, dass von 1.000 40-jährigen Männern im Verlauf einer definierten Zeitspanne 2 Männer einen Herzinfarkt erleiden werden.

Die kumulierte Inzidenzrate ist die einzige epidemiologische Ziffer, die formal korrekt als Wahrscheinlichkeit (→ Risiko) interpretiert werden darf. Die Schwierigkeit besteht darin, dass die kumulierte Inzidenzrate immer nur für eine Zeitspanne gilt, die zugleich aber auch einem Altersabschnitt entspricht. Da die Wahrscheinlichkeit zu erkranken bei den meisten Krankheiten auch vom bereits erreichten → Alter sowie von der verbleibenden → Lebenserwartung bzw. jedem anderen Beobachtungszeitraum abhängt, lassen sich für gleiche Krankheiten nahezu beliebige kumulierte Inzidenzraten berechnen. Das gilt analog auch dann, wenn die kumulierte Inzidenzrate gleichsam in Teilraten zerlegt wird, indem sie für jeweils einzelne Risikogruppen bzw. Teilbevölkerungen ermittelt wird (→ Attributable Risk). Werden solche Teilinzidenzen, etwa die für die Träger besonderer → Risikofaktoren, ermittelt, bleibt zu beachten, dass es sich bei solchen Angaben um Populationseigenschaften handelt. Diese könne nicht problemlos als eine „Faktoreigenschaft" gedeutet werden (→ Force of Morbidity). Für die ätiologische Interpretation solcher „Faktoreneigenschaften" (→ Ätiologie) entstehen hieraus dann nennenswerte Schwierigkeiten, wenn nicht nur der Zusammenhang zwischen Faktor und Inzidenz, sondern auch dessen Relevanz beurteilt werden soll. (→ Kausalität, → Ursache)

Inzidenzrate, engl incidence rate: Quotient aus den neuen Erkrankungsfällen in einem definierten Zeitraum und der mittleren → Bevölkerung.

Prävalenz, engl. Prevalence: Bestand an kranken → Personen mit einer definierten → Krankheit zu einem definierten Zeitpunkt. Da dieser Zeitpunkt oft nicht exakt angegeben werden kann, muss er vereinbart werden. Hierzu wird dann zumeist der mittlere Bestand in einem Beobachtungszeitraum bestimmt. Streng genommen lässt sich die Prävalenz nur für → Personen angeben. Da Häufigkeitsangaben zu Krankheiten jedoch oft nur als → Fall dokumentiert sind, kann die Prävalenz der Fälle eines Beobachtungszeitraums deutlich höher liegen als die der Personen.

Prävalenzrate, engl. prevalence rate: Relativer Anteil der kranken → Personen mit einer definierten → Krankheit zu einem Zeitpunkt in einer definierten → Bevölkerung.

Fatalitätsrate, engl. fatality rate: In Querschnittstudien ist dies der Quotient aus den im Beobachtungszeitraum Gestorbenen an der Krankheit X und den im gleichen Zeitraum Erkrankten (Inzidenz).

In Längsschnittstudien ist dies der Quotient aus den in einem Beobachtungszeitraum Gestorbenen an der Krankheit X und dem Bestand der Kranken zu einem definierten Anfangszeitpunkt.

Fatalitätsraten (oft mit der Letalitätsrate verwechselt) sind ursprünglich zur Charakterisierung der („natürlichen") Eigenschaften von (übertragbaren) Krankheiten genutzt worden. Heute sind sie in einem solchen Sinne eher schwer zu interpretieren. Sinnvoll ist die Fatalitätsrate jedoch im Zusammenhang mit erläuternden Variablen, z. B. spezifisch für Regionen, soziale Schichten, Altersgruppen, Geschlechter oder Institutionen der Gesundheitsversorgung sowie in → klinischen Studien bei der Therapiebewertung.

Letalität, engl. lethality rate: Quotient der Summe der in einem definierten Beobachtungszeitraum Gestorbenen an einer → Krankheit X und der mittleren → Prävalenz für X im gleichen Zeitraum. Die Letalität dient als Schätzgröße für die zumeist schwerer zu ermittelnde → Fatalität.

Dauer: Das am häufigsten verwandte Maß der Dauer ist die Behandlungsdauer. Sie bezeichnet den Zeitraum zwischen dem Beginn und dem Ende einer medizinischen Behandlung.

Die Behandlungsdauer bestimmt maßgeblich die → Prävalenz der Behandlungsbedürftigen. Veränderungen der Behandlungsdauer sind für Veränderungen der Prävalenz oft entscheidender als Veränderungen der → Inzidenz. Dieser Zusammenhang ist einer der Gründe, weshalb die Prävalenz ein schlechter Risikoschätzer ist und deren Veränderung im Ablauf der Zeit nicht als Indikator für Gefährdungsveränderungen interpretiert werden sollte. → Früherkennung führt ebenso wie verbesserte Überlebenschancen durch neue Therapien bei nicht heilbaren Krankheiten immer auch zur Zunahme der Behandlungsdauer.

Andere wichtige Dauermaße sind die Expositionsdauer, die Latenzzeit das diagnostische Intervall, Verschleppungszeiten usw.

Erkrankung

Oft falsch als Synonym zu → Krankheit verwandt steht der Begriff in der → Epidemiologie für das Ereignis „Krankwerden", während Krankheit in der Epidemiologie den Zustand des „Krankseins" bezeichnet.

Erkrankungen sind in der Epidemiologie dementsprechend immer für Zeitpunkte, Krankheiten hingegen über das Merkmal → Krankheitsdauer für Zeiträume definiert.

Erwerbsminderung

→ Berufsunfähigkeit, → Erwerbsunfähigkeit

Erwerbsunfähigkeit

Erwerbsunfähig ist der Versicherte, der wegen Krankheit oder Behinderung auf absehbare Zeit nicht in der Lage ist, eine Erwerbstätigkeit regelmäßig auszuüben oder daraus ein Arbeitsentgelt/Arbeitseinkommen zu erzielen, das 350 Euro übersteigt. Seit dem 1.1.2001 können keine neuen Ansprüche auf Rente wegen Erwerbsunfähigkeit sondern nur noch auf Erwerbsminderung nach § 43 SGB VI entstehen.

Voll erwerbsgemindert ist derjenige, der weniger als drei Stunden auf dem allgemeinen Arbeitsmarkt tätig sein kann. Teilweise erwerbsgemindert ist, wer zwischen drei und weniger als sechs Stunden arbeiten kann. Bei voller Erwerbsminderung kann ein Anspruch auf die volle, bei teilweiser Erwerbsminderung auf die halbe Erwerbsminderungsrente vorliegen.

Euro-Gebührenordnung

Ein Hauptproblem der bis Ende 2008 geltenden Vergütungsordnung für niedergelassene Vertragsärzte war aus Sicht der unternehmerisch tätigen Ärzte die Abrechnung nach Punkten und Punktwerten, deren Preis in Geld vereinfacht gesagt erst nach Abschluss eines Leistungs- und Abrechnungszeitraums durch die Division der insgesamt erbrachten Punkte durch die Gesamtvergütungs-Geldmenge ermittelt wurde und daher nie verlässlich antizipiert werden konnte. Ähnliches galt für die Vergütung durch prospektiv vereinbarte Budgets. Der langjährigen Forderung nach festen und ex ante bekannten Preisen für konkrete Leistungen entspricht das seit dem 1. Januar 2009 geltende Vergütungssystem der regionalen Euro-Gebührenordnung nach § 87a Abs. 2 SGB V. Dies wird allerdings dadurch relativiert, dass Preise für das Vorliegen von Über- und Unterversorgung zu vereinbaren sind (§ 87a Abs. 2 Satz 6 SGB V).

Evaluation

Messung und Bewertung der Wirksamkeit präventiver, diagnostischer, therapeutischer, rehabilitativer oder pflegerischer Maßnahmen sowie der Erreichung von gesetzten Zielgrößen der Gesundheitssicherung und -versorgung.

Evaluationen schaffen die Voraussetzungen für die Beurteilung von → Effektivität und → Effizienz medizinischer bzw. gesundheitlicher Versorgung. Grundvoraussetzungen sind

- explizite Versorgungsziele,
- vereinbarte Strategien und Methoden der Zielerreichung,
- ein System von Messziffern zur Beschreibung der Ziele,
- der Wille, die Ergebnisse einer Evaluation für praktische Schlussfolgerungen zu nutzen.

Evaluationen bedürfen verbindlicher Absprachen und Standardisierungen. Die Evaluation Research Society hat hierfür 6 Phasen mit einer großen Zahl standardisierter Teilarbeitsschritte empfohlen. Die Phasen umfassen

- Auftragsformulierung und Absprachen,
- Strukturierung und Festlegung des Untersuchungsverfahrens,
- Datenerhebung und Datenaufbereitung,
- Datenanalyse und Dateninterpretation,
- Mitteilung und Veröffentlichung,
- Umsetzung der Ergebnisse.

Da die Evaluationsforschung sich zunehmend mit dem Qualitätsmanagement und dessen Standardisierungsmechanismen überschneidet, scheint es zweckmäßig, beide hinsichtlich der eher methodischen Orientierung sowie der Anwendungsorientierung zu unterscheiden. Hierbei ist allerdings anzumerken, dass das Qualitätsmanagement in der Regel keiner medizinischen, sondern maßgeblich einer betriebswirtschaftlichen, und damit wettbewerblichen Orientierung unterliegt. Dies macht es sinnvoll, bei der Evaluation die Zielkorridore Effektivität und Effizienz voneinander abzugrenzen.

Evidence based Medicine (EbM)

"Evidence-basierte Medizin (EbM) ist der gewissenhafte, ausdrückliche und vernünftige Gebrauch der gegenwärtig besten externen, wissenschaftlichen Evidenz für Entscheidungen in der medizinischen Versorgung individueller Patienten. Die Praxis der EbM bedeutet die Integration individueller klinischer Expertise mit der bestmöglichen externen Evidenz aus systematischer Forschung." (Sackett et al 1996)

Als beweisgestützte Medizin steht der Begriff für deren Anspruch, praktizierte Wissenschaft zu sein und Maßnahmen anzuwenden, deren Nutzen nachgewiesen ist. EbM grenzt ärztliches Handeln von einer therapeutischen Praxis ab, die nach „Versuch“ und „Irrtum“ verfährt. Sie verpflichtet zur dokumentierten Transparenz therapeutischer Entscheidungen und Ergebnisse und verlangt, die Resultate der Therapie ggf. einer Evaluation und Bewertung zu unterwerfen. Jede Medizin, die nicht evidence- oder beweisgestützt ist, ist demnach eine auf qualitativen Urteilen beruhende Erfahrungsmedizin für die wissenschaftliche Grundlagen (noch) nicht existieren oder aus welchen Gründen auch immer nicht genutzt werden.

Der Anspruch einer Evidence based Medicine reicht jedoch weiter. Individuelle ärztliche Erfahrung und die klinische Expertise im Einzelfall stehen oft in einem Spannungsfeld zu den Ergebnissen populationsbezogener epidemiologischer Studien. Die Umsetzung quantitativen Wissens in eine zwangsläufig immer qualitative Einzelfallentscheidung ist kompliziert (→ Entscheidungsanalyse). Umgekehrt bedeutet dies aber auch, dass gesichertes klinisches Wissen im individuellen Anwendungsfall keine hinreichende Basis für bevölkerungsorientierte Maßnahmen der Gesundheitssicherung und -versorgung sein kann. Die Schwierigkeiten ergeben sich u.a. daraus, dass Einzelfallentscheidungen immer ja/nein-Entscheidungen sind und studienbasiertes Wissen auf probabilistischen Argumentationen beruht. Studienergebnisse und Empfehlungen drücken sich meist in statistischen absoluten und relativen Wahrscheinlichkeiten oder Chancen/ Risiken aus.

Die Grenzen der Evidence based Medicine ergeben sich aus dem jeweils verfügbaren Erkenntnisstand und dem hierbei intendierten Krankheits- bzw. Wissenschaftsverständnis. Dieser Aspekt ist besonders für die hausärztliche Versorgung wichtig, weil hier die Anlässe der Hilfenachfrage oder die geklagten Beschwerdebilder sich durch → klinische Studien oft nicht ausreichend fassen lassen.

Da die Medizin eine angewandte Humanwissenschaft ist, reicht der Anspruch an die Evidence ärztlicher Entscheidung zudem oft deutlich über den konkreten Kontext einer klinischen Studie und den Kontext ihres Krankheitsverständnisses hinaus. Zumindest sind in der Regel psychische und soziale Zusammenhänge von erheblicher, zumindest aber ergänzender Bedeutung. Die Praktizierung der Evidence based Medicine stellt also hohe Anforderungen an die Fähigkeit zur Integration humanwissenschaftlicher Erkenntnisse durch den Nutzer. Da Medizin grundsätzlich nicht mit Krankheit, sondern mit kranken Menschen konfrontiert ist, verbindet sich mit der Evidence based Medicine auch die Erwartung an ein integratives Wissenschaftskonzept medizinischen Tuns, das bio-wissenschaftliche, klinische und psycho-soziale Kompetenz verbindet. Eine in dieser Sicht wissenschaftliche ärztliche Praxis ist immer auch eine individuen- und nicht eine fallorientierte Praxis.

Aus diesem Grunde ist der Hinweis von Sackett auf „die Integration individueller klinischer Expertise mit der bestmöglichen externen Evidenz aus systematischer Forschung" auch eine Aufforderung zur Integration von klinischer und psychosozialer Kompetenz. Das Verständnis der Evidence based Medicine kann deshalb erst gelingen, wenn auch der ergänzenden Definition mit ihrem Hinweis auf die eigenständige aktive Rolle des Patienten die gebührende Aufmerksamkeit geschenkt wird. EbM führt erst dann zur Evidence based practice, wenn nicht nur die Integration von externer Evidenz und klinischer Erfahrung, sondern auch die Integration der Patientenbedürfnisse in den Entscheidungsprozess gelingt („...the integration of best research evidence with clinical expertise and patient values" Sackett et al.).

Die häufige weitgehende Begrenzung der EbM auf ein bio-medizinisches Krankheitsmodell (disease) sowie die mit der EbM verbundene Entscheidungsdominanz von Experten, Versicherungen und Politik führt besonders in der Grundversorgung (primary care) eher zu Konflikten als zu einer evidence based practice. Zur Lösung des Konflikts zwischen dem biomedizinischen Modell (disease) und einem psycho-sozialen Krankheitsverständnis (illness) wird versucht, das Konzept des Evidence based Patient Choice (EBPC) zu etablieren. Dieses beschreibt Hope (1996) als „the use of evidence-based information in a way of enhancing people's choices when those are patients". Diese Sichtweise ist im → Shared Decision-Making als eine Bedingung für den angemessenen Umgang mit der Evidence based Medicine weitergeführt.

Die praktische Unmöglichkeit für den Arzt, die Menge und Komplexität klinischer Studien selbst zu recherchieren und zu bewerten, verlangt zwingend eine

„zwischengeschaltete“ Institution zur Aufbereitung des Wissens in Form von Wissensbewertungen, Empfehlungen, Leitlinien, Richtlinien und Standards. Während die Prinzipien einer Evidence based Medicine selbst kaum konfliktbesetzt sind, ist dies bei der Leitlinienerstellung u.U. vollständig anders, da Leitlinien (mit unterschiedlicher Bindungspflicht) den Wissensstand in Normen des Handelns umsetzen. Die Problematik der Leitlinienbindung medizinischen Handelns besteht vor diesem Hintergrund nicht so sehr in der extern gesetzten Evidenz zu einem Behandlungsfall, sondern in der normativen Umsetzung auf der Ebene der therapeutischen Interaktion von Arzt und Patient (verbale und non-verbale Kommunikation, emotionale Unterstützung, Leidensbegleitung usw.) auf der einen Seite und der Spiegelung eines solchen medizinischen Selbstverständnisses in standardisierenden Produkt- und Fallklassifikationen, ihrer Ausstattung mit Qualifikations- und Zeitverbrauch sowie ggf. der nachfolgenden Honorierung.

Die Forderungen nach einer normativen Nutzung der Evidence based Medicine im Leistungs- und Vertragsrecht reflektieren die besonderen Konflikte, die aus den inneren Spannungen der Gesundheitssysteme resultieren und die an der EbM gleichsam stellvertretend abgearbeitet werden. Es ist deshalb besonders wichtig, die Verfahren, Zuständigkeiten und Kompetenzen beim Übergang von der EbM zu normativen Leitlinien ethisch und rechtlich in einen überschaubaren ordnungspolitischen Rahmen zu setzen und öffentlich transparent zu gestalten.

In der aktuellen gesundheitspolitischen Debatte wird verbreitet der Auffassung gefolgt, die EbM sei auch eine geeignete Basis, um hierauf aufbauend für präventivmedizinische, diagnostische, therapeutische und rehabilitative Maßnahmen und Methoden oder zumindest für relevante Anteile hiervon Richtlinien zu vereinbaren und mit leistungssteuernder Wirkung rechtsverbindlich zu normieren. Im Kern folgt diese Sicht der Auffassung, dass die jeweils besten verfügbaren wissenschaftlichen Einsichten eine geeignete Basis für Konsensfindungen in einem Entscheidungsrahmen wären, der in der Selbstverwaltung traditionell über Verhandlungen ausgefüllt wurde. Ob Wissenschaft tatsächlich geeignet sein wird, gleichsam als „neutrale Partei“ Interessengegensätze in der → Selbstverwaltung wirksam auszugleichen, wird vor dem Hintergrund historischer Erfahrungen sorgfältig zu verfolgen sein. Es wird auch zu analysieren sein, ob die zu diesem Zweck in staatlichen Gesundheitssystemen (z. B. UK) oder in Staaten mit erheblichen Anteilen steuerfinanzierter Gesundheitsleistungen (z. B. USA) gemachten Erfahrungen ohne Systembruch zu übertragen sind.

In der GKV ist die EbM bereits zu einem zentralen Kriterium für die Entscheidungsfindung des G-BA geworden (vgl. 3. Kapitel §§ 11-16 der Verfahrensordnung des G-BA). Dem IQWiG ist gesetzlich aufgegeben, evidenzbasierte Leitlinien für die epidemiologisch wichtigsten Krankheiten zu bewerten (§ 139a Abs. 3 Nr. 3 SGB V) und es hat die medizinische Nutzenbewertung insgesamt sowie die Kosten-Nutzen-Bewertung von Arzneimitteln an den international anerkannten Standards der evidenzbasierten Medizin auszurichten (§§ 139a Abs. 4 Satz 1, 35b Abs. 1 Satz 5 SGB V).

Aus der Sicht der praktischen Sozialmedizin gibt es vor allem vier Berührungsflächen zu dem Werkzeug „Evidence based Medicine“:

- Die Sozialmedizin gibt im Auftrag der Leistungsträger gutachterliche Empfehlungen (medical evidence) zu Einzelfällen und muss diese auf der Grundlage der besten verfügbaren „Evidence“ für den Einzelfall geben (können).
- Die Sozialmedizin berät in grundsätzlichen Fragen des medizinischen Leistungsbedarfs und der Entwicklung von Gesundheitssystemen und muss hierbei auf wissenschaftlich belastbare Studien zurückgreifen (z. B. Bedarfsanalytik, Versorgungsstudien, Studien zur Folgeabschätzung von Systemeingriffen).
- Die Sozialmedizin hat die Aufgabe, die Inanspruchnahme medizinischer Versorgungsleistungen analytisch aufzuarbeiten. Das Ziel sind letztlich Steuerungsmechanismen für eine

adäquate Nutzung von Versorgungsangeboten. Hierbei geht es vor allem um die Zielgrößen Adäquanz, → Effektivität und → Effizienz z. B. im Sinne des → Utilization Review.

- Sozialmedizin vermittelt in der medizinischen Praxis das Krankheitsverständnis zwischen den Polen „disease“ und „illness“.

Grundsätzliche sozialmedizinische Stellungnahmen zu den gesundheitsbezogenen Leistungen des SGB betreffen die Bewertung neuer Entwicklungen in Prävention, Diagnostik, Therapie, Rehabilitation und → Pflege, die Positionierungsberatung zu Organisations- und Strukturentwicklungen der Versorgungssysteme und die Beratung zu Fragen der Bedarfsentwicklung.

Entscheidungen der Akteure der Selbstverwaltung sind jedoch letztlich Verhandlungsergebnisse. Für deren Vorbereitung kann der Stand der Wissenschaft offenbar ein Konsensträger (Evidence based Policy, Evidence based Decision Making) sein. Es ist deshalb nur zwangsläufig, wenn sich im Gefolge der Evidence based Medicine auch Evidence based Health Services, Evidence Health Planning oder Evidence based Purchasing durchsetzen bzw. durchsetzen könnten. Alle diese „Evidenzen“ ändern allerdings nichts an der Tatsache, dass es zunächst einer politischen Entscheidung bedarf, statt der tradierten politischen und eminenzorientierten Steuerung des Gesundheitssystems eine Steuerung durch evidenzorientierte Wissenschaften anzustreben.

Es kann nicht übersehen werden, dass auch die Steuerung durch Leitlinien auf der Basis von EbM nicht interpretationsneutral und auch nicht interessenneutral ist. Im günstigsten Fall erwächst hier nur ein Interessenkonflikt zwischen Gesundheits- und Wissenschaftspolitik. Dies bestätigen zumindest die Erfahrungen auch mit dem → National Health Service oder der → Managed Care Industry.

Die Entwicklung von Leitlinien ist in den USA ein eigener umsatzstarker Dienstleistungssektor geworden. Marktführer im Handel mit Health Care Management Guidelines ist die Firma Milliman & Robertson. Auch die → Pharmaceutical Benefit Management Industry hat diesen Markt nachhaltig entdeckt (→ Disease Management).

Entsprechend breit und letztlich auch ambivalent sind die Potenziale der Evidence based Medicine. Sie

- hat das Potenzial, eine neue Qualität der Standardisierung ärztlicher Handlungen zu fördern und würde so die Professionskultur und die Organisation medizinischer Dienstleitungen verändern.
- hat das Potenzial, die vertraglichen Beziehungen zwischen Versicherten, Versicherern und Vertragsärzten nachhaltig zu beeinflussen.
- hat das Potenzial, Indikationen zu standardisieren und verbindlich zu definieren.
- hat das Potenzial, ärztliche Entscheidungen intern und extern überprüfbar, bewertbar, und damit steuerbar zu machen.
- hat das Potenzial, erhebliche Leistungsausweitungen oder Leistungseingrenzungen zu bewirken.
- hat das Potenzial, Basis neuartiger Marketingstrategien bei Leistungsträgern wie Leistungserbringern, also selbst Wettbewerbsinstrument zu werden. Hierbei ist ein eigenes Wettbewerbsziel dann gegeben, wenn sich Anbieter und Versicherer mit dem Ziel der Besetzung interessanter Marktanteile bewusst gegen die EbM entscheiden, etwa bei Angeboten wissenschaftlich nicht begründeter oder begründbarer oder nachweislich nicht rationaler Therapieangebote.
- hat das Potenzial zur ökonomischen Profilierung von Äquivalenzversicherungen und
- hat das Potenzial, selbst ein wirtschaftlich bedeutsames Dienstleistungsfeld zu werden.

Der Entwicklungsstand der Forschung einerseits und die Dynamik der Wissensentwicklung andererseits machen es zwingend, die Evidenz nach den relevanten Handlungsfeldern (Prävention, Diagnostik, Therapie, Nachsorge, Rehabilitation, Pflege) und nach der jeweiligen Begründungsqualität zu klassifizieren. Wenngleich für die Bundesrepublik nicht verbindlich vereinbart, hat sich hier offenbar die Klassifikation der Agency for Healthcare Research and Quality, AHRQ (ehemals Agency for Health Care Policy and Research, AHCPR) der USA durchgesetzt.

Stufen der Evidenz nach der AHRQ:

- I Evidenz aufgrund von → Metaanalysen randomisierter → klinischer Studien,
- Ib Evidenz aufgrund mindestens einer randomisierten klinischen Studie,
- IIa Evidenz aufgrund mindestens einer gut angelegten kontrollierten Studie ohne → Randomisierung,
- IIb Evidenz aufgrund mindestens einer gut angelegten quasi-experimentellen Studie,
- III Evidenz aufgrund gut angelegter, nicht experimenteller, deskriptiver Studien, z. B. Vergleichs-, Korrelations- oder Fall-Kontroll-Studien,
- IV Evidenz aufgrund von Berichten oder Expertenmeinungen oder Erfahrungen anerkannter Autoritäten.

Der wichtigste Nachteil dieser Klassifikation ist die Eingrenzung auf therapeutische Aktivitäten. Seit 2001 liegt eine wesentliche Weiterentwicklung dieser „Levels of Evidence“ von Phillips, Ball, Sackett, Badenoch, Straus, Haynes und Dawes vor. Sie definiert mit insgesamt 10 Stufen nicht nur differenzierter, sondern in erheblich größerer methodischer Tiefe. Dabei wird auch berücksichtigt, dass die methodischen Anforderungen an die Evidence nach Zielsetzungen unterschieden werden müssen.

In dem vorliegenden Schema sind dies die Ziele

- Therapie, Prävention, Ätiologie, Beherrschung von Nebenwirkungen,
- Prognose,
- Diagnostik,
- Differenzialdiagnostik,
- ökonomische und → Entscheidungsanalyse.

Es ist zu unterstellen, dass sich auch die erste Gruppe von Zielen künftig weiter auffächern wird und auch Rehabilitation und Pflege differenzierend einzubeziehen sein werden.

Wichtig ist weiterhin, dass der alleinige Bezug auf klinische Studien verlassen wurde und die beste Evidenz für andere Ziele als die der → Therapie maßgeblich durch → epidemiologische Studien, vor allem → Kohortenstudien gesichert werden soll.

Die Evidence based Medicine als ein Konzept (extern) beweisgestützter Entscheidungsunterstützung und -findung ist in der Zwischenzeit auch zum Modell für andere Entscheidungsbereiche geworden, z. B.:

- Evidence based prevention (z. B. in Bezug auf Ziele, Methoden, → Risikobewertung, → Risikokommunikation, Norm- und Grenzwerte, Interventionsprogramme),
- Evidence based behavior (z. B. in Bezug auf verbindliche Standards für → Compliance),
- Evidence based policy (z. B. in Bezug auf Ziele, Mittelallokation, Prioritäten, Organisation, Versorgungsstrukturen und -profile, Versorgungsprozesse),
- Evidence based purchasing (z. B. in Bezug auf Probleme der → Gesundheitsökonomie, Preis-, Kosten-, Nutzen-, Nutzwertkalkulationen, → Wettbewerb, Werbung, Acquisition, → Risikobewertung, Gestaltung von Versicherungsplänen) Evidence based Management (z. B. in Bezug auf Steuerung von Leistungs- und Versorgungsprozessen, Kosten-Gewinn-Optimierung, Management von → Qualität, → Qualität, Qualitätssicherung, → Evaluation, Analytik).

Evidence of Insurability

Bezeichnung für die Vordiagnostik von Käufern eines Versicherungsvertrages, um zu prüfen, ob bzw. zu welchen Bedingungen diese versichert werden können. Bei solchen Untersuchungen kommen umfangreiche Fragebögen und/oder körperliche Testungen in Betracht.

In staatlich finanzierten Programmen sind solche Maßnahmen in der Regel verboten oder strikt reguliert. Das gilt analog auch für die → Gesetzliche Krankenversicherung und begründet hier den sog. → Kontrahierungszwang der Krankenkassen als dem Fundament der sozialen Krankenversicherung.

Excess Risk

Uneindeutige Bezeichnung für zwei unterschiedliche Sachverhalte bzw. Kontexte:

- Überschreitung eines als durchschnittlich oder normal oder als akzeptabel bestimmten oder angenommenen Risikos.
- Bezeichnung für ein einzelnes Risiko oder eine Kombination von Risiken, die den Rahmen der Versicherungsvereinbarung überschreiten und im Falle der Entdeckung bei einer medizinischen Konsultation oder Intervention zum Abbruch der Kostenübernahme führen (können).

Expansion of Morbidity

Ohne dass sie einem konkreten „Erstautor" zugerechnet werden kann, ist die These von einer „Expansion of Morbidity" gleichsam die Antithese zur → Compression of Morbidity. Seit den Stellungnahmen von Fries um 1980 positionieren sich vor allem Kramer (1980), Olshansky (1985) und auch Verbrugge (1994) gegen die Konzeption von Fries. Manton nimmt mit der Hypothese eines → Dynamic Equilibrium eine 3. Position ein.

EoM besagt, dass die Zunahme der mittleren → Lebenserwartung zwingend mit dem Nachteil einer Zunahme der Gefährdung für das Leiden an → chronischen Krankheiten und für ein Leben mit eingeschränkter → Lebensqualität verbunden sei. Medizinischer Fortschritt führe vor allem zum Überleben von kranken Individuen um den Preis einer Verschlechterung der allgemeinen Lebensqualität (failure of success). Lebensverlängerung bewirke somit eine Zunahme der Menschen mit eingeschränkter Selbstständigkeit und vergrößere das Ausmaß notwendiger Hilfe und Unterstützung im Sinne einer epochal zunehmenden → Krankheitslast. Diese Verschlechterung der Gesundheitsverhältnisse werde dadurch verstärkt, dass die typischen Krankheiten des Alters zusätzlich selbst wieder Ausgangspunkt von Krankheit sind, die dann gleichsam unmittelbare Folge medizinischer Intervention seien und so → Multimorbidität erzeugten.

In der Auseinandersetzung um die Compression versus Expansion of Morbidity wiederholt sich mit nur leicht modifizierten Argumenten eine Diskussion, die zumindest 200 Jahre alt ist. Sie hat mit den Theorien zu den sog. → Zivilisationskrankheiten bereits im frühen 19. Jahrhundert, den Entartungstheorien des späten 19. und frühen 20. Jahrhunderts sowie dem → Sozialdarwinismus und den Forderungen nach Asylierung Kranker wie mit der Eugenik einen dramatischen Höhepunkt und damit eine eigene geschichtliche Dimension erreicht. In unterschiedlichsten Variationen findet sie immer wieder einmal auch einen Reflex in „Warnungen" vor einer medizinischen Intervention in die „natürliche" Säuglings- und Kindersterblichkeit.

Aktuell spielt diese Debatte besonders in den Prognosen um die Aufwandsentwicklung für medizinische Versorgungsleistungen des → Medicare in den USA eine erhebliche und realpolitische Rolle. Es wird argumentiert, wegen der Expansion of Morbidity würde Medicare im Jahre 2050 bis zu 50% Versicherungssteuer auf die Einkommen erfordern. Dieses Argument dient u.a. dazu, nachdrückliche Versuche zu begründen, die Leistungen des → Social Security Act, einschließlich Medicare zu privatisieren (→ Friedman).

Diese Thesen liegen weltweit analogen Prognosen zu künftigen Versicherungssteuersätzen oder Beitragssätzen für Krankenversicherungen zugrunde, und sie sind oft politisch sehr einflussreich. Auch in den Schätzungen für den künftigen → Beitragssatz der Gesetzlichen Krankenversicherung, die derzeit ebenfalls bis zum Jahr 2050 reichen, spielt im Hintergrund die These der Expansion of Morbidity eine wichtige Rolle, ohne allerdings explizit argumentiert zu werden. Während aus Forschungssicht die Expansionshypothese heute kaum noch aufrecht zu erhalten ist, spielt sie in der Diskussion wirtschaftlicher und politischer Interessengruppen immer wieder neu eine große Rolle.

Externe vergleichende Qualitätssicherung Krankenhaus

In dem nach § 135, 137, 137a SGB V geregelten Verfahren erstellt die vom Gemeinsamen Bundesausschuss damit beauftragte → Bundesgeschäftsstelle Qualitätssicherung (BQS) seit 2001 einen jährlichen „BQS-Report".Dessen Datenbasis waren 2008 die für 27 Versorgungsbereiche (z. B. Karotis-Rekonstruktion, Herzschrittmacher oder als einziger Bereich aus der Pflege die Dekubitusprophylaxe) differenzierten und mit 206 Indikatoren abgebildeten Daten der medizinischen und pflegerischen Versorgung in 3,8 Millionen Behandlungen aus fast 1.700 Krankenhäusern. Bei 20 der überprüften Indikatoren gab es einen „besonderen Handlungsbedarf". Bei 80 der Indikatoren gab es 2008 gegenüber den Vorjahren eine signifikante Verbesserung. Zu den zum Teil seit Jahren benannten Mängeln der BQS-Berichterstattung gehört, dass die Daten von über 300 Krankenhäusern und von knapp vier Fünftel der 17,1 Millionen Krankenhausfälle im Jahr 2008 nicht qualitativ bewertet wurden. Hinzu kommt, dass weiterhin wichtige Bereiche der medizinischen und vor allem pflegerischen Versorgung nicht hinsichtlich ihrer Qualität bewertet und verglichen werden. Schließlich überwiegen bei den Indikatoren trotz ihrer steigenden Zahl Indikatoren, die sich mit der Struktur- oder Prozessqualität statt mit der Ergebnisqualität befassen. Da die Mehrheit der PatientInnen nicht vollkommen geheilt oder beschwerdefrei aus dem Krankenhaus entlassen wird, benötigte man zur Beurteilung der Qualität der stationären Versorgung Informationen darüber, wie es den PatientInnen nach der Entlassung aus dem Krankenhaus ging. Hier könnte die künftig durchgeführte einrichtungsübergreifende Qualitätssicherung nach § 137a SGB V wichtige Beiträge liefern.

Fall, epidemiologischer

In der → Epidemiologie ist der Fall eine Behandlungsepisode, die durch einen Behandlungsanlass und durch die Falldauer charakterisiert ist. Dabei gilt:

- Bei nicht wiederholbaren Krankheiten entspricht ein Fall einer → Person.
- Bei wiederholbaren und remittierbaren Krankheiten ist die Zahl der Fälle immer größer als die Zahl der betroffenen Personen.
- Bei angeborenen nicht heilbaren Krankheiten entspricht die Falldauer exakt der → Lebensdauer.
- Bei nicht heilbaren Krankheiten mit variablem Krankheitsbeginn entspricht die Falldauer der ferneren → Lebenserwartung ab Diagnosestellung.
- Bei Krankheiten mit einer Falldauer, die kürzer als der Berichtszeitraum ist, ist die → Prävalenz kleiner als die → Inzidenz.
- Bei Krankheiten mit einer Falldauer, die größer als der Erfassungszeitraum ist, ist die Prävalenz immer größer als die Inzidenz.
- Eine Verbesserung der Therapie führt bei heilbaren Krankheiten zu einer Abnahme der Behandlungsdauer.
- Eine Verbesserung der Therapie führt bei nicht heilbaren Krankheiten zu einer Zunahme der Behandlungsdauer.
- Die Fallhäufigkeit ist von den Eigenschaften „Wiederholbarkeit" / „Remittierbarkeit" und die Falldauer von der Therapierbarkeit, dem Zeitpunkt der Diagnosestellung und der → ferneren Lebensdauer abhängig.
- Behandlungsepisoden sind in der Regel kürzer als die Krankheitsdauer. Unter dem Einfluss von Auffassungen, auch Gesunde sollten ggf. aus präventiven Gründen therapiert werden, können u. U. Behandlungsepisoden jedoch auch deutlich länger als Krankheitsepisoden sein.

Fall, leistungsrechtlicher

In der Krankenversicherung entspricht der Fall den geltenden Festlegungen für die

Abrechnung medizinischer Versorgungsleistungen. In der ambulanten ärztlichen Versorgung ist dieser nach der ICD-10 aufzunehmen (§ 295 Abs. 1 Satz 2 SGB V). Das macht es bei auf Sekundärdaten beruhenden epidemiologischen Studien nötig, zunächst zu klären, wie sich der epidemiologische und der leistungsrechtliche Fall aufeinander abbilden.

Bei der wachsenden Zahl von → Klassifikationen medizinischer Behandlungsfälle, z. B. der Klassifikationsfamilie der → Diagnosis Related Groups, handelt es sich um leistungsrechtliche Klassifikationen, die sich auf die Eigenschaften des epidemiologischen Falls in der Regel nicht abbilden lassen. → Fallklassifikationen und → Personenklassifikationen lassen sich dabei häufig nicht aufeinander beziehen. Dies aber wäre die Voraussetzung für epidemiologische Analysen im Bevölkerungsbezug.

Leistungsrechtliche Falldokumentationen reproduzieren den Zusammenhang von Behandlungsaufwand, Versicherungsverhältnis und Entgeltregelung mit dem Leistungserbringer. Sie sind deshalb nur unter der Bedingung sorgfältiger Prüfung und ergänzender Beschreibungen als Grundlage vergleichender → epidemiologischer Studien verwertbar.

Unter den Bedingungen der → Gesetzlichen Krankenversicherung, also eines Versicherungstyps, der Personen und nicht einzelne Leistungsanrechte versichert und Leistungen nach Maßgabe des rechtlich definierten Bedarfs gewährt, sind folglich andere Bedingungen gegeben als in Versicherungen, die nur vordefinierte medizinische Versorgungsprodukte kompensieren.

Eine Besonderheit ergibt sich beim analytischen Umgang mit Falldaten in der GKV auch insofern, als Dokumentationen stationärer Behandlungsfälle, so wie auch international üblich, immer ein Kalenderjahr abbilden, ambulante Versorgungsleistungen jedoch auf die Beobachtungsperiode eines Quartals begrenzt sind. Dies führt häufig dazu, dass diese Quartalsdokumentationen nicht in einen logisch korrekten Zusammenhang zu Bevölkerungsdaten oder stationären Versorgungsdaten gesetzt werden können.

Fallacy

In der → Epidemiologie ein Fehlschluss, in dessen Ergebnis unzulässige Aussagen zu einer Ursache-Wirkungs-Beziehung (→ Kausalität) getroffen werden. Im Unterschied zu anderen systematischen Fehlerquellen (insbesondere → Bias), ist der Fehler nicht in falschen Untersuchungsergebnissen, sondern in der fehlerhaften Anwendung logischer Prinzipien begründet.

Logische Fehlschlüsse können ebenso wie Bias auf vielfältige Weise entstehen, sie sind aber durch kritische Anwendung methodischer Grundsätze prinzipiell vermeid- und auch korrigierbar. Einige Arten von ihnen sind in der Epidemiologie besonders bedeutsam und werden deshalb als eigene Begriffe geführt:

- Ecologic(al) Fallacy (ökologischer Fehlschluss): Hierbei werden statistische Zusammenhänge, die für Gruppen von Personen ermittelt wurden, so interpretiert, als handelte es sich um eine → Kausalität auf der Ebene Individuum. Ein klassisches Beispiel ist hierfür der von Emile Durkheim (1858–1917) beschriebene Zusammenhang zwischen dem Anteil protestantischer Bevölkerung und den Suizidraten in preußischen Provinzen, der als höheres Suizidrisiko für Protestanten fehlinterpretiert werden kann. Ökologische Fehlschlüsse können sowohl hinsichtlich eines Zusammenhanges überhaupt (Korrelation) als auch der Stärke eines vorhandenen Zusammenhanges (statistische Regression) getroffen werden.
- Berkson's Fallacy: Statistische Zusammenhänge (aber auch Ursache-Wirkungs-Beziehungen), die in ausgewählten Studienpopulationen gefunden werden, müssen nicht notwendig auch für andere Menschengruppen oder gar die gesamte Bevölkerung gelten. Typisches Beispiel hierfür sind krankenhausbasierte → Fall-Kontroll-Studien, in denen sowohl die epidemiologischen → Fälle als auch die Vergleichspersonen einer starken Selektion unterworfen sind.

- Post hoc fallacy: Das regelhafte Aufeinandertreffen von Ereignissen (zumal in konstanter zeitlicher Abfolge) suggeriert einen kausalen Zusammenhang (lat. post hoc ergo propter hoc). Häufig liegen hinter so gefundenen Assoziationen zwischen einem → Risikofaktor und einem gesundheitlichen Effekt gemeinsame Ursachen (z. B. sozio-ökonomische Benachteiligung), Koinzidenzen oder gar ein umgekehrter kausaler Zusammenhang.

Daneben gibt es weitere Quellen für Fehlschlüsse, die häufig vom Wissenschaftsbetrieb selbst erzeugt werden, z. B.: Autoritätsglaube (anstatt → critical appraisal), Überbewertung häufig zitierter Ergebnisse, Bevorzugung einfacher Erklärungen für komplexe Zusammenhänge (→ Risikofaktoren), Extrapolation von Ursache-Wirkung-Zusammenhängen in nicht hinreichend untersuchte Ursachenbereiche (z. B. Übertragung von Gesundheitsrisiken für Adipositaskranke auf Übergewichtige), Bewertung relativer Risiken ohne Betrachtung absoluter Risiken, Bewertung der Signifikanz eines Ergebnisses ohne Beachtung der klinischen Relevanz.

Fallklassifikationen

Gruppe von → Klassifikationen zur prospektiven versicherungsökonomischen Risikokalkulation von Behandlungsfällen. Ausgangspunkt solcher Modelle ist also immer die Frage nach den wirtschaftlichen Folgen von Behandlungsfällen. → Clinical Risk Groups (CRG), → Diagnosis Related Groups, → Disability Payment System, → Resident Assessment Instrument

Fall-Kontroll-Studie

(engl. Case-Control-Study) Studientyp in der → Epidemiologie, vor allem aber in der klinischen Forschung, bei dem eine hinreichende Menge von Beobachtungsfällen einer hinreichenden Menge von Kontrollfällen vergleichend gegenüber gestellt wird. Das Ziel des Vergleichs ist es, eine Entscheidung darüber herbeizuführen, ob beide Gruppen erklärungsbedürftige Verschiedenheiten aufweisen oder im Ablauf der Zeit entwickeln, um solche Unterschiede nachfolgend dann möglichst ursächlich aufzuklären. Es kann mit diesem Studientyp auch geprüft werden, ob zwischen einer Einfluss- und einer Zielgröße ein Zusammenhang besteht.

Zu diesem Zweck wird immer eine möglichst große Strukturgleichheit von Fällen und Kontrollen angestrebt, um sicherzustellen, dass beide Gruppen sich nur durch die jeweils im Vergleich interessierende Einflussgröße (Exposition, Arbeitsbedingungen, Lebensstil, Therapie usw.) unterscheiden. Diese Strukturgleichheit kann auf zweierlei Weise hergestellt werden: Entweder werden Fälle und Kontrollen über Zufallsauswahlen ermittelt (→ Randomisierung) oder es werden Fälle und Kontrollen gezielt so selektiert, dass jedem Studienfall ein analoger Kontrollfall zugeordnet wird (→ Matching).

Erklärungsbedürftig ist ein ermittelter Unterschied dann, wenn mittels geeigneter statistischer Tests eine nicht als zufällig zu bezeichnende Verschiedenheit in der Häufigkeit oder Ausprägung der Zielgröße festzustellen ist. Solche signifikanten Unterschiede berechtigen zur Suche nach Erklärungen für diese Nichtzufälligkeit oder sie bestätigen eine Hypothese. Ggf. kann es auch erforderlich werden zu erklären, weshalb keine erklärungsbedürftigen (signifikanten) Unterschiede gefunden wurden.

Der Umgang mit den Ergebnissen kann in nennenswerte Interpretationsprobleme führen. Hierbei sind vor allem drei zu beachten:

- Das Ausmaß der Verschiedenheit von Fall- und Kontrollgruppe hängt immer auch von der Kontrollgruppe ab.
- Da dieser Studientyp zumeist als Querschnittsstudie aufgebaut ist, kann es schwierig sein, die Richtung eines Zusammenhangs zwischen Einfluss- und Zielgröße zu bestimmen.
- Da das methodische Prinzip darin besteht, die Variabilität der Fälle und der ihnen zugeordneten Kontrollen möglichst zu begrenzen, gelten die Ergebnisse immer auch nur für jene Personen, die denen vergleichbar sind, die für die Studie selektiert wurden.

Da aber die Realität in der medizinischen Versorgungspraxis häufig eher durch Variabilität als durch Ähnlichkeit charakterisiert ist, lässt sich von Ergebnissen solcher Fall-Kontroll-Studien nicht zwingend auf die praktische Relevanz des Ergebnisses von Fall-Kontroll-Studien schließen.

Fallpauschale

Variante der Entgeltung erbrachter (retrospektive Fallpauschalen) bzw. Leistungen, die noch zu erbringen sind (prospektive Fallpauschalen in Prospective Payment Systems).

Fallpauschalierte Entgelte (→ Fallklassifikationen) setzen weitgehende Transparenz, also die eindeutige Definition einer Leistung und die Ermittlung ihrer Kosten sowie eine relativ geringe Varianz oder Standardisiertheit der zu erbringenden Leistung voraus. In Analogie zu anderen Dienstleistungsbereichen werden auf diese Weise Produkte definiert und gegeneinander abgegrenzt, die dann auch als Basis für eine regional, zeitlich oder institutionell

- vergleichende Ermittlung des Leistungsgeschehens,
- die Bewertung (z. B. → Benchmarking) des Leistungsgeschehens,
- für die Standardisierung des Prozesses der Leistungserbringung (→ clinical Pathways) oder für
- Planungszwecke und Ressourcenallokationen (z. B. → Budgetierung) genutzt werden können.

Eine besondere Schwierigkeit bei der Honorierung mittels Fallpauschalen ergibt sich dann, wenn die Kosten bzw. Teile der Kosten vom Leistungserbringer nicht kontrolliert bzw. durch das interne Management nicht beeinflusst werden können. Fallpauschalen sind von sog. Kopfpauschalen zu unterscheiden.

Pauschalierungssysteme setzen je nach ihren Wirkmechanismen sehr spezifische Anreize zur → Risikoselektion und unterstützen oder behindern so die jeweiligen Akteursinteressen.

Fatalitätsrate

engl. fatality rate → Epidemiologische Ziffern

Favourable selection

→ Risikoselektion

Fee for Service

Vergütungsform, bei der auf der Basis von Tabellen der → Einzelleistungsvergütung oder nach Aushandlung des Preises, der Arzt direkt vom Patienten honoriert wird und dieser seine Auslagen ggf. nach dem → Kostenerstattungsprinzip von seiner Versicherung zurückerhält.

FfS ist eine für private Krankenversicherung typische Entgeltung und wird vor allem als Instrument der Nachfragesteuerung eingesetzt.

Im → Managed Care tritt an die Stelle des FfS zumeist das System des → Capitation.

Fehlbelegung

Begriff aus der → Versorgungsforschung und der → Evaluation zur Charakterisierung der (möglichen) → Überversorgung im Krankenhaus.

Aus logischen Erwägungen müssen drei Typen von Fehlbelegung bzw. des unnötigen Verbrauchs stationärer Versorgungsressourcen unterschieden werden:

- Eine Indikation zur stationären Versorgung ist nicht gegeben, ein Patient wird also stationär versorgt, obgleich er adäquat ambulant oder in einer Rehabilitationseinrichtung oder in einer Pflegeeinrichtung versorgt werden könnte,
- eine Indikation zur stationären Versorgung ist gegeben, Umfang und Dauer der Versorgung sind aber nicht notwendig, erforderlich und wirtschaftlich,
- ein Patient ist stationär versorgungsbedürftig, wird jedoch in einem im Verhältnis zu seinem Leiden zu hoch qualifizierten Krankenhaus versorgt (z. B. massenhafte Herniotomien, Kataraktoperationen oder komplikationsfreie Vaginalgeburten in Universitätskliniken).

Das Interesse an einer Prüfung von Fehlbelegungen hat jeweils derjenige, der die wirtschaftlichen Folgen trägt. Das sind typischerweise die Versicherungen und im

Managed Care das Management solcher Versorgungsorganisationen.

Fehlbelegungsprüfung

Fehlbelegungsprüfungen sind eine → Evaluation der Angemessenheit eines Aufwands entweder im Verhältnis

- zum Bedarf,
- zum versicherten Anspruch oder
- zum Leistungsvertrag zwischen Leistungsträger und -erbringer.

Wegen der ggf. rechtlichen oder finanziellen Konsequenzen sollten systematische und strikt standardisierte Prüfungen anlassbezogenen Einzelfallprüfungen immer vorgezogen werden, weil sich der Grundsatz der Gleichheit einer Evaluation gegenüber allen potenziell infrage kommenden Krankenhäusern oder Regionen sonst nicht garantieren lässt. Da als potenzielle Verursacher von → Fehlbelegung Leistungserbringer und nicht Versicherte zu unterstellen sind, sollten entsprechende Verfahren möglichst auf Leistungsevaluation von Strukturen und Prozessen sowie institutionelle Entscheidungen und Verfahrensweisen und nicht auf individuelle Leistungsfälle orientiert werden.

International sind solche Prüfungen unterschiedlich geregelt, was auch zu unterschiedlichen Prüfinstrumenten und -verfahren führt. Das bekannteste und ursprünglich für das → Medicare in den USA entwickelte Instrument ist das → Appropriateness Evaluation Protocol (AEP).

Für die → Gesetzliche Krankenversicherung müss(t)en systematische Evaluationen einen sehr hohen Stellenwert haben, weil sie unter den Bedingungen des → Sachleistungsprinzips die einzige wirkliche Möglichkeit für die Mitglieder dieses Umlagefonds sind, den bestimmungsgerechten Verbrauch der von ihnen aufgebrachten Mittel durch die Gesetzlichen Krankenkassen zu prüfen. Da ungeklärt ist, wie sich im Gefolge des politisch vorgegebenen Wettbewerbs der Gesetzlichen Krankenkassen der Status der Mitglieder der Krankenversicherung dieses Typs ändert, ist auch unklar, inwieweit Fehlbelegungsprüfungen oder sonstige Prüfungen von Fehlinanspruchnahme Methodiken im Wettbewerb der Kassen unter- und gegeneinander sind oder tatsächlich zur Stärkung der Solidarfunktion und der Mitgliederrechte der Versicherten eingesetzt werden.

Für stationäre Versorgungsleistungen zulasten der Gesetzlichen Krankenversicherung sind Prüfungen auf Fehlbelegung durch den → Medizinischen Dienst der Krankenversicherung durch den § 275 SGB V und das Krankenhausentgeltgesetz geregelt. Die Grundsatzfrage bei solchen Prüfungen lautet, ob einzelne Leistungsfälle der Versicherten geprüft werden sollen oder ob mittels der Prüfungen mit objektiven Kriterien das strukturelle Verhalten von Leistungsanbietern und -erbringern sowie von strukturellen Folgewirkungen politischer Entscheidungen auf das Versorgungssystem geprüft werden sollen. In der Praxis scheint sich als gemeinsames Interesse der wichtigen Akteure die Begrenzung auf Einzelfallprüfungen durchzusetzen. Eine Pflicht zur Offenlegung der Prüfintensität bezüglich der geprüften Krankenhäuser und Fachabteilungen sowie der Fallklassen gibt es nicht. So ist auch nicht darstellbar, welche Rolle die Prüfungen in den Wettbewerbskonzepten der einzelnen Krankenkassen in Bezug auf Versorgungsstrukturen und Vertragspartner spielen.

Fehlversorgung

Sie liegt vor, wenn falsche oder in ihrer Wirksamkeit unvertretbar riskante medizinische Maßnahmen eingesetzt werden, der Patient also falsch behandelt wird.

Fehlversorgung kann auf der Ebene des individuellen Behandlungsfalls durch ärztliche Entscheidung, auf der Ebene der Ressourcen- und Mittelallokation bei der Versorgungsplanung oder durch inadäquate Prioritäten auf der Ebene gesundheitspolitischer Entscheidungen zustande kommen. Ursächlich sind dementsprechend sowohl das Nichterkennen des tatsächlichen Gesundheitsproblems bzw. Hilfebedarfs oder auch wirtschaftliche und politische Interessen.

Wenngleich vorrangig im Zusammenhang mit der Arzneimittelversorgung (und hier vor allem bei chronisch Kranken) diskutiert, handelt es sich auch um ein erhebliches Problem in der medizinischen Prävention, der Diagnostik, der chirurgischen Therapie, der Rehabilitation, der Pflege und offenbar besonders nachhaltig auch in der Versorgung mit Heil- und Hilfsmitteln.

Zwei besondere Aspekte der Fehlversorgung sind die → Über- und die → Unterversorgung. Es ist bemerkenswert, dass erstmalig im Jahre 2002 diesen Problemen in der GKV in einem nationalen Gutachten (Gutachten des Sachverständigenbeirats der Konzertierten Aktion) gezielte Aufmerksamkeit geschenkt wurde.

Unklar ist, wie mit nach dem Stand des Wissens (→ Evidence based Medicine) offensichtlichen Fehlversorgungen umzugehen ist, wenn diese Fehlversorgung (ggf. als Leistungsanspruch unter der Bezeichnung „besondere Therapieverfahren“ rechtlich geschützt) zwischen Leistungserbringer und Patient/Kunde vereinbart ist bzw. im Wettbewerb um bestimmte „Kundengruppen“ auch seitens der Krankenversicherungen gezielt angeboten und beworben wird. Das ist auch deshalb problematisch, weil solche Leistungen ggf. nicht nur nachgefragt, sondern auch ausdrücklich mit eigenen Marketingkonzepten unter Suggestion einer Effektivität angeboten werden.

Fertilitätsrate

(engl. fertility rate) Quotient aus den Lebendgeborenen eines Beobachtungszeitraums und dem Bestand der Frauen im fertilen Alter zu Beginn dieses Beobachtungszeitraums. Das sog. fertile Alter ist per Konvention als zwischen dem 15. und 45. Lebensjahr vereinbart. Diese Spanne entspricht zwar nicht (mehr) den durchschnittlichen biologischen Gegebenheiten (→ Akzeleration), wird aber aus Gründen der Vergleichbarkeit von Zeitreihen beibehalten. Für eine angemessene Interpretation sind die Perioden- und die Kohortenfertilitätsraten grundsätzlich zu unterscheiden.

Follow-up, Follow-up-Study

→ Kohortenstudie, irrtümlich gelegentlich auch zur Bezeichnung von Zeitreihenanalysen genutzt.

Bei diesem Studientyp wird eine Ausgangsmenge von Personen, die über ein oder mehrere gemeinsame und untersuchungsrelevante Merkmale verfügen (Geburtsjahr, berufliche Schadstoffexposition, Krankheitsbeginn, gemeinsam erlebte Gesundheitsgefahren, eine spezifische Therapie u.ä.m.) über einen Zeitraum mit dem Ziel begleitet, alle Veränderungen im Sinne des Untersuchungsziels (health outcome) zu ermitteln und zu protokollieren. Follow up Studien sind ggf. prospektiv oder retrospektiv auch mit → Fall-Kontrollstudien zu verbinden. → Lexisdiagramm

Force of morbidity

(FoM) Gruppe von Messziffern (Measurement of Occurrence) in der → Epidemiologie. Sie werden als Quotienten aus den neuen Erkrankungsfällen in einem Beobachtungszeitraum und der Lebenszeit, die eine Anfangmenge von Gesunden im Zustand „nicht krank an der Zielkrankheit“ in der Summe erlebt hat, gebildet. Die Force of Morbidity ist ein Zeitdifferenzial.

Anwendungen dieses Konzepts sind die → Inzidenzdichte und die durchschnittliche Inzidenzdichte sowie jeweils die aus ihnen abgeleiteten → relativen Risiken (Measurement of Association).

Die FoM beschreibt die Folgewirkungen von Gefährdungen streng deterministisch als ausschließliche Funktion der Zeit. Sie unterstellt also, eine Gefährdung sei gleichsam eine auf Individuen einwirkende Kraft (Force) und deren Wirkung sei (nur) von der Zeit abhängig. Der Anwendung des Konzepts sind jedoch deutliche Grenzen gesetzt. Diese ergeben sich aus fünf Argumenten:

- Einwirkungen/Expositionen sind nur in besonderen Fällen (etwa bei Katastrophen) für einen Zeitpunkt zu beschreiben.
- Die Einwirkung einer akuten Gefährdung für eine definierbare Personengruppe ist innerhalb dieser nicht zwangsläufig gleich verteilt.
- Die gesundheitliche Reaktion auf eine Gefährdung kann immer auch von Argumenten der biologischen (sensible Phasen) und psychosozialen (→ Sense of Coherence) Disposition abhängen.

- Die Zeitabhängigkeit einer Wirkung verknüpft untrennbar Risikozeit und Lebenszeit bzw. die Alterung eines Menschen (siehe → Lexisdiagramm). Die Force ist also nicht unabhängig vom Lebensalter oder der „Empfänglichkeit“ für Risiken zu deuten, sie ist folglich auch keine der Art der Einwirkung allein und ausschließlich zurechenbare Kraft.
- Der Zeitzusammenhang zwischen der → Ursache bzw. der Intensität der Einwirkung und der Wirkung selbst ist u.U. weder linear noch altersunabhängig oder individuenidentisch.

In der Praxis wird versucht, die Force of Morbidity als individuelles Maß für die Schwere einer einwirkenden Schädigung zu nutzen. Sie spielt vor allem eine praktische Rolle

- bei der Klärung von Zusammenhangsfragen in haftungsrechtlichen Streitfällen,
- bei der Festsetzung von tolerierbaren Grenzwerten,
- bei der „individuellen“ Risikoanpassung von Äquivalenzversicherungen,
- bei der Herstellung von Risikoscores für den Einsatz in der → Prävention und in der Medizin.

Der methodischen und logischen Eleganz der Messziffern der Force of Morbidity stehen erhebliche und weitgehend ungeklärte inhaltliche und sachbezogene Probleme gegenüber. Das gilt besonders für die Art der Krankheiten und für die Art der Verursachungen auf die dieses Konzept überhaupt angewandt werden kann. Das ist deshalb ein so erhebliches Problem, weil häufig die sachlogischen Zusammenhänge auf einen theoretischen Hintergrund abstellen, der

- in der scientific community nicht oder nur partiell konsensfähig ist,
- in den Scores später nicht mehr erkennbar oder nachvollziehbar ist,
- durch die Rechtsprechung als grundlegend aufgefasst wird und damit auch für andere und künftige Streitfälle gültig wird,
- in der Vertragspraxis Versicherte zu diskriminieren vermag.

Die Interpretation der sog. Force wirft also das Grundsatzproblem auf, ob bzw. inwieweit Vorgänge im Gegenstandsbereich der → Epidemiologie durch streng deterministische Differenzialgleichungsmodelle angemessen beschrieben werden können.

Fortbildung

Angesichts der Menge, der kurzen Halbwertszeit und der mehrfach in gesetzlichen Vorschriften für das Gesundheitswesen hervorgehobenen Bedeutung von Wissen und Erkenntnissen, die dem allgemein anerkannten Stand der Wissenschaft entsprechen sollen (u.a. § 70 SGB V), kommt einer ständigen Fort- und Weiterbildung aller für die Wirksamkeit und den Nutzen von Gesundheitsleistungen verantwortlichen Akteure eine wichtige Rolle zu. Gesetzlich sind bisher nach § 95d SGB V nur die Vertragsärzte zur fachlichen Fortbildung verpflichtet. Sie müssen die Erfüllung dieser Pflicht alle fünf Jahre gegenüber der Kassenärztlichen Vereinigung nachweisen. Erfüllt ein Vertragsarzt diese Pflicht nicht, kann zunächst sein Honorar gekürzt, und nach zwei weiteren Jahren Untätigkeit seine Zulassung entzogen werden.

Über die Bedarfsgerechtigkeit der Angebote und ihrer Inanspruchnahme sowie den Nutzen der dort vermittelten Erkenntnisse für die Qualität der Versorgung lässt sich bisher mangels einer systematischen Evaluation der Inhalte und Formen der Fortbildung wenig sagen. Einzelbeobachtungen und Studienergebnisse über einzelne Qualifikationsmängel deuten aber auf qualitative Mängel oder eine gewisse Beliebigkeit der Angebote und die Wirkschwäche vieler dort dominierenden Vermittlungsformen (z. B. passive Frontalvermittlungsformen oder allgemeine schriftliche Informationen) hin.

Französisches Gesundheitssystem

Die Grundprinzipien des französischen Gesundheitssystems sind die Prinzipien der Solidarität, der Universalität und der Gleichheit. Die Krankenversicherung ist nach dem bismarckschen Modell der Sozialversicherung organisiert. Sie greift als Basisversicherung für alle Bürger und wird neben Lohnbeiträgen zu einem Drittel durch Steuern finanziert. Die Regulierung ist staatsnah und zentralisiert. Marktwirtschaftliche Wettbewerbselemente spielen derzeit keine Rolle. Die Allgemeine Krankenversicherung („régime général“) hat mit einem Versichertenanteil von 85 % eine Monopolstellung.

Die ambulante Versorgung wird im Wesentlichen von selbstständigen Allgemeinmedizinern, Fachärzten, Zahnärzten, Apothekern und sonstigen Heilberufen getragen; daneben gibt es allerdings auch externe ambulante fachärztliche Konsultationen an den Krankenhäusern sowie gemeinnützige Versorgungszentren. Bei den Krankenhäusern unterscheidet man öffentliche und freigemeinnützige Einrichtungen auf der einen Seite (80 % der Bettenkapazitäten), die auch den Notdienst, die Aus- und Weiterbildung sowie die Forschung tragen und Privatkliniken mit Versorgungsauftrag. Diese Aufgaben allgemeinen Interesses werden allein von der ersten Kategorie der Krankenhäuser geleistet. Rein privat tätige Leistungserbringer gibt es so gut wie nicht. Der Patient hat die freie Wahl des Leistungserbringers: nicht nur Kliniken, sondern auch bei Ärzten und sonstigen Heilberufen. Im Allgemeinen gilt das Prinzip der Kostenerstattung.

Die ambulanten Leistungen werden nach Einzelleistung honoriert, die stationären sowie die ambulante Chirurgie nach einem Fallpauschalensystem (T2A), wobei in den Privatkliniken die ärztlichen Leistungen getrennt abgerechnet werden. Die Tarife werden auf nationaler Ebene definiert. Eine Sicherung der Einkünfte gibt es nicht.

Die Regulierung des Systems übernehmen bislang zahlreiche Akteure, die insgesamt wegen der Verschiedenartigkeit der Regulierungstechniken auch zu einer erheblichen Abschottung der Versorgungssektoren gegeneinander führen:

- Der ambulante Bereich ist sehr freizügig gestaltet: Mit Ausnahme der Apotheker können sich die Ärzte und sonstige Gesundheitsberufe frei niederlassen und sie sind automatisch bei den Kassen zugelassen. Wenn auch heute durch Qualifikationskriterien beschränkt, haben die Ärzte, insbesondere die Fachärzte, die Möglichkeit im „Sektor II“ die Kassentarife zu überschreiten. Die Krankenhäuser können in allen ihren Fachbereichen externe, allen Patienten frei zugängliche Konsultationen anbieten.
- Die Aktivität im stationären Bereich sowie Großgeräte und Rehabilitation unterliegen dagegen einer strengen Planung und Genehmigungspflicht.
- In der Psychiatrie ist die Versorgung krankenhauszentriert in geografischen Sektoren organisiert. Daneben steht es dem Patienten allerdings frei, einen frei niedergelassenen Psychiater zu wählen.
- Die Lenkung des ambulanten Bereichs wird weitgehend durch nationale Verträge zwischen Krankenversicherung und Leistungserbringern gestaltet, die allerdings der Bestätigung durch das Gesundheitsministerium bedürfen und von Vereinbarungen zwischen Staat und Nationalkassen eingerahmt werden. Das Risikomanagement liegt bei den Nationalkassen sowie den Regionalverbänden der Krankenversicherung (URCAM).
- Der stationäre Sektor wird durch die Regionale Krankenhausagentur (Agence régionale de l’hospitalisation – ARH) reguliert – eine staatliche Einrichtung, auch wenn die Krankenversicherung vertreten ist. Das betrifft regionale sanitäre Planungsschemata (SROS), Ressourcenverteilung, Evaluation. Für die Langzeitpflege sind die Gebietskörperschaften bzw. die staatliche Präfektur zuständig.
- Die Versorgung ist im Wesentlichen auf die kurative Medizin hin ausgerichtet; Prävention und Vorsorge stehen nach wie vor im Schatten.

Die drohende Unterversorgung in ländlichen Gebieten und manchen Fachbereichen sowie die erhöhten Honorare im

Sektor II, insbesondere bei Fachärzten und in großen Städten, machen den Zugang zu Gesundheitsleistungen in Zukunft problematisch. Wartelisten werden als Regulierungsmechanismus nicht gezielt angewandt.

Die zahlreichen Reformen der letzten Jahre haben versucht, Versicherte und Leistungserbringer verantwortlicher zu machen, den Versorgungsweg zu strukturieren, die Prävention zu fördern und die Akteure zu bündeln, wobei die für 2009 vorgesehene Reform die Rolle des Staates noch weiter stärken wird:

- Die Nachfrage wird seit den achtziger Jahren durch einen Selbstbehalt reguliert, der mit den Jahren immer höher wurde. Dies hat nicht zu einer Begrenzung der Inanspruchnahme geführt, sondern lässt die freiwillige Zusatzversicherung als zweite Säule des Versicherungsschutzes mehr und mehr an Bedeutung gewinnen. Für besonders schwache Gruppen wie chronisch Kranke gibt es eine Zuzahlungsbefreiung.
- Die Reform von 2004 hat ein freiwilliges Hausarztsystem mit starken finanziellen Anreizen eingeführt. Elemente sind: Einhaltung der Kassentarife innerhalb des Systems, erhöhte Honorare sowie niedrigere Erstattungssätze außerhalb des Systems; Zusatzhonorare. Der Hausarzt („médecin traitant") kann sowohl ein Allgemeinmediziner als auch ein Facharzt sein; er trifft die Bedarfsentscheidung für eine Überweisung an andere Leistungserbringer, übernimmt aber keine finanzielle Verantwortung als Einkäufer von Leistungen. 80 % der Versicherten haben sich für einen Hausarzt entschieden; nachdem dieser allerdings jederzeit gewechselt werden kann, ist die „Schranke" relativ schwach.
- Seit 1998 betrifft die Krankenhausplanung nicht nur die Fachausrichtung und die Bettenzahl, sondern auch Qualität, Zugänglichkeit und Effizienz, Mitorganisation des Versorgungswegs und Strukturierung in verschiedenen Versorgungsniveaus. Bei der Bedarfsanalyse fließen die Abrechnungs- und Diagnosedaten mit ein. Ein Vertrag zwischen Krankenhausamt und Klinik legt Zielsetzungen, Umstrukturierungen, Qualitätsanforderungen, Kooperationen und Finanzierung fest.
- Die Ausgaben werden seit 1996 durch jährlich vom Parlament festgesetzte, sektorale Richtgrößen eingeschränkt. Der ursprünglich vorgesehene Kollektivregress bei Überschreitung musste, da verfassungswidrig, wieder abgeschafft werden.
- Für mehr Qualität und Effizienz im ambulanten Bereich gab es zeitweise negative Therapie-Richtlinien; zur Implementierung von Leitlinien und Standards werden diese mehr und mehr durch thematische, individuelle Zusatzverträge auf freiwilliger Basis abgelöst. Weiterhin verständigen sich die Kassenärzte jährlich auf thematische Zielsetzungen zur Kostendämpfung (wie z. B. eine Verringerung der Verordnung von gewissen Arzneimitteln durch Beschränkung auf evidenzbasierte Indikationen), deren Einhaltung im Prinzip die Honorarentwicklung bedingt. Seit 2004 ist auch die Evaluation der Berufsausübung Pflicht. Die Krankenkassen fördern die evidenzbasierte Versorgung durch Besuche und Beratung der Leistungserbringer zu kostenrelevanten Themen.
- Die Krankenhäuser müssen sich seit 1996 einer regelmäßigen Evaluation unterziehen und akkreditieren lassen.
- Die Hohe Gesundheitsbehörde (Haute Autorité de Santé), eine unabhängige nationale Institution, ist mit der Evaluation von Leistungen und Medizinprodukten, Erarbeitung von Leitlinien und Standards, Evaluation von Berufspraktiken und Akkreditierung der Krankenhäuser beauftragt. Weiterhin kann sich die Entscheidungsfindung auf Regionale und Nationale Gesundheitskonferenzen stützen.
- Gewisse gesundheitspolitische Probleme werden in nationalen Pro-

grammen priorisiert: Sie betreffen derzeit die Versorgung von Alzheimer, Krebs und sehr alter Menschen, die Notfallversorgung und Ernährung. Die Krankenkassen engagieren sich bei der Begleitung von chronisch Kranken; das erste Disease-Management-Programm bezieht sich auf die Diabetikerbetreuung.

- Zur Förderung der Prävention werden seit 2002 alle institutionellen Akteure in einem Regionalverband für öffentliche Gesundheit gebündelt und ein Gesundheitsplan wird erlassen.
- Seit 2004 sollen die Aktionen von Krankenhausamt und Regionalverband der Krankenkassen in einer Regionalen Gesundheitsmission (MRS) koordiniert werden. Der Entwurf für die 2009 vorgesehene Reform sieht die Übernahme sämtlicher Regulierungsaufgaben – einschließlich der sanitären Sicherheit – für alle Gesundheitsbereiche im Rahmen einer Regionalen Gesundheitsagentur (Agence Régionale de Santé - ARS) vor, welche die bisherigen Strukturen ablösen und Staat, Krankenversicherung, Gebietskörperschaften sowie Vertreter der Leistungserbringer und Patienten an einem Tisch versammeln soll. Die sanitäre Planung soll in Zukunft auch die ambulante Versorgung, Langzeitpflege und Prävention im Rahmen eines Regionalen Gesundheitsplans umfassen. Die Koordination der ARH's liegt bei einer Kommission von Vertretern von Nationalkassen und Gesundheitsministerium.

Der Arzneimittelbereich wird durch Preisbindung, Positivliste, Richtlinien, Festbeträge sowie die Substitution mit Generika durch den Apotheker reguliert. Hilfsmittel unterliegen Festpreisen.

In der Vergangenheit haben alle diese Reformversuche es nicht erreicht, die Ausgabensteigerung und das hohe Defizit der Sozialversicherung auf Dauer abzubauen. Für die Zukunft stellt sich die Frage einer Neuorientierung des Versicherungsschutzes. Dabei geht es zentral um die Frage, welche Risiken von der Solidargemeinschaft getragen werden sollen und was der Eigenverantwortung bzw. der Zusatzversicherung überlassen werden kann. Die immer wieder angedachte Einführung von Wettbewerb unter den Leistungserbringern oder Krankenkassen hat bis jetzt keinen politischen Konsens gefunden.

Friedman, Milton

(1912 - 2006) Wirtschaftswissenschaftler an der University of Chicago, Nobelpreisträger für Wirtschaft 1976, u.a. auch Wirtschaftsberater des chilenischen Diktators Pinochet. Als führender und politisch einflussreichster Theoretiker der sog. Deregulation weist er dem Staat in der Wirtschaftspolitik allein die Rolle der Geldmengenregulation zu. Nach den Lehren von Friedman ist die maximale Deregulation die Voraussetzung für ein Maximum an individueller → Verantwortung und damit die entscheidende Bedingung für individuelle Freiheit. Diese Sicht erklärt auch seine scharfe Gegnerschaft u.a. gegenüber → Medicare, → Medicaid und → SCHIP in den USA sowie jede andere vorsorgende hoheitliche Verantwortung des Staates, sei es bei der Vorhaltung von Infrastrukturen, im Umweltschutz oder auch gegenüber der Schulpflicht.

Seine strikte Ablehnung jeglicher sozialer Verantwortung wirtschaftlicher Tätigkeit und staatlicher sozialer Sicherungen für Rentner, Kranke und Arme hat ihn als schärfsten und einflussreichsten Gegner der Theorien von Keynes profiliert. Die Konzepte von Friedman sind deshalb der zentrale theoretische Bezugspunkt der Gegner jeglicher Form kollektiver Risikoabsicherungen.

Der derzeitige wirtschaftstheoretische neoliberale main stream mit den Kernelementen einer nahezu bedingungslosen Präferenz des Wettbewerbs und des Rückzugs des Staates aus der Gestaltung des gesellschaftlichen Lebens bestimmt in nennenswertem Maße auch die gesundheitspolitische Diskussion um die Transformation der Gesetzlichen Krankenversicherung in der Bundesrepublik. (→ Verantwortung, → Keynes, → Managed Care, → Moral Hazard, → Patient, → Wettbewerb der Krankenkassen)

Friedman brachte den Konflikt bereits 1962, also drei Jahre vor der Etablierung steuerfinanzierter Gesundheitsleistungen in den USA, programmatisch und kämpferisch auf den Punkt:

„Few trends could so thoroughly undermine the very foundations of our free society as the acceptance by corporate officials of a social responsibility other than to make as much money for their shareholders as possible." (Freedom and Capitalism, 1962)

Früherkennung

Der Begriff Früherkennung wird sowohl als Oberbegriff für Maßnahmen

- zur Erkennung von Krankheiten in Stadien vor der subjektiven Wahrnehmung von Krankheitssymptomen bzw. ihrer subjektiven Bewertung als Anlass ärztlicher → Inanspruchnahme (→ diagnostisches Intervall) als auch
- zur Erkennung von → Risiken für eine künftig möglicherweise auftretende Krankheit (→ Prädiktion von Krankheit → Force of Morbidity)

gebraucht.

Früherkennung ist effektiv, wenn es für das frühere Erkennen sinnvolle und das frühere Erkennen rechtfertigende Therapiekonzepte gibt sowie wenn eine hinreichende Teilnahme der Zielbevölkerung gesichert werden kann.

Die typische Methode der Früherkennung ist die sog. Reihenuntersuchung, zunächst als militärisches Rekrutierungsverfahren, aber bereits früh auch zur Feststellung von sozial und beruflich bedingten Gesundheitsschäden genutzt. Eine der ersten bekannten systematischen Untersuchungen dieser Art stammt von Villermé (1782-1863), der in Frankreich und in der Schweiz etwa 760 000 Personen untersuchte und die Daten gemeinsam mit dem Mathematiker Quetelet (1796-1874) auswertete. Später wurden solche Maßnahmen in vielen Staaten z.T. rechtsverbindliche Aufgaben des → Öffentlichen Gesundheitsdienstes. Nach §§ 25, 26 SGB V sind einige Leistungen zur Früherkennung von den Krankenkassen zu leisten, insbesondere die Kinderuntersuchungen (§ 26 SGB V). Die Nicht-Teilnahme an den in § 25 Abs. 1 und 2 SGB V genannten Früherkennungsuntersuchungen u.a. für Krebserkrankungen soll zu höheren Zuzahlungen führen, wenn die Krankheit eintritt (§ 62 Abs. 1 Satz 3 SGB V). Diese mit dem GKV-WSG 2007 eingeführte Regelung ist zu Recht umstritten.

Heute hat sich für die Methodik der Früherkennung der Begriff → Screening, erstmals 1951 von der US Commission on Chronic Illness definiert, weltweit durchgesetzt.

Der Unterschied zwischen einer früheren Erkennung von Krankheiten und der Erkennung von Risiken für Krankheiten muss immer ausdrücklich beachtet werden. Dieser Unterschied erwächst daraus, dass die Anwendung von diagnostischen Methoden zur Früherkennung bei regelhaft gesunden Personen anders zu beurteilen ist als bei der Anwendung an Kranken bzw. unter Bedingungen der medizinischen Versorgung. Der Unterschied ergibt sich daraus, dass die Wahrscheinlichkeit, mit der eine Person mit positivem diagnostischen Test krank bzw. mit der eine Person mit negativem Test auch tatsächlich gesund ist, nicht nur von der Güte des diagnostischen Tests, sondern vor allem von dem Anteil der Kranken unter der Gesamtzahl der Untersuchten abhängt (→ Prädiktion, → Sensitivität, → Spezifität).

Für Früherkennungsprogramme entsteht so häufig das Dilemma, dass eine Entscheidung zwischen dem Wunsch nach der möglichst vollständigen Erkennung aller Kranken bzw. Gefährdeten und der Minimierung der Anzahl fälschlich als krank bzw. krankheitsgefährdet Klassifizierter herbeigeführt werden muss. Das geschieht in der Regel durch eine Veränderung der Normwertbereiche für die jeweiligen Zustandsbeschreibungen („gesund" bzw. „nicht gefährdet", „krank" bzw. „gefährdet").

Functional Independent Measure

Klassifikation zur Beschreibung der Unabhängigkeit eines Menschen von fremder Hilfe unter Berücksichtigung seiner geistigen Fähigkeiten. Zur Messung werden 14 verschiedene Items eingesetzt.

Funktionelle Einschränkung

(engl. disability) „Im Zusammenhang mit der Beschreibung des Gesundheitszustandes ist eine Fähigkeitsstörung jede Einschränkung oder jeder Verlust der Fähigkeit (als Folge einer Schädigung), Aktivitäten in der Art und Weise oder in dem Umfang auszuführen, die für einen Menschen als normal angesehen werden." (→ ICIDH 1995)

Fürsorgeprinzip

Als Prinzip der sozialen Sicherung garantiert es staatliche oder kommunale Fürsorgeleistungen, auf die bei Bedürftigkeit ein Rechtsanspruch besteht. Es kann zwischen Leistungen der allgemeinen Fürsorge unterschieden werden, die an der Bedürftigkeit anknüpfen (Grundsicherung für Arbeitsuchende - SGB II, Sozialhilfe - SGB XII) und solchen der besonderen bzw. „gehobenen" Fürsorge, die an einem Bedarf anknüpfen, z. B. nach dem Kinder- und Jugendhilferecht (SGB VIII) oder dem Schwerbehindertenrecht (SGB IX – Teil 2). In einer moderneren Terminologie wird auch von „sozialer Förderung" gesprochen; der Terminus der verfassungsrechtlichen Zuständigkeitsordnung bleibt aber „öffentliche Fürsorge" (Art. 74 Abs. 1 Nr. 7 GG). Von dieser kann noch die private Fürsorge durch Wohlfahrtsverbände und Kirchen abgegrenzt werden. Bedürftigkeitsorientierte Fürsorgeleistungen schließen die weitere Kontrolle des Fortbestehens der Bedürftigkeit ein und unterstellen so die Betroffenen gleichsam öffentlicher Aufsicht. Angesichts des hohen Anteils von Kindern, die in Familien aufwachsen, welche von Grundsicherung abhängig sind, sind die hiermit regelhaft verbundenen Entwürdigungs- und Abhängigkeitserfahrungen nicht nur für die Eltern, sondern auch für die Kinder nachhaltig prägend.

Gemeinsame Servicestellen

Nach der seit 2001 geltenden Regelung in § 22 SGB IX unterhalten die Rehabilitationsträger Gemeinsame Servicestellen (GS) zur trägerübergreifenden Beratung und Unterstützung behinderter und von Behinderung bedrohter Menschen. Die GS sollen mit den Pflegekassen, Organisationen der Selbsthilfe und Behindertenverbänden kooperieren. Sie sollen in jedem Kreis und jeder kreisfreien Stadt bedarfsgerecht ausgestattet zur Verfügung stehen. In der praktischen Umsetzung bestehen noch erhebliche Mängel. Praktisch werden die GS von je einem Rehabilitationsträger unterhalten. Die trägerübergreifende Kooperation ist nicht hinreichend entwickelt.

Gemeinsamer Bundesausschuss (G-BA)

Gegenüber den vorherigen Bundesausschüssen Ärzte und Krankenkassen, Zahnärzte und Krankenkassen sowie dem Bundesausschuss Krankenhaus hat sich die Gestalt und Bedeutung des G-BA seit dem Gesundheitsmodernisierungsgesetz ab dem 1.1.2004 u.a. durch die §§ 91 und 92 SGB V grundlegend verändert. Er wird zwar weiterhin als ein Organ der gemeinsamen Selbstverwaltung von den kassenärztlichen Bundesvereinigungen, der Deutschen Krankenhausgesellschaft und dem Spitzenverband Bund der Krankenkassen gebildet, besteht aber auch aus PatientenvertreterInnen mit Mitsprache aber ohne Stimmrecht. Die Beschlüsse des G-BA sind mit wenigen Ausnahmen für seine Träger, d.h. Mitgliedskassen, Versicherte und Leistungserbringer verbindlich (§ 91 Abs. 6 SGB V). Trotz der für das Wirksamwerden von Richtlinien notwendigen Zustimmung des zuständigen Bundesministeriums für Gesundheit gilt der G-BA vielen Akteuren im Gesundheitswesen als „kleiner Gesetzgeber". Zu den wirkungsvollsten Instrumenten gehören die Richtlinien des G-BA. In ihnen kann der G-BA die „Erbringung und Verordnung von Leistungen einschließlich Arzneimitteln oder Maßnahmen einschränken oder ausschließen, wenn nach allgemein anerkanntem Stand der medizinischen Erkenntnisse, der diagnostische oder therapeutische Nutzen, die medizinische Notwendigkeit oder die Wirtschaftlichkeit nicht nachgewiesen sind.

Die Richtlinien sollen sich auf die ärztliche und zahnärztliche Behandlung, Maßnahmen zur Früherkennung von Krankheiten, die ärztliche Betreuung bei Schwangerschaft und Mutterschaft, die Einführung neuer Untersuchungs- und Behandlungsmethoden, die Verordnung von Arznei-, Verband-, Heil- und Hilfsmitteln, die Krankenhausbehandlung, häusliche Krankenpflege und Soziotherapie, die Beurteilung der Arbeitsunfähigkeit, eine Fülle von rehabilitativen Leistungen, die Bedarfsplanung, medizinische Maßnahmen zur Herbeiführung einer Schwangerschaft, der Empfängnisverhütung und den Schwangerschaftsabbruch, die Verordnung von Krankentransporten, die Qualitätssicherung nach den §§ 135, 137, 137a bis c, die spezialisierte ambulante Palliativversorgung und Schutzimpfungen beziehen (§ 92 Abs. 1 SGB V). Bei der Vorbereitung und wissenschaftlichen Absicherung von Richtlinien steht dem G-BA das → Institut für Qualität und Wirtschaftlichkeit im Gesundheitswesen (IQWiG) beratend zur Verfügung.

Unabhängig von prozeduralen Mängeln gibt es an der Konstruktion und Arbeit des G-BA bereits einige grundsätzliche Kritiken. So ist der G-BA trotz seiner Macht, Leistungsinhalte zu bestimmen, weder von der Basis der Versicherten noch der der Leistungserbringer direkt bzw. aktiv legitimiert bzw. dieser direkt rechenschaftspflichtig. Sämtliche Mitglieder, d.h. auch die PatientenvertreterInnen sind durch gesetzlich selektierte Verbände bestimmt und auch dort nicht aktiv mit der jeweiligen Basis verbunden. Zu den internen Funktionsproblemen gehört das bisher nicht gelungene Verschmelzen der Entscheidungskriterien der evidenzbasierten medizinischen Behandlung und der Erwartungen und Bewertungen von Leistungen aus Versicherten- oder Patientensicht.

Gemeinschaftspraxis

Rechtsform der Niederlassung, bei der die in der Gemeinschaftspraxis tätigen Ärzte gegenüber der → Kassenärztlichen Vereinigung gemeinsam, also quasi als eine Rechtsperson abrechnen. Es handelt sich hierbei oft um sog. Übergabepraxen.

Gesamtvergütung

Innerhalb des Regelungsrahmens des → SGB V ist dies der Geldbetrag, den alle Krankenkassen gemeinsam an die → Kassenärztliche Vereinigung für einen Vereinbarungszeitraum, in der Regel ein Jahr, überweisen. Die Gesamtvergütung ist die Summe der von jeder einzelnen Kasse und der KV auf der Basis einer Kopfpauschale verhandelten Geldmenge.

Da die einzelnen Kassen unterschiedliche Versichertenstrukturen, und damit auch unterschiedliche Risiken bzw. unterschiedlich intensive Nutzungen ärztlicher Leistungen zu tragen haben, können die Kopfpauschalen der Kassen erheblich variieren.

Aus der Gesamtvergütung ermittelt die KV in eigener Verantwortung die Honorierung ärztlicher Leistungen unter Zugrundelegung des → Honorarverteilungsmaßstabs und des → Einheitlichen Bewertungs- und Bemessungsmaßstabs.

Die Funktion der Gesamtvergütung besteht darin, dass die Leistungsgewährung für die Versicherten bedarfsgerecht erfolgen kann und nicht von der mit ihrer Krankenkasse verhandelten Kopfpauschale abhängt. Insofern ist die Gesamtvergütung sowohl gegenüber den Ärzten als auch gegenüber den Versicherten ein „Sammeltopf“ mit (begrenzter) nachteilsausgleichender Wirkung.

Die Entstehung der Gesamtvergütung ist das Ergebnis eines konfliktträchtigen Prozesses in der Weimarer Republik, der seiner Natur nach vom Konflikt über den Geldbedarf der Ärzte für die Versorgung der Patienten und von der finanziellen Leistungsfähigkeit der von den Lohneinkünften der Versicherten abhängenden Krankenkassen geprägt war. Da die Weltwirtschaftskrise praktisch zum Zusammenbruch der Finanzierungsbasis geführt hatte, gleichzeitig der Bedarf an medizinischer Versorgung sich aber in deren Folge erheblich vergrößerte, wurde 1930 mit einer Notverordnung gesetzlich bestimmt, dass ärztliche Leistungen auf das Notwendige zu beschränken sind. Die Kontrolle der Notverordnungsmaßnahmen wurde staatlichen Behörden übertragen. Hierin sahen die Ärzte die „Gefahr“, sie könnten selbst zu Angestellten des Staates oder der Krankenkassen werden. 1931 bot die Ärzteschaft deshalb an, das wirtschaftliche Risiko der Versorgung durch eine ihnen übertragene Gesamtvergütung selbst zu übernehmen. Durch die 4. Verordnung des Reichspräsidenten zur „Sicherung von Wirtschaft und Finanzen und zum Schutz des inneren Friedens“ wird am 8.12.1931 bestimmt, dass in Gesamtverträgen Kassen und Vereinigungen der Kassenärzte eine Gesamtvergütung vereinbaren, die sich nach dem durchschnittlichen Jahresbedarf eines Kassenmitglieds richtet.

Im Rahmen der Transformationsziele für die Gesetzliche Krankenversicherung ist die Auflösung dieses Mechanismus eine der Kernabsichten der Politik, der Krankenkassen und auch von Teilen der Ärzteschaft. Das wichtigste Argument ist dabei, dass die jetzigen und auf das Jahr 1931 zurückgehenden kollektivvertraglichen Regelungen den freien Wirtschaftswettbewerb um Kunden der Gesetzlichen Krankenkassen, deren Konkurrenz untereinander und um Kunden der medizinischen Versorgung, aber auch die Herausbildung großer und überregional agierender Versorgungsunternehmen vom Typus der → Managed Care Organizations behindern würden. In diesem Zusammenhang geht es allerdings nicht wirklich um die Abschaffung der Gesamtvergütung, sondern um die Entwicklung einer mit den Versorgungsunternehmen direkt und selektiv vereinbarten Gesamtvergütung im Sinne der prospektiven Kopfpauschalen, die je Unternehmen möglichst von jeder einzelnen Kasse direkt verhandelt werden. Der hierbei angestrebte Kernmechanismus ist mit dem § 140 a ff SGB V gesetzlich festgelegt.

Gesetzliche Krankenversicherung (GKV)

1883 durch den deutschen Reichstag begründete Gesetzliche Krankenversicherung für (zunächst ausschließlich einen Teil der) Arbeiter auf der Grundlage einer Pflichtversicherung von Krankheitsrisiken, die lohnabhängig gemeinsam von Arbeitnehmern und Arbeitgebern finanziert wird. Zunächst vorrangig eine Geldleistungsversicherung (Lohnausfallkompensation), ist die GKV spätestens seit dem Lohnfortzahlungsgesetz von 1970 weitgehend eine Sachleistungsversicherung für den Behandlungsfall.

Die allgemeine und sozial nicht diskriminierte, allein medizinisch bedarfsorientierte → Zugänglichkeit zu den Leistungen dieses Risikoschutzes für Pflicht- und freiwillig Versicherte unabhängig von einem Arbeitsvertrag und vom Einkommen, bilden den Kernbestand dieses Versicherungstyps.

Die GKV ist in ihrem Kern entgegen ihrer eigenen Bezeichnung als „Versicherung“ keine durch Elemente wie individuelle Risikoäquivalenz und individuelles Ansparen (→ Medical Savings Account) charakterisierte Versicherung, sondern ein durch Umlagen seiner Mitglieder finanzierter kollektiver und solidarischer Fonds. Sie ist heute auch für Personen offen, welche die → Versicherungspflichtgrenze überschreiten, Einkommen aus selbstständiger Arbeit haben, als Familienangehörige ohne Arbeitseinkommen oder als Rentner bereits aus dem Arbeitsleben ausgeschieden sind. Die Krankenversicherung ist zugleich mit das Fundament eines Arbeitsmarktes, von dem direkt und indirekt etwa 4,1 Millionen Menschen abhängen.

Die ursprünglich wichtigste Leistungsform (Lohnkompensation) und die Finanzierungsbeteiligung der Arbeitgeber an der GKV wiesen den behandelnden (Kassen- später dann → Vertrags-) Ärzten die in der Rechtssystematik ungewöhnliche Aufgabe zu, Arbeitnehmer zeitlich begrenzt von ihren arbeitsvertraglichen Pflichten befreien zu dürfen, sofern dies durch die Unvereinbarkeit eines akuten Krankheitsgeschehens mit den konkreten Arbeitsplatzgegebenheiten des Versicherten gerechtfertigt ist (→ Arbeitsunfähigkeit). Mit diesem Fonds bzw. diesem Versicherungstyp übernehmen die Mitglieder und die Arbeitgeber die → Eigenverantwortung für die Risikoabsicherung von rund 87 % der → Bevölkerung und tragen rund 60% aller Gesundheitsausgaben. 2006/07 setzten sich die Versicherten aus 28,6 Mio. pflichtversicherten, 4,8 Mio. freiwillig versicherten, 16,9 Mio. berenteten Mitgliedern und 20 Mio. beitragsfreien Familienangehörigen zusammen.

Seit der Einführung des „Gesetzes über die Krankenversicherung der Arbeiter“ im Jahre 1883 haben sich die Menge und die soziale Struktur der Versicherten sowie der zugesicherte Leistungsumfang erheblich verändert. Aus einer solidarischen Versicherung, die für die Arbeiterschaft und zunächst auch nur für einen sehr kleinen Teil der Arbeiterschaft unter finanzieller Beteiligung (1/3) der Arbeitgeber, vor allem das soziale → Risiko „Lohnausfall wegen Krankheit“ kompensieren sollte, ist eine Pflichtversicherung vor allem für den Behandlungsfall, die Bewältigung von Krankheitsfolgen, die zahnmedizinische Versorgung, begrenzt auch für Leistungen der medizinischen Prävention und bestimmte rehabilitative und ergänzende soziale Leistungen geworden. Belief sich der Anteil von Lohnersatzleistungen, d.h. im Wesentlichen Krankengeld bei Arbeitsunfähigkeit in der Einführungszeit der GKV noch auf über 60% aller Leistungsausgaben, betrug dieser Anteil im Jahre 2006 nur noch 3,9 %. Zudem sind aktuell nur noch weniger als die Hälfte aller Versicherten abhängig Beschäftigte. Und selbst von dieser Minderheit der Versicherten haben durch das Zusammenwirken einer Reihe sozialstruktureller Veränderungen nicht alle einen Anspruch auf die historische „Kernleistung“ Krankengeld.

Die solidarische Krankenversicherung wird institutionell von Krankenkassen getragen. Die derzeit insgesamt etwa 220 Krankenkassen (mit stetig sinkender Tendenz) waren bis zum Inkrafttreten der Regelungen des Wettbewerbsstärkungsgesetzes am 1. Januar 2009 in Landesverbänden und Bundesverbänden nach Kassenarten zusammengefasst. Während die körperschaftlichen Landesverbände weiter bestehen, trat an die Stelle der einzelnen körperschaftlichen Bundesverbände der → nunmehr einzige körperschaftliche Spitzenverband Bund der Krankenkassen und kassenartspezifische privatrechtliche Nachfolgeorganisationen.

Diese existierten und existieren für

- die Allgemeinen Ortskrankenkassen,
- die Ersatzkassen,
- die Betriebskrankenkassen,
- die Innungskrankenkassen,
- die See-Krankenkasse,
- die Landwirtschaftlichen Krankenkassen und
- die Bundesknappschaft als Träger der knappschaftlichen Krankenversicherung.

Kernaufgaben der Krankenversicherung sind

- die Erhaltung, Wiederherstellung und Besserung der Gesundheit aller Pflichtversicherten und Personen, die sich freiwillig versichert haben,
- die solidarische und eigenverantwortliche Absicherung der hiermit verbundenen Leistungserfordernisse,
- die Führung eines Leistungskatalogs, der dem allgemein anerkannten Stand der medizinischen Erkenntnis entspricht, den medizinischen Fortschritt berücksichtigt und besondere Therapierichtungen nicht ausschließt und
- die beitragsfreie Leistungsgewährung für nicht erwerbstätige Familienangehörige.

Die GKV gründet sich bislang weiterhin auf das komplexe Rechts- und Regelwerk des → Sozialgesetzbuchs V mit Kernelementen, die im Interesse ihrer Zukunftsfähigkeit unveräußerbar sind. Diese waren und sind allerdings ständig den sich verändernden politischen, rechtlichen, wirtschaftlichen und demografischen Bedingungen in einem nie abzuschließenden Reformprozess anzupassen. Hierbei ist der Erhalt, ggf. der aktive Schutz einiger weniger allerdings unverzichtbarer Kerneigenschaften dieses Versicherungstyps notwendig, zumindest solange dieses Sicherungsmodell im sozialen Konsens als grundsätzlich erhaltenswert akzeptiert wird. Diese Merkmale sind

- die Pflichtversicherung mit Öffnungsklausel für freiwillig Versicherte,
- der → Kontraktionszwang für zu Versichernde,
- das → Sachleistungsprinzip,
- die einheitliche Leistungspflicht aller Krankenkassen,
- der Mitgliederstatus der Versicherten und der Rentner,
- die Leistungsgewährung auch für Nichtmitglieder (z. B. Kinder und Familienangehörige),
- die paritätische Finanzierung,
- die → Selbstverwaltung durch → Körperschaften des öffentlichen Rechts und

- die im Wesentlichen unkonditionierte Risikokompensation.

Die GKV hat sich im Verlauf der letzten fast 130 Jahre ständig und erheblich gewandelt und sich als anpassungsfähig an sehr unterschiedliche politische und ökonomische Gegebenheiten erwiesen. Sie hat einen maßgeblichen Anteil daran, dass die gewaltigen Konsequenzen der demografischen und epidemiologischen → Transition, deren Hauptlasten besonders bis in die frühen 70er Jahre spürbar waren sowie die dem medizinischem Fortschritt (→ Innovation) folgenden Aufwandserhöhungen, stets bei hoher sozialer → Zugänglichkeit bewältigt werden konnten. Sie hat wie kein anderes Versicherungsmodell die Fähigkeit bewiesen, medizinische Innovationen, allgemein, d.h. im Wesentlichen allen Menschen, unabhängig von ihrem Einkommen zugänglich zu machen und gleichzeitig die Leistungsumfänge sukzessive auszuweiten. Hinsichtlich der garantierten Leistungsumfänge und der sozialen → Effektivität ist dieses Modell auch international außerordentlich leistungsfähig.

Dem Charakter nach ist die GKV eine Umlageversicherung, die finanziell praktisch ausschließlich von den Mitgliedern, den Arbeitgebern, den Rentnern und den Rentenversicherungen getragen wird. Trotz massiver Versuche einiger Krankenkassen diese in eigenständige Wirtschaftsunternehmen und damit die Versicherten in Kunden, bzw. Käufer von Leistungen zu überführen, ist das gültige Regelwerk der solidarischen Krankenkassen die Sozialgesetzgebung und nicht das Unternehmensrecht. Folgerichtig sind deshalb die wesentlichen und prägenden Unternehmensziele und Handlungstechniken von Wirtschaftsunternehmen den Krankenkassen nicht zugestanden. Hieraus erklärt sich der Konflikt zwischen dem transformatorischen Bemühen einer Überführung der Solidarversicherung in eine versicherungsgeprägte → Managed Care Organisation und der aktuellen Rechtslage. Solche Transformationsbestrebungen sollten deshalb nicht mit den Erfordernissen der Reform und → Modernisierung des Gesundheitssystems verwechselt werden. Den ideologischen Hintergrund von Versuchen einer Überführung der Sozialversicherung in einen Organisationstyp solcher Bemühungen bilden die Konflikte um eine Leitbildorientierung an → Keynes oder an → Friedman.

Da die GKV ausschließlich von der gesellschaftlichen Konsensfähigkeit ihrer sozialen Ziele getragen wird, sind die Diskussionen um ihre Zukunft, bzw. die dabei jeweils besetzten inhaltlichen Positionen ein sehr empfindlicher Indikator für den gesellschaftlichen Wertewandel.

Gesundheit

Oberbegriff für die physische und psychische Fähigkeit des Menschen, sich als Individuum zu entfalten, zu lernen, Ziele zu entwickeln und zu verfolgen, emotionale und soziale Kontakte zu knüpfen und am gesellschaftlichen Leben selbstbestimmt teilzunehmen. Da Menschen sich in der Ontogenese, also zwischen Geburt und Tod, beständig verändern, wachsen, reifen und altern, ist Gesundheit gleichsam als die auf Veränderung angelegte Entfaltung der psychophysischen Möglichkeiten der Individuen aufzufassen. Das schließt aus, Gesundheit als Zustand oder als eine ideale Norm außerhalb eines biologischen, sozialen und gesellschaftlichen Zusammenhangs zu bestimmen.

Die praktische Funktion des Gesundheitsbegriffs hängt vom jeweiligen Bezugsrahmen ab, z. B.

1. als Bezeichnung für die erfolgreiche psycho-physische Adaption und Regulation unter den Bedingungen einer konkreten Lebensumwelt,
2. als Bezeichnung eines psychophysischen Zustandes, der es ermöglicht, besonderen oder spezifischen Erwartungen zu entsprechen,
3. als Bezeichnung für Selbstständigkeit und Autonomie,
4. als Bezeichnung für Bedingungen, in denen Menschen ihre Möglichkeiten entwickeln und ihre Ziele verwirklichen können.

Gesundheit ist ein relationaler Begriff, der nicht ohne Bezugskontext zu einer praktischen Bedeutung geführt werden kann. Vor diesem komplexen Hintergrund kann auch nicht erwartet werden, dass es eine allen Bedürfnissen genügende Definition des Gesundheitsbegriffs geben könnte. Dennoch war, vor allem auch vor dem geschichtlichen Hintergrund der eugenischen und rassenhygienischen Verbrechen des deutschen Faschismus, die Definition des Gesundheitsbegriffs in der Präambel der Charta der Weltgesundheitsorganisation aus dem Gründungsjahr 1948 ein großer Fortschritt:

„Gesundheit ist ein Zustand vollständigen physischen, psychischen und sozialen Wohlbefindens und nicht nur die Abwesenheit von Krankheit."

Jeglicher Versuch aber, den Begriff der Gesundheit im Sinne eines individuellen Zustandes auf den des „Gesundseins" zu beschränken, führt auch in Probleme. Diese resultieren einmal aus der Frage, für welche Zwecke ein Zustand definiert werden soll, der, da als nicht krank bestimmt, keinen unmittelbaren Handlungsbedarf auslöst. Er kann dann nur hinsichtlich eines Nutzens von Gesundheit oder eines wünschenswerten Zustandes klassifiziert werden. Des Weiteren entsteht die Frage, ob Gesundheit auch mit normativer Konsequenz klassifiziert werden soll oder kann und wer hieraus Nutzen schöpfen könnte. Die Verkürzung der Gesundheitsdiskussion auf Merkmale wie selbstständig, belastbar, fit, geeignet, erstrebenswert führt immerhin in eine Debatte um die Normierung von Gesundheit und unterlegt damit – anders als bei den Begriffen → Krankheit oder → Behinderung, an dem sich Hilfeleistungen orientieren – dem Zustand des Gesundseins einen Nützlichkeitsaspekt im gesellschaftlichen Raum, der für rein modische Interpretationen ebenso offen wäre, wie für diskriminierende. Gesundsein wird dann über soziale Normen sehr viel stärker bestimmt, normiert und kontrolliert als der Zustand des Krankseins. Dessen Definition und Klassifikation soll explizit schließlich Hilfe und Unterstützungsbedarf orientieren.

Der Gesundheitsbegriff reflektiert auch eine grundsätzliche Werteproblematik. Während hinsichtlich humanistischer Wertekonzepte unbestritten ist, dass Kranksein zur Hilfe auffordert, könnte die in individuellem Vermögen begründete Machbarkeit von Gesundsein (zumindest soweit diese dann auch tatsächlich gegeben ist) diesen Zustand auf die Ebene einer Pflicht heben. Sofern nicht genetisch bedingt, sind dann die unterschiedlichen Stufen des Gesundseins nur noch Gradmesser des Ausmaßes individueller Bemühung. Wer weniger gesund ist, trägt dann mehr Schuld.

Als Aufgabe der Krankenversicherung als Solidargemeinschaft wird festgehalten, die Gesundheit der Versicherten zu erhalten, wiederherzustellen oder ihren Gesundheitszustand zu bessern (§ 1 Satz 1 SGB V); zugleich sollen die Versicherten für ihre Gesundheit mitverantwortlich sein (§ 1 Satz 2 SGB V). Leistungen, die sie bei der Gesunderhaltung unterstützen, sollen insbesondere die Präventions- und Selbsthilfeleistungen (§§ 20-20c SGB V) sein. Im Grundgesetz ist nur die „körperliche Unversehrtheit" als Grundrecht genannt (Art. 2 Abs. 2 Satz 1 GG).

Gesundheit kann auch grundsätzlich weiter gefasst werden. Hier handelt es sich dann um einen abstrakten Oberbegriff für eine Gesamtheit von Zuständen, die jegliche physische und psychische Daseinsform einschließt.

Gesundheitsvorstellungen sind anthropologische und soziokulturelle Konstruktionen, die sich lebensbiografisch und geschichtlich wandeln. Sie sind gleichsam Kulturprodukt und außerhalb von zeitlichen, räumlichen und sozialen Gegebenheiten nicht einfach austauschbar. Sie spiegeln Werteorientierungen und gleichsam den sozialen und gesellschaftlichen Umgang mit den unterschiedlichen Möglichkeiten von Menschen, sie sind Spiegel sozialer Funktionsmechanismen.

Eine solche kulturanthropologische Sicht spiegelt Interessen und Wertekonzepte in ihrem historischen und sozialökonomischen Kontext, sie wertet nicht (→ Gesundheitsleitbilder).

Für die → Sozialmedizin ist der Begriff „Gesundheit" ein übergeordnetes und qualitativ wertfreies Konstrukt, das jeglichen körperlichen, psychischen und sozialen Zustand, also auch den des Krankseins oder der reduzierten Selbstständigkeit bei der Lebensbewältigung einschließt. Die ggf. praktische Aufgabe besteht darin, diesen Zustand aus dem Blickwinkel a) von Hilfebedarf und b) von gegebenen

Hilfemöglichkeiten zu bewerten, also Hilfe zu adressieren und bei gegebenen Konfliktfeldern an deren Auflösung mitzuwirken.

Dies muss auch bedeuten, den Begriff des Hilfebedarfs nicht nur auf den des medizinischen Hilfebedarfs zu begrenzen, sondern ggf. auch gegen den Anspruch, Hilfebedarf maßgeblich medizinisch zu besetzen, zu verteidigen. Hier gewinnt das Konzept des → Sense of Coherence von → Antonovsky eine wichtige Funktion bei der Orientierung von Hilfe. Sie besteht gerade darin, dass bei der Auseinandersetzung mit Krankheitsfolgen ein Gesundheitsbegriff möglich wird, der die normativen Engen von gesundheitsassoziierten Tüchtigkeitsbildern, Tauglichkeits- und Eignungsnormen überwindet.

Hierbei hat die → ICF eine wichtige Funktion, weil durch sie der Gesundheitsbegriff nicht nur für die Prävention und die Therapie, sondern auch für die Rehabilitation und die Pflege erschlossen werden kann.

Gesundheitsamt

Durch Landesrecht geschaffene Einrichtung des → Öffentlichen Gesundheitsdienstes mit staatlichen Aufsichts- und Beratungsaufgaben.

Aufgaben der Gesundheitsämter sind z. B.

- die Aufsicht über das Gesundheitswesen,
- die Lebensmittelhygiene,
- die Umwelthygiene,
- die Seuchenhygiene,
- amtsärztliche Untersuchung und Begutachtung,
- rechtsmedizinische Tätigkeit,
- Gesundheitsberichterstattung,
- gesundheitliche Aufklärung,
- Familienberatung,
- Schulgesundheitsdienst,
- jugendärztlicher Dienst,
- fürsorgerische Betreuung und Beratung vor allem bei sozialpsychiatrischen Aufgaben und zur Eingliederungshilfe für behinderte Menschen (§ 59 SGB XII).

Gesundheitsberichterstattung

Unter Gesundheitsberichterstattung versteht man die systematische Beschreibung der gesundheitlichen Situation der Bevölkerung bzw. ausgewählter Bevölkerungsgruppen. Träger der Gesundheitsberichterstattung sind öffentliche Stellen (von der supranationalen Ebene über den Staat bis zu den Kommunen), aber auch Sozialversicherungsträger, Verbände und Betriebe („betriebliche Gesundheitsberichterstattung“ als Teil der → betrieblichen Gesundheitsförderung). Das Ziel der Gesundheitsberichterstattung ist die Unterrichtung der Öffentlichkeit, des Staates und der Akteure der Gesundheitssicherung und -versorgung über die Gesundheitsprobleme einer → Bevölkerung.

In Deutschland wurde der Aufbau einer modernen Gesundheitsberichterstattung vor allem durch das Gutachten des Sachverständigenrats im Gesundheitswesen aus dem Jahr 1987 angestoßen. Der Sachverständigenrat bemängelte in diesem Gutachten die fehlende Fundierung der Gesundheitspolitik durch Daten zur Gesundheit der Bevölkerung. Befördert wurde der Aufbau der Gesundheitsberichterstattung in den 1990er Jahren zudem durch die „Public Health“-Forschungsverbünde und -studiengänge sowie die sich entwickelnde → Versorgungsforschung mit ihren Datenbedarfen.

Gesundheitspolitisch von besonderer Bedeutung ist die staatliche und kommunale Gesundheitsberichterstattung. Auf Bundesebene wird die Gesundheitsberichterstattung in Deutschland vom Robert Koch-Institut zusammen mit dem Statistischen Bundesamt verantwortet. Teil der Gesundheitsberichterstattung des Bundes ist ein umfangreiches Datenangebot in einer öffentlich zugänglichen Datenbank (www.gbe-bund.de). Auf Länderebene sehen die Gesundheitsdienstgesetze der Länder meist sowohl eine Berichterstattung auf Landesebene als auch auf kommunaler Ebene vor. Die Länder haben sich für ihre Gesundheitsberichterstattung auf einen gemeinsamen Indikatorensatz verständigt, der allerdings nicht von allen Ländern mit Daten gefüllt wird.

Ein Grundproblem der Gesundheitsberichterstattung ist ihre mangelnde Integration in die gesundheitspolitischen Routineabläufe des Gesundheitswesens. In den Reformprozessen der Krankenversicherung spielt die Gesundheitsberichterstattung beispielsweise keine Rolle. Ihre politische Relevanz zeigt sich derzeit eher in der Thematisierung von Problemlagen, die quer zur politischen Routine liegen. Beispiele sind das Thema Armut und Gesundheit oder das Thema Kindergesundheit. Eine enge konzeptionelle Verbindung besteht zum Ansatz der „Gesundheitsziele", der allerdings in Deutschland ebenfalls nicht hinreichend entwickelt ist. Die Sozialleistungsträger sollen bei Planung und Forschung miteinander und mit den Gebietskörperschaften zur Bedarfsermittlung zusammenarbeiten (§ 95 SGB X) und dürfen hierzu auch Daten übermitteln (§ 75 SGB X). Die Norm wird nicht ausgefüllt.

Datenquellen der Gesundheitsberichterstattung sind amtliche Statistiken (→ Todesursachenstatistik, Krankenhausstatistik etc.), → Surveys (z. B. die Gesundheitssurveys des Robert Koch-Instituts), Daten der Sozialversicherung und viele mehr.

Da mit der Gesundheitsberichterstattung individuelle, soziale und politische Interessen berührt werden, haben solche Berichte zwei typische Konflikte im Hintergrund. Das sind

- die Konzeptualisierung des Begriffs → Gesundheit sowie
- die der Verantwortung für die identifizierten jeweiligen Problemfelder.

Lit.: Kuhn, J.: Die arbeitsweltbezogene Gesundheitsberichterstattung der Länder. Frankfurt: Mabuse-Verlag, 2006.

Gesundheitsberufe

Nahezu jeder neunte Erwerbstätige in Deutschland, das sind 4,3 Millionen Personen, war 2005 in Einrichtungen des Gesundheitswesens beschäftigt. Nach einem steilen Anstieg in den 80er und in der ersten Hälfte der 90er Jahre war auch von 2004 auf 2005 die Anzahl der Erwerbstätigen noch einmal um 0,6 Prozent gestiegen. Dabei geht dieser Trend durchaus auch mit sektoralem Arbeitsplatzabbau (z. B. im stationären Bereich) einher.

Gravierender für die Bewertung der quantitativen Entwicklung der Gesundheitsberufe ist aber ihre Entwicklung und Struktur, wenn man sich auf so genannte vollzeitäquivalente Beschäftigungsverhältnisse bezieht.

Dann ist die Anzahl dieser Art von Beschäftigten im Gesundheitswesen zunächst zwischen 1997 und 2005 von 3,346 Millionen um 1,3 Prozent auf 3,303 Millionen gesunken und bis zum Jahr 2007 fast bis zum Ausgangswert angestiegen, nämlich auf 3,347 Millionen Vollkräfte.

2005 war der größte Anteil der Vollkräfte, rund 2 Millionen, im Kernbereich der Gesundheitsdienstleistungen, also mit direktem Patientenkontakt beschäftigt. Der Anteil dieser Vollkräfte war zwischen 1997 und 2005 von 1,856 Millionen aus um 7,8 Prozent gestiegen. Auch diese Gruppe ist aber durch erheblich unterschiedliche oder gegenläufige Tendenzen geprägt. So nahm der Anteil von Vollzeitkräften in der relativ größten Teilgruppe der Gesundheits- und Krankenpfleger (700.000 Beschäftigte) von 1997 bis 2005 um 1,5 Prozent ab. Im stationären Pflegebereich betrug der Rückgang sogar 8 Prozent. Bei den Ärzten sieht es nach der Umrechnung in Vollzeitkräfte anders aus: Ihr Anteil nahm im selben Zeitraum um 8,2 Prozent zu. Die Gruppe der Altenpflegekräfte expandierte sogar um 38 Prozent.

Insofern gibt es bisher keinen Anlass, vom Gesundheitswesen als „Jobmaschine" zu sprechen.

Die Berufe können in unterschiedlicher Weise systematisiert werden. So kann nach Art und Dauer der Ausbildung, nach der Stellung zur Gesundheitsversorgung oder nach dem gesetzlichen Status unterschieden werden. Der besondere Charakter der Gesundheitsberufe macht eine Überwachung, ggf. staatliche Zulassung für diese Berufe notwendig. Diese ist in Art. 74 Abs. 1 Nr. 19 GG für alle „Heilberufe" vorgesehen. Sie erfolgt durch Gesetze, die im Allgemeinen die Berufsbezeichnung schützen und nur selten vorbehaltene Aufgabe statuieren. Diese Gesetze werden durch nach Landesrecht eingerichtete Behörden, z.T. durch Kammern umgesetzt. Andere Berufsbezeichnungen werden nicht durch Gesetz geschützt, sondern durch Hochschulen, IHK oder die Berufsausübenden selbst geschaffen. Verfassungsrechtlich sind die Heilberufe von den sozialen Berufen abzugrenzen, für deren Regelung keine Gesetzgebungskompetenz des Bundes besteht. Zu ihnen gehören etwa Sozialarbeiter und Sozialpädagogen, aber auch die Pflegehilfsberufe. Die Gesundheitshandwerke sind rechtssystematisch den Handwerksberufen, inhaltlich aber der gesundheitlichen Versorgung zuzuordnen. Eine große Bedeutung für das Recht der Gesundheitsberufe hat die Bezugnahme im Sozialrecht, durch die bestimmten Berufsgruppen Aufgaben und Verantwortlichkeiten dann vorbehalten werden, wenn sie von Sozialleistungsträgern bezahlt werden (§ 15 SGB V für die Ärztinnen und Ärzte, § 71 SGB XI für die Gesundheits- und Krankenpflege und die Altenpflege).

Nach dem Europäischen Recht der Niederlassungsfreiheit selbstständig Tätiger und der Freizügigkeit der Arbeitnehmer werden Berufsabschlüsse wechselseitig anerkannt (Art. 53 AEUV). Hierdurch werden auch die Gesundheitsberufe in der EU einander ähnlicher, da Mindestvoraussetzungen zur Anerkennung vereinbart werden.

Für die folgenden Berufe des Gesundheitswesens besteht eine bundesgesetzliche Grundlage mit dem Schutz der Berufsbezeichnung oder von Tätigkeiten:

Altenpflegerinnen und Altenpfleger

Apothekerinnen und Apotheker

Ärztinnen und Ärzte

Assistentinnen und Assistenten in der Zytologie

Augenoptikerinnen und Augenoptiker

Beschäftigungstherapeutinnen und -therapeuten

Diätassistentinnen und -assistenten

Ergotherapeutinnen und -therapeuten

Gesundheits- und Krankenpflegerinnen und -pfleger

Gesundheitsaufseherinnen und Gesundheitsaufseher

Hebammen und Entbindungspfleger,

Heilpraktikerinnen und Heilpraktiker

Hörgeräteakustikerinnen und -akustiker

Kardiotechnikerinnen und Kardiotechniker

Kinderkrankenpflegerinnen und -pfleger

Logopädinnen und Logopäden

Masseure und Masseurinnen, medizinische Bademeisterinnen und -meister

Medizinische Dokumentare und Dokumentarinnen

Medizinische Dokumentationsassistentinnen und -assistenten

Medizinische Fachangestellte

Medizinische Sektions- und Präparationsassistentinnen und -assistenten

Medizinisch-technische Assistentinnen und Assistenten für Funktionsdiagnostik

Medizinisch-technische Laboratoriumsassistentinnen und -assistenten

Medizinisch-technische Radiologieassistentinnen und -assistenten

Orthopädieschuhmacherinnen und -schuhmacher

Orthopädietechnikerinnen und -techniker

Orthoptistinnen und Orthoptisten

Pharmazeutisch-technische Assistentinnen und Assistenten

Physiotherapeutinnen und -therapeuten

Podologinnen und Podologen

Psychologische Psychotherapeutinnen und -therapeuten

Rettungsassistentinnen und Rettungsassistenten

Sektions- und Präparationsassistentinnen und -assistenten

Technische Assistenten und Assistentinnen in der Medizin

Zahnärztinnen und Zahnärzte

Zahnmedizinische Fachangestellte

Zahntechnikerinnen und Zahntechniker

Zusätzlich zu diesen bundesgesetzlich geregelten Berufen gibt es eine rasch zunehmende Zahl von Absolventinnen und Absolventen von Zusatzstudiengängen, Weiterbildungen und Fortbildungen mit direktem und indirektem Bezug zu gesundheitsbezogenen Handlungsfeldern. Hierzu gehören u.a. Public Health, Gesundheitsökonomie, Managementqualifikationen im Gesundheits- und Sozialwesen aber auch Wellness-Trainer und vergleichbar qualifizierte Beschäftigte für den expandierenden „zweiten Bereich der Gesundheitswirtschaft. Ob und inwieweit es sich bei diesen Berufs- oder Ausbildungsabsolventen qualitativ wirklich um Angehörige eines Gesundheitsberufs handelt, muss ebenso wie der dynamische Ausbau der Gesundheitswirtschaft von Fall zu Fall inhaltlich überprüft werden.

Gesundheitsdienst, Öffentlicher (ÖGD)

Der föderal gegliederte ÖGD erfüllt hoheitliche Aufgaben sowie Aufgaben der Gesundheitsvorsorge und der Gesundheitsfürsorge. Ihm sind zuzurechnen:

- die Gesundheitsbehörden von Bund und Ländern (z. B. zuständige Ministerien),
- deren nachgeordnete Einrichtungen (z. B. Bundeszentrale für gesundheitliche Aufklärung - BZgA, Medizinaluntersuchungsämter, Landesgewerbeämter) und
- die durch Landesrecht bestimmten Gesundheitsämter, zumeist bei den Kreisen und kreisfreien Städten.

Im Laufe der zurückliegenden Jahrzehnte hat der Staat die hoheitlichen Aufgaben, z.T. auch nur ihre Wahrnehmung, deutlich zurückgenommen oder sie der Krankenversicherung übertragen.

Gesundheitsdienstleistung

→ Dienstleistungen, personale

Gesundheitsfonds

Die Einnahmen der Krankenkassen, die ihre Mitglieder seit dem 1.1. 2009 über den einheitlichen Beitragssatz aufbringen sowie die pauschale Beteiligung des Bundes an Aufwendungen für versicherungsfremde Leistungen nach § 221 SGB V, werden nach § 217 SGB V zunächst vom Bundesversicherungsamt (BVA) als Sondervermögen zentral eingezogen und verwaltet. Das BVA weist anschließend den einzelnen Kassen die ihnen nach ihrer Mitgliederstruktur und deren Morbidität und den Kriterien und Richtgrößen des → morbiditätsorientierten Risikostrukturausgleichs zustehenden Beträge zu. Die Grundpauschale je Versicherten betrug 2009 185,64 Euro. Je Versicherten erhält jede Kasse außerdem eine standardisierte Verwaltungsausgabenpauschale in Höhe von 5,48 Euro und einen Betrag für Ermessensleistungen von 1,54 Euro pro Versicherten. Hinzu kommen alters- und geschlechtsspezifische Zu- oder Abschläge, alters- und geschlechtsdifferenzierte Zuschläge für Erwerbsgeminderte und Zuschläge für die in den Morbi-RSA aufgenommenen Krankheitsgruppen zwischen 27,07 Euro für Versicherte mit Atherosklerose und 5.064,71 Euro für einen Bluterkranken.

Sofern die Liquiditätsreserven des Gesundheitsfonds hierfür nicht reichen, kann der Bund ihm ein zu verzinsendes Liquiditätsdarlehen mit festen Rückzahlungsfristen gewähren.

Gesundheitsförderung

Das Konzept der Gesundheitsförderung geht auf die → Ottawa Charta der Weltgesundheitsorganisation aus dem Jahre 1986 zurück.

Es umfasst einen Komplex sozialer Ziele und Handlungsorientierungen, die auf die Bewahrung, Wiederherstellung und Schaffung gesundheits- (menschen-) gerechter Existenzbedingungen gerichtet sind. Gesundheitsförderung soll vor allem die Selbstbestimmung der Individuen im Umgang mit ihren individuellen Fähigkeiten aber auch ihre Mitwirkungsmöglichkeiten an der Gestaltung einer gesundheitsgerechten → Lebensweise stärken. Folgerichtig sind Befähigung, Kompetenz und Partizipation Schlüsselbegriffe des Konzepts.

Das Leitbild der Gesundheitsförderung besteht aus fünf Elementen:

1. gesundheitsfördernde Gesamtpolitik,
2. Schaffung von Bürgerkompetenzen durch Bildung, Rechte, Transparenz der Ziele des Staates, Informiertheit,

3. gesundheitsfördernde Lebensumwelten (Familie, Schule, Beruf, Arbeitswelt, Freizeit, Stadt, Ökologie usw.),
4. überindividuelles Handeln und Handlungsinteresse in der Gemeinschaft und in der Gemeinde,
5. Neubestimmung der Ziele der Gesundheitsdienste.

Dieses Konzept schließt Aufgaben der → Prävention ebenso ein wie die Schaffung von angemessenen Lebensbedingungen für chronisch Kranke und behinderte Menschen. Das ethische Paradigma besteht in Chancengleichheit, Selbstbestimmung und verantwortlichem Handeln gegenüber heutigen und zukünftigen Generationen. Leistungen der Gesundheitsförderung durch die Krankenkassen sind in §§ 20-20b SGB V vorgesehen, sie können auch vom → Öffentlichen Gesundheitsdienst oder anderen geleistet werden.

Gesundheitsförderung bedeutet, explizites und implizites gesundheitsbezogenes Handeln als eine soziale Wertorientierung im persönlichen, öffentlichen und politischen Handeln zu stärken und auf demokratischer Basis Kompetenz und Partizipationsrechte der → Individuen zu entfalten. Im Mittelpunkt stehen Wert- und Zielorientierungen, die sich jeweils um einen kulturanthropologisch geprägten Begriff von → Gesundheit sammeln sowie die Partizipationsmöglichkeiten und -rechte bei der Gestaltung der Lebensverhältnisse verbessern wollen. Eine konkrete Konsequenz ist die von der WHO initiierte Bewegung „Gesunde Städte".

Das Konzept zielt auch auf die Überwindung paternalistischer Attitüden in der Gesundheitserziehung und in einer medizinisch besetzten Präventionskultur, soweit diese moralisierende, Normen setzende und repressive Ansätze verfolgt. Das Konzept der Gesundheitsförderung hat enge theoretische Beziehungen zum Konzept der → Salutogenese von → Antonovsky und zu dem der → Compression of Morbidity von Fries.

Gesundheitskarte Elektronische

„Bis spätestens zum 1. Januar 2006" wird die bisherige Krankenversicherungskarte „zur Verbesserung von Wirtschaftlichkeit, Qualität und Transparenz der Behandlung … zu einer elektronischen Gesundheitskarte erweitert" – so der Ende 2009 noch so im SGB V stehende § 291a. Schon die gewaltige Verzögerung ihrer Umsetzung zeigt die offensichtlich unterschätzten inhaltlichen, organisatorischen und finanziellen Probleme bei Ärzten, Patienten und Krankenkassen. Die Zweifel an der Notwendigkeit, dem Nutzen und dem Schutz vertraulicher Patientendaten vor missbräuchlichen Zugriffen entzündet sich nicht daran, dass die bisherigen Sozialdaten, der Berechtigungsnachweis zur Inanspruchnahme von Leistungen oder auch noch die Übermittlung ärztlicher Verordnungen maschinenlesbar auf der eGK gespeichert werden sollen. Vielmehr ging, geht und wird es um die Eignung der Karte gehen, medizinische Daten für die Notfallversorgung, elektronische Arztbriefe mit Befunden, Diagnosen und Therapieempfehlungen, Daten zur Prüfung der Arzneimitteltherapiesicherheit (z. B. Nebenwirkungen), die elektronische Patientenakte und Daten über in Anspruch genommene Leistungen und ihre vorläufigen Kosten (siehe § 291a Abs. 3 SGB V). Auch wenn die zuletzt genannten Angaben nur mit ausdrücklicher Zustimmung des zuvor umfassend aufzuklärenden Versicherten auf der eGK gespeichert werden dürfen, gibt es grundsätzlich inhaltliche Zweifel am tatsächlichen Nutzen dieser Daten, des Verhältnisses zwischen Aufwand und Nutzen und an der Datensicherheit. Die grundsätzlichen Zweifel am Nutzen beruhen auf der zwangsläufig hohen Standardisierung und reduzierten Komplexität digitalisierter medizinischer Daten, die im Bedarfsfall nicht für eine qualitätsgesicherte und bedarfsgerechte Behandlung ausreichen. Ob der mögliche Nutzen der Daten für die Notfallversorgung bei der schon insgesamt geringen Anzahl von Notfällen den Aufwand für die Aufnahme solcher Daten bei möglichst vielen Versicherten rechtfertigt, ist mindestens nicht hinreichend geklärt, abgesehen davon, dass auch nur wiederum ein Bruchteil der Personen mit Notfällen ihre eGK bei sich tragen. Die anhaltenden Bedenken gegen die Datensicherheit gibt es trotz der Arbeit der mit dem § 291b SGB V geschaffenen „Gesellschaft für Telematik", die von GKV, DKG und Ärzte- wie Apothekerverbänden getragen und seit 2008 aus Versichertengeldern bzw. Telematikzuschlägen finanziert an einer Telematikinfrastruktur arbeitet. Dabei geht es vor allem darum, ob und wo die Daten aller eGK zentral gespeichert werden und ob wirklich nur berechtigte Personen darauf zugreifen können.

Bei der insbesondere von den niedergelassenen Ärzten kritisierten Kostenbelastung liefert die offizielle Kosten-Nutzen-Analyse zur eGK aus dem Jahr 2006 ein eher skeptisches Ergebnis. Sie kommt zu der „Erkenntnis, dass der Nutzen die Kosten grundsätzlich nach 9 Jahren übersteigt. In den ersten 9 Jahren der Nutzung laufen Kosten in Höhe von ca. 14,1 Mrd. Euro auf, in denen die Erstinvestition für die Bereitstellung der Telematikinfrastruktur enthalten ist. Der Nutzen kumuliert sich in demselben Zeitraum auf etwa 14, 3 Mrd. Euro – damit übersteigt der Nutzen die Kosten um 200 Mio. Euro. Im darauf folgenden Jahr wären es dann bereits schon 700 Millionen Euro." Ohne eine Alternativberechnung vorlegen zu können, ist das Ergebnis falsch, da es auf einer mit Sicherheit völlig unrealistischen Annahme beruht. Es kommt nämlich nur dann zustande, wenn sowohl die wenigen Pflicht- als auch die zahlreicheren und essenzielleren freiwilligen Angaben (z. B. Befunde und elektronische Gesundheitsakte) auf allen Gesundheitskarten gespeichert sind und genutzt werden können.

Bei der bereits erwähnten elektronischen Gesundheitsakte können die Krankenkassen nach § 68 SGB V ihre Versicherten finanziell unterstützen, wenn sie „zur Verbesserung der Qualität und der Wirtschaftlichkeit der Versorgung" die Dienstleistungen Dritter in Anspruch nehmen.

Gesundheitskompetenz

Dieser Begriff ist der Versuch die englische Bezeichnung „health literacy" zu übersetzen und „bezeichnet die Fähigkeit des Einzelnen, im täglichen Leben Entscheidungen zu treffen, die sich positiv auf die Gesundheit auswirken" (Kickbusch/Marstedt 2008: 12). In der weltweit, aber besonders in Deutschland noch in den Anfängen steckende Forschung zur Gesundheitskompetenz spielen drei Dimensionen eine wichtige Rolle: die funktionale, interaktive und kritische Gesundheitskompetenz. In allen Dimensionen gibt es außerdem soziale Ungleichheit.

Auf der funktionalen Ebene geht es darum, einfache Informationen zur Gesundheit zu verstehen und in Entscheidungen und Orientierungen umzusetzen. Auf der interaktiven Ebene spielen umfassende kognitive Fertigkeiten ebenso wie soziale Kompetenzen eine wichtige Rolle. Ohne sie können Menschen keine aktive Rolle im Gesundheitssystem spielen. Die kritische Gesundheitskompetenz erlaubt schließlich erst, Anweisungen und Aussagen zu hinterfragen, Entscheidungen abzuwägen und Risiken einzuschätzen.

Die empirische Ausprägung dieser Ebenen der Gesundheitskompetenz sind bisher nur wenig untersucht worden. Wenn überhaupt, lag der Schwerpunkt im Wissensbereich.

Die einzige jüngere empirische Untersuchung konzentrierte sich auf das Wissen über 32 evidenzbasierte Erkenntnisse (Kickbusch/Marstedt 2008). Sie zeigt weitverbreitete Wissensdefizite, die in den meisten Fällen auch Handlungsbarrieren oder fehlsteuernder Art sind. Trotz eines Zusammenhangs von Gesundheitswissen und Bildungsniveau weisen auch formal höher gebildete Personen keinen durchgängig fundierten Wissensstand zu Krankheit und Gesundheit auf. Einfache und qualitativ ungewichtete Appelle, sich doch besser zu informieren, erweisen sich bei kritischer Betrachtung nicht selten als Wegweiser in die Sackgasse. Die intensive Informationssuche in populären Massenmedien kann nämlich eher dazu beitragen, Irrtümer, Fehleinschätzung und Fehlannahmen zu verfestigen. Neben den inhaltlichen Defiziten vieler Informationsangebote sind viele von ihnen sehr schwer verständlich. Unklar ist, ob mangelndes Gesundheitswissen und unterentwickeltes Gesundheitsverhalten einen schlechteren Gesundheitszustand nach sich zieht. Insbesondere bei chronisch Kranken spielt aber Gesundheitskompetenz eine Art Pufferfunktion, die negative Krankheitsfolgen abfedern kann.

Gesundheitslage

Abbild der gesundheitlichen Gegebenheiten in einer definierten → Bevölkerung oder Bevölkerungsgruppe in Abgrenzung zu dem auf einzelne Individuen bezogenen Begriff des → Gesundheitszustands.

Häufig genutzte Maße sind z. B.:

- Säuglings- und Kindersterblichkeit,
- Verteilung kindlicher Entwicklungsmerkmale,
- Lebenserwartung,
- Häufigkeit vermeidbarer Krankheiten,
- Berufskrankheiten,
- Ausmaß der gesundheitlichen Kohärenz bzw. Polarisierung zwischen den sozialen Schichten,
- Zugang zu elementaren Lebensressourcen (Wasser, Nahrung, Kleidung, Wohnung, Bildung, Einkommen, Energie, medizinische Versorgung usw.),
- allgemeine Lebens- und Arbeitsbedingungen sowie gesellschaftliche Partizipationsmöglichkeiten,
- Häufigkeit von körperlichen, psychischen und sozialen Krankheitsfolgen,
- Folgen von Krieg und Gewalt,
- subjektive Zufriedenheitsscores mit der sozialen Lebenssituation,
- Zugänglichkeit präventiver Angebote und der medizinischen Versorgung,
- soziale Stellung der Kinder und der Frauen,
- soziale Integration und Teilhabe behinderter Menschen,
- Lebenssituation alter Menschen in der Gesellschaft.

Neben subjektiven Angaben zum Befinden und zu → Gesundheitsleitbildern aggregieren sich in der Beschreibung der Gesundheitslage praktisch alle verfügbaren Messziffern, die in der → Epidemiologie und in der Medizinsoziologie benutzt werden bzw. verfügbar sind sowie Angaben, die bestimmte Merkmale der sozio-ontogenetischen → Modifikabilität beschreiben.

Es besteht im Wesentlichen Einigkeit darüber, dass die Gesundheitslage einer Bevölkerung der komplexe Ausdruck der sozialen Lebensbedingungen ist und kein direktes Maß für den Entwicklungsstand der Medizin.

Gesundheitsleitbild

Gesundheitsleitbilder spiegeln die Gesamtheit der psycho-sozio-kulturellen Konzepte, Ideen und Erwartungen, die das gesundheitsbezogene Handeln von → Individuen, → sozialen Gruppen und → Bevölkerungen leiten. Eingeordnet in die Gesamtheit der Erwartungen an das und in die Vorstellungen vom Leben, reflektieren sie die Lebensziele, die Erwartungen, Probleme und Hoffnungen von Menschen, soweit diesen eine Bedeutung für die → Gesundheit zugewiesen wird.

Solche Leitbilder existieren folglich als Konstrukte auf individueller Ebene ebenso wie als formelle und informelle Normen und sind Teil der gesellschaftlichen Wertekonvention.

In der → Prävention ist die Orientierung an den impliziten und expliziten Gesundheitsleitbildern eine der Voraussetzungen für die Adressierung entsprechender Programme und die Aktivierung der Mitwirkung der Betroffenen.

Gesundheitsmanagement

Professionsbezeichnung für Aufgaben bei der Planung, Organisation, Steuerung, Regulation und Evaluation gesundheitsbezogener → Dienstleistungen, zumeist durch eine Zusatzqualifikation (MBA) erworben. Es setzt sozialmedizinische und gesundheitswissenschaftliche Erkenntnisse und Prinzipien unter den jeweils geltenden politischen, rechtlichen und wirtschaftlichen Rahmenbedingungen in praktische und real erlebte Versorgungswirklichkeit für Menschen um, die der Hilfe bedürfen (Patienten) oder „Wellness" als Konsumgut kaufen (Kunden).

Gesundheitswissenschaftliche Kernfähigkeiten sollten sich auf

- die geschichtliche, kulturelle und makroökonomische Einordnung der Gesundheitssicherung sowie der großen Konzeptionen sozialer Sicherung und ihrer Konflikte,

- die Orientierungsfähigkeit in den Interessen- und Problemlagen gesundheitsbezogener Dienstleistungen,
- die Ableitung und Bewertung von Zukunftsoptionen für die systemische und wirtschaftliche Gestaltung von → Gesundheitsdienstleistungen

beziehen.

Hinsichtlich der Kenntnisse und Fertigkeiten fordert das Gesundheitsmanagement vor allem

- Kenntnisse über die Besonderheiten humaner Dienstleistungen,
- die Fähigkeit zur Bewertung des Wandels solcher Dienstleistungen und dessen Folgen für notwendige Versorgungsstrukturen,
- konzeptionelle und organisatorische Fähigkeiten bei der Ausgestaltung von Gesundheitsdienstleistungen sowie deren Vernetzung,
- Umgang mit den Methoden der Steuerung und Regulation solcher Dienstleistungen, hierunter mit den sozialrechtlichen Grundlagen,
- Beherrschung der Schnittstellen zwischen den Besonderheiten von Gesundheitsdienstleistungen zu den personal- und betriebswirtschaftlichen Prozessen,
- Kenntnisse über die Bewertungsprobleme von Gesundheitsrisiken,
- Kenntnisse über die Anforderungen an eine undiskriminierte Zugänglichkeit von Versorgungsleistungen und Hilfen bei der Bewältigung von Krankheitsfolgen sowie die wirkenden Steuerungsmechanismen der Zugänglichkeit und der Inanspruchnahme von Dienstleistungen,
- Kenntnisse über die Interessenlagen der Akteure.

Gesundheitsökonomie

Wissenschaft von den

- ökonomischen Wirkungsmechanismen und -bedingungen der Gesundheitssicherung und -versorgung,
- wirtschaftlichen Steuerungsmethoden von Leistungsnachfrage und -erbringung (Versicherungsökonomie),
- wirtschaftlichen Mechanismen der Leistungserbringung und
- den betriebswirtschaftlichen Funktionsweisen der Institutionen der Gesundheitssicherung.

Die Gesundheitsökonomie untersucht die makro- und mikroökonomischen Zusammenhänge von Gesundheitsdienstleistungen.

Wichtige Arbeitsgebiete der Gesundheitsökonomie, allerdings mit national sehr unterschiedlichen Schwerpunktsetzungen sind

- die Finanzierung des Gesundheitssystems,
- die Bewertung von Gesundheitsrisiken und ihre wirtschaftlichen Folgen,
- die Wirtschaftlichkeitsbewertung von medizinischen Prozeduren,
- die Ressourcenallokation und Prioritätensetzung,
- die Entwicklung und Bewertung von Honorierungsmodellen im Gesundheitswesen,
- die Ergebnisbewertung medizinischer Versorgung nach Maßstäben der Effizienz und ggf. der Profitabilität.

Die Wahrnehmung der Gesundheitsökonomie folgt aus der Vermutung oder realen Tendenz, die Normierung notwendiger, erforderlicher und wirtschaftlicher medizinischer Versorgungsmaßnahmen solle ökonomischen Kalkülen übertragen werden. Demnach wäre die Steuerung der Zugänglichkeit medizinischer Maßnahmen eine Aufgabe der Gesundheitsökonomie. Gelegentlich wird ihr auch die Aufgabe zugewiesen (Lauterbach und Schrappe 2004), die Qualitätsverbesserung der medizinischen Versorgung sicherzustellen, die → Evidence based Medicine umzusetzen und neue medizinisch technische Innovationen (→ Health Technology Assessment) zu bewerten. Neben den „klassischen“ makroökonomischen und den betriebswirtschaftlichen bzw. mikroökonomischen Fragestellungen der Gesundheitsökonomie gewinnt also die Steuerung ärztlicher Indikationsentscheidungen an Bedeutung (→ Rationierung, → Studien, gesundheitsökonomische).

Veränderungen im Wirtschaftszweig „Gesundheitsversorgung“ haben weitreichende Folgen für die gesamte Wirtschaftstätigkeit eines Landes. Entsprechend komplex und widersprüchlich sind auch die wirtschaftspolitischen Interessen an diesem Dienstleistungssektor. Einerseits gibt es ein großes Interesse, die Gesundheitsdienstleistungen auszuweiten, andererseits sollen die „Lasten“, zumindest dann, wenn der Staat oder die Arbeitgeber an der Finanzierung beteiligt sind, begrenzt werden (→ Lohnnebenkosten). Dabei folgen die Argumente oft der Logik, dass die Finanzierung dieses Sektors durch die Bürger zu stärkender Konsum sei, die (Teil-)Finanzierung durch den Staat oder die Arbeitgeber hingegen eine Last.

Dieser ständige Konflikt ist relativ gut auflösbar, solange sich die Wirtschaft insgesamt erfolgreich entwickelt und die Arbeitnehmer an dieser Prosperität einen entsprechenden Anteil haben (→ Keynes). Dieser Konflikt verschärft sich hingegen in wirtschaftlichen Krisenzeiten sowie dann, wenn sich Einkommensunterschiede verschärfen und gesellschaftliche Handlungsziele auf Profitmaximierung reduziert werden (→ Friedman).

Das Gesundheitswesen insgesamt ist in allen entwickelten Volkswirtschaften ein großer Wirtschaftszweig, der etwa zwischen 6 und 14 % des Bruttoinlandsproduktes umfasst. Dieser Anteil wird oft als ein volkswirtschaftlicher Ausgabenposten betrachtet, der im Interesse einer „gesunden“ Wirtschaftstätigkeit möglichst zu begrenzen sei. Tatsächlich wird mit solchen Angaben jedoch allein der Wertanteil der → Gesundheitsdienstleistungen an der gesamten Volkswirtschaft beschrieben und ist somit eine Strukturziffer des Bruttoinlandsprodukts. Die oft wenig sachdienlichen Interpretationen dieses Anteils als „Last“ oder „Kosten“ ignorieren die wirtschaftliche und soziale Bedeutung dieses Leistungssektors. Für den internationalen Vergleich taugen diese Anteilsziffern nur bedingt, zumindest ist zu prüfen, ob die Gesamtstruktur der jeweiligen nationalen Berechnungsweisen des Bruttosozialproduktes vergleichbar ist.

Das theoretische Konzept der Gesundheitsökonomie beruft sich heute oft auf eine als grundlegend apostrophierte Arbeit von Grossman (Grossman, M. "On the Concept of Health Capital and the Demand for Health." Journal of Political Economy. March-April/1972. 80(2): 223-55), die zugleich aber auch den Spannungsrahmen der Debatte absteckt. Nach Grossman bezieht sich das zentrale Theorem der Gesundheitsökonomie auf ein sog. „optimales Level“ für Investitionen in die Gesundheitsversorgung. Dieses ist im Sinne einer ökonomischen Effizienzerwägung erreicht, wenn die „Grenzkosten“ und der „Grenznutzen“ des medizinischen Fortschritts gleich sind. (Der dahinter stehende Gedanke ist, dass mit jedem zusätzlichem (Produktions-) Aufwand bzw. jeder zusätzlichen Konsumption der realisierbare zusätzliche Nutzen oder Gewinn kleiner wird. Das Verhältnis von Aufwand und Nutzen wäre demnach also optimal, wenn die Aufwands- und die Nutzensgröße gleich sind. Folglich ist jeder zusätzliche Aufwand, der diese Balance zulasten eines kleiner werdenden Nutzens bei dann steigendem Aufwand stört, aus ökonomischer Sicht ineffizient. So nimmt etwa der Aufwand für den zusätzlichen Gewinn an Gesundheit mit dem Alter zu, während der Nutzen sinkt. Andererseits ist der zusätzliche Gewinn aber auch höher, wenn in die betreffende Person zuvor (etwa für Bildung) viel investiert worden ist.

Wenn bedacht wird, dass in Ländern mit hoher → Lebenserwartung 80 % der Ressourcen des Gesundheitswesens innerhalb weniger Jahre vor der mittleren Lebenserwartung der Bevölkerung verbraucht werden, könnte also gefolgert werden, keine zusätzliche Aufwendungen auf weitere Lebenserwartungsgewinne zu konzentrieren, sondern stattdessen Maßnahmen der Früherkennung und der Prävention, der Rehabilitation oder ggf. auch Wellness zu fördern. Die ethischen Implikationen einer solchen Debatte sind so offensichtlich wie ggf. die Schwierigkeiten, für das gesundheitspolitische Handeln bevölkerungsweite Konsense zu sichern (siehe auch → Alter, → Compression of Morbidity, → Expansion of Morbidity).

Die Übertragbarkeit eines solchen Modells auf die Gesundheitsversorgung ist jedoch auch deshalb problembehaftet, weil es keinen wirklichen Konsens zur Nutzensmessung gibt und dieser Nutzen auch in jeder Altersstufe, → sozialen Schicht oder gemäß der Werteorientierung von Teilen einer Bevölkerung extrem heterogen beurteilt werden kann. Dies gilt erst recht bei international vergleichenden Erwägungen. In jedem Falle ist verständlich, dass Erwägungen dieser Art im Zusammenhang politischer Entscheidungszwänge über → Priorisierung und über → Rationierung bzw. zur sozialen und regionalen Ressourcenallokation wegen scheinbar objektivierbarer Kriterien eine hohe Faszination ausüben können.

Gesundheitsökonomische Studien

umfassen eine hinsichtlich der verfolgten Ansätze und Methoden heterogenes Design zur

- → Kosten-Nutzwert-Analyse, engl. cost-utility analysis (CUA),
- → Kosten-Nutzen-Analyse, engl. cost-benefit analysis (CBA),
- → Kosten-Minimierungs-Analyse, engl. cost-minimization analysis (CMA),
- → Kosten-Effektivitäts-Analyse, engl. cost-effectivness analysis (CEA),
- → Kosten-Produktivitäts-Analyse, cost-productivity-analysis (CPA).

Solche Studien spielen dann eine große praktische Rolle, wenn sie ausdrücklich als Entscheidungsgrundlage für eine Evidence based Health Policy und die Normensetzung, wie etwa im Falle des → National Institute of Clinical Excellence oder als betriebswirtschaftliche Handlungsbasis von Care Trusts der → Managed Care Industry eingesetzt werden.

Gesundheitspolitik

Umschreibt jenes politische Handeln, das auf die → Gesundheit einer → Bevölkerung bzw. auf Teilgruppen einer Bevölkerung einwirkt.

Gesundheitspolitik ist ein wichtiger Bestandteil der Sozial- und Gesellschaftspolitik und zielt auf das gesellschaftliche Management und die Regulierung von

a) Gefährdungen für die Gesundheit heutiger und künftiger Generationen,

b) Erfordernissen der Versorgung, Behandlung und Betreuung kranker, pflegebedürftiger und behinderter Menschen,

c) Hilfeleistungen und Unterstützungen bei der Bewältigung von Krankheit, Behinderung und Pflegebedürftigkeit,

d) Entwicklung der Infrastruktur der gesundheitlichen Versorgung.

Da es praktisch keinen Bereich des politischen Handelns gibt, der nicht direkt oder indirekt, vermittelt oder unvermittelt auch Bezüge zur Gesundheit hat, ist es aus praktischen wie analytischen Gründen zweckmäßig, explizite und implizite Bereiche der Gesundheitspolitik zu unterscheiden. Möglicherweise sind dabei langfristig implizite gesundheitspolitische Entscheidungen für die Gesundheit wirksamer als explizite, zumindest scheint es zwingend, die Folgeabschätzung politischer Entscheidungen als eine wesentliche gesundheitspolitische Aufgabe aufzufassen.

Zu den Schlüsselproblemen der künftigen Gesundheitspolitik gehört die Globalisierung der noch weitgehenden Bindung hoheitlicher Kompetenzen an nationale Grenzen. Das gilt auch innerhalb der Europäischen Union. Diese hat nur Kompetenzen, welche die Gesundheitspolitik der Mitgliedstaaten ergänzen (Art. 152 EGV); beeinflusst aber über Entscheidungen zur Schaffung der europäischen Dienstleistungs-, Güter- und Versicherungsmärkte die nationalen Gesundheitspolitiken.

In der Bundesrepublik ist die explizite Gesundheitspolitik im Ressortbereich des Bundesministeriums für Gesundheit

(BMG) im Wesentlichen auf die Aufsicht über die Durchführung des SGB V und XI, auf → Kostendämpfungspolitik und Berufsgesetzgebung beschränkt. Die Zuordnung anderer gesundheitsrelevanter Bereiche zum Bundesministerium für Arbeit und Soziales (Rehabilitation und Teilhabe, Arbeitsschutz, Unfallversicherung) zeigt die fließenden Grenzen zwischen Sozial- und Gesundheitspolitik. In den Ländern sind die Ressorts unterschiedlich sortiert, zumeist werden hier Soziales und Gesundheit zusammen ressortiert. Auf Ebene der Länder umfasst Gesundheitspolitik insbesondere Krankenhausplanung (→ Krankenhaus, → Krankenhausbedarf) und andere Planungsprozesse, die Berufsaufsicht, u.a. durch → Ärztekammern und die Wahrnehmung der Aufgaben des Öffentlichen → Gesundheitsdienstes, die zumeist auf kommunaler Ebene ausgefüllt werden. Zunehmend wird Gesundheitspolitik in Bund und Ländern mit Wirtschaftspolitik verknüpft.

Gesundheitssicherungssystem

System der Finanzierung von Maßnahmen des Schutzes, der Erhaltung und Wiederherstellung der Gesundheit sowie der Bewältigung von Krankheitsfolgen.

Die Auffassungen darüber, wie viele Grundtypen von Gesundheitssicherungssystemen es gibt, variieren erheblich. Unstrittig ist eine grobe Klassifizierung nach den Gestaltungsmerkmalen

- soziale Absicherung aus Umlagefonds,
- steuerfinanzierte staatliche Absicherung und
- Äquivalenzversicherungen,
- gesetzliche Pflicht zur privaten Absicherung durch kapitalgedeckte individuelle Fonds.

„Reine" Formen im Sinne dieser Unterscheidung gibt es praktisch nicht. In den nationalen Gesundheitssystemen mischen sich diese Merkmale jeweils zu einer nationalen und historisch gewachsenen Kultur der Gesundheitssicherung. Polittechnokratische Eingriffe scheitern hier deshalb oft an mangelnder kultureller Akzeptanz und an den komplexen zumeist nicht kalkulierten Folgen für das Gesamtsystem. Hierbei ist zu beachten, dass es kaum einen gesellschaftlichen Systembereich gibt, der in vergleichbarer Weise nahezu die gesamte Bevölkerung betrifft und deshalb besonders schwer zu konsentieren ist.

Gesundheitssicherungssysteme in der Europäischen Union

Finanzierung, Organisation und Zugänglichkeit von Leistungen der Gesundheitsversorgung unterscheiden sich in den Ländern der Europäischen Union deutlich. Hinzu kommen Unterschiede in den Bedarfsorientierungen und in den Zuzahlungs- sowie in den Risikoausgleichsregelungen. Es ist ferner zu beachten, dass in manchen Ländern (z. B. Frankreich) die Beiträge als Steuer vom Staat erhoben werden, obwohl es sich um ein System auf der Basis einer Sozialversicherung handelt. Je nach Leistungsvermögen der Sicherungssysteme spielen zusätzliche private Äquivalenzversicherungen als alternative oder zusätzliche Risikoabsicherung eine mehr oder weniger große Rolle (nachfolgend nicht berücksichtigt). Eine individuell bedarfsgerechte Versorgung unabhängig von Einkommen, sozialer Schicht, Geschlecht oder ethnischer Zugehörigkeit für alle Bürger ist innerhalb der auch nicht annähernd garantiert und mittelfristig EU-Entwicklung auch keine realistische Perspektive. Die Gesundheitsvorsorge wird in Art. 35 der Charta der Grundrechte der EU erwähnt. „Jeder Mensch hat das Recht auf Zugang zur Gesundheitsvorsorge und auf ärztliche Versorgung nach Maßgabe der einzelstaatlichen Rechtsvorschriften und Gepflogenheiten. Bei der Festlegung und Durchführung der Politik und maßnahmen der Union in allen Bereichen wird ein hohes Gesundheitsschutzniveau sichergestellt."

In grober Verallgemeinerung kann von folgender Grundsituation ausgegangen werden:

A) <u>Finanzierung</u>

vorrangige Finanzierung durch eine Sozialversicherung:

Belgien, Bulgarien, Deutschland, Luxemburg, Frankreich, Niederlande, Österreich,

Rumänien, Slowenien, Tschechien, Zypern

gemeinsame Finanzierung aus Mitteln der Sozialversicherung und durch Steuermittel:

Estland, Griechenland, Italien, Litauen, Polen, Slowakei, Spanien, Ungarn

vorrangige Finanzierung aus Steuermitteln:

Großbritannien, Irland, Dänemark, Lettland, Malta, Schweden, Finnland, Portugal

B) Organisation der Kostenkompensation

Überwiegend Kostenerstattung:

Belgien, Frankreich, Irland, Luxemburg, Malta

Überwiegend Sachleistungen:

Bulgarien, Dänemark, Deutschland, Estland, Griechenland, Litauen, Spanien, Irland, Italien, Niederlande, Portugal, Finnland, Lettland, Österreich, Polen, Rumänien, Slowakei, Slowenien, Schweden, Tschechien, Ungarn, Zypern

C) Zugänglichkeit

gesamte Wohnbevölkerung:

Bulgarien, Dänemark, Estland, Irland, Italien, Litauen, Malta, Niederlande, Portugal, Finnland, Schweden, Großbritannien, Deutschland, Lettland, Polen, Slowakei, Slowenien, Tschechien, Zypern

Teile der Wohnbevölkerung:

Belgien, Griechenland, Spanien, Frankreich, Luxemburg, Österreich, Rumänien, Ungarn

Die gemeinsame Gesundheitspolitik in der EU betrifft bislang drei Regelungsbereiche:

den Gesundheitsschutz in der Arbeitswelt (Art. 137 EGV)

den gesundheitlichen Verbraucherschutz (Art. 153 EGV)

die Regelungen zum Umgang mit grenzüberschreitenden Gesundheitsgefahren.

Zwar berührt der EU-Vertrag die nationalen Rechte der Mitgliedsstaaten bei der Regelung der Krankenversorgung nicht, doch gibt es offensichtliche Schwierigkeiten an der Schnittstelle zu anderen Regelungen, so denen des Wettbewerbsrechts des freien Verkehrs von Waren, Dienstleistungen, Kapital und Personen, da der europäische Binnenmarkt durch nationale Regelungen nicht behindert werden darf. Vor diesem Hintergrund ist das Verhältnis von marktbezogener Regulierung und den nationalstaatlichen Regelungen eines sozialen Gesundheitswesens politisch und rechtlich umstritten.

Eine wichtige Rolle könnte bei der Europäisierung der Gesundheitssicherungssysteme neben dem Binnenmarkt- und Wettbewerbsrecht die sog. Offene Methode der Koordinierung spielen. Ob es dabei zu einer Angleichung unter den Vorzeichen liberalisierter Märkte für Gesundheitsdienstleistungen und Versicherungen kommt oder ob im Sinne der Charta der Grundrechte eine solidarisch regulierte Gesundheitsversorgung in den Mitgliedstaaten respektiert und koordiniert wird, ist Gegenstand politischer und rechtlicher Auseinandersetzungen auf der Ebene der EU und der Mitgliedstaaten.

Gesundheitsverhalten

Bezeichnung für die Gesamtheit der Verhaltensweisen eines Individuums mit Wirkungen auf die → Gesundheit. Da praktisch die Gesamtheit der Verhaltensweisen eines Individuums direkt und indirekt in einem Zusammenhang zur Gesundheit gesehen werden kann, sind Abgrenzungsversuche eines eigenständigen oder expliziten Gesundheitsverhaltens nur schwer möglich und in der Regel auch nicht sinnvoll. Dennoch spielt in den Präventionskonzepten – erheblich konfliktbesetzt – das Gesundheitsverhalten für verhaltensorientierte Interventionen eine erhebliche Rolle und zwar mit Folgewirkungen für die Konzeptuierung der Gesundheitspolitik im Widerstreit zwischen „Selbstverschuldung von Krankheit" und Ausgleichspolitik gegenüber ungleichen Lebenschancen (→ Ungleichheit).

Konzeptionell wird zumeist unterstellt, → Krankheit und Gesundheit seien zueinander dichotom verschieden und resultierten wesentlich aus individuellen Verhaltensentscheidungen. Gesundheitsverhalten sei grundsätzlich wählbar, und damit auch veränderbar, wenn es für das „richtige" oder „gewünschte" Verhalten wirksame

Anreizsysteme gäbe. Hieraus folgt weiter die Auffassung,

- die Erfassung und Analyse des Individualverhaltens ermögliche die individuelle → Prädiktion von Krankheit (siehe auch → Risiko, subjektives) und Zurechenbarkeit zu einer → Risikogruppe sowie
- über die Korrektur des Individualverhaltens seien die Verhinderung des Krankwerdens sowie die aktive Verbesserung der Gesundheit im individuellen und öffentlichen Interesse möglich.

Das Konzept des Gesundheitsverhaltens ist eng mit den Arbeiten der Begründer des → Health Belief Models (HBM), Hochbaum, Kegels und Rosenstock verknüpft. Begründet um 1952, zielte das Modell auf die Erklärung und Vorhersage von präventivem Verhalten. Der Hintergrund hierzu ergab sich ursprünglich aus den Zielen des US Public Health Service nach dem 2. Weltkrieg, der ausschließlich auf die → Prävention orientiert war. Der Auffassung folgend, Krankheit sei primär das Resultat von Fehlverhalten, wurden durch den US Public Health Service zwar Maßnahmen der präventiven Verhaltenskorrektur, nicht aber medizinische Behandlungen oder Konzepte der Verhältnisprävention unterstützt.

Das HBM unterstellte zunächst, dass allein die Wahrnehmung von positiven und negativen körperlichen und emotionalen Erfahrungen das Gesundheitsverhalten bestimmen würde. Später wurden auch Motivationen als wesentliche Verhaltenskomponenten durch das Modell akzeptiert. Soziale Aspekte (→ soziale Gruppe, → soziale Schicht, → soziale Lage) blieben weitgehend ausgeblendet, womit Krankheit gleichsam zum individuellen Verschuldensfall wurde.

Diese Sicht führte ihrerseits zu der These, öffentlich finanzierte Gesundheitsprogramme würden zur Kontrolle und Sanktionierung von Fehlverhalten führen müssen, also zur Einschränkung der individuellen Freiheit. Der Verzicht auf öffentliche Maßnahmen des Gesundheitsschutzes sei deshalb im Interesse des Schutzes der Freiheit. Das HBM bildet gemeinsam mit dem Theorem vom → Moral Hazard eine der wichtigsten Begründungslogiken für den Kampf gegen öffentliche Programme der sozialen und gesundheitlichen Sicherung.

Schlüsselbegriffe des Health Belief Modells sind:

- die individuelle Empfänglichkeit für Wahrnehmungen (Suspectibility),
- die individuelle Bewertung der Wahrnehmung,
- die individuellen Vermutungen über den Nutzen einer Verhaltenskorrektur,
- die individuellen Barrieren für eine Verhaltensänderung,
- der individuelle Druck auf Verhaltensänderungen als Balance von Nutzenerwägungen und Barrieren.

Später wurde versucht, diese Konzeption auch auf die Konstruktion eines spezifischen Modells des Krankheitsverhaltens auszuweiten.

Das Konzept des Gesundheitsverhaltens und speziell das Health Belief Model korrespondieren in Vielem mit dem Selbstverständnis des „American Way of Life" mit seinen pragmatisch einfachen Trivialvorstellungen von „gut" und „böse", „richtig" und „falsch" sowie einer erheblichen und auch drastischen Kontrollbereitschaft des individuellen sozialen Verhaltens. Das Modell des Gesundheitsverhaltens und vor allem das Health Belief Model sind fortdauernd Gegenstand vieler Kontroversen. Diese beziehen sich u.a. auf vier Aspekte:

- Verhalten ist komplexer organisiert als unterstellt. Gesundheitsverhalten ist lediglich ein Aspekt des Gesamtverhaltens eines Individuums und Ausdruck seiner Individualität. Die soziale Genese und Funktion von Verhaltensmustern als Folgen sozialer Erfahrungen und Bewährungsstrategien bleibt hier ausgeblendet. Die Rechtfertigung für eine Korrektur oder Sanktionierung menschlichen Verhaltens kann aus dem Health Belief Model nicht zwingend hergeleitet werden. Der Ansatz für Verhaltensänderungen entspricht einer paternalistischen Erziehungsphilosophie, die weder mit der modernen Psychologie noch der modernen Pädagogik vereinbar ist.

- Das Modell begrenzt Gesundheitsverhalten auf ein Verhalten von Individuen zu sich selbst. Verantwortung für soziale Aspekte des Verhaltens, etwa in Bezug auf die gemeinsame Verantwortung für die Überwindung sozialer Ungleichheit, die soziale Bewältigung von Krankheitsfolgen oder die Verhältnisprävention, z. B. in Bezug auf die Gestaltung von Arbeits- und Lebensbedingungen oder bei der Sicherung der natürlichen Grundlagen menschlichen Lebens, werden durch dieses Modell nicht als Teil des Gesundheitsverhaltens gefasst.
- Das Modell des Gesundheitsverhaltens als eines quasi autonomen Prädiktors oder Verursachers von Krankheit steht bei vielen Krankheiten im Konflikt mit den empirischen Sachverhalten der Gesundheitswissenschaften.
- Das Modell ist mit den Ergebnissen der biomedizinischen Grundlagenforschung in vielen Bereichen nicht in Einklang zu bringen. Andererseits entsteht hier das Problem, dass Vertreter des Health Belief Models dazu neigen, ein Gesundheitsverhalten, das nicht durch ihre Konzeption gefasst werden kann, gleichsam automatisch als eines aufzufassen, das dann biologisch bedingt sei. Das Health Belief Model unterstützt damit indirekt auch Tendenzen einer biologischen Normierung von „richtigem“ und „falschem“ Verhalten, nämlich immer dann, wenn ein Verhalten aus dem Health Belief Model nicht erklärt werden kann.

Wie andere Verhaltensaspekte auch, ist das Gesundheitsverhalten bzw. sind jene Verhaltensaspekte, die einen Bezug zur Gesundheit haben, durch formelle und informelle Normen reguliert. Dabei können sich in unterschiedlichen sozialen Gruppen oder in Bezug auf die regelhaft sehr differenzierten Lebensleitbilder von Individuen unterschiedliche Formen des Gesundheitsverhaltens, so auch schädigende, als gruppenkonform bzw. als sozial erfolgreich und zweckmäßig erweisen.

Ein großer Teil gesundheitsrelevanter Verhaltensweisen hat nur einen mittelbaren beabsichtigten Gesundheitsbezug, ist also Resultat von Verhaltensweisen, die in anderen praktischen Bezugssystemen als nützlich oder unnützlich bewertet und ggf. stabilisiert oder verworfen werden.

Wenngleich die sozial- und verhaltenswissenschaftlichen Konzeptionen zum Gesundheitsverhalten heute differenzierter und zumeist auch ethisch nicht mehr so rigide orientiert sind, bleibt die Frage, ob es ein eigenständiges Gesundheitsverhalten gleichsam im Kontrast zu einem Krankheitsverhalten gibt. Die Antwort hängt u.a. von der Deutung der → Gesundheit als einem übergreifenden Konstrukt ab. Wichtig ist auch die Frage, ob es sich allein um ein Verhalten handelt, das idealtypisch Krankheit verhindert, Fitness und Leistungsfähigkeit bewirkt oder ob so nur soziale „Normgerechtigkeit“ (political correctness) erzeugt werden soll.

Gesundheitsversorgungssystem

System zur Absicherung der praktischen Aufgaben der Erhaltung und Wiederherstellung der Gesundheit sowie der Bewältigung von Krankheitsfolgen.

Gesundheitsversorgungssysteme sind u.a. jeweils hinsichtlich

- der Institutionen und Strukturen,
- der → Zugänglichkeit,
- der Fähigkeit zur Integration komplexer arbeitsteiliger Versorgungsaufgaben,
- der Bedarfsadäquanz bzw. der sozialen → Effektivität,
- der rechtlichen und wirtschaftlichen Regulationsmechanismen,
- der Reformfähigkeit,
- des Professionalisierungsgrades,
- der vorherrschenden Eigentümerbeziehungen

zu beschreiben.

Mehr oder weniger sinnvoll werden sie oft in ambulante und stationäre sowie rehabilitative und komplementäre Versorgungsinstitutionen gegliedert.

Gesundheitszustand

Körperliche und psychische Gesamtsituation eines Individuums hinsichtlich solcher Merkmale wie

- Altersgerechtigkeit ontogenetischer Prozesse (Wachstum, Reifung und Alterung),
- Lernfähigkeit, Berufsfähigkeit, Arbeitsfähigkeit, Erwerbsfähigkeit,
- Selbstständigkeit,
- Lebensorientierung,
- Hilfe- und Unterstützungsbedarf, ggf. Behandlungsbedarf,
- Bewältigungskompetenz von Lebensanforderungen und Krankheitsfolgen (→ Sense of Coherence).

Objektiv gleiche Gesundheitszustände können subjektiv verschieden wahrgenommen und erlebt werden. Desgleichen können sehr unterschiedliche Gesundheitszustände für die soziale und berufliche Aktivität weitgehend bedeutungslos sein. Für die Messung des Gesundheitszustandes werden mit unterschiedlichen Zielrichtungen immer wieder neue Indikatoren und Indikatorenbatterien entwickelt.

In der medizinischen Versorgung werden die relevanten Aspekte des Gesundheitszustands vor allem über die → ICD und die → ICF abgebildet.

Da der Gesundheitszustand als Prädiktor z. B. für die Bildungsfähigkeit und den Arbeitsmarkt oder als Zugangsvoraussetzung zu äquivalenten Krankenversicherungen dienen kann, sind empirische Analysen zum Gesundheitszustand oft sozial und ethisch konfliktbesetzt. Sie müssen deshalb datenschutzrechtliche Interessen besonders beachten (→ Good Epidemiological Practice).

Im Rahmen von → Kosten-Effektivitäts- oder → Kosten-Nutzwert-Analysen gehen in der Regel auch der Gesundheitszustand oder andere Dimensionen der → Lebensqualität als Nutzwert in die Analyse mit ein. Messverfahren für den Gesundheitszustand sind z. B. Random Gamble, Rating Scale (visuelle Analogskala), Time-Trade-Off, Nottingham Health Profile (NHP), SF36 (Short Form 36), Sickness Impact Profile (SIP), → QALY, EQ-5D (EuroQol).

Auf Bevölkerungsebene erscheint die Menge individueller Gesundheitszustände als eine Verteilung bzw. als eine Vielzahl von Verteilungen für einzelne Indikatoren. Diese Verteilung bilden insgesamt die → Gesundheitslage einer Bevölkerung oder Gruppe ab.

Gewalt

liegt vor, wenn Menschen in ihrer physischen, psychischen und sozialen Entwicklung durch aggressive Handlungen beeinträchtigt, also zu Opfern werden.

Gewalt (psychische, physische und soziale) ist in allen hierarchischen Lebensformen ein wichtiges und überaus häufiges Regulierungsmittel und wird in Familien, Jugendgruppen (-banden), in Arbeitsverhältnissen (Mobbing) oder zur Durchsetzung rechtlicher Normen (Gewaltmonopol des Staates) sowie in der Strafverfolgung (sozialer Ausschluss) und im Militär (Disziplinierung, Gehorsam) eingesetzt. Jede Gewaltform kann vorübergehende und dauerhafte physische und psychische Folgen haben. Die Selbsterfahrung von Gewalt, vor allem im Kindes- und Jugendalter sowie frühen Erwachsenenalter wird von den Opfern typischerweise an Dritte – zumeist Schwächere – weitergegeben.

Ein besonderes Problem sind Gewaltanwendungen gegen sich selbst, die – Mädchen häufiger als Jungen – unter Jugendlichen als Folge von tatsächlicher oder vermuteter Ausgrenzung sowie hiermit im Zusammenhang stehenden depressiven Verstimmungen häufig sind, aber nur selten wahrgenommen werden.

Es gibt keine allgemein anerkannte Systematik der Gewalt. Relativ unstrittig ist physische Gewalt (körperliche Misshandlung und Strafen, Folter, sexuelle Gewalt, Kriege, erzwungene Immobilität in Versorgungs- und Hilfeeinrichtungen). Wenngleich von vielen Opfern als schwerwiegender als körperliche Gewalt erfahren, ist die Zurechnung zu psychischen Gewaltausübungen eher strittig, etwa hinsichtlich repressiver Erziehungskonzepte, Unterdrückung, Zurücksetzung, Erniedrigung, Mobbing, Ausgrenzung, Ungleichbehandlung. Dies gilt im Besonderen auch für die Zurechnung von sozialer Ungleichheit der Chancen, institutionalisierten Unrechtserfahrungen, dem Ausschluss aus der Erwerbsarbeit, für Obdachlosigkeit, Ausbeutung oder Bildungsbarrieren zu einem eigenständigen sozialen Gewaltcluster.

Gleichbehandlungsgesetz, Allgemeines (AGG)

Seit 2006 gilt in Deutschland zur Umsetzung der europäischen Gleichbehandlungsrichtlinien das AGG. Es verbietet Benachteiligungen im Zivilrecht aus Gründen der Rasse oder wegen der ethnischen Herkunft, des Geschlechts, der Religion oder Weltanschauung, einer Behinderung, des Alters oder der sexuellen Ausrichtung. Es gilt insbesondere im Arbeitsrecht, im Mietrecht und auch beim Sozialschutz, einschließlich der sozialen Sicherheit und der Gesundheitsdienste (§ 2 Abs. 1 Nr. 5 AGG). Verboten sind auch mittelbare Benachteiligungen. Das AGG ist z. B. anwendbar auf die Beziehung zwischen Krankenhäusern oder Vertragsärzten und Patienten. Für das sozialrechtliche Verhältnis zur Krankenkasse gelten die Benachteiligungsverbote aus § 33c SGB I bzw. unmittelbar aus den Grundrechten. Sie können Relevanz bekommen bei der rechtlichen Kontrolle von Rationierungs- und Priorisierungskriterien.

Global Risk-Assessment Model

Modell (entwickelt vom Versicherungskonzern Kaiser's Permanente) zur prospektiven Abschätzung der künftigen Behandlungskosten zu versichernder Personen anhand der Merkmale

- Alter und Geschlecht,
- Behandlungskrankheiten,
- Fähigkeitseinschränkungen,
- Inanspruchnahmeverhalten,
- Risikoverhalten.

Bislang liegen offenbar noch keine praktisch verwertbaren Ergebnisse vor. Das Konzept charakterisiert aber eindrucksvoll die Motivlage und die generelle Richtung solcher → Personenklassifikationen, nämlich die prospektive Abschätzung von Versicherungsrisiken.

Good Epidemiological Practice

Standard der International Association of Epidemiology für → epidemiologische Studien.

GEP verpflichtet zur Beachtung von vier Grundprinzipien:

1. Respekt vor dem Individuum durch Wahrung der Autonomie, der Freiwilligkeit und der Anonymität der Teilnehmer einer Studie auf der Basis eines informed consent (Autonomy),
2. die Orientierung auf positive Studienziele (Unterstützung der Möglichkeit der → Individuen, ihre → Gesundheit zu verbessern (do good),
3. die Vermeidung von körperlichen, psychischen und sozialen Schädigungen der Studienteilnehmer (do not harm),
4. die Beherrschung von Interessenkonflikten, Verpflichtung zur Unabhängigkeit, zur Objektivität, zur Integrität und Kollegialität sowie die stets vollständige Dokumentation, die sorgfältige Analyse und Publikation, die Beachtung von Review- und Evaluationsverfahren zu jeder Studie (Justice).

Grenznutzen des diagnostischen und therapeutischen Fortschritts

Innovationen in der Medizin streben insgesamt einem tendenziellen Grenznutzen entgegen. Der sog. Grenznutzen beschreibt zwei ihrer Natur nach verschiedene Aspekte:

Jede Neuerung in der Medizin bringt im Verhältnis zum bereits verfügbaren Arsenal diagnostischer und therapeutischer Methoden sukzessive geringere zusätzliche Nutzeffekte hervor. Da neue Methoden die Tendenz haben, die bereits verfügbaren nicht nur in den Bereichen zu ergänzen, wo diese nicht wirksam sind, sondern die bereits vorhandenen Methoden auch dort ablösen, wo diese effektiv sind, sind Innovationen zwar mit einem tendenziell geringer werdenden zusätzlichen Nutzen (attributable benefit), in der

Regel jedoch mit einem erheblich steigenden Aufwand verbunden.

Es gibt derzeit kein hinreichend begründbares Konzept, nach dem Leben grundsätzlich ohne Krankheit vorstellbar wäre. Das bedeutet aber, dass mit jeder Verbesserung der Gesundheitsverhältnisse (→ Compression of Morbidity, → Dynamic Equilibrium, → Expansion of Morbidity), sei es durch Prävention, effektive Therapie oder durch Rehabilitation, das verfügbare Möglichkeitsfeld für künftige Fortschritte (etwa bei der Senkung der Säuglingssterblichkeit) tendenziell kleiner wird bzw. einem Grenznutzen entgegen geht.

Grundgesamtheit

Der Begriff der Grundgesamtheit bezieht sich auf alle (hinsichtlich der jeweils interessierenden Merkmale) als gleichartig klassifizierte Elemente. Diese können je nach Sachzusammenhang → Personen, Organisationen, → Fälle, Objekte, Produkte, Leistungen, Ereignisse, Zustände, Prozesse usw. sein.

Solche Grundgesamtheiten sind über mindestens drei Merkmale definiert, nämlich Umfang, Raum und Zeit. Mitteilungen über eine Grundgesamtheit müssen folglich immer durch diese drei Merkmale näher bestimmt werden.

Die Übertragung von Aussagen von einer Grundgesamtheit auf eine andere (z. B. von der Grundgesamtheit aller Diabetiker in Luxemburg auf die Grundgesamtheit aller Diabetiker in China) ist in der → Epidemiologie mit großen Vorbehalten zu versehen, da solche Vergleiche voraussetzen, zunächst die Vergleichbarkeit der Grundgesamtheiten zu prüfen.

Grundkrankheit, Grundleiden

Bezeichnet den Zustand oder das Ereignis, welches alle nachfolgenden Krankheiten oder körperlichen oder psychischen Zustände mit Hilfebedarf (Behandlungs-, Rehabilitations- oder Pflegebedarf) ausgelöst hat.

In der ärztlichen → Leichenschau entspricht die Grundkrankheit oder das Grundleiden dem Auslöser, dem die Kette derjenigen Ereignisse und Krankheiten, die zum Tode geführt haben, zuzurechnen ist. Nach internationaler Übereinkunft wird in den Todesursachenstatistiken die Grundkrankheit bzw. das Grundleiden dokumentiert. Die internationalen Todesursachenstatistiken sind also Statistiken über das Grundleiden oder sollten es zumindest sein. Realistischerweise sind hieran erhebliche Zweifel angebracht, weil in der Praxis der ärztlichen Leichenschau ohne Obduktion die unmittelbare Todesursache leichter zu ermitteln ist als das Grundleiden und die Validität und die Reliabilität der Todesursachenfindung mit zunehmendem Sterbealter abnimmt.

Happy Life Expectancy (HLE)

→ Sterbetafel

Hausarztzentrierte Versorgung, Hausarztprogramme

Seit dem Gesundheitsstrukturgesetz (GSG) aus dem Jahr 1973 bekommt die hausärztliche Versorgung eine stetig gewichtiger und verpflichtender werdende Bedeutung in der ambulanten Versorgung. § 73 SGB in der Fassung des GSG konzentrierte sich hauptsächlich auf die Möglichkeit, innerhalb des Vergütungssystems der ambulanten Versorgung eine spezielle hausärztliche Vergütung für die Tätigkeit der Hausärzte einzuführen. Das GKV-Gesundheitsreformgesetz aus dem Jahr 2000 erlaubte den Kassen mit § 65a SGB V, ihren Versicherten einen Bonus in Abhängigkeit von den erzielten Einsparungen zu gewähren, wenn sich diese verpflichten, Fachärzte nur auf Überweisung des Hausarztes zu konsultieren. Das am 1.1.2004 in Kraft getretene GKV-Modernisierungsgesetz unterstreicht erneut die mögliche Bedeutung des Hausarztes als Lotse und seinen Beitrag zu besserer Leistungsqualität und Wirtschaftlichkeit. Nach dem § 73b SGB V „sollen“ nun die Krankenkassen und Leistungserbringer eine hausarztzentrierte Versorgung durch entsprechend qualifizierte Ärzte und den teilnehmenden Versicherten einen Bonus nach § 65a SGB V gewähren. Auch wenn damit mehr Versicherte einen Hausarzt in Anspruch nehmen, bewertete der Gesetzgeber die Entwicklung noch als zu schwach. Der mit dem GKV-Wettbewerbsstärkungsgesetz aus dem Jahr 2007 erneut modifizierte § 73b SGB V verpflichtet daher alle Krankenkassen, sie

„haben … eine besondere hausärztliche Versorgung anzubieten." Der § 53 Abs. 3 SGB V regelt nun, dass eine Krankenkasse in ihrer Satzung regeln kann, Versicherten, die an der hausarztzentrierten Versorgung teilnehmen, eine Prämie zu zahlen oder Zuzahlungsermäßigungen zu gewähren.

Trotz fehlender verbindlicher Definitionen oder gar gesetzlicher Vorgaben für ein „Hausarztmodell" oder die „hausarztzentrierte Versorgung" besteht im deutschen Gesundheitswesen Konsens über die folgenden Bestandteile:

- Versicherte müssen sich für einen bestimmten Zeitraum fest bei einem Hausarzt einschreiben.
- Die Vergütung des Hausarztes erfolgt überwiegend über Kopfpauschalen für jeden eingeschriebenen Versicherten.
- Die Inanspruchnahme fachärztlicher Versorgung erfolgt im Regelfall nur nach Überweisung des Hausarztes. Dies erreicht aber nicht die „Härte" eines Gatekeeper-Systems bzw. kennt keine Restriktionen, die den mit Gatekeeping erwarteten Effekt erzeugen wollen oder würden.

Nach Inkrafttreten des GKV-Modernisierungsgesetzes nimmt die Anzahl von regionalen und bundesweiten Hausarztmodell-Angeboten, aber auch das Interesse von Versicherten an der Teilnahme an einem Programm stark zu. Dadurch, dass sich die Angebote sowohl auf den § 73 SGB V aber auch auf die §§ 140a ff. SGB V (→ integrierte Versorgung) stützen, unterscheiden sich die Angebote zum Teil beträchtlich.

Zu den erwünschten und unerwünschten Wirkungen der hausarztzentrierten Versorgung gibt es aus einer überschaubaren Fülle von wissenschaftlichen Evaluationen der finanziellen, organisatorischen und leistungsqualitativen Aspekte einige durchweg und zeitlich stabil erkennbare Zwischenergebnisse und Trends:

- Es gibt auch im GKV-System wenig Evidenz, dass Hausarztmodelle Kosten senken und gleichzeitig positive Effekte auf die Versorgungsqualität haben.
- Die Steuerungswirkung der Hausarztmodelle auf die Facharzt-Inanspruchnahme führt unerwartet zu einer häufigeren Inanspruchnahme von Fachärzten.
- Die Behandlungsqualität in Hausarztmodellen unterscheidet sich in der Wahrnehmung von 90% der dazu befragten PatientInnen praktisch nicht von der Behandlungspraxis ohne Hausarztmodell. Dies ist insofern plausibel als mit dem Eintritt in ein Hausarztmodell oder ein Angebot der integrierten Versorgung bei zum Teil knapp 100% der Versicherten kein Arztwechsel verbunden war.
- Für den Fall, dass der Eintritt in ein Hausarztmodell einen Wechsel des vorherigen faktisch als Hausarzt verstandenen Arztes voraussetzen würde, sinkt die Anzahl der interessierten PatientInnen erheblich.

Health Belief Model

→ Gesundheitsverhalten

Health Maintenance Organization (HMO)

In den USA verbreiteter Typ von Leistungsanbietern, der für jeden vertraglich gebundenen Versicherten die Gesamtheit der vereinbarten ambulanten und ggf. auch der stationären Versorgungsleistungen gegen eine vereinbarte pauschale Entgeltung statt einer → Fee for Service-Vergütung übernimmt. Hierzu binden HMOs Ärzte oder analog andere Anbieterorganisationen durch Arbeitsverträge und/oder durch Verträge als Nachauftragnehmer. Die HMO übernimmt für die Versicherten zugleich das Management der anspruchsberechtigten Leistungen.

Der Charakter der HMO hängt von dem jeweiligen Leistungsvertrag (Health Plan) ab, also davon, ob es sich um eine Medicaid HMO, eine Medicare HMO, um einen vom Arbeitgeber oder um einen privat finanzierten Versicherungsplan handelt.

Die Entstehung von HMOs wurde zunächst sehr positiv aufgenommen. Das Leistungsangebot „aus einer Hand" reduzierte die Selbstbeteiligungen, die notwendigen Antragsformulare und Genehmigungsprozeduren der → Indemnity Health Plans im Rahmen der Kostenerstattung, ebenso waren die zusätzlichen Kosten für die Patienten zur Entgeltung des internen Verwaltungsaufwands des Arztes nicht mehr zu entrichten. Vor allem aber arbeiten die HMOs nach dem → Sachleistungsprinzip und stellten – bezogen auf die Gegebenheiten in den USA – deshalb zunächst eine deutliche → Modernisierung dar. An die HMOs wurde in den USA relativ lange die Hoffnung geknüpft, sie könnten die soziale → Effektivität der Absicherung von Krankheitsrisiken deutlich verbessern.

Die ersten HMOs waren 1973 durch die Nixon-Administration (HMO Act) ins Leben gerufene gemeinnützig organisierte Institutionen (non-profit). Sie übernahmen im Auftrag des Staates die Versorgung für die Programme → Medicare und → Medicaid (siehe auch → Roemer's Law) und standen so in gewisser Weise auch in der Tradition der → Dispensaires und der Public → Community Medicine. Vor allem unter dem Einfluss solcher Arbeitgeber, die im Rahmen zusätzlich zum Lohn gewährter benefits Krankenversicherungen finanzieren, etablierten sich die HMOs nachfolgend auch im Bereich der privaten Risikoabsicherung. Die HMOs wurden Anbieter einer integrierten Versorgung und übernahmen die Verantwortung für die Gesamtversorgung gemäß den Vertragsbedingungen.

Der Organisationstyp HMO für eine solche integrierte (ursprünglich non-forprofit) Versorgung ist heute selbst nur noch eine von vielen Organisationsformen, die in unterschiedlicher Ausprägung zugleich als Versicherung und als Leistungserbringer auftreten und die insgesamt als → Managed Care Organizations oder → Managed Care Industry bezeichnet werden. Diese treten heute zunehmend als For-Profit-Organizations auf. Die HMOs haben sich damit von ihren Ursprüngen 1973 hinsichtlich der Zwecksetzung und der Organisationsweise weit entfernt und stehen insgesamt unter erheblicher öffentlicher Kritik.

Durch neue Finanzierungsmechanismen, die die Versicherungskosten für den Staat oder die Arbeitgeber begrenzen sollten, entstanden unter dem Einfluss marktliberaler Konzepte zugleich immer wieder neue finanzielle Anreizsysteme für die HMOs. Sie haben die klassischen HMOs zu sehr heterogenen und mehrheitlich erwerbswirtschaftlich organisierten Institutionen (for-profit) gemacht. Diese haben alle eines gemeinsam: Sie verkaufen ihren Kunden in Gestalt eines Versicherungsvertrages ein Versicherungsprodukt, das sie leistungsseitig zugleich auch selbst erfüllen. Die Kunden sind der Staat, einzelne Arbeitgeber, Gruppen von Arbeitgebern, selbstversichernde Individuen, Organisationen von selbstversichernden Individuen und auch wiederum HMOs und MCOs, die ihr medizinisches Leistungsangebot regional und überregional oder nur fachspezifisch komplettieren wollen bzw. müssen. Von diesen Handelsprodukten, den Health Plans, bieten die HMOs praktisch immer mehr als eins, aber selten mehr als sechs an. Die Kosten variieren nach Vertrag, Alter, Sozialstruktur und Region erheblich und betragen je nach Region im Mittelwert für einen gesunden nicht verheirateten männlichen Arbeitnehmer zwischen dem 25. und dem 65. Lebensjahr etwa 1500 $ und 5000 $ pro Jahr. Hiervon wird zumeist, ein allerdings erheblich variierender Anteil von den Arbeitgebern, in Ausnahmen auch die gesamte Prämie (full coverage) getragen. Zusätzlich sind erhebliche Eigenbeteiligungen zu erbringen.

Da HMOs als Leistungserbringer häufig mit angestellten Ärzten arbeiten (Staff Group Model) und eine hinreichende Anzahl von Fachgebieten „unter einem Dach“ anbieten, werden sie (in Europa) gelegentlich als die erwerbswirtschaftlich organisierte Variante der → Poliklinik aufgefasst. Dieser Vergleich ist allerdings nur sehr begrenzt richtig. Andere HMO-Formen sind die Group-Models, in denen Ärzte, organisiert nach dem Konzept einer Gruppenpraxis, gemeinsam mit einer HMO kontraktieren. Ähnlich sind Network-Models der Versuch einer HMO, den Grad der Marktabdeckung durch Anbietervernetzung zu erweitern. So genannte Hybrid-Models kombinieren mindestens zwei Organisationsformen von HMOs in einer Anbieterhand. Die konkrete organisatorische und rechtliche Ausgestaltung einer HMO kann folglich erheblich variieren.

Die rechtlichen und qualitativen Probleme und Fehlanreize, die aus der Integration von Erwerbsziel der Versicherung und Hilfeleistung als Integration zweier Ebenen eines Wertschöpfungsprozesses folgen, haben für den Bereich staatlicher Leistungen zu einer sehr komplexen und dichten Regulation der Arbeit von HMOs geführt. Die Folgen werden z.T. an die Versicherten „weitergegeben" bzw. schließen diese ein und führen nach staatlichen Untersuchungsberichten zu ernsthaften Qualitätskrisen besonders der durch Medicaid und Medicare Versicherten. Umgekehrt hat dies aber auch dazu geführt, dass die Qualität bzw. die Qualitätsmängel medizinischer Versorgung bei bestimmten Versichertengruppen wie kaum in einem anderen Land der Welt so nachhaltig evaluiert, offen gelegt und durch eine kritische Öffentlichkeit bewertet werden. Beispielhaft und auch für die Qualitätsdebatte im deutschen Gesundheitswesen anregend sind z. B. die beiden umfangreichen Ergebnisberichte des „Committee on Quality of Health Care in America" und des → Institute of Medicine zu den Themen „To Err is Human" (1999) und „Crossing the Quality Chasm. A new Health System for the 21st Century" (2001).

Da die HMOs gleichsam die ursprüngliche Organisationsbasis der → Managed Care Industry sind, richtet sich heute die Unzufriedenheit der Bevölkerung mit Managed Care vor allem auch gegen die HMOs. Im Jahr 2000 waren nur 29% der US-amerikanischen Bevölkerung der Meinung, HMOs würden ihre Dienstleistung gut erbringen (alle Angaben aus einer Umfrage im Auftrag von Kaiser Family Foundation und Harvard School of Public Health, zit. nach Wallstreet Journal 21.2.2001). Kritischer wurde in einer Liste von über 10 Wirtschaftsbereichen nur noch die Tabakindustrie bewertet. In derselben Umfrage meinten 63%, der Zugang zu Fachärzten hätte sich während der letzten Jahre verschlechtert, 61% meinten, die Ärzte nähmen sich immer weniger Zeit für Patienten und 38% gaben an, es wäre leichter geworden, präventive Dienstleistungen zu erhalten (siehe auch → Defensive Medicine).

Eine Folge ist die Entstehung immer neuer Organisationsformen mit dem Ziel, jeweils die Nachteile der bereits etablierten Strukturen zu überwinden. Hierbei kommt es dann auch zu erheblichen Wanderungsbewegungen der Versicherten zwischen den Organisationen, was stabile Beziehungen zwischen Arzt und Patient zunehmend einschränkt bzw. diese Beziehungen (seitens der HMOs intendiert) auf eine reine Verkäufer-Kunden–Beziehung reduziert. Entsprechend ist es deshalb in der Zwischenzeit üblich, von Customer und Provider statt von → Patient und Arzt zu sprechen.

Die HMOs werden heute in den USA als eine besonders restriktive Form von Managed Care angesehen, da sie die Leistungen und die Vorteile immer weiter einschränken und die Ärzte, die Versorgungsteams und die Versicherten besonders nachdrücklich kontrollieren. Gleichzeitig ist ihre primäre Gründungsabsicht, nämlich die Versorgungskosten zu kontrollieren, mit dem Vormarsch der forprofit-HMOs in Folge der Deregulierungspolitik vollständig gescheitert. Das Health Spending Projections Team des Centers for Medicare and Medicaid Services hat für 2007 einen Umsatz im Bereich Gesundheitsversorgung von 2262 Milliarden US$ errechnet. Das entspricht einer Umsatzgröße von 16,2 % des BIP bzw. 7498 $ pro Kopf der Bevölkerung. Die Zahlungsbelastungen der Haushalte für die Krankenversicherungen sind danach um 6,7 % gegenüber dem Vorjahr gestiegen. Nach den Berechnungen der Prognosegruppe wird sich diese Entwicklung in den nächsten 10 Jahren kontinuierlich fortsetzen. Es besteht im Wesentlichen Einigkeit darüber, dass diese Entwicklung nicht innovations- oder demografiegetrieben ist, sondern vor allem von den Deregulierungsfolgen, besonders den Gewinnerwartungen, den Steuerungs- und Haftungskosten, den exorbitanten Wettbewerbskosten sowie einer überbordenden (und mit keiner Erfahrung in Deutschland vergleichbaren) Bürokratie verursacht sind.

Weiterführende Literatur: Niehoff, Gesundheitssicherung, Gesundheitsversorgung, Gesundheitsmanagement; Poisal et al 2007

Health Technology Assessment (HTA)

Verfahren zur Bewertung

- der → Effektivität,
- der geeigneten Indikationsgebiete und
- der → Effizienz

technikbasierter präventiver, diagnostischer, therapeutischer und rehabilitativer Prozeduren.

HTA-Gutachten sollen vor allem folgende Fragen beantworten:

- Ist die Methode/das Verfahren funktionssicher und bis zur Anwendungsreife entwickelt?
- Sind die mit der Methode verbundenen Risiken akzeptabel bzw. unter welchen Indikationsbedingungen sind sie akzeptabel?
- Welche Patientengruppen profitieren von der Technologie, welche profitieren auch bei gleicher Indikation nicht?
- Welcher Aufwand (Sachmittel, Qualifikation, Arbeitszeit, Anwendungshäufigkeit) ist mit dieser Methode verbunden?
- Worin liegt der Fortschritt gegenüber bereits etablierten Methoden?
- Soll die Methode vorhandene Technologien nur ergänzen oder sie auch ersetzen?

Die Arbeitsweise des HTA ist das der → Metaanalyse. Zum Standard gehören

- eine vollständige Recherche der Originalliteratur,
- die Recherche relevanter Berichte der → Cochrane-Collaboration,
- die Berücksichtigung der Standards des → Critical Appraisal und der → Good Epidemiological Practice,
- die Durchführung einer → Kosten-Effektivitäts-Analyse,
- die systematische Prüfung der Literatur auf → Confounder und → Bias,
- der Einsatz der Techniken der → Entscheidungsanalyse.

Dies macht deutlich, dass das HTA unvermeidlich mit den nationalen Regulations- und Steuerungsmechanismen der Gesundheitsversorgung korrespondieren muss, wenn es praktische Bedeutung erlangen soll. Die u.U. von solchen Gutachten tangierten komplexen wirtschaftlichen Interessenlagen machen es unabdingbar, dass HTA-Gutachten von unabhängigen und der öffentlichen Aufsicht unterworfenen Institutionen erstellt, zumindest überwacht werden, wenn sie dann für Leistungen des Staates oder unter den Bedingungen der Bundesrepublik der → Gesetzlichen Krankenversicherung Bedeutung erlangen sollen. Die nationale Bedeutung solcher Assessmentprozeduren für die Versorgungspraxis variiert folglich erheblich, obwohl sie weltweit und in allen Staaten mit einer wissenschaftlich ausgerichteten Medizin etabliert sind.

Die Bedeutung des Health Technology Assessment reicht über die Bewertung einzelner Technologien weit hinaus. Mit der Etablierung solcher Systeme entstehen Folgewirkungen auch für die Priorisierung von Forschungsthemen und Versorgungsaufgaben, ggf. für die Etablierung neuer Versorgungsstrukturen und -prozesse und z. B. auch für die Gestaltung von Leistungsverträgen.

Auch innerhalb der Strukturen und Mechanismen der GKV wachsen derzeit schrittweise die Erfahrungen mit HTA-Gutachten. In der Bundesrepublik ist das → DIMDI beauftragt, eine Datenbank mit HTA-Gutachten vorzuhalten. Der Rückstand zum internationalen Standard ist jedoch vermutlich kurzfristig kaum zu überwinden.

Healthy Life Expectancy (HALE)

Modell zur Schätzung der → Lebenserwartung, die von einer Bevölkerung durchschnittlich in → Gesundheit erlebt wird. Das Modell differenziert folglich in jeder Altersgruppe die „Sterbetafelpersonen“ jeweils gemäß der altersspezifischen Wahrscheinlichkeiten entweder „gesund“ oder „krank“ zu sein. Neben der empirischen Verfügbarkeit ist hierbei das offenkundige Problem der dichotomen Aufteilung in „gesund“ und „krank“. Häufig wird hierzu auf eine Operationalisierung des Begriffs „Behinderung" im Sinne der → ICIDH bzw. der → ICF zurückgegriffen.

Ziel ist es u.a., ein Messsystem verfügbar zu haben, das in der Auseinandersetzung um die Theorien der → Compression of Morbidity oder der → Expansion of Morbidity sowie der Theorie des → Dynamic Equilibrium eine empirische Entscheidung herbeiführen kann.

Die Maße der „Gesundheitserwartung" unterscheiden sich entsprechend zumeist nach vier Kriterien:

- keine → Behinderung,
- Behinderung ohne Hilfebedarf,
- Behinderung mit zeitweiligem Hilfebedarf,
- Behinderung mit ständigem Hilfebedarf.

Entsprechend sind die Lebenserwartungsmaße (Robine et al) zu unterscheiden in eine

- Lebenserwartung der Gesamtbevölkerung (LE),
- Lebenserwartung der Bevölkerung ohne Behinderung (Disability Free Life Expectancy, DFLE),
- Lebenserwartung der Bevölkerung mit Behinderung aber ohne Hilfebedarf (Independent Life Expectancy, ILE),
- Lebenserwartung der Bevölkerung mit Behinderung und zeitweiligem Hilfebedarf (Active Life Expectancy, ALE).

Durch entsprechende Subtraktionen von der Gesamtlebenserwartung lassen sich dann die jeweiligen Differenzen für die Teilbevölkerungen im Sinne von Verlusten interpretieren. (→ Disability Adjusted Life Expectancy, → Disability Adusted Life Years)

Da es sich hierbei praktisch immer um sog. Periodenlebenserwartungen handelt, sind sowohl die konzeptionellen als auch die methodologischen Probleme für die praktische Nutzung (Politikorientierung, Programmevaluation, Messung einer → Krankheitslast (Burden of Disease) oder der räumliche, zeitliche und sozialspezifische Vergleich entsprechender „Erwartungen" oder „Verluste" erheblich.

Healthy Worker Effect

Bezieht sich auf Beobachtungen in der Arbeitsmedizin und bei der Analyse → arbeitsbedingter Krankheiten im Sinne einer → Fallacy. Hier zeigen Studien oft, dass in Tätigkeiten mit sehr hohem gesundheitlichen Gefährdungspotenzial der → Gesundheitszustand der Exponierten deutlich besser ist als in einer Vergleichsgruppe ohne Gefährdung oder umgekehrt in Tätigkeiten mit eher niedrigen gesundheitlichen Belastungen (z. B. Pförtnertätigkeiten) deutlich höhere Krankenstände oder Frühinvaliditätsraten auftreten.

Dieser Effekt resultiert aus der Rekrutierung besonders geeigneter oder aus der oft nur kurzzeitigen Exposition durch „rechtzeitigen Wechsel" der gefährdeten Arbeitnehmer und der häufig betrieblich organisierten Fluktuation auf risikoarme Arbeitsplätze.

Heilbehandlung

Veraltet für Leistung zur → Medizinischen Rehabilitation der → Rentenversicherung.

Heilmittel

Nach § 32 SGB V besteht im Rahmen der ambulanten Krankenbehandlung, nach § 26 Abs. 2 Nr. 4 SGB IX im Rahmen der medizinischen Rehabilitation Anspruch auf Heilmittel. Hierbei handelt es sich um Dienstleistungen, zumeist therapeutischer Berufe, die jedenfalls in der Krankenbehandlung auf ärztliche Veranlassung erbracht werden. Hierzu gehören z. B. Physiotherapie, Ergotherapie und Logopädie. Heilmittel sind auch Teil der Krankenhausbehandlung, insbesondere der Frührehabilitation.

Hierarchical Coexisting Conditions (HCC)

→ Diagnostic Cost Groups

High Risk Strategy

Strategie der → Prävention, bei der die Zielpersonen der Maßnahmen besonders stark gefährdet sind bzw. für die eine künftige Erkrankung für einen überschaubaren Zeitraum mit hoher Wahrscheinlichkeit vorausgesagt wird (→ kumulierte Inzidenz).

Für die Definition dessen, was eine „hohe" Wahrscheinlichkeit ist, gibt es keine formalen Kriterien. Solche Festlegungen hängen weniger von dem Risiko eine Zielkrankheit zu erleiden ab und eher von den Interessen und Gesundheitsleitbildern der Zielgruppen.

Das methodische Problem besteht häufig darin, dass solche Wahrscheinlichkeiten nicht bekannt oder typischerweise sehr niedrig sind. Deshalb wird oft auf relative Unterschiede (doppelt so häufig als...) zurückgegriffen.

Hochrisikopersonen stellen gegenüber der Gesamtheit der Risikopersonen in der Regel nur einen sehr geringen Teil dar. Dieser Anteil nimmt dann in dem Maße ab, wie das → Risiko zunimmt. Je verlässlicher also die Prädiktion wird, desto kleiner ist der jeweilige Anteil der richtig Vorhergesagten an der Gesamtzahl der → Erkrankung. Hieraus erwächst häufig die Folge, dass bei einer Adressierung präventiver Maßnahmen an solche → Risikogruppen (High Risk Persons oder Groups) zwar die Sinnhaftigkeit der Prävention sehr gut argumentiert wird, der bevölkerungsweite Gesamtnutzen jedoch klein bleibt und oft nicht messbar ist.

High Risk Strategies gewinnen eine besondere Bedeutung dann, wenn eine → Epidemie bei high risk persons ihren Ausgangspunkt nimmt und nachfolgend schrittweise größer werdende Personengruppen mit sukzessive geringer werdendem Risiko erfasst werden. Damit kann die → Inzidenz vor allem in der Gruppe der Personen mit niedrigem Risiko in dem Maße größer werden wie die Risiken abnehmen (→ Paradoxon der Prävention).

Hilfsmittel

können nach § 33 SGB V der Krankenbehandlung oder nach § 31 SGB IX und nach § 33 SGB V dem Behinderungsausgleich im Rahmen der Rehabilitation und Teilhabe dienen, nach § 40 SGB XI als Pflegehilfsmittel auch der Erleichterung der Pflege. Hilfsmittel sind körperliche Gegenstände. Zu den Hilfsmitteln gehören z. B. Hörhilfen, Sehhilfen, Prothesen, Rollstühle, Windeln, Stomabeutel.

Honorarverteilungsmaßstab

(HVM) Budgetierungsmechanismus der → Kassenärztlichen Vereinigung für die Verteilung der → Gesamtvergütung nach § 85 Abs. 4 SGB V. Seit 1.1.2009 durch die Regelungen nach § 87a SGB V zur regionalen → Euro-Gebührenordnung ersetzt.

Hygiene

Wissenschaft von den Wechselbeziehungen zwischen Mensch und Umwelt und zugleich eine praktische Aufgabe mit dem Ziel, Umweltbedingungen zu erhalten oder zu schaffen, die die Gefahren für die Gesundheit möglichst weitgehend mindern.

Die Wurzeln der Hygiene als experimentierende Wissenschaft liegen vor allem in Frankreich, England und Deutschland im frühen 19. Jahrhundert. Von Frankreich kommend, hat sie sich als Sanitary Movement frühzeitig vor allem in England etabliert und die Wechselwirkungen von sozialem Elend, Umweltbedingungen und Krankheit untersucht. Kinderarbeit, Wohnungselend und unerträgliche sanitäre kommunale Bedingungen gehörten ebenso zu den Aufgabenfeldern wie die Untersuchung und Sanierung der Arbeitsplätze.

In Deutschland etablierte sich die Hygiene von München ausgehend mit Pettenkofer (1818-1901). Durch die Entdeckungen von Robert Koch (1843-1910) wurde die Hygiene zunehmend mit der Bakteriologie verknüpft und auch auf dieses wissenschaftliche Umfeld begrenzt. Der Aufschwung der Bakteriologie führte gleichsam zu einer Schwächung der Hygiene in ihrer Breite. Die Hygiene umschreibt aber letztlich ein präventives Handlungskonzept, das auf die Gestaltung von Lebensbedingungen orientiert ist, also weit über die Bakteriologie hinausreicht, tatsächlich also in der Nähe der → Sozialmedizin wie von Public Health anzusiedeln ist. Sie gehört in jedem Fall und zwingend in das Konglomerat der Gesundheitswissenschaften.

Auch wenn heute öffentlich kaum gefördert und wissenschaftlich eher schwach, sind zumindest die praktischen Handlungsfelder breit gefächert. In einer eher verengenden Sicht wird Hygiene auch als ein Ensemble von ordnungs- und Normen setzenden Aktivitäten sowie der Normenkontrolle aufgefasst. Analog zu den klassischen und dominierenden Gesundheitsproblemen waren und sind wichtige Handlungsfelder z. B.

- die Arbeits- und Gewerbehygiene (bezogen auf Arbeitsbedingungen und physikalische, biologische und chemische Arbeitsrisiken),
- die Umwelthygiene (Wasser, Boden, Luft),
- die kommunale Hygiene, (z. B. Müllentsorgung, Abwasserentsorgung, Lärm- und Abgasbekämpfung, Friedhofsordnung),
- die soziale Hygiene (z. B. Schulgesundheitsdienste, gesundes Wohnen, soziale Unterstützung und Hilfe für Menschen mit eingeschränkter Selbstständigkeit, sozialpsychiatrische Dienste),
- Lebensmittelhygiene (z. B. Produktion, Zulassung, Verarbeitung, Transport, Lagerung, Verkauf),
- Krankenhaushygiene (z. B. nosokomiale Infektionen, Entsorgung von Krankenhausabfällen).

Die Grenzen eines nur ordnungssetzenden und normierenden präventiven Handlungskonzepts hängen vom Regulierungsbereich ab, da Regulation und Kontrolle immer auch formelle und informelle soziale Kontrolle bedeutet.

Maßnahmen der Hygiene sind in der Regel durch Gesetze begründet. Deshalb ist auch die Kontrolle dieser Gesetze eine hoheitliche Pflicht des Staates. Folgerichtig sind diese Maßnahmen zu einem wesentlichen Teil für den → Öffentlichen Gesundheitsdienst konstitutiv. Umgekehrt folgt hieraus, dass die Leistungsfähigkeit der Hygiene ein unmittelbarer Gradmesser für das Interesse des Staates an der Durchsetzung seiner Hygienegesetzgebung und des vorbeugenden Gesundheitsschutzes ist. Dieser Hinweis gewinnt durch die maßgebliche Tendenz des Rückzugs des Staates aus seinen Vorsorgepflichten bzw. die Übergabe dieser Pflichten an einen erwerbswirtschaftlichen Anbietermarkt dramatisch an Bedeutung.

IGEL-Leistungen, Individuelle Gesundheitsleistungen

Es handelt sich hier um Leistungen, die wegen des fehlenden oder nicht nachgewiesenen Nutzens nicht Teil der von → Vertragsärzten und Krankenkassen gemeinsam vereinbarten Leistungspflicht der → Gesetzlichen Krankenversicherung sein können. Solche Leistungsangebote liegen deshalb außerhalb der durch das → Sozialgesetzbuch V definierten Vertragsbeziehungen, sind jedoch außerhalb der vertragsärztlichen Tätigkeit grundsätzlich möglich.

Die Systematik des aktuellen Katalogs umfasst 10 Kapitel:

1. Vorsorgeuntersuchungen,
2. Leistungen im Zusammenhang mit Freizeit, Urlaub, Sport und Beruf,
3. medizinisch-kosmetische Leistungen,
4. Umweltmedizin, umweltmedizinische Erst- und Folgeanamnese,
5. psychotherapeutische Verfahren aus dem Bereich der Selbsterfahrung ohne medizinische Indikation,
6. alternative Heilverfahren,
7. ärztliche Serviceleistungen,
8. labordiagnostische Wunschleistungen,
9. sonstige Wunschleistungen,
10. neuartige Untersuchungs- und Behandlungsverfahren.

Der aktuelle Katalog der IGEL-Leistungen ist (bemerkenswerterweise unbeanstandet) von der Kassenärztlichen Bundesvereinigung, einer Dachorganisation der regionalen KVn, und damit eines Hauptakteurs der gemeinsamen → Selbstverwaltung, erstellt und legitimiert worden. Diese Institution ist allerdings keine Privatvereinigung der Ärzteschaft zur Stützung von Einkommensinteressen, sondern eine → Körperschaft des öffentlichen Rechts, die durch das SGB V errichtet ist und ausschließlich mit der Sicherstellung der Versorgung im Rahmen der sozialen Krankenversicherung beauftragt ist und sich auch ausschließlich selbst aus Mitteln finanziert, die die Solidargemeinschaft aufbringt. Wenn sie, wie in diesem Falle, Leistungen beschließt, die außerhalb ihrer rechtlichen Kompetenz liegen, so darf vorausgesetzt werden, dass dies dieser Institution bewusst ist. Es darf dann auch vermutet werden, dass der eigentliche Hintergrund nicht die Verbesserung der Versorgung der Versicherten, sondern die Verbesserung der Einkommenssituation der Vertragsärzte unter Umgehung der Anerkennungsprozeduren des → Gemeinsamen Bundesausschuss (G-BA) bzw. die Etablierung von Konflikten in der GKV ist.

Mit der Einführung dieser sog. IGEL-Liste durch die Kassenärztliche Bundesvereinigung hat diese eine Position bezogen, die über ihre juristischen Legitimation als Körperschaft des öffentlichen Rechts (z. B. Verpflichtung auf das Gemeinwohl) vermutlich hinausgeht. Hinsichtlich der Motive sind nur Annahmen möglich. Zumindest de facto hat die KV damit ihre verteilungspolitische Handlungskompetenz erweitert und bewirkt so drei Effekte:

- Ausweitung direkter Geldbeziehungen zwischen Arzt und Patienten,
- soziale Differenzierung der Patienten nach aktiver Kaufkraft im Sinne von Grund- und Wahlleistungen und
- Ausweitung des Leistungsmarktes auf medizinisch nicht notwendige, nicht erforderliche, und damit auch unwirtschaftliche Leistungen, um am indikationsunabhängigen sog. 2. Gesundheitsmarkt, der wesentlich ein Käufermarkt ist, (frühzeitig) einen ausreichenden Marktanteil zu sichern.

Wenn diese Entwicklung nachhaltig sein sollte, werden sich die niedergelassenen Ärzte zwar einen Markt außerhalb des Vertragsarztrechtes sichern, damit aber auch ein Leistungsangebot außerhalb des Wissenschaftsanspruchs der Medizin (→ Evidence based Medicine) etablieren.

Die Kontrolle bzw. Beaufsichtigung dieser Entwicklung müsste durch die Ärztekammern im Rahmen des ärztlichen Berufsrechts erfolgen und erfordert möglicherweise verstärkten zivilrechtlichen Patientenschutz.

Impairment

„Im Zusammenhang mit der Beschreibung des → Gesundheitszustandes stellt eine Schädigung einen beliebigen Verlust oder eine Normabweichung in der psychischen, physiologischen oder anatomischen Struktur oder Funktion dar." (ICIDH 1995)

Impfen

Impfungen schienen lange Zeit nur noch für Kleinkinder und durch ein überschaubares Feld von damit bekämpfbarer klassischer Infektionskrankheiten Relevanz zu besitzen. Die Inanspruchnahme der in Deutschland nicht als Pflicht vorgeschriebenen Impfungen stieg nach einem längeren Rückgang in den letzten Jahren wieder an. Dies beruhte u.a. auf der Aufnahme von Schutzimpfungen in den GKV-Leistungskatalog (§ 20d SGB V) und die verstärkte Information von Versicherten und Öffentlichkeit über die Impfungen durch die Ständige Impfkommission (StIKO) am Robert-Kochinstitut.

Mit der 2007 veröffentlichten Empfehlung der STIKO zur Reduktion der Erkrankungen durch den Gebärmutterhalskrebs eine generelle Impfung gegen humane Papillomaviren (Typen HPV 16, 18) für alle Mädchen im Alter von 12 bis 17 Jahren einzuführen und dem darüber entbrannten wissenschaftlichen Streit, rückte das Mittel der Impfung als präventives Mittel verstärkt in den Mittelpunkt des wissenschaftlichen und politischen Interesses. Dies geschah noch stärker im Zusammenhang mit dem Auftauchen zweier neuer oder neu auftretender alter Influenzaviren, d.h. der so genannten Vogelgrippe, um das Jahr 2005 und der im Jahr 2009 auftretenden so genannten Schweinegrippe. Insbesondere bei der Schweinegrippe empfahlen die STIKO und weitere öffentliche Gesundheitseinrichtungen wie das Robert-Koch-Institut oder das Paul-Ehrlich-Institut die Teilnahme an einem Impfprogramm für maximal 60% der Bevölkerung. Primär sollten bei Letzterem definierte Risikogruppen wie Beschäftigte im Gesundheitswesen oder Schwangere. Neben dem erwünschten individuellen Nutzen spielte gerade bei der Schweinegrippe auch die mit Impfungen erreichbare Herdenimmunität eine Rolle.

Mit dieser Art einer Renaissance des Impfens begann aber auch eine kritische Debatte über die potenziellen unerwünschten Risiken des Impfens für bestimmte Bevölkerungsgruppen. Dieser Debatte mangelt es aber an Daten aus einer systematischen Berichterstattung über Impfzwischenfälle und unerwünschte Folgen.

Inanspruchnahme

Inanspruchnahmeforschung (engl. utilization, utilization research) Inanspruchnahme beschreibt die Nutzung des medizinischen Leistungsangebotes und ist ein zentraler Gegenstand der → Versorgungsforschung.

Da nicht alle Krankheiten auch zu Inanspruchnahme des Arztes führen, ist es gerechtfertigt, von einer Inanspruchnahmemorbidität zu sprechen. Diese reflektiert somit die sozialen, rechtlichen, ökonomischen und medizinischen Bedingungen für die Rekrutierung von Behandlungsanlässen im Verhältnis zur Gesamtmorbidität in einer → Bevölkerung. Es ist deshalb in Umkehrung immer sehr problematisch, von der sog. Inanspruchnahmemorbidität auf die reale → Morbidität zu schließen.

Wenngleich die Mengenausweitung in der Leistungserbringung vordergründig das wesentliche Problem der Inanspruchnahmeforschung zu sein scheint, dürfte mittelfristig die soziodemografische Asymmetrie der Inanspruchnahme ein wesentlich bedeutsameres Problem werden. Da die Nachfrage bzw. die Nachfragegewohnheiten nur bedingt die Morbidität spiegeln, sondern maßgeblich auch kulturelle Attitüden und Gewohnheiten im Umgang mit Gesundheitsproblemen und des Umgangs mit Hilfeangeboten, werden solche Aspekte vermutlich zunehmend wichtiger.

Das Aufbrechen nationaler Grenzen, schichtspezifische Gesundheitsattitüden, die Spaltung von Gesundheitsmärkten, die Konzentration von Angeboten der spezialisierten Versorgung u.ä.m. werden damit zu Selektionsfaktoren auf dem Nachfragemarkt → Gesundheitsdienstleistung.

Bei der Bewertung der Inanspruchnahme wird von Volkswirten und auch von Ärzten zunehmend unterstellt, der → Patient, der eine Leistung in Anspruch nimmt, trete als Kunde und in Konsequenz dann auch als zumindest potenzieller Käufer auf. Diese Vorstellung ist zumindest für den Kern medizinischer Behandlungsleistungen wenig realistisch, da sich ein Patient im Verhältnis zu einem „klassischen" Kunden praktisch immer in einer Ausnahmesituation befindet und seine Bedarfsnachfrage nicht autonom und souverän selbst entscheiden kann, mit der erfolgreichen Platzierung integrierter Versorgungskonzepte vom Muster des Managed Care auch nicht darf.

Indemnity Health Insurance Plan (IDY)

Typus von Krankenversicherungen, die nach dem Prinzip einer Schadensversicherung arbeiten und Leistungen bis zu einer Schadensobergrenze nach den Regeln der → Einzelleistungsvergütung honorieren.

Den Versicherten steht, sofern ein Versicherungsfall im Sinne des Kontrakts eintritt, die für einen Schadensfall vereinbarte Kostendeckung zur Verfügung. Die Honorierung des Arztes erfolgt durch frei ausgehandelte Preise oder auf der Basis fester Preislisten im → Fee for Service und mittels der → Kostenerstattung.

In den USA war diese Versicherungsform die traditionelle und dominierte noch bis in die späten 1980er Jahre. Typisch ist hier die Vereinbarung einer erheblich variierenden und durchschnittlich ungefähr 20% betragenden Eigenbeteiligung (Coinsurance). Alle anderen Versorgungssysteme werden im Verhältnis zu den IDY auch als Alternative Delivery Systems bezeichnet, die wiederum ebenfalls Äquivalenzversicherungen sein können. Die wichtigste Alternative zu IDY ist mit einem Marktanteil von etwa 80% im Jahr 2000 die → Managed Care Industry, die um 1990 lediglich einen Anteil von etwa 20% hatte.

Independent Life Expectancy

→ Healthy Life Expectancy

Indikation

Veranlassungsgrund für eine medizinische Maßnahme. Die Feststellung einer Indikation muss die Frage auslösen, was bei einem gegebenen Anlass notwendig und erforderlich ist. Die Indikation begründet bzw. rechtfertigt also eine ärztliche Handlung und steht damit im Mittelpunkt des ärztlichen Professionsverständnisses sowie der ärztlichen Handlungslegitimation. Das bedeutet umgekehrt, dass nicht durch medizinische Indikationen im Einzelfall legitimierte medizinische Maßnahmen einen schwerwiegenden Normenverstoß darstellen. Die explizite Begründungspflicht ärztlichen Handelns durch eine Indikation erstreckt sich auf alle Maßnahmen und Entscheidungen der medizinischen Prävention, der Diagnostik, der Therapie, der Nachsorge und der Rehabilitation.

Indikationssetzungen sind nur begrenzt zu standardisieren, da neben der klinischen Expertise auch ethische Prinzipien, haftungsrechtliche Gegebenheiten und Sachverhalte zu beachten sind, die sich aus der Gesamtpersönlichkeit und Individualität des → Patienten sowie dessen sozialem Hintergrund ergeben. Die Indikation stellt damit auch eine Legitimationshürde gegenüber Eingriffen in die Autonomie eines Individuums dar. Diese Hürde ist in der Regel umso niedriger, je dramatischer und akuter das Behandlungsproblem ist. Umgekehrt sind solche Hürden etwa bei präventiven medizinischen Interventionen besonders hoch. Während also medizinische Maßnahmen relativ gut zu standardisieren sind, sind Indikationen nur in Grenzen standardisierbar. Besonders schwierig ist die Standardisierung von Indikationen für die Anwendung von diagnostischen Maßnahmen, weil hierbei immer auch haftungsrechtliche Aspekte zu beachten sind oder die Entlastung des Patienten von Ängsten als Indikation in Betracht kommen kann.

Mit der Indikationssetzung ist der Arzt in die Lage versetzt, sowohl die „Bedarfsfeststellung" als auch die „Bedarfsbefriedigung", und damit die → Inanspruchnahme und den „Konsum" medizinischer Leistungen selbst zu steuern. Sofern der Arzt als Unternehmer auch ein Erwerbsinteresse hat, sind die Abgrenzungen medizinischer und wirtschaftlicher Motive für die Indikationssetzung ggf. nicht eindeutig. Je nach Anreizsystem kann dies dann zu → Unterversorgung und zu → Überversorgung führen (siehe auch → Defensive Medicine).

Aus regulatorischer Sicht sind vor allem drei Entwicklungen von Bedeutung:

- Die tendenzielle und erhebliche Ausweitung von therapeutischen Interventionen auf präventiv-medizinische Indikationen und so auf gesunde Personen,
- die Ausweitung präventiver diagnostischer Maßnahmen zulasten der GKV ohne primäre Handlungskonsequenz im vertragsärztlichen Leistungsrahmen (→ IGEL-Leistungen),
- die Ausweitung der medizinischen Interventionsziele vom Leitbegriff „Leiden" hin zum Leitbegriff „Wohlbefinden".

Da sich solche Entwicklungen leistungsrechtlich nur schwer steuern lassen, werden sie mittelfristig zur Etablierung von weiteren bzw. neuen Gesundheitsmärkten neben dem Versorgungsauftrag der → Gesetzlichen Krankenversicherung führen, die Standardisierung von medizinischen Leistungsprodukten vorantreiben und so dann schließlich auch die Ausschlussfähigkeit von Indikationen aus der Krankenversicherung bewirken können.

Innovation

Bezeichnung für Neuerungen, hier in der medizinischen Versorgung.

Da eine Innovation in der Medizin immer mit Hoffnung auf Fortschritt oder Verbesserung verbunden ist, verlangt die Bewertung einer Neuerung ein konkretes Wissen über Mängel und Defizite bzw. über den Bedarf an Fortschritt in Relation zu den Bedürfnissen von Individuen. In Umkehrung kann nicht alles, was neu ist, gleichzeitig auch automatisch als Verbesserung gewertet werden. Hierzu bedarf es zumindest des praktischen Bewährungsnachweises bzw. der Bewertung der → Effektivität des Neuen durch quantitative → epidemiologische, → gesundheitsökonomische und → klinische Studien (→ Evidence Based Medicine, → Health Technology Assessment). Dieser Bewährungsnachweis schließt die soziale und ethische Akzeptanz des Neuen ein.

Ein spezieller Aspekt ist die Regelung der Verfahrensweisen bzw. Prozeduren

- vor einer Genehmigung zur Anwendung einer Methode und
- vor der Einführung in ein vertraglich geregeltes Leistungsrecht, in der GKV durch die → Bundesausschüsse.

Innovationen sind nicht auf Produkte oder Methoden zur Therapie zu begrenzen, sondern beziehen sich auf alle Leistungen ebenso wie auf die Strukturen und die Prozesse der Leistungserbringung, deren Organisation und Verflechtung. Oft sind strukturelle und Prozessmodernisierungen die Voraussetzung für die Wirksamkeit neuer Therapien, wie umgekehrt therapeutische Innovationen bedeutungslos sein können, wenn es nicht auch zu strukturellen und Prozessmodernisierungen kommt. Deshalb kann es für eine innovativ orientierte Gesundheitsversorgung auch keinen Bedeutungsunterschied zwischen der biowissenschaftlichen Grundlagenforschung, der klinischen Forschung und der → Versorgungsforschung geben. Tatsächlich ist jedoch die Leistungsfähigkeit jedes dieser Segmente medizinischer Forschung typischerweise sehr ungleich, und zwar zuungunsten besonders der Versorgungsforschung. In der Folge sind Innovationen z. B. bei Produkten und Methoden der Therapie in der Praxis häufig wenig wirksam (→ Effektivität) oder verkehren sich, wie etwa im Falle der Antibiotika oft durch → Überversorgung in das Gegenteil einer → Fehlversorgung.

Seine besondere Bedeutung gewinnt der Begriff der Innovation zusätzlich durch die Beliebigkeit, mit der er als Instrument in den Auseinandersetzungen zwischen der → Gesetzlichen Krankenversicherung und dem Anbietermarkt neuer Produkte verwandt wird. Dabei werden in der Regel drei Argumentationsstränge verfolgt, deren scheinbare Plausibilität der Tatsache folgt, dass die Bewertung von Neuerungen zumindest in Teilbereichen zwar geregelt ist, den tatsächlichen Entwicklungen aber z.T. erheblich hinterherläuft. Diese drei Argumentationsstränge sind:

- Jede Neuerung sei medizinischer Fortschritt.
- Die Veränderungen im Umfang und in der Struktur der medizinischen Leistungspraxis seien im Wesentlichen Folgen des medizinischen Fortschritts.
- Medizinischer Fortschritt sei langfristig durch die GKV nicht zu finanzieren, weshalb eine Systemtransformation durch Deregulation in der Bundesrepublik nicht nur unvermeidlich, sondern wünschenswert sei.

Jede dieser Argumentationen berührt allerdings grundsätzliche Probleme einer Argumentationspraxis, die sich zumeist außerhalb empirischer Befunde bewegt.

Bei der häufigen Gleichsetzung von Fortschritt und Innovation wird ignoriert, dass die Versorgungsziele bzw. der Versorgungsbedarf nicht dem Druck von beliebigen neuen diagnostischen und therapeutischen Produkten und Verfahren folgen können. Das Fortschrittsargument muss zudem auch die → Modernisierung von Versorgungsstrukturen und -prozessen einschließen, sich also der Diskussion um die Relevanz einer Neuerung stellen. Neuerungen sind nicht automatisch auch Innovationen, sondern müssen einem systematischen Bewertungsverfahren (→ Health Technology Assessment) unterworfen werden.

Die Veränderungen in der Leistungspraxis sind mindestens auch die Folge der Veränderung betriebswirtschaftlicher Rahmenbedingungen, des Systems der Einzelleistungsvergütung sowie von Wettbewerbsinteressen der Leistungsträger und der Leistungsanbieter.

Medizinischer Fortschritt hat die GKV seit ihren Anfängen begleitet und ist von keinem anderen Gesundheitssicherungssystem über einen so langen Zeitraum, in einer vergleichbaren Breite und → Zugänglichkeit bei tendenzieller Ausweitung der Leistungsinteressen von Anbietern und Patienten, also praktisch ohne Begrenzung umgesetzt worden. In der Rückschau auf 120 Jahre GKV sind die in dieser Zeit geleisteten Anpassungen an den medizinischen Fortschritt auf der Produktebene trotz gravierender Modernisierungsdefizite in den Versorgungsstrukturen und -prozessen nirgendwo sonst vergleichbar geleistet worden.

Der medizinische Fortschritt auf der Gestaltungsebene von organisatorischen Bedingungen und von arbeitsteiligen Versorgungsprozessen ist weitgehend ausgeblieben. Damit wird die Modernisierung der Versorgungsprozesse und -strukturen zu einer der wichtigsten Herausforderungen an die Innovationsfähigkeit des → Gesundheitsversorgungssystems. In diesem Zusammenhang wird das Argument forciert, solche Innovationsdefizite seien ohne Transformation des Finanzierungssystems der Gesundheitssicherung ggf. unter Abschaffung der → Selbstverwaltung nicht möglich. Die GKV wird so von einigen Gruppen als innovationsfeindlich, das marktwirtschaftliche Modell des → Managed Care hingegen als innovationsfreundlich argumentiert. Die Innovationsdebatte dient so als Kulisse für die Auseinandersetzung um divergierende Gesellschafts- und Wirtschaftstheorien, speziell in der Auseinandersetzung um die Positionen von → Keynes und → Friedman.

Während in der Trivialdiskussion die Schaffung eines neuen medizinischen Versorgungsproduktes noch in den Kontext von Wissenschaft und Forschung verwiesen wird, wird die Durchsetzung einer Innovation in der Praxis nicht den Regeln der Wissenschaft, sondern denen des Marktes zugerechnet. Sowohl die Penetration von Neuem in die Versorgung als auch die Elimination von überholten Produkten finden damit in erheblichem Umfang außerhalb wissenschaftlicher Innovationslogik statt.

Die Folge ist, dass das Fehlen rationaler Steuerungen bei medizinischen Produktinnovationen den Markterfolg als Innovationserfolg, und damit auch als Fortschritt deutet. Dieses Dilemma ist gleichsam der Hintergrund für die politische Diskussion, z. B. gegen Positiv- und Negativlisten oder → Festbeträge. Damit wird der notwendige fachwissenschaftliche Clearingprozess für Innovationen ggf. auch zum Gegenstand einer juristischen Entscheidung und muss dann nachfolgend scheinbar keiner weiteren intellektuellen Anstrengung mehr unterworfen werden.

Offensichtlich kann Innovation nicht allein Disease und → Case Management sein. Dies muss mit → Leitlinien, Wissens- und Bildungsmanagement, Strukturreformen in der Organisation und Vernetzung von Einrichtungen der Gesundheitsversorgung) ergänzt werden.

Analysen darüber, wie allein eine etablierte und handlungsorientierte Evaluation des Leistungsgeschehens zur Vermeidung unnötiger medizinischer Aktivitäten die Versorgung modernisieren könnte, liegen bestenfalls zufällig vor.

Für Probleme dieser Art gibt es viele historische Analogien. So war etwa die Entdeckung des Penicillins eine der segensreichsten Innovationen in der Geschichte der Therapie. Die Geschichte dieser Innovation kann aber auch als eine von erheblichen Fehlentwicklungen im Gebrauch der Antibiotika hinsichtlich der Indikationswahl und der verordneten Mengen beschrieben werden. Im Resultat würde wohl festzustellen sein, dass die Aufwandssteigerungen bei Antibiotika nicht das Ergebnis einer Innovation sind, sondern das Ergebnis massiver Defizite im Umgang mit dieser Innovation, und zwar aus Gründen unzureichenden Wissens, unzureichender Versorgungsorganisation und aus wirtschaftlichen Interessenlagen. Beispiele dieser Art sind in Bezug auf Innovationen eher die Regel als die Ausnahme.

Aus diesem Grunde sind Annahmen zu den Folgen von Innovationen für die GKV und die politische Interpretation solcher Annahmen (etwa in Bezug auf die künftigen → Beitragsätze der GKV) mit einem hohen Spekulationsrisiko belastet oder von Anbeginn nur interessengeleitet.

Institut für Qualität und Wirtschaftlichkeit im Gesundheitswesen (IQWiG)

Das „fachlich unabhängige, rechtsfähige, wissenschaftliche Institut“ wurde 2004 auf der Grundlage des Gesundheitsmodernisierungsgesetzes vom → Gemeinsamen Bundesausschuss gegründet. Es soll nach § 139a SGB V die folgenden „Fragen von grundsätzlicher Bedeutung“ für die Leistungen der GKV bearbeiten:

- Recherche, Darstellung und Bewertung des aktuellen medizinischen Wissensstandes zu diagnostischen und therapeutischen Verfahren bei ausgewählten Krankheiten, die Bewertungen des medizinischen Nutzens sollen nach den international anerkannten Standards der evidenzbasierten Medizin und die des ökonomischen Nutzens nach den entsprechenden international anerkannten Standards der Gesundheitsökonomie erfolgen.

- Erstellung von wissenschaftlichen Ausarbeitungen, Gutachten und Stellungnahmen zu Fragen der Qualität und Wirtschaftlichkeit der im Rahmen der gesetzlichen Krankenversicherung erbrachten Leistungen unter Berücksichtigung alters-, geschlechts- und lebenslagenspezifischer Besonderheiten,
- Bewertung evidenzbasierter Leitlinien für die epidemiologisch wichtigsten Erkrankungen,
- Abgabe von Empfehlungen zu Disease-Management-Programmen,
- Nutzen- und Kostenbewertung von Arzneimitteln,
- Bereitstellung von auch für alle Bürgerinnen und Bürger verständlichen allgemeinen Informationen zur Qualität und Effizienz in der Gesundheitsversorgung.

Die Arbeitsprozesse des IQWiG sollen regelmäßig der Öffentlichkeit transparent gemacht werden. An den Bewertungsverfahren sind die jeweils inhaltlich betroffenen Sachverständigen aus Wissenschaft und Praxis, diverse PatientInnenorganisationen (darunter auch die Selbsthilfe) zu beteiligen bzw. ist ihnen Gelegenheit zur Stellungnahme zu geben.

Sowohl der Gemeinsame Bundesausschuss als auch unmittelbar die Bundesregierung können das Institut mit Arbeiten nach § 139a SGB V beauftragen. Die am Bundesausschuss beteiligten Organisationen, insbesondere auch die VertreterInnen von PatientInnen können dort Aufträge an das IQWiG „beantragen“ (§ 139b SGB V).

Die Finanzierung der Tätigkeiten erfolgt über Zuschläge zu den Vergütungen der stationären und ambulanten Behandlung.

Nach § 35b SGB V kann das IQWiG beauftragt werden „den Nutzen oder das Kosten-Nutzen-Verhältnis von Arzneimitteln zu bewerten“. Für die vom SGB verlangte "Kosten-Nutzen-Bewertung" entwickelte das Institut in mehreren Anläufen und in kontroverser Diskussion Methoden und Kriterien, die 2009 vorgestellt wurden. Diese Regelung beendet den weltweit nahezu einmaligen Zustand, dass Arzneimittel in Deutschland nach ihrer Zulassung nach anderen Kriterien (z. B. Schädigungsfreiheit) nicht mehr empirisch ihren Nutzen nachweisen lassen mussten. In anderen Ländern war dies schon seit Jahrzehnten üblich und die Aufgabe z. B. ähnlich unabhängigen wissenschaftlichen Einrichtungen wie dem → National Institute for clinical excellence (NICE) für Großbritannien übertragen worden.

Institute of Medicine (IoM)

Die Aufgabe des IoM in den USA ist es, die maßgeblichen medizinischen Forschungslinien, Schlüsselprobleme der medizinischen Versorgungspraxis, der Bildung und Wissensvermittlung zu identifizieren und aktiv zu verbreiten. Gegründet 1970 durch die National Academy of Sciences, soll es seine Autorität nutzen, um die → Gesundheitspolitik und die Forschungspolitik des Staates, der Fachgesellschaften und Universitäten sowie der Wirtschaft durch regelmäßige Stellungnahmen zu beraten. Basis der hohen Reputation ist die Bemühung um strikte Unabhängigkeit vom Staat und von der Industrie.

Integrierte Versorgung

Die sektoralisierte Versorgungs- oder Angebotsstruktur im deutschen Gesundheitswesen führt zu den immer wieder beklagten erheblichen Kooperations- und Koordinationsmängeln zum Nachteil einer patientenzentrierten Behandlung. Um eine „verschiedene Leistungssektoren übergreifende Versorgung der Versicherten oder eine interdisziplinär-fachübergreifende Versorgung“ flächendeckend zu ermöglichen, können die gesetzlichen Krankenkassen ihren Versicherten nach § 140a SGB V auf freiwilliger Basis eine integrierte Versorgung anbieten. Dazu können sie nach § 140b SGB V mit einzelnen Vertragsärzten oder deren Gemeinschaft, zugelassenen Krankenhäusern und stationären Vorsorge- und Rehabilitationseinrichtungen, Medizinischen Versorgungszentren, Pflegekassen und zugelassenen Pflegeeinrichtungen sowie Praxiskliniken Verträge abschließen.

Die Anforderungen an alle Beteiligten sind umfassend hoch: Die Vertragspartner müssen sich „zu einer qualitätsgesicherten, wirksamen, ausreichenden, zweckmäßigen und wirtschaftlichen Versorgung der Versicherten verpflichten“ (§ 140b Abs. 3 SGB V). Sie müssen umfassend in der Lage sein, für die integrierte Versorgung den „allgemein anerkannten Stand der medizinischen Erkenntnisse und des medizinischen Fortschritts (zu) erfüllen und in der Lage zu sein „eine an dem Versorgungsbedarf der Versicherten orientierte Zusammenarbeit … einschließlich der Koordination“ sicherzustellen.

In den Jahren 2004 bis 2006 mit einer Verlängerung bis 2008 wurden Verträge zur integrierten Versorgung durch eine Anschubfinanzierung in Höhe von maximal einem Prozent der an die Kassenärztliche Vereinigung gezahlten Gesamtvergütung für ambulante Versorgung gefördert.

Nach der einzigen Datenquelle, die trotz einer Tendenz zur Über- und Unterschätzung des Geschehens, hierfür zur Verfügung steht, sieht die Verbreitung der Verträge zur integrierten Versorgung Ende 2009 so aus:

Im Berichtszeitraum haben sich bis zu 75% der Krankenkassen am Meldeverfahren beteiligt und Meldungen zu Integrationsverträgen übermittelt. Sie repräsentieren aufgrund ihres Marktanteils ca. 95% der gesetzlich Versicherten. Ende 2008 gab es 6.407 Meldungen zu Integrationsverträgen.

60% der Verträge wurden von Krankenkassen-Gemeinschaften abgeschlossen, 40% von einer Krankenkasse allein. An 2/3 der gemeldeten Verträge war der niedergelassene Bereich und an 50% der gemeldeten Verträge der stationäre Bereich als direkter Vertragspartner beteiligt.

Die Krankenkassen rechneten 2008 mit 4 Mio. teilnehmenden Versicherten und Ausgaben in Höhe von 811 Mio. Euro. Von den zum Ende 2008 noch in Kraft befindlichen 6.407 Verträgen wird nur bei 32 Verträgen mit mehr als 10.000 teilnehmenden Versicherten gerechnet. Doch repräsentierten diese Verträge mit insgesamt geschätzt 3,75 Mio. teilnehmender Versicherter 93% der Gesamtzahl der teilnehmenden Versicherten.

Bei den Arten der Vertragspartner von Verträgen zur integrierten Versorgung stellten Ende 2008 Einzelverträge, d.h. eigentlich nicht oder minimal integrierte Verträge mit niedergelassenen Ärzten (n=1.932) und Krankenhäusern (n=1.001) die größten Teilgruppen. Verträge, die Rehabilitationseinrichtungen, Krankenhäuser und niedergelassene Ärzte integrierten, gab es zum selben Zeitpunkt 182.

Quelle: Gemeinsame Registrierungsstelle zur Unterstützung der Umsetzung des § 140d SGB V (2009): Entwicklung der integrierten Versorgung in der Bundesrepublik Deutschland 2004 – 2008 – Bericht gemäß § 140d SGB V auf der Grundlage der Meldungen von Verträgen zur integrierten Versorgung (http://www.bqs-register140d.de/dokumente/bericht-140d-Aktualisierung.pdf.

International Classification of Diseases (ICD)

Klassifikation der Krankheiten und Gesundheitsprobleme Die ICD ist das Schlüsselverzeichnis zur → Klassifikation von Krankheiten, Gesundheitsstörungen und Todesursachen. Sie wird von der Weltgesundheitsorganisation beschlossen und in Zusammenarbeit mit nationalen Expertengruppen gepflegt. Da eine Klassifikation immer auch Spiegel des fachspezifischen Erkenntnisstandes ist, sind regelmäßige Revisionen unumgänglich. Sie erfolgen etwa alle 10 Jahre und sind das Ergebnis komplizierter Konsensusprozesse.

Die Nutzung der Klassifikation kann letztlich nur erfolgreich gelingen, wenn sich analog auch weltweit die Qualifikation der Ärzte mit dem in der Klassifikation dokumentierten Erkenntnisfortschritt fortentwickelt.

Da die Nutzung von Klassifikationen immer eine Entscheidung über die Zuordnung eines Zustandes oder Sachverhaltes zu einem mit einem Begriff belegten Konstrukt verlangt, sind in der Praxis regelhaft zwei Konfliktfelder zu beobachten. Zum einen wird aus praktischen Gründen eine hinreichende Generalisierung der realen Vielfalt angestrebt, zum andern eine große Spezifik und Differenziertheit, die möglichst auch noch jeder individuellen Fallbesonderheit gerecht werden soll. Dieses Problem wird von Gegnern solcher Klassifikationen oft als Ablehnungsgrund genannt.

Die Einführung der weltweit vereinbarten 10. Revision der ICD stieß in der Bundesrepublik auf heftige Widerstände. Derzeit wird eine spezielle Anpassung der ICD 10 an die Gegebenheiten des → Sozialgesetzbuch V eingesetzt. Dort ist die Verschlüsselung vertragsärztlicher Leistungen mit der ICD vorgeschrieben (§ 295 Abs. 1 SGB V).

International Classification of Functioning, Disability and Health (ICF)

Die ICF ist die Nachfolgeklassifikation zur → ICIDH. Sie wurde von der WHO 2001 verabschiedet. Der bio-psycho-soziale Konzeptansatz der ICIDH wird hier deutlich erweitert, indem der gesamte Lebenszusammenhang der Betroffenen hinsichtlich der Umweltaspekte und der individuellen Besonderheiten berücksichtigt wird.

Ziel der ICF ist es, für die Beschreibung der funktionellen → Gesundheit und der sie einschränkenden → Behinderung einen Klassifikationsansatz bereitzustellen, der das Zusammenwirken von Fachleuten und funktionell eingeschränkten Menschen aktiv verbessert.

Die Klassifikation deutet → Gesundheit als functioning und bezieht sich auf drei Ebenen:

1. die Beschreibung der Funktionen des menschlichen Organismus und seiner strukturellen Grundlagen,
2. die Gesamtheit der Aktivitäten eines Menschen und
3. die Teilhabe (Partizipation) am Leben (z. B. Mobilität, Kommunikation, Bildung, Erwerbsleben, Selbstversorgung).

Hierbei wird jeweils der Umwelt ein wesentlicher Bezugsraum gegeben, wobei Umwelt sowohl die gegenständliche als auch die soziale (z. B. Einstellungen, Werte und Überzeugungen, das politische und das Rechtssystem, die Art des Gesundheitswesens, des Bildungswesens, des Wirtschafts- und Verkehrswesens oder die Distribution von Gütern und Technologien) meint. Dementsprechend ist die Behinderung dann als die Wechselwirkung des Gesundheitsproblems (beschrieben durch die ICD), der Kontextfaktoren und der Funktionsfolgen in den einzelnen Lebensbereichen bestimmt. Entsprechend wird auch die Barrierefreiheit in den Blick genommen, um Kontextfaktoren von Behinderung zu ändern.

Die ICF ist die Grundlage eines modernen Verständnisses der Rehabilitation und Teilhabe behinderter Menschen, wie sich umgekehrt aus der ICF der Rehabilitationsbedarf, die rehabilitative Intervention, das Rehabilitationsmanagement und die → Evaluation der Ergebnisse herleiten.

Darüber hinaus wird mit der ICF, da auf der Ebene von Regierungen verabschiedet, verbindlich festgestellt, dass eine Politik, die Partizipation von Menschen mit beeinträchtigter funktioneller Gesundheit unterstützt und fördert, nicht allein wichtige Handlungsorientierung für die nationalen Gesundheits- und Sozialwesen darstellt, sondern auch aktive Behinderten- und Menschenrechtspolitik ist. Dieses Verständnis beeinflusste deutlich die Orientierungen (Ermöglichen von Teilhabe) des mit dem SGB IX kodifizierten neuen deutschen Rehabilitationsrechts.

International Classification of Health Problems in Primary Care (ICHPPC)

Diese Klassifikation ist eine Ergänzung zur → ICD, berücksichtigt aber, dass in der primärärztlichen oder allgemeiner, primärmedizinischen Versorgung die → Inanspruchnahme oft nicht durch eindeutig diagnostizierte oder diagnostizierbare Probleme begründet ist.

Da Primary Care in der Bundesrepublik keine Rolle spielt, hat auch die ICHPPC hier keine praktische Bedeutung erlangt.

International Classification of Impairments, Disabilities and Handicaps (ICIDH)

Die ICIDH oder die Klassifikation der Schädigungen, → Behinderungen und

Beeinträchtigungen wurde 1980 von der WHO verabschiedet. Mit ihr wurde weltweit ein einheitliches Klassifikationsmodell zur Erfassung bzw. Messung von Behinderungen als Folgezustände von → Krankheit und Verletzungen in ihrer bio-psycho-sozialen Komplexität geschaffen. Mit der ICIDH wurde damit erstmalig die Begrenztheit des Krankheitsbegriffs zur Beschreibung von Gesundheitsproblemen, und damit die Beschränkung auf medizinisch-therapeutische Versorgungskonzepte von Krankheit grundsätzlich überwunden.

Der Grundgedanke war die Differenzierung der Begriffe Impairment (Schaden), Disability (funktionelle Folge eines Schadens) und Handicap (im Wesentlichen im Sinne der sozial beeinträchtigenden Folgen für die Selbstständigkeit und die Autonomie eines Menschen).

Die ICIDH war in der Bundesrepublik eine wesentliche Grundlage bei der Operationalisierung des Begriffs „Pflegebedürftigkeit" im SGB XI.

International Classification of Procedures in Medicine (ICPM)

Die ICPM klassifiziert die interventionellen Strategien und Techniken in der Medizin mit dem Ziel, die medizinischen Leistungen nach Inhalt, Zweckmäßigkeit und Häufigkeit transparent zu machen. Die ICPM ist darüber hinaus einer der wichtigsten Schlüssel für eine systematische → Versorgungsforschung und -analytik sowie → Qualität(sorientierung). Die Dynamik medizinischer Erkenntnis erfordert eine fortlaufende und international abgestimmte Anpassung der ICPM.

In der Bundesrepublik wurde diese Klassifikation nur bis 1996 systematisch fortgeführt und gepflegt. An ihre Stelle trat der Operationsschlüssel (OPS). Aus diesem Grunde haben sich im Zusammenhang mit der Vorbereitung fallpauschalierter Entgeltsysteme (→ DRG) Komplikationen ergeben, die durch eine eigene deutsche Entwicklung bzw. Adaption überwunden werden mussten. Hierbei handelt es sich um die → OPS 301.

Intervall, diagnostisches

Zeitraum zwischen einer → Erkrankung und der Diagnosestellung. → Krankheitsdauer

Intervall, therapeutisches

Zeitraum zwischen dem Beginn und dem Ende einer Therapie. → Behandlungsdauer

Interventionsstudie

Quasi-experimentelle Bevölkerungsstudie bei der (zumeist präventive) Verhaltensinterventionen (→ Gesundheitsverhalten) oder präventiv-therapeutische Interventionen auf ihre

- Effektivität,
- Effizienz,
- Akzeptanz

getestet werden. Interventionsstudien sind in der Regel sehr aufwändig. Sie sind regelmäßig die Grundlage von bevölkerungsweiten Interventionskonzepten. Da sie besonders nachhaltig von kulturellen Gegebenheiten abhängen, sind ihre Ergebnisse oft widersprüchlich und zumeist nicht so ohne Weiteres auf andere Bevölkerungen zu übertragen. → Studien, epidemiologische

Inzidenz

(engl. incidence, incidence case) → Epidemiologische Ziffern

Inzidenzdichte

(engl. hazard rate, instantaneous incidence density, instantaneous incidence rate) → Epidemiologische Ziffern

Inzidenzdichte, durchschnittliche

(engl. average force of morbidity, person time incidence rate, average incidence density) → Epidemiologische Ziffern

Inzidenzrate

(engl incidence rate) → Epidemiologische Ziffern

Inzidenzrate, kumulierte

(engl cumulative incidence rate) → Epidemiologische Ziffern

Karnofsky-Index

Klassifikationskonzept für den „Allgemeinzustand“. Grundstruktur des Index ist eine 10 stufige Skalierung des körperlichen Zustandes zwischen den Polen 100% und 10%. Vereinfacht sind die Skalenpunkte wie folgt inhaltlich beschrieben:

- Normal,
- geringgradig verminderte Aktivität,
- deutlich verringerte Aktivität,
- unfähig zu normaler Aktivität aber mit selbstständiger Versorgung,
- weitgehende Selbstversorgung,
- ständige Unterstützung und Pflege erforderlich,
- überwiegend bettlägerig,
- dauernd bettlägerig,
- Hospitalisierung,
- Moribund.

Kritisch ist die Reduktion auf den körperlichen Zustand ohne den psychischen und sozialen Hintergrund zu berücksichtigen.

Kassenärztliche Vereinigung (KV)

Im Ergebnis von Auseinandersetzungen zwischen Ärzten und Krankenkassen in den Jahren 1913 (Gründung des sog. Zentralausschusses) und 1923 (Gründung des sog. Reichsausschusses) um das Zulassungsrecht zur kassenärztlichen Versorgung geschaffene → Körperschaft des öffentlichen Rechts. Die Gründung der KV war um 1933 abgeschlossen.

Heute hat die KV die Aufgabe, die ambulante medizinische Versorgung durch Vertragsärzte im Rahmen der gesetzlichen Vorgaben (→ SGB V) sicherzustellen. (→ Sicherstellungsauftrag, → Vertragsarzt)

Die KVen sind eine Schlüsselinstitution der Selbstverwaltung, und damit einer funktionsfähigen → Gesetzlichen Krankenversicherung. Sie werden durch § 77 SGB V auf der Ebene der Länder errichtet, unter deren Aufsicht sie stehen. Die KVen bilden die Kassenärztliche Bundesvereinigung (KBV) unter Aufsicht des BMG. Diese ist in zahlreichen Steuerungs- und Entscheidungsgremien des deutschen Gesundheitswesens vertreten, darunter auch im → Gemeinsamen Bundesausschuss (G-BA).

Die KV bildet mit den Landesverbänden der Krankenkassen die Zulassungsausschüsse, um über die Zulassung von Ärzten zur vertragsärztlichen Versorgung zu entscheiden (§ 96 SGB V).

Voraussetzungen für die Zulassung sind

- die Approbation als Arzt,
- der erfolgreiche Abschluss einer allgemeinmedizinischen Weiterbildung oder einer Weiterbildung in einem anderen Fachgebiet,
- die Feststellung des Bedarfs nach dem “Bedarfsplan zur Sicherstellung der vertragsärztlichen Versorgung” im jeweiligen Versorgungsgebiet, der von der Kassenärztlichen Vereinigung und den Krankenkassen so aufzustellen ist, dass eine Überversorgung mit Ärzten des jeweiligen Fachgebiets nicht anzunehmen ist (§ 99 ff SGB V).

Im Rahmen ihrer Pflichten hat sie auch die Honorierung der Vertragsärzte und der ermächtigten Ärzte zu regulieren. Gemeinsam mit den Krankenkassen ermittelt hierzu die KV geregelt durch einen Gesamtvertrag und eine Vergütungsvereinbarung die → Gesamtvergütung. Die Gesamtvergütung wird dann im Rahmen innerärztlicher Entscheidungsmechanismen auf die ärztlichen Fachgruppen verteilt. Der mit der KV etablierte Mechanismus der Honorarverteilung wirkt damit (in Grenzen) auch als innerärztlicher Nachteilsausgleich.

Obgleich als Körperschaft des öffentlichen Rechts der Selbstverwaltung speziell für die Ausfüllung des Sicherstellungsauftrags durch das SGB V rechtlich begründet, haben sich die KVen immer auch als Vertreter der Einkommensinteressen der niedergelassenen Ärzte verstanden. Ihre künftige Rolle, ggf. Überlebensfähigkeit, wird davon abhängig sein, ob die KV im Sinne des Sicherstellungsauftrags auch eine vorwärts weisende Rolle bei der strukturellen → Modernisierung des Gesundheitssystems übernehmen kann oder sich weiterhin nur als Interessenvertretung sieht.

Es ist vor diesem Hintergrund zu vermuten, dass die KV in eine zunehmend krisenhafte Entwicklung gerät. Dies erklärt sich maßgeblich aus drei Faktoren:

- Ihr dominierendes Selbstverständnis als Honorarverteilungsinstitution ist eine der Ursachen für den strukturellen Konservativismus des bundesdeutschen Gesundheitssystems, und damit eine der Ursachen für den erheblichen Modernisierungsstau und Innovationsmangel in den Versorgungsstrukturen. Umgekehrt kann Modernisierung oft nur gegen oder an der KV vorbei erreicht werden. Dies führt zu schwierigen Polarisierungen, die der übergeordneten Pflicht aller Akteure, nämlich das SGB V durchzuführen und dessen Versorgungsziele zu erreichen, entgegenstehen.

- Aktuellstes Beispiel für die Unfähigkeit oder den Unwillen der KV versorgungspolitisch gewollte Angebote zu entwickeln ist die hausarztzentrierte Versorgung. Trotz der jahrelangen gesetzlichen Empfehlung, dieses Angebot auszubauen, verhinderten dies u.a. die Facharztmehrheiten in den KVen. In der Folge erlaubt es der Gesetzgeber im § 73 b SGB V den Krankenkassen entsprechende Verträge neben der KV auch mit einzelnen oder Teilen der vertragsärztlichen Leistungserbringer (z. B. mit dem Hausärzteverband) abzuschließen. Diese Erosion des Monopols der KV im Bereich ambulanter Versorgung wird durch die mit dem Wettbewerbsstärkungsgesetz ermöglichten selektiven Verträge zwischen der GKV oder einzelnen Krankenkassen und einzelnen oder Gruppen von Vertragsärzten künftig noch zunehmen.

- Gleichzeitig ist ihr Strukturkonservativismus eine der letzten wesentlichen Barrieren vor der Etablierung weitestgehend reiner Marktmechanismen im Sinne des → Managed Care. Die KV steht damit Bestrebungen oder Interessen einer Transformation der Absicherung von Krankheitsrisiken in marktwirtschaftliche Modelle entgegen bzw. im Wege.

Die KV ist derzeit noch die wichtigste Barriere vor der Konzentration der ambulanten Versorgung in der Hand großer Investoren sowie Investorengruppen des freien Kapitalmarktes und der von diesen vertretenen Shareholderinteressen.

Die KVen stehen damit sowohl im Widerspruch zu den Interessen „linker“ wie „konservativer“ politischer Akteure sowie zu den Interessen der auf selektive Kontrahierungsfreiheit drängenden Krankenkassen und neoliberaler finanzwirtschaftlicher Deregulierungsinteressen. Da sich offenbar auch eine wachsende Zahl der (niedergelassenen) Ärzte wirtschaftliche Vorteile von einer Arbeit außerhalb des körperschaftlichen und selbst verwaltenden Bindungsrahmens der Gesetzlichen Krankenversicherung verspricht, werden auch die heutigen vertragsärztlichen Ordnungsstrukturen in wachsende Interessenauseinandersetzungen geraten.

Kausalität

Das Kausalitätspostulat ist ein grundlegendes Erkenntnisprinzip in der Wissenschaft wie im alltagspraktischen Handeln und hat deshalb auch für Public Health und die → Sozialmedizin eine theoretische (Ursachenforschung) wie praktische Funktion (→ Begutachtung). Es besagt, dass alle Phänomene und Zusammenhänge der natürlichen und sozialen Welt grundsätzlich erkennbar und erklärbar sind.

Dieses Erkenntnisprinzip verlangt die Einheit zweier Schritte:

- Die Isolation von einzelnen Aspekten des Ganzen und deren Reduktion auf Teilzusammenhänge, in denen eines dann als → Ursache, ein anderes als Wirkung von dieser abhängt und

- die nachfolgende neuerliche Rekonstruktion des Ganzen aus den Teilen.

Kausalität als Erkenntnisprinzip verlangt die Auflösung komplexer Zusammenhänge und hat auch nur unter den Bedingungen des Studiendesigns Gültigkeit. Es ist folglich immer auch zu prüfen, ob bzw. unter welchen Bedingungen ein Studiendesign auf die Realität des medizinischen „Alltags" übertragen werden kann. Im Ergebnis dieser Auflösung und eingebunden in die jeweilige Fragestellung erscheint ein Sachverhalt als → Ursache, ein anderer als Wirkung. Die Eigenschaft Ursache oder Wirkung zu sein, ist also nicht natürlich gegeben, sondern Konsequenz des Studienziels. Im Mittelpunkt steht zunächst also immer die Frage, was erklärt werden soll. Ohne eine definierte „Wirkung" kann nichts die Eigenschaft tragen, Ursache zu sein. Die Begriffe Ursache und Wirkung sind also von ihrem jeweiligen Kontext abhängig und dieser muss jeweils expliziert werden. Es kann deshalb im Wechsel von Fragestellungen auch jede Ursache als Wirkung und jede Wirkung als Ursache betrachtet werden. Ursache oder Wirkung zu sein, sind keine selbstständigen Eigenschaften von Sachverhalten und Prozessen, sie sind es immer nur in einem ihnen jeweils zugewiesenen Bedeutungskontext. Hieraus folgt ebenfalls, dass „Ursachen" als etwas „Negatives" oder zu „Vermeidendes" nur in einem bestimmten Bedeutungskontext so bewertet werden, in einem anderen als durchaus als wünschenswert erscheinen können. Da dieser Bewertungsprozess in Forschung, Praxis und in unterschiedlichen Interessenzusammenhängen variieren kann, sind Kausalitätsbetrachtungen oft sehr konfliktbesetzt.

Die exakte Bestimmung dessen, was eigentlich ursächlich erklärt werden soll, ist folglich ein nicht triviales Schlüsselproblem der Ursachenforschung. In diesem Sinne wäre es z. B. trivial und wissenschaftsfremd, die Absicht zu verfolgen, die Ursache(n) der Herz-Kreislauf-Krankheiten in einer Studie erforschen zu wollen und die Notwendigkeit mit einem wachsenden Anteil von Menschen, die an solchen Krankheiten versterben, begründen zu wollen.

Kausalität taugt nicht für mechanistische und trivial-deterministische Modelle der „wenn-dann-Folge" unter einem Interesse an der → Prädiktion von Krankheit. Für die Anwendung des Kausalitätsprinzips ist folglich die Definition der „Wirkung" maßgebend. Je komplexer eine solche zu erklärende Wirkung ist, desto komplexer und uneindeutiger ist auch ihre „Ursache". Dies bedeutet aber auch, dass von einer Zunahme der Uneindeutigkeit eines Zusammenhangs mit der Zunahme des Komplexitätsgrades des untersuchten Problems auszugehen ist, während mit zunehmender Reduktion der Komplexität der Realität u.U. zunehmend unzureichender entsprochen wird.

Da → Krankheiten, zwar nicht durchgängig, aber in der Tendenz über die Gleichheit oder Ähnlichkeit der → Pathogenese und nicht über die der → Ätiologie voneinander abgegrenzt werden, gleiche Krankheiten also ggf. sehr unterschiedliche Ursachen haben können, entsteht hier für → epidemiologische Studien ein Problem: Eine Summe von ähnlichen „Wirkungen", z. B. Krankheiten, kann mit einer breiten Variation von Ursachen zu assoziieren sein. In der Forschung und in der Begutachtung kann dies – mit unterschiedlichen Folgen – zu erheblichen Konsequenzen führen. In der Forschung vermittelt sich der Zusammenhang von Ursache und Wirkung über das Wahrscheinlichkeitskalkül, wenn Gesamtheiten und ihre Verteilungen erklärt werden sollen. Für die Beurteilung des Einzelfalls ist das wenig hilfreich, weil die Wahrscheinlichkeit für den Einzelfall nicht definiert ist. Es bleibt zwischen quantitativ und zumeist prospektiv orientiertem Erklärungsversuch und der Erklärung des einzelnen Falles, der zudem typischerweise retrospektiv beurteilt wird, eine Argumentationslücke, die – nicht untypisch – dann von dem Urteil des Experten geschlossen wird. Speziell in der Begutachtung von Einzelfällen fehlt dann oft das Argument der Bestimmtheit bei einer kausalen Erklärung. Anstelle eines eindeutigen Schlusses von identischen Wirkungen auf zu vermutende identische Ursachen sieht sich der Gutachter hier mit einer Uneindeutigkeit konfrontiert, die er nur mittels seiner „Erfahrung" aufzulösen vermag. Dieses Problem wird nicht dadurch kleiner, dass die Mechanismen einer „Evidence based Medicine" dieses Dilemma aufzulösen versuchen: Die Entscheidung im Einzelfall bleibt eine individuelle Entscheidung.

Eine Entlastung für diese Schwierigkeit existiert (ohne Auflösung des Grundproblems) in Rechtssystemen, die im Haftungsrecht Sammelklagen zulassen und der Gutachter bei seinem Gesamturteil dann richtig zu folgendem typischen Schluss gelangen kann: Unter den Klagenden ist eine Teilmenge A, für die bei gegebenen Bedingungen der → Stichprobe mit einer Konfidenz von + -x ein Zusammenhang zwischen Ursache und Wirkung angenommen oder zurückgewiesen werden kann. Eine Entscheidung darüber, für welche Individuen diese Aussage gilt, kann nicht getroffen werden.

In der → Epidemiologie findet diese Grundsituation oft in der Annahme seinen Niederschlag, die Gesamtinzidenz ließe sich in Bezug auf die variierenden Möglichkeiten der Verursachung differenzieren oder fraktionieren (→ Attributable Risk/Fraction). Dieses für viele Aspekte nützliche Konstrukt bietet allerdings auch keinerlei Unterstützung, wenn im Einzelfall, sei es in einer klinischen oder sei es in einer individuellen haftungsrechtlichen Fragestellung, gleichsam ursächliche „Beweissicherung" betrieben werden soll.

Als Erkenntnisprinzip hat die Kausalität trotz vielfältiger Bestätigung in Tausenden von Jahren menschlicher Erkenntnis vor diesem Hintergrund immer auch Widerspruch erfahren. Dieser Widerspruch folgt nicht nur der Tatsache, dass Ursachenkenntnis im Einzelfall Probleme aufwerfen kann, sondern auch der Erfahrung, dass eine → Prädiktion im Einzelfall erhebliche Probleme aufwirft. Prädiktion nimmt hierbei gleichsam die potenzielle Wirkung in Gestalt eines → Risikos oder einer Chance gedanklich vorweg. Dies kann allerdings nur nach dem Argument der Ähnlichkeit geschehen, weil Wirkungen so wie Ursachen keine für sich allein existierenden Sachverhalte sind: Sie entstehen im Gefolge einer definitorischen Abgrenzung: Bei Vorliegen einer gegebenen Konstellation können bei einer bestimmten Anzahl von Individuen x Eigenschaften erwartet werden, die im gegebenen Kontext als Wirkungen aufzufassen sind.

Diese prädiktive Uneindeutigkeit ließ u.a. auch Ärzte immer wieder daran zweifeln, dass die reale Welt und so eben auch Krankheit, ursächlich zu erklären sei. Hieraus folgten Auffassungen der Art, es bestünde allein die Möglichkeit einer Beschreibung und Aufzählung aller Faktoren, die als Ursachen in Betracht kommen, um diese dann qualitativ und erfahrungsgebunden zu interpretieren. So sollte auch eine klare Unterscheidung zwischen qualitativer und quantitativer Analytik möglich sein. Besonders die Medizin sei deshalb eine Wissenschaft, die durch qualitative, nicht durch quantitative Entscheidungen ihr Handeln begründen würde, folglich auch nicht zwingend des Kausalitätsprinzips bedürfe, gleichsam der „ärztlichen Kunst", nicht der medizinischen Wissenschaft zu folgen hätte. Solche Sichtweisen werden dadurch verstärkt, dass die Handlungslegitimation im ärztlichen Versorgungsalltag durch die Diagnose und die Erwartungen des Patienten entsteht und nicht durch die kausale Aufklärung der Krankheit.

Im Erkenntnisfeld der Sozialmedizin verlangen vor allem zwei Phänomene ursächliche Aufklärung:

- Menschen sind vor Krankheit und Tod nach Maßgabe vieler Merkmale, darunter auch nach Maßgabe ihrer sozialen Lage, ungleich: Zu erklären sind also die Ursachen dieser ungleichen Verteilungen.
- Die Gesundheitsprobleme von Bevölkerungen oder Teilen einer Bevölkerung verändern sich im Ablauf der Zeit, wobei diese Veränderungen durch eine „Geschwindigkeit" und durch eine Richtung beschrieben werden können: Zu erklären sind also die Ursachen der Veränderung, der Veränderungsrichtung und ggf. des Tempos der Veränderung.

Die Erklärung von Ungleichheit und Wandel hat jeweils unterschiedliche potenzielle Handlungsfolgen, die sich dann nicht auf der Ebene von Individuen, sondern auf der von politischen und wirtschaftlichen Entscheidungen, z. B. im Bereich der Verhältnisprävention darstellen lassen. In diesem Sinne werden im folgenden Beispiel jeweils unterschiedliche Ursache-Wirkungs-Beziehungen mit jeweils unterschiedlichen Handlungsfolgen erklärt:

- Das Kind A hat für sein Alter einen zu hohen Fettanteil am Körpergewicht, es ist übergewichtig.
- Das Kind A gehört zu einer sozialen Schicht, bei welcher der Anteil (→ Prävalenz) übergewichtiger Kinder 5-mal höher ist als bei Kindern einer anderen sozialen Schicht.
- In Schichten mit den Merkmalen jener, der auch das Kind A. angehört, hat sich die Prävalenz der Übergewichtigen in den letzten 10 Jahren um 20 % erhöht.

Es müssen zwangsläufig Schwierigkeiten entstehen, wenn ohne Prüfung jeweils von einer dieser Beobachtungen auf eine andere geschlossen wird und unverkennbar wird diese Komplexität auch genutzt, um jeweils diejenige der Erklärungen, die in einem bestimmten Interessenzusammenhang am wenigsten gewünscht wird, zu verdrängen oder zurückzuweisen. Zumindest in der Sozialepidemiologie ist dies eine regelmäßige und konfliktreiche Erfahrung.

Die Kausalitätsproblematik kann für die Sozialmedizin an zwei exemplarischen Problemlagen grundsätzlicher illustriert werden:

Die beiden Seiten eines Erkenntnisprozesses, nämlich die Auflösung und die Rekonstruktion der komplexen Wirklichkeit fallen hinsichtlich der beteiligten fachlichen Kompetenzen, aber auch innerhalb eines Erkenntniszyklus zeitlich praktisch nie zusammen. Sie sind also auch bei interdisziplinärer Ausrichtung der Forschung nie in einem Projekt zu bewältigen. Dies führt oft zu Zweifeln, ob die Sozialmedizin eine eigenständige Disziplin innerhalb des Spektrums medizinischer Grundlagenerkenntnis sein kann, zumal Medizin per se Individualwissenschaft sei, die sich quantitativer Analytik auf der Ebene von → Bevölkerungen entzöge. Es gibt Stellungnahmen, die hieraus konstruieren, Sozialmedizin sei, da sie Gruppen oder Bevölkerungen betrachte, im Grundsatz Antipode einer am Individuum ausgerichteten humanen Orientierung.

Ursachen erklären beobachtbare Wirkungen. Das primäre Interesse, das bei der Definition der zu erklärenden Wirkung zugrunde liegt, leitet also von Anbeginn auch die Analytik. Der naheliegende Versuch, hieraus prospektiv gerichtetes Handeln abzuleiten, führt dann oft in neue Probleme und Spannungen. Offenbar aus diesem Grunde hat der Physiologe und Sozialmediziner H. Schäfer (1906-2000) gefordert, z. B. eine Typhusepidemie immer nur durch Quarantäne und Individualtherapie zu bekämpfen und nicht durch die allgemeine Verbesserung des Wohlstandes, weil dann ggf. die komplexen Folgewirkungen einer solchen Maßnahme nicht vorherzusagen oder zu beherrschen seien. Im strikten Gegensatz hierzu hat Rudolf Virchow (1821-1902) in seiner berühmten Studie über die Ursachen der Typhusepidemie in Oberschlesien exakt die gegenteilige Schlussfolgerung gezogen. Seine Beschreibung der Typusepidemie als eines sozial verursachten Phänomens wurde so zu einem der wichtigsten Wegbereiter der Sozialmedizin und verhältnispräventiver Konzepte.

Die Problematik der Komplexität praktisch aller „Wirkungen“ in der Medizin hat den Pathologen Max Verworn (1863-1923) zur vollständigen Ablehnung des Kausalitätsprinzips geführt. Er begründete damit den sog. Konditionalismus, nach dem einer beobachteten Wirkung jeweils nur der Komplex eines zugehörigen Bedingungsgefüges in Gestalt einer Sammlung von Faktoren zugeordnet werden könne, da die tatsächlichen Zusammenhänge selbst nicht erkennbar, vor allem aber nicht präventiv gestaltbar seien.

Solche Sichten spielen auch in der → Epidemiologie eine große Rolle, etwa wenn unterstellt wird, Epidemiologie könne nur deskriptiv forschen. Da die Rekonstruktion der Ursachen von Krankheit nicht eindeutig möglich sei, könnten nur die Bedingungsgefüge ihrer Entstehung in Gestalt von → Risikofaktoren abgebildet werden. Folglich müsse auch die Ursächlichkeit von Krankheit in einer Addition von Risikofaktoren aufgelöst werden.

Der Konditionalismus hebt allerdings die Gültigkeit des Kausalitätsprinzips nicht auf. Er kapituliert lediglich vor der oft schwierigen Identifizierung dessen, was die zu erklärende Wirkung ist und vor einem Handlungsanspruch, der gleichsam die ärztlichen Praxisräume verlassen müsste. Dass Ursachen immer nur im Kontext exakt der Wirkung argumentiert werden können, auf die sie sich tatsächlich beziehen, lässt sich an einem historischen Beispiel verdeutlichen:

Robert Koch (1843-1910) verdanken wir das Wissen, dass die Tuberkulose durch ein Mycobacterium verursacht wird. Was diese Entdeckung jedoch nicht erklären kann, ist die Entstehung einer → Epidemie an Tuberkulose in einer Bevölkerung. Sie kann auch nicht erklären, warum die → Inzidenzrate bei dieser Krankheit von der → sozialen Lage einer Bevölkerung abhängt und bei in → Armut lebenden Personen höher ist als bei Personen mit hohem Einkommen. Das Wissen um das Mycobacterium kann auch nicht erklären, warum die → Prävalenzrate an Tuberkulosekranken in der Vergangenheit bei sozialen Oberschichten oft höher als bei Unterschichten war (Das ist hier die längere Überlebensdauer). Die Reduktion des Erklärungsbedürfnisses auf die Entstehung von Krankheit unter Ausblendung, z. B. des Erklärens von → Epidemien oder von „Häufigkeitsunterschieden" als Eigenschaften von Gruppen, führt so nicht nur zur Reduktion des Wissenschaftsverständnisses, sondern auch zur Begrenzung praktischer Handlungsmöglichkeiten.

„Ursachen" hängen nicht nur von den als erklärungsbedürftig definierten Wirkungen ab. Sie sind immer auch retrospektiv orientiert. Wird diese retrospektive Erklärungslogik gleichsam in die Zukunft umgekehrt, werden aus Ursachen „potenzielle" Ursachen, also Risiken, aus der Kausalität wird die → Prädiktion. Was kann erreicht werden, wenn wir Sachverhalte, die schon einmal als Ursache identifiziert wurden, vermeiden, um so Prävention bzw. Zukunft zu gestalten? Aus Ursachen werden so „Faktoren", „Bedingungen", Risiken oder Chancen.

Das Verfolgen eines solchen Ansatzes, etwa in → Interventionsstudien, ist also nicht die kausale Erklärung, sondern die Veränderung einer möglichen Zukunft. Die Grenzen der Kausalität liegen hier nicht bei der Erklärung der Wirklichkeit, sondern in der Voraussage von Zukunft und ihrer Gestaltbarkeit nach Maßgabe der ethischen und sozialen Akzeptanz von Methoden und Zielen.

Keynes, John Maynard

(1883-1946) Britischer Wirtschaftswissenschaftler; sein Werk „The General Theory of Employment, Interest and Money" (1936) gehört zu den einflussreichsten sozialökonomischen Analysen und Entwürfen des 20. Jahrhunderts. Er folgte der Überzeugung, dass wirtschaftspolitische Vernunft in einem antizyklischen bzw. Wirtschaftszyklen und ihre Folgen ausgleichenden Entscheidungs- und Regulierungsverhaltens der Wirtschafts- und Finanzpolitik läge. Keynes zeigte u.a., dass der freie Markt fremde Eingriffe (Staat) braucht, um zu funktionieren. Zu diesen notwendigen Regulationen gehört auch ein hinreichendes Maß an sozialer Sicherung. Dieser Auffassung wird, so z. B. von Friedrich August von Hayek (1899-1992), Nobelpreisträger für Wirtschaftswissenschaften 1974, und von → Friedman und seiner Schule heftig widersprochen. Deren Anhänger in der Bundesrepublik haben ab 1992 den Transformationsprozess der Gesetzlichen Krankenversicherung als Teil der neoliberalen Deregulierungspolitik eingeleitet.

In Konsequenz seiner Theorien hat Beveridge für Großbritannien die Schlussfolgerung gezogen, dass ein moderner Waren produzierender Kapitalismus eines neuen Verständnisses auch der sozialen Verantwortung bedarf (und zwar im Eigeninteresse der Nachfragesicherung seiner Produkte). Keynes hat so nach seinem Tode nachhaltig die Sozialgesetzgebung Westeuropas, aber auch der USA mitbestimmt. Die Untersuchungen und Schriften von Keynes waren u.a. grundlegend für die Entstehung des → National Health Service in Großbritannien.

In der Nachkriegsgeschichte der Bundesrepublik hatten die Studien von Keynes nachhaltigen Anteil an der Konzipierung der sozialen Marktwirtschaft. Da diese heute von wichtigen politischen Gruppen gleichsam als Gegenposition des Marktliberalismus gesehen wird, gilt die Transformation der Gesundheits- und Sozialpolitik auch als notwendiger Teilschritt des

„Keynesianismus“ bzw. bei der Überwindung der seinen Theorien (irrtümlich) zugerechneten heutigen staatlichen Regulationen des gesellschaftlichen Zusammenlebens in Staaten. (→ Beveridge, → Patient, → Social Security Act)

Klassifikationen

Klassifikationen sind Ordnungssysteme und Spiegelbilder sowohl des jeweiligen Erkenntnisstandes als auch von praktischen Handlungsinteressen der relevanten Versorgungsakteure sowie der Politik. Die Bedeutung, die Klassifikationen in der medizinischen Praxis haben, steht in einem direkten Zusammenhang zur wissenschaftlichen Durchdringung dieses Handlungsbereiches wie zu den praktischen Interessen seiner Steuerung. Solche Ordnungssysteme teilen den jeweils interessierenden Sachbereich in Klassen, die mit vereinbarten Namen gekennzeichnet sind und denen ein Nutzer Sachverhalte zuordnen kann.

Klassifikationen spielen in der medizinischen und pflegerischen Versorgung eine ständig wachsende Rolle. Der Grund ist das Bedürfnis, nach vereinbarten Regeln

- Versorgungsbedarfe reproduzierbar zu dokumentieren,
- Versorgungsstrukturen, -prozesse und -ergebnisse vergleichen und optimieren zu können,
- Analysen und geordnete Handlungsorientierungen zu ermöglichen,
- medizinisches Handeln zu normieren, zu standardisieren, als Produkt prospektiv zu vereinbaren und solche Vereinbarungen überprüfen zu können.

Die wichtigsten Klassifikationen sind

- Klassifikationen von Krankheiten, Gesundheitsstörungen und deren Folgen, z. B. die → International classification of diseases, Klassifikation der Krankheiten und Gesundheitsprobleme (ICD),
- die Internationale Klassifikation der psychischen Störungen,
- die Internationale Klassifikation der onkologischen Krankheiten (ICD-O),
- die → International Classification of Impairments, Disabilities and Handicaps (ICIDH),
- die → International Classification of Functioning (ICF).
- Klassifikationen medizinischer Leistungen, z. B. → International Classification of Procedures in Medicine (ICPM),
- → Operationsschlüssel (OPS),
- Klassifikation von Laboruntersuchungen und Befunden – Logical Observation Identifiers Names and Codes (LOINC),
- Klassifikation von Medizinprodukten – Universal Medical Device Nomenclature System (UMDNS),
- → Einheitlicher Bewertungs- und Bemessungsmaßstab (EBM),
- → Clinical Risk Groups (CRG),
- → Diagnosis Related Groups (DRG),
- Rehabilitanden Management Kategorien (RMK),
- Risk Adjustment Models (RAM),
- Risk Adjusted Categories (RAC),
- → Adjusted Clinical Groups (ACG),
- → Diagnostic Cost Groups (DCG),
- Pharmacy based-Cost Groups (PCG),
- Episode Risk Groups (ERG),
- → Disability Payment System (DPS).

Klassifikationen von Gründen und Anlässen der Inanspruchnahme von Versorgungsangeboten, z. B.

- die → International Classification of Health Problems in Primary Care (ICHPPC)

- die → International Classification of Health Problems in Primary Care (ICHPPC),
- die → International Classification of Processes in Primary Care (ICPPC),
- die Reason for Visit Classification of Care (RVC).

Die „Systematisierte Nomenklatur der Medizin" (SNOMED) versucht, die Vielzahl zumindest der international vereinbarten Klassifikationen, zu erfassen und darzustellen.

Tatsächlich sind jedoch viele der bekannten Klassifikationen nicht international vereinbart und auch nicht vereinbarungsfähig. Das gilt besonders für Produktklassifikationen, die für die wirtschaftlichen Interessen der jeweiligen Dienstleistungsakteure entwickelt werden. So gewinnen Klassifikationen an Bedeutung, die ohne öffentliche Transparenz an die jeweiligen versicherungsökonomischen Interessenlagen angepasst sind. Dies erklärt, weshalb die Produktklassifikationen von vielen Leistungserbringern sehr kritisch gesehen werden: Sie erzeugen Transparenz über das Leistungsverhalten, bewirken zusätzlichen Aufwand und wirken u.U. wie Leitlinien, die das eigene Entscheidungsverhalten den Eigenarten der Klassifikationen anpassen, und damit ggf. den hierbei unterlegten wirtschaftlichen Interessen. Dies ist zumeist auch beabsichtigt und führt in Konflikte, wenn medizinische Entscheidungen von wirtschaftlichen Klassifikationszielen dominiert werden.

Koch's Postulate

Robert Koch (1843-1910) und Jacob Henle (1809-1885) haben 1877 versucht, einen Standard zu formulieren, der (für übertragbare Krankheiten) die Annahme einer → Kausalität bezüglich einer vermuteten → Ätiologie rechtfertigt. Danach sollten vier Bedingungen gelten:

- Die vermutete Ursache soll in jedem Krankheitsfall nachweisbar sein.
- Die vermutete Ursache darf bei Personen ohne die Zielkrankheit nicht gefunden werden.
- Die vermutete Ursache muss im Experiment reproduzierbare Folgen bewirken.
- Aus experimentell induzierten Krankheitsfällen muss die Ursache neuerlich isoliert werden können.

Diese Postulate sind im Wesentlichen gut an übertragbare Krankheiten angepasst, wobei besonders das 2. Postulat kritisch zu bewerten ist. An diesen Postulaten wird jedoch auch das grundsätzliche Problem kausaler Analysen deutlich. Z. B. besagt das 1. Postulat, die Ursache solle bei jedem Krankheitsfall nachweisbar sein. Diese Forderung ist jedoch nur unter zwei Voraussetzungen zu erfüllen: a) Eine Ursache muss auf identische Objekte mit identischer Intensität einwirken und b) muss auszuschließen sein, dass gleiche Krankheiten auch durch unterschiedliche Ursachen entstehen können. Beide Forderungen sind jedoch oft nicht erfüllt.

Die Postulate von Evans stellen den Versuch dar, analoge Kriterien für → epidemiologische Studien zu erweitern und auch für nicht übertragbare Krankheiten zu formulieren.

Kohortenstudie

Follow up Study, Cohort Study, Incidence Study, Longitudinal Study, Prospective Study. In der Regel synonym gebrauchte Bezeichnungen für einen epidemiologischen Studientyp, bei dem eine Studienbevölkerung mit gemeinsamen Ausgangsmerkmalen rekrutiert wird. Ziel der Studien ist es, die Wirkung von Einflussgrößen in ihrer zeitlichen Abhängigkeit zu untersuchen. Typische Studienkohorten sind Geburtsjahrkohorten, Expositionskohorten oder Therapiekohorten.

Kohortenstudien können als prospektive oder als historische Studien (manchmal auch Trohoc Studies genannt) konzipiert sein und mit → Fall-Kontroll-Studien verbunden werden.

Wichtigstes Ziel von Kohortenstudien ist es, die in der → Epidemiologie regelhaft bedeutsame Variable Zeit zu untersuchen. Hierbei ist zu beachten, dass die Beurteilung zeitlicher Zusammenhänge zwischen → Ursache und Wirkung kompliziert sein kann, weil bei epidemiologischen Fragestellungen in Bezug auf sog. → chronische Krankheiten immer auch die Beziehungen zwischen „Falldauer", „→ Krankheitsdauer", „→ Lebensdauer" und „→ Alter" bedeutsam sein können. Es kommt hinzu, dass sich diese Zeitmaße auch auf die historische Zeitachse beziehen. Dieser Umstand kann wichtig sein, wenn sich die aufeinanderfolgenden Geburtsjahrgänge in ihrer Struktur, in ihrem Verhalten oder z. B. hinsichtlich ontogenetischer Merkmale (→ Altern, → Akzeleration, → Modifikabilität) unterscheiden.

Da „echte" Kohorten oft nur schwer zu gewinnen oder über längere Zeiträume für eine Studie zu motivieren sind, spielen auch fiktive Kohorten eine größere Rolle. Bei der Berechnung der mittleren → Lebenserwartung wird praktisch immer mit fiktiven Kohorten gearbeitet, d.h., es wird unterstellt, die mittlere Lebenserwartung eines bzw. zweier Kalenderjahre (da Personen gleichen Geburtsjahrs innerhalb eines Kalenderjahres Jahres unterschiedlich alt sein können, sind für die korrekte Zuordnung immer zwei Beobachtungsjahre erforderlich) gelte für einen Geborenenjahrgang, obwohl es sich um eine „Kohorte" handelt, die tatsächlich durch Personen aus (in der Regel) 100 verschiedenen Geburtsjahrgängen erzeugt wird. Es handelt sich vor diesem Hintergrund also um fiktive Kohortenaussagen, die von der Realität systematisch abweichen können.

Zur Darstellung der Unterschiede von Kohorten-, → Zeitreihen- und → Querschnittsstudien ist das → Lexisdiagramm eine wichtige Hilfe.

Komplementäre Versorgung

Medizinische Leistungen sind häufig nur zielführend, wenn sie Teil einer kooperativen und → integrierten Versorgung sind, weitere komplementäre Hilfeleistungen also ein- oder angeschlossen werden.

Solche Komplemente sind z. B. neben anderen fachärztlichen Leistungen physiotherapeutische, pflegerische oder psychosoziale Dienst- und Hilfeleistungen. Die Bedeutung solcher Komplemente in der Versorgung hängt nicht allein vom Anlass des Hilfebedarfs ab, sondern auch vom Alter des Hilfe- und Unterstützungsbedürftigen oder vom Rechtsrahmen der Versorgungsgarantien. So kann im Sinne effektiver Hilfeleistung bei gleicher → Grundkrankheit die Bedeutung therapeutischer Maßnahmen oder rehabilitativer oder psychosozial unterstützender oder pflegerischer Leistungen erheblich variieren.

Komplementäre Versorgungsleistungen können durch den Betroffenen häufig nicht strukturiert und organisiert werden. Sofern die Koordination komplementärer Hilfeleistung scheitert, ist dies einer der wichtigsten Gründe für deren Ineffektivität sowie generell für Non-→ Compliance.

Bei dem Versuch der Lösung des Problems lassen sich im Wesentlichen drei Strategien beobachten:

- → Case Management,
- komplexe → Fallklassifikationen und analoge Honorierungen,
- organisatorische Integration von medizinischer Versorgung und komplementären Angeboten und Anbietern.

Der Begriff der komplementären Versorgung oder Medizin erfährt allerdings auch noch eine andere Interpretation. Danach handelt es sich hierbei um Angebote, typischerweise der Wellnessindustrie, die neben den Normen einer wissenschaftlich begründeten, also evidenzbasierten medizinischen Versorgung angeboten werden, Leistungen, die – da privatrechtlich – geregelt, auch nicht dem Normendruck der Medizin (z. B. Zulassungsregeln, Haftung usw.) unterworfen sind. Dieser keineswegs neue Sachverhalt gewinnt derzeit und künftig jedoch eine neue und vermutlich erhebliche Bedeutung: Da kaum davon auszugehen sein wird, dass sich die für Gesundheitsdienstleistungen insgesamt verfügbaren Geldmengen wesentlich vergrößern werden, könnten zwei Entwicklungen resultieren:

- Es entwickelt sich ein Wettbewerb zwischen dem Anspruch einer evidenzbasierten Medizin und der Wellnessindustrie um die verfügbaren und im Wesentlichen konstanten Finanzierungsvolumina,

- die sozialen Unterschiede in den Versorgungsbedarfen und -attitüden der einzelnen sozialen Schichten führen zu einer Entwicklung, an deren Ende schichtspezifische Bedürfnisse nach komplementärer Medizin auch die Versorgungsangebote nach sozialer Schichtzugehörigkeit differenzieren und so den sozialen Umlagecharakter der GKV weiter auflösen oder zumindest die dort verfügbaren Leistungen deutlich reduzieren.

Vor diesem Hintergrund ist die komplementäre Medizin nicht nur ein Symbol für die Auseinandersetzungen um eine den Grundsätzen der → Evidence based Medicine verpflichtete Versorgung, sondern auch ein Symbol für die politischen Auseinandersetzungen um die gesundheitspolitische Deregulation und Transformation des Gesundheitssystems. Wenn gesetzliche Krankenkassen, aber auch Universitätskliniken mit Anspruch auf wissenschaftlich begründete Spitzenversorgung versuchen, für die komplementäre und nicht den Normengeboten des Gemeinsamen Bundesausschusses unterworfene Wellnessmedizin eigene privatrechtlich geregelte Zusatzversicherungen bzw. Angebote für Kunden zu konzipieren und anzubieten, folgen sie hiermit dem politisch initiierten Mainstream und nutzen die komplementäre Medizin, um den Sprung von einer gesetzlichen Umlagekasse in der Kontrolle ihrer Mitglieder hin zu einer marktwirtschaftlichen und nachfrageabhängigen Dienstleistungslandschaft zu bewirken. Es ist anzunehmen, dass dieser Nachfragesektor zwar kein Sektor der Massennachfrage werden wird, jedoch von einkommensstarken Schichten sehr positiv angenommen und so in vielen Regionen zu einem wichtigen Wirtschaftsfaktor werden wird.

Konflikte zwischen Sozialversicherungsträgern und ihren Versicherten

Die Möglichkeit und der Stellenwert von Beschwerden und Rechtsstreitigkeiten zwischen Mitgliedern oder Versicherten eines gesetzlichen Sozialversicherungsträgers und insbesondere den Mitgliedern der GKV und ihrer gesetzlichen Krankenkasse ergeben sich von dem besonderen Status als Mitglied und der prinzipiellen Art und Weise, wie Rechte und Pflichten in einem solidarisch finanzierten und solidarisch ausgerichteten Gesundheitssystem bestimmt sind. Entscheidungen und die dafür in einer gesetzlichen Krankenkasse geltenden Regeln hängen nicht primär von der Zahlungsbereitschaft der Versicherten oder von marktförmigen Prozessen wie dem von Angebot und Nachfrage ab, sondern von mehr oder weniger bestimmten rechtlichen Vorgaben und Rahmen und einem rechtlich bestimmten Entscheidungsprozess. Für alle Sozialversicherungsträger und ihre Handlungen gilt uneingeschränkt der Gesetzesvorbehalt des § 31 SGB I. „Rechte und Pflichten dürfen nur begründet, festgestellt, geändert oder aufgehoben werden, soweit ein Gesetz es vorschreibt oder zuläßt“. Und im § 30 Abs. 1 SGB IV ist unmissverständlich festgehalten, dass die Versicherungsträger „nur Geschäfte zur Erfüllung ihrer gesetzlich vorgeschriebenen oder zugelassenen Aufgaben führen und ihre Mittel nur für diese Aufgaben sowie die Verwaltungskosten verwenden“ dürfen. Insofern sind sämtliche Entscheidungen einer Krankenkasse umfassend rechtsgebunden, überprüfbar und es kann – mit Ausnahme der wenigen Ermessensentscheidungen im Gesetz - nur eine richtige Entscheidung geben.

Die strukturelle Besonderheit, dass die meisten Leistungsfragen direkt zwischen Leistungserbringern und Krankenkassen verhandelt und entschieden werden, führt zu einer Art Nichtbeziehung von Mitgliedern und Versicherten mit ihrer Krankenkasse in diesen wichtigen Bereichen. Dies gilt auch für den Bereich der Beiträge oder der Mitgliedschaft für pflichtversicherte Personen. Im Zeichen des Kassenwettbewerbs kommt es daher auch dazu, dass Kassen „kulante“ und „kundenfreundliche“ Entscheidungen treffen und sich oft nicht mehr an die öffentlichrechtlichen Formen im Verhältnis Versicherung-Versicherter halten. Statt Bescheide mit der Nennung der Rechtsgrundlage der Entscheidung und der für Verwaltungsakte vorgeschriebenen Rechtsbehelfsbelehrung zu erstellen, werden Angebote und Offerten gemacht, über die man sich ärgern oder freuen kann, aber nur schwer erkennt, dass es sich dabei immer um gesetzliche, und damit meist auch einklagbare Rechte handelt.

Die wenigen bekannten Daten zeigen eine trotzdem beachtliche Häufigkeit unterschiedlicher Streitigkeiten zwischen Krankenkassen und ihren sie tragenden Mitgliedern und Versicherten. 2006 gab es bei etwa 70 Millionen Versicherten 137.641 Widersprüche von Versicherten, die eine kasseninterne Vorstufe mit eigenen institutionalisierten Formen (Widerspruchsausschuss aus Mitgliedern der Selbstverwaltung) vor einem Sozialgerichtsverfahren sind. Davon waren 27 Prozent erfolgreich. Von den 2006 dennoch eingeleiteten 33.829 Klagen vor einem Sozialgericht waren 35 Prozent ganz oder teilweise erfolgreich. Eine 2007 durchgeführte Befragung von Versicherten (Welti 2008: 67ff.) ermöglichte erstmals Einblicke in die persönlichen Merkmale von Klägern und Nichtklägern sowie der Faktoren, die über den Ausgang von Streitigkeiten und Klagen mitentscheiden. Zunächst gab auch in dieser Befragung knapp die Hälfte der Versicherten mit einer oder mehreren Streitigkeiten mit ihrer Kasse an, erfolgreich gewesen zu sein. Besonders häufig und statistisch hochsignifikant haben chronisch kranke Versicherte Streit mit (Leistungs-)Entscheidungen ihrer Krankenkasse, sind aber auch häufiger erfolgreich. Ein signifikanter Erfolgsfaktor bei Streitigkeiten ist die Schriftlichkeit der Konfliktkommunikation.

Kontrahierungszwang

Der Kontrahierungszwang bezeichnet die Verpflichtung jedermann einen Vertrag zu gewähren, der die hierfür gegebenen rechtlichen Voraussetzungen erfüllt.

In der → Gesetzlichen Krankenversicherung handelt es sich – teils im übertragenen Sinne – um ein derzeit noch wirkendes fundamentales Prinzip, wobei allerdings die Beziehung zwischen Krankenkasse und Mitglied keine individuelle Vertrags-, sondern eine Mitgliedschaftsbeziehung ist. Danach muss jede Krankenkasse

- jeden Antragsteller auf Mitgliedschaft in der Krankenversicherung gemäß den Normen des → SGB V aufnehmen,
- Leistungen aller Krankenhäuser honorieren, die der Bettenbedarfsplan ausweist,
- jeden durch die → Kassenärztliche Vereinigung zugelassenen Arzt als Vertragsarzt akzeptieren.

Der Kontrahierungszwang ist damit ein Kernmerkmal des → Sachleistungsprinzips in der solidarischen Krankenversicherung, der die Funktionsfähigkeit der GKV in entscheidender Weise gestaltet.

Das erklärt, weshalb alle Konzepte einer Transformation der GKV in Richtung marktwirtschaftlicher Ausgestaltung sowie des → Managed Care, und zwar gleichgültig welcher politische Akteur dies vorschlägt, die Abschaffung des Kontrahierungszwanges mit Leistungserbringern fordern. Mit der verpflichtenden Einführung eines Hausarztprogramms für alle Krankenkassen im § 73b SGB V zum 1.7. 2009 und den diversen Möglichkeiten des vertraglichen Wettbewerbs zwischen Krankenkassen, selektive Leistungsverträge mit einzelnen Arztgruppen oder Ärzten zu schließen (u.a. nach § 73c SGB V), ist zwar der Kontrahierungszwang nicht abgeschafft, aber tendenziell eingeschränkt oder ausgehöhlt. Was den Kontrahierungszwang bei Mitgliedern angeht, gibt es explizite (z. B. offenes Marketing zur Vermeidung älterer Mitglieder) und implizite (z. B. das stetig steigende Volumen des RSA-Transfers zum Ausgleich der offensichtlich anhaltenden unterschiedlichen Risikostrukturen) Anzeichen für zum Teil gelungene Versuche mehrerer Krankenkassen, „schlechte" Risiken hinauszudrängen oder gar nicht aufzunehmen.

In Bezug auf das Versicherungsverhältnis wird der Kontrahierungszwang dagegen zunehmend als soziale Regulierung eines Privatversicherungssystems diskutiert und etwa in Bezug auf die private Pflegeversicherung bereits seit 1995 praktiziert. Außerdem führte der Gesetzgeber 2007 den Kontrahierungszwang bei Mitgliedern in die PKV ein. Mit wenigen Ausnahmen müssen PKV-Unternehmen alle Personen aufnehmen, die sich zum Basisbeitrag in der PKV versichern wollen.

Körperschaft öffentlichen Rechts

Gesetzlich etablierte und staatlicher Aufsicht unterstellte Institution, der per Gesetz die Befugnis übertragen ist, Entscheidungen mit öffentlich-rechtlicher Wirkung in eigener Verantwortung zu treffen. Eine der Voraussetzungen ist, dass die Organe der Körperschaften von den sie jeweils tragenden Akteursgruppen gewählt worden sind, also demokratischen Prinzipien folgen. Körperschaften sind ferner dem Gemeinwohl verpflichtet, was bedeutet, dass sie sich in ihrem Verständnis und Alltagshandeln an den „Gemeinwohlwerten" des Grundgesetzes, also Menschenwürde, Freiheit, Rechtssicherheit, Frieden und Wohlstand und damit auch an Grundrechten wie dem Rechtsstaat- und Sozialstaatsprinzip orientieren sollen. Dabei ist der Gesetzgeber frei, die inhaltlichen Aufgabenschwerpunkte oder die innere Zusammensetzung der Körperschaften gesetzlich vorzubestimmen. So kann er beispielsweise die Beteiligung der Arbeitgeber an der Selbstverwaltung der Krankenkassen einführen oder abschaffen. Dies schließt aber auch gesetzgeberische Vorgaben ein wie z. B. die eines verstärkten Wettbewerbs, die zu einem Spannungsverhältnis zur Gemeinwohlorientierung führen können.

Die Verwaltung durch Körperschaften des öffentlichen Rechts wird auch als korporatistisches Prinzip bzw. als Korporatismus bezeichnet. Sie sind damit die Basis und Voraussetzung der → Selbstverwaltung in Abgrenzung zur Normensetzung und Steuerung unmittelbar durch den Staat oder zur Regulation durch den freien Markt. Sie wird legitimiert durch die besondere Betroffenheit oder besondere Sachkunde der in öffentliche Entscheidungen einbezogenen Gruppen.

Die Krankenkassen und die → Kassenärztlichen Vereinigungen sind solche Körperschaften, denen die Befugnis obliegt, das → Sozialgesetzbuch V praktisch durchzuführen. Alle Versuche von entsprechend politisch oder wirtschaftlich interessierter Seite, die Selbstverwaltung, und damit die → Gesetzliche Krankenversicherung auszuhöhlen, zielen deshalb u.a. auch auf die Auflösung des Korporatismus und seiner demokratischen Prinzipien zu Gunsten anderer Steuerungsprinzipien. Dabei ist allerdings zu fragen, ob sich die gegenwärtigen Akteure der Selbstverwaltung politisch und fachlich hinreichend um Legitimation bemüht haben.

Die Selbstverwaltung der GKV in Körperschaften des öffentlichen Rechts schließt rechtlich bindend aus, dass sich die Akteure innerhalb des Systems wie Akteure auf einem freien Anbieter- und Käufermarkt bewegen, den Versicherten als Kunden und sich selbst als Unternehmen definieren sowie den gesetzlichen Leistungsrahmen der sozialkompensatorischen Ziele der GKV über- bzw. unterschreiten dürfen. Zugleich erwächst hieraus für den Gesetzgeber die Pflicht, den allgemeinen ordnungspolitischen Handlungsrahmen festzulegen und dessen Einhaltung zu kontrollieren.

Ein anderes Beispiel für Körperschaften sind die auf der Basis von Kammergesetzen errichteten → Ärztekammern, die ihrerseits in einer Arbeitsgemeinschaft, der Bundesärztekammer, zusammengeschlossen sind. Diese ist allerdings keine Körperschaft.

Korporatismus

→ Körperschaften des öffentlichen Rechts

Kostendämpfungspolitik

In Bezug auf die Gesundheitssicherung steht der Begriff für den Versuch, mit politischen, rechtlichen oder vertraglichen Mitteln die Kostenentwicklung in der Gesundheitsversorgung zu beeinflussen.

Da die Kosten der Gesundheitsversorgung das Produkt von Preis und Menge sind, kann die Kostensteuerung im Wesentlichen über die Steuerung von Leistungsmengen, Leistungsarten und durch Preisintervention erfolgen. Dies wirft komplizierte Probleme mit jeweils schwer abschätzbaren Folgen auf:

- Preisintervention ist in marktwirtschaftlichen Gesundheitssystemen immer der Versuch der Marktregulation und steht deshalb in einem schwierigen rechtlichen Spannungsfeld zum Wettbewerbsrecht.

- Mengenintervention kann nur über normative Leistungsbegrenzungen oder durch Zugangshürden zum System (z. B. Zuzahlungen, Eingrenzung der → Zugänglichkeit, gate keeping) erfolgen.

Da es zwischen Menge und Preis einen engen Zusammenhang gibt, können solche Steuerungsversuche auch unerwartete und paradoxe Wirkungen haben.

In der Regel werden die Wirkungen – so sie nicht strikten Preiskontrollpolitiken folgen – überschätzt, erzeugen immer wieder neue Umgehungstatbestände und wachsenden Kontroll- und Normierungsdruck, der selbst wieder von erheblichen Steuerungskosten begleitet sein kann. Typischerweise wirken alle solche Techniken sozial sehr ungleich.

Alleinige Kostendämpfungspolitik scheitert in der Regel an politischen Interessenwidersprüchen, etwa dem Wunsch, die Beitragssätze zur GKV stabil zu halten bei gleichzeitigem wirtschaftspolitischen Interesse, dem Gesundheitsmarkt als einem der wichtigsten Wirtschafts- und Beschäftigungsmärkte möglichst günstige Wachstumschancen zu garantieren. Kostendämpfungspolitik hat deshalb letztlich immer diesen Grundkonflikt aufzulösen.

Die Problematik von Kostenbetrachtungen ist in der medizinischen Versorgung erheblich, da die Kosten zwar in Geld ausgedrücktes Äquivalent des Aufwandes sind, die tatsächlichen Ausgaben z. B. der Krankenkassen aber nur begrenzt direkt von Produktpreisen abhängen und die zu leistenden Aufgaben durch den Gesetzgeber vorgegeben sind.

Der Begriff „Kostendämpfungspolitik“ ist für sich allein genommen inhaltsleer. Zumindest spiegelt der Begriff nicht, ob es z. B. um eine Begrenzung des „Gesundheitsmarktes“, um „Preisbegrenzung“, „Aufwandsbegrenzung je Fall“, „Begrenzung der Anspruchsberechtigung“ oder z. B. um „Begrenzung unnötiger Leistungen“ und „unrichtiger Abrechnungen“ geht. Da die in der medizinischen Versorgung wichtigsten Aufwandsgrößen „Zeit“ und „Qualifikation“ sind, setzen betriebswirtschaftliche „Kostendämpfungen“ häufig vor allem hier an.

In der Argumentationswelt der Akteure in und um die → Gesetzliche Krankenversicherung werden mit dem Begriff der Kostendämpfung zudem sehr unterschiedliche Ziele und deshalb auch Inhalte verbunden:

- Aus der Sicht von Parteipolitiken geht es typischerweise um das Klientelversprechen, die sog. → Lohnnebenkosten zu senken.
- Aus der Sicht des Staates geht es typischerweise um die Sicherung des sozialen Friedens, um regionale Standortpolitik und um die Verlagerung staatlicher Leistungspflichten.
- Aus der Sicht der Gesetzlichen Krankenkassen geht es typischer Weise um die Anpassung der Ausgaben an die Einnahmen.
- Aus der Sicht der Privaten Krankenkassen geht es typischer Weise um die Optimierung von Gewinnmargen.
- Aus der Sicht der Leistungserbringer heißt Kostendämpfung Gewinnrealisierung durch Minimierung der betriebswirtschaftlichen Kosten.
- Aus der Sicht der Versicherten und der Arbeitgeber bedeutet Kostendämpfung Begrenzung der Beitragssätze.
- Aus der Sicht der Patienten bedeutet Kostendämpfung Begrenzung der Belastungen, die zusätzlich zu den Beitragsleistungen erforderlich werden (Zuzahlungsregelungen).
- Aus der Sicht der praktischen Sozialmedizin geht es primär nicht um Kostendämpfung, sondern um die Feststellung berechtigter, notwendiger, erforderlicher und wirtschaftlicher Leistungen im Sinne der Bedarfsadäquanz, der Sinnhaftigkeit und der Rationalität (§12 SGB V).

Der gemeinsame Hintergrund des gesellschaftlichen Diskurses zur sog. Kostendämpfung ist in der Bundesrepublik die seit 1980 deutliche Absenkung der sog. → Lohnquote, also die größer werdende Schere zwischen dem wachsenden BIP und den Lohn- und Gehaltsanteilen der

Bevölkerung am BIP, eine Schwere, die zwangsläufig zu steigenden Beitragssätzen oder zur Verringerung der Preise für diese Leistungen (Lohnkosten, Entgelte, Sachkosten) sowie zur Verringerung der verfügbaren Leistungen führt.

Kosten-Effektivitäts-Analyse

[engl. cost-effectivness analysis (CEA)] Typ gesundheitsökonomischer → Studien zur Messung der → Effektivität bei einem gegebenen Ressourcenvolumen unter variierenden Bedingungen. Es wird der Quotient aus den Kosten und der Differenz der Effekte („Gewinne") ermittelt und in der Einheit „Geld" je Gewinneinheit dargestellt. CEA kann auch als ein Studientyp interpretiert werden, bei dem die Wirksamkeit des Ressourceneinsatzes unter dem Kriterium der → Effizienz beurteilt wird (cost-effectivness efficiency).

Ziel ist es, das Ergebnis zu maximieren.

Ein Beispiel ist der Vergleich von alternativen Behandlungsmethoden zur Normalisierung des Blutzuckerspiegels bei Diabetikern je gewonnenes Lebensjahr oder je Verminderung von diabetischen Komplikationen je 1.000 Diabetiker.

Kostenerstattungsprinzip

Form der Entgeltregulierung für medizinische Leistungen, bei denen der Patient dem Arzt die Behandlungskosten direkt honoriert und diese Auslagen von seiner Versicherung im Rahmen der getroffenen vertraglichen Vereinbarungen erstattet bekommt. Diese Form der Entgeltung ist in Äquivalenzversicherungen typisch.

Da der Patient in der konkreten Behandlungssituation keine oder nur begrenzte Möglichkeiten hat, die Kosten zu beeinflussen oder zu entscheiden, welche Kostenanteile erstattet werden, sind hiermit häufig schwierige Auseinandersetzungen zwischen den Beteiligten verbunden. Die Kostenerstattung wirkt tendenziell zugleich als Rationierungsmechanismus, besonders bei medizinisch aufwendigen Leistungen und verlagert die klassischen Honorierungskonflikte zwischen Ärzten und Kassen in Richtung eines Konfliktes zwischen Versicherten und Kassen. Versicherungen mit Kostenerstattung verlangen zumeist eine Autorisierung der Kostenübernahme vor der Leistungsgewährung, ggf. auch unterschiedliche Kostenangebote.

Kernziel der Kostenerstattung ist aus der Sicht der Versicherungen die Mengen- und Nachfragesteuerung medizinischer Versorgungsleistungen durch die Begrenzung oder des Erschwerens der → Zugänglichkeit.

Kostenerstattung führt in der Regel zu folgenden Ergebnissen: Die Leistungsmengen, die Leistungsintensität, und die Struktur der Leistungen verändern sich. Arztkontakte erfolgen tendenziell später, mit geringerer Frequenz, Hausbesuche sind rückläufig, Selbsttherapie spielt eine größere Rolle. Aufwendige Maßnahmen werden eingegrenzt. Besonders betroffen sind hiervon Unterversicherte, chronisch Kranke und alte Personen.

Kostenerstattung führt zu wachsendem Verteilungs- und Konkurrenzdruck unter den Leistungsanbietern, da die Leistungsmengen insgesamt zurückgehen. Dies bewirkt in der Regel nachfolgend eine Zunahme der Preise je Leistung und erhöht so zugleich den Regulations- bzw. Kostendämpfungsdruck.

Kostenerstattung erfordert innerhalb eines sozialstaatlichen Gesamtsystems ein komplexes System von Ausnahmeregelungen, um die soziale Diskriminierungstendenz, die durch die ggf. auch kreditierte Vorfinanzierung unvermeidlich ist, aufzufangen.

Wegen der Notwendigkeit, in Systemen, in denen der Staat für bestimmte soziale Gruppen als Käufer eines privaten Versicherungsvertrages auftritt, z. B. für Sozialhilfeempfänger, und sie dadurch von der Vorfinanzierung freistellt, werden vor allem soziale Mittelschichten durch die Kostenerstattung belastet.

Kostenerstattung vergrößert wegen des Bürokratisierungsdrucks den nicht medizinisch verursachten Kostenanteil und geht damit zulasten der medizinischen Versorgung oder der Beiträge. Dies ist ein Grund dafür, dass entgegen den Erwartungen in der komplett nach dem Kostenerstattungsprinzip funktionierenden deutschen PKV die Steigerungsrate der Behandlungsausgaben zwischen 1995 und

2004 mit 48% fast dreimal so hoch war wie in der GKV mit 18%.

Kostenerstattungssysteme initiieren zwei wichtige Tendenzen. Zum einen führen sie zu einer Verringerung des Leistungsumfanges vor allem durch → Unterversorgung sozial schwächerer Bevölkerungsgruppen ohne Sozialhilfeanspruch. Zum anderen verschärfen sie die Verteilungskonflikte zwischen den Leistungsanbietern.

Eines der Gründungsziele der GKV war, sozial nicht diskriminierte Zugänge zu medizinischer Hilfeleistung durch die Überwindung des Kostenerstattungsprinzips zu sichern. Es ist damit eines der wesentlichen Unterscheidungsmerkmale zu Äquivalenzversicherungen, welche die Kostenerstattung vor allem als Instrument der Nachfragesteuerung nutzen.

Die Einführung der für alle Versicherten wählbaren Kostenerstattung in der GKV (§ 13 Abs. 2 SGB V) signalisiert vor diesem Hintergrund die politischen Ziele der Transformation der GKV. Es ist allerdings auch anzumerken, dass die Möglichkeiten zur Kostenerstattung ähnlich wie qualitativ vergleichbar ausgerichtete Regelungen (vgl. den Überblick zu → Bonus-Malus-Instrumenten) von den Mitgliedern der Versicherung bisher offenbar kaum angenommen werden. Daneben besteht die Möglichkeit der Kostenerstattung bei unaufschiebbaren oder zu Unrecht verweigerten Leistungen (§ 13 Abs. 3 SGB V) und bei Inanspruchnahme von Leistungen in anderen EU- und EWR-Staaten (§ 13 Abs. 4 und 5 SGB V). Auch hier gelten die allgemein gegen → Bonus-Malus-Instrumente gerichteten Kritikpunkte an den unerwünschten ökonomischen, sozialen und gesundheitlichen Effekten.

Kostenexplosion

Journalistischer und auch gelegentlich politisch benutzter Laienbegriff zur Charakterisierung der Beitragssatz-, Prämien- oder Steuersatzentwicklung für die medizinische Versorgung.

Da die Beitragssatzentwicklung nicht notwendig von der Kostenentwicklung, sondern ebenso von der Einkommensentwicklung abhängt, ist der Begriff in Sachdiskussionen kaum hilfreich.

Der Begriff der Kostenexplosion spiegelt allein das weitgehende Unverständnis für die Finanzierungsmechanismen der Gesundheitsversorgung und wird als tendenziöser Begriff vor allem von den Gegnern umlage- oder steuerfinanzierter Systeme genutzt.

Unter den Bedingungen der → Gesetzlichen Krankenversicherung gelten folgende Faustregeln:

Die GKV finanziert etwa 60% der Gesundheitsausgaben.

Während die absoluten Geldbeträge der Ausgaben größer werden, bleibt der relative Anteil am BIP seit vielen Jahren bei etwa 6 % nahezu konstant: Er betrug 1980 6,1 %, erreichte z. B. 1995 (vereinigungsbedingt) mit 6,8 % höhere Werte und lag im Jahre 2005 bei 6,1%. Desgleichen verändern sich auch die Ausgaben pro Kopf der Versicherten seit vielen Jahren nur in geringem Maße und weit unter dem Durchschnitt der übrigen EU-Staaten.

Da die Einnahmen der Kassen nicht von der Reichtumsentwicklung (BIP), sondern von der → Lohnquote (Anteil der Summe aller Löhne und Gehälter am BIP) abhängen, wird die Finanzierungskraft der Krankenversicherung von den Veränderungen der beitragspflichtigen Einkommen der Mitglieder sowie den beitragspflichtigen Renten bestimmt. Folglich spiegeln die Einnahmen der Krankenkassen u.a. die Veränderungen der Einkommenssituation der beitragspflichtigen Beschäftigten und Rentner sowie die Quote der Personen ohne beitragspflichtiges Einkommen, die Hilfen bei Arbeitslosigkeit und die für sie jeweils festgelegten Beitragssätze.

Die Lohnquote sinkt seit den frühen 80er Jahren mit einer vorübergehenden vereinigungsbedingten Unterbrechung in den frühen 90er Jahren. Die Ursachen der sinkenden Lohnquote sind vor allem die → Arbeitslosigkeit, der sinkende Anteil tariflich entlohnter Arbeitnehmer und die Absenkungen der Beitragspflichten für die Krankenversicherung der Rentner und die Arbeitslosen zur Entlastung der Renten- und der Arbeitslosenversicherung sowie die Übertragung von Lohnerhöhungen in betriebliche Rentenfonds.

Die Finanzierungsprobleme sind also vor allem arbeitsmarktbedingte Einnahmedefizite und kein Problem zunehmender Verschwendung der Versichertengelder. Im politischen Raum gibt es auf diesen Sachverhalt zwei Reaktionsmuster:

Auf die Einnahmeschwäche muss im Interesse der Versicherten und der Arbeitgeber vor allem mit einer Verbesserung der Wirtschaftlichkeit reagiert werden (Rationalisierung). Hierzu bedürfe es der Entwicklung von Instrumenten zur Steuerung von Leistungsnachfragen der Versicherten sowie der Indikationsentscheidung der Leistungserbringer, z. B. durch die Transformation der GKV in ein Managed Care System.

Auf die Einnahmeschwäche muss im Interesse der Leistungsanbieter mit einer Verbesserung der Einnahmen durch zusätzliche Wahlleistungen und dementsprechende Begrenzungen von Kassenleistungen reagiert werden (Rationierung) bei gleichzeitiger Ausweitung der Kostenerstattung sowie der Erschließung von Einnahmequellen außerhalb der Gesamtvergütung (→ Integrierte Versorgung, → IGEL-Leistungen).

Die Einnahmen der Krankenkassen spiegeln also insgesamt die Arbeitsmarkt- und Wirtschaftsentwicklung sowie die Tarifpolitik, den durchschnittlichen Beginn des Erwerbslebens, die → Beitragsbemessungsgrenze, die Versicherungspflichtgrenze, die Attraktivität der GKV für freiwillig Versicherte, die Stellung der Frauen im Erwerbsleben, die Rentenentwicklung und das durchschnittliche tatsächliche Eintrittsalter in die Rente sowie die demografischen Gegebenheiten (Geburtlichkeit, → Sterblichkeit, → Migration).

Kosten-Minimierungs-Analyse

[engl. cost-Minimization analysis (CMA)] Typ → gesundheitsökonomischer Studien zur Ermittlung des geringsten möglichen Kostenaufwandes in Bezug auf ein vorgegebenes Versorgungsziel. Die Differenz der Aufwendungen kann direkt in Geldeinheiten ausgedrückt werden.

Die Analyse erfolgt mit dem Ziel, den Aufwand zu minimieren.

Zwei oder mehr (Behandlungs-)Alternativen mit identischem Outcome (z. B. 1 Jahr Gewinn an Lebenserwartung) werden also anhand direkter und indirekter Kosten verglichen, um die kostengünstigste Alternative zu finden. Als Kostenvergleichsstudie für Leistungen gleicher → Effektivität ist sie ein Spezialfall der → Kosten-Nutzen-Analyse. Dieser Studientyp kommt z. B. im Rahmen des → Benchmarking innerhalb großer Versorgungskonglomerate zur Anwendung. Problematisch ist hierbei vor allem die Entscheidung, welche Outcomes als gleich bzw. vergleichbar bewertet werden.

Das Problem dieser wie anderer gesundheitsökonomischer Studien besteht darin, dass die Aufwendungen wie die Gewinne nicht allein von der → Krankheit, der Zielgröße und der Methode abhängen, sondern von vielen zusätzlichen Faktoren, wie dem → Alter, der → Compliance, der Motivation, der → sozialen Lage des → Patienten, dem Schweregrad einer Krankheit oder z. B. von den Begleitkrankheiten.

Kosten-Nutzen-Analyse

[engl. cost-benefit analysis (CBA)] Typ → gesundheitsökonomischer Studien zum Vergleich von Aufwand und Nutzen (benefit) medizinischer Maßnahmen, Versorgungsprozesse und Versorgungsstrukturen ausschließlich auf der Ebene von Kosten.

Die Analyse erfolgt mit dem Ziel, den finanziellen Nutzen zu optimieren.

Den Ausgaben wird ein monetärer Gewinn in Geldeinheiten gegenübergestellt. Ziel sind Gewinn-Verlust-Kalkulationen zur Begründung erwerbswirtschaftlicher Entscheidungsstrategien, z. B. bei der Konzipierung von Leistungsprofilen einer medizinischen Versorgungseinrichtung (siehe auch → Diagnosis Related Groups, → Managed Care, → Risikoselektion) oder der Ermittlung eingesparter künftiger Behandlungs- oder Arbeitsausfallskosten).

Problematisch wird es, wenn solche Untersuchungen als Basis für individuelle klinische Entscheidungen oder für die → Rationierung medizinischer Leistungen herangezogen werden. Kosten-Nutzen-Bewertungen sind bisher in der GKV nur für Arzneimittel vorgesehen (§ 35b SGB

V); sie sollen im Auftrag des → Gemeinsamen Bundesausschuss (G-BA) vom → IQWiG auf der Grundlage der international anerkannten Standards der evidenzbasierten Medizin und der Gesundheitsökonomie erarbeitet werden. Fraglich ist insbesondere bei letzterer, ob solche Standards und für welche Bereiche überhaupt bestehen oder erzeugt werden können. Es ist im Übrigen nicht auszuschließen, dass der Gesetzgeber hier Kosten-Nutzen-Analysen und Kosten-Nutzwert-Analysen schlicht verwechselt hat. Folglich wäre dann auch das eigentliche Ziel der Rechtsvorschrift unklar.

Kosten-Nutzwert-Analyse

[engl. cost-utility analysis (CUA)] Typ → gesundheitsökonomischer Studien zur Messung des „Vorteils" (utility) einer medizinischen Versorgungsleistung, der mittels eines vereinbarten und in der Regel skalierten Qualitätsmaßstabes gemessen wird.

Die Analyse erfolgt mit dem Ziel, die Nützlichkeit einer Maßnahme zu bewerten und die Einführung neuer medizinischer Methoden zu unterstützen oder zurückzuweisen.

Vereinbarungsgemäß werden hierzu die → Quality Adjusted Live Years (QALY) oder die → Disability Adjusted Life Years (DALY) gewählt, die den „Qualitätsgewinn" je gewonnener Einheit von Lebenszeit (durch die → Standardisierung auf die Modellbedingungen der → Sterbetafel) quantifizieren.

Die Kosten-Nutzwert-Analyse hat enge Bezüge zur → Kosten-Effektivitäts-Analyse (CEA), jedoch werden bei CUA die Ergebnisse der Gesundheitsverbesserung als Qualität gewonnener Lebensjahre (z. B. QALYs, DALYs) gemessen und nicht in natürlichen Einheiten wie bei der CEA.

Das National Institute of Health and Clinical Excellence (NICE) Großbritanniens nutzt CUA zur Ermittlung einer "Incremental Cost-Effectiveness Ratio" (ICER), welche dann als Schwellenwert für Beschlüsse zu den Technology Appraisals dienen. Dabei gelten folgende Normen:

- ICER einer Maßnahme < 20.000 Pfund je QUALY gilt als kosteneffektiv
- ICER einer Maßnahme > 20.000 Pfund je QUALY bedürfen besonderer und weitergehender Effektivitätsbegründung
- ICER einer Maßnahme > 30.000 Pfund je QUALY müssen im Einzelfall begründet werden.

Umgangssprachlich wird CUA häufig mit der Kosten-Nutzen-Analyse gleichgesetzt, obwohl es sich um jeweils völlig verschiedene Betrachtungsweisen handelt.

Kosten-Produktivitäts-Analyse

[cost-productivity-analysis (CPA)] Typ → gesundheitsökonomischer Studien zur Messung der Produktivität der Versorgungsorganisation in einer Gesundheitseinrichtung.

Die Analyse erfolgt mit dem Ziel, vergleichend die Produktivität medizinischer Leistungserbringung auf der Ebene von Versorgungsprozessen zu optimieren. Der Analysetyp dient der Leistungsvergleichsanalyse und der Ermittlung der kostengünstigsten Form der Leistungserbringung (→ Benchmarking).

Als „Kosten" können auch andere Aufwandsgrößen als Geld dienen, z. B. mit dem Ergebnis, dass pro Zeiteinheit in den Einrichtung A und B bei gleichem Aufwand 3 bzw. 4 identische Operationen durchgeführt werden.

oder:

Pro Zeiteinheit werden in den Einrichtungen A und B jeweils die gleiche Anzahl von Operationen, jedoch zu unterschiedlichen Kosten, durchgeführt.

Krankengeld

Geldleistung der → Gesetzlichen Krankenversicherung zur Kompensation von Entgeltausfällen wegen eigener → Krankheit (§ 44 SGB V) eines Erwerbstätigen oder wegen der notwendigen Beaufsichtigung, Betreuung oder Pflege eines Kindes im Alter bis zu 12 Jahren des Erwerbstätigen (§ 45 SGB V) für die Dauer von maximal 10 bzw. 20 Arbeitstagen. Nach dem Entgeltfortzahlungsgesetz hat der Arbeitgeber bis zur sechsten Woche das arbeitsvertragliche Entgelt fortzuzahlen. Danach besteht bei → Arbeitsunfähigkeit ein Anspruch auf Krankengeld bis zur 78. Woche derselben Krankheit in Höhe von 70% des Regelentgelts (§ 47 und 48 SGB V). Krankengeld wird auch während stationärer Behandlung im Krankenhaus, in Vorsorge- und Rehabilitationseinrichtungen sowie während der stufenweisen Wiedereingliederung ins Arbeitsleben gezahlt. Krankengeldbezug kann ein Anlass sein, die Versicherten zum Antrag auf Leistungen der medizinischen Rehabilitation, Erwerbsminderungs- oder Altersrente aufzufordern. Folgt der Versicherte der Aufforderung innerhalb von 10 Wochen nicht, entfällt der Anspruch auf Krankengeld (§ 51 SGB V). Diese Vorschrift ist ein Kern des „Krankengeld-Managements“ von Krankenkassen.

Bei Selbstverschulden einer Krankheit, die zu Arbeitsunfähigkeit und Krankengeldbezug führt und dann, wenn eine Krankheit durch eine medizinisch nicht indizierte ästhetische Operation, eine Tätowierung oder ein Piercing entstanden ist, hat die Kasse nach § 52 SGB V das Mitglied in angemessener Höhe zu beteiligen.

Krankenhaus

Einrichtung zur stationären medizinischen Versorgung.

Die soziale und medizinische Funktion stationärer Versorgung hat sich im Laufe der Geschichte erheblich gewandelt und variiert auch heute weltweit erheblich. Deshalb sind Vergleiche von Krankenhausleistungen international nur schwer möglich. Das eigentliche Krankenhausrecht und die Krankenhausplanung sind in Deutschland Angelegenheit der Länder. Gesetzgebung zu den Krankenhausentgelten erfolgt bundesrechtlich, zu den Leistungen vor allem im Rahmen der GKV. Die Verbände der öffentlichen, gemeinnützigen und privaten Krankenhäuser sind in der privatrechtlichen Deutschen Krankenhausgesellschaft (DKG) zusammengeschlossen, die im G-BA vertreten ist.

Nach § 107 SGB V sind Krankenhäuser Einrichtungen, die

- „über ausreichende ... diagnostische und therapeutische Möglichkeiten verfügen und nach wissenschaftlich anerkannten Methoden arbeiten“,
- „...mit Hilfe von jederzeit verfügbarem ärztlichem, Pflege-, Funktions- und medizinisch-technischem Personal darauf eingerichtet sind, vorwiegend durch ärztliche und pflegerische Hilfeleistung Krankheiten der Patienten zu erkennen, zu heilen, ihre Verschlimmerung zu verhüten, Krankheitsbeschwerden zu lindern...“.

Der Leistungsanspruch gesetzlich Versicherter richtet sich nach § 39 SGB V; Krankenhausbehandlung kann von ihnen beansprucht werden, wenn die Aufnahme erforderlich ist, weil das Behandlungsziel nicht ambulant oder teilstationär erreicht werden kann. Krankenhäuser dürfen sich nur ausnahmsweise an der ambulanten Versorgung beteiligen (§§ 116-118 SGB V); diese Regelungen sind Gegenstand harter Auseinandersetzungen in der Gesundheitspolitik und im G-BA. Im Rahmen der → Integrierten Versorgung und durch die Gründung von → Medizinischen Versorgungszentren versuchen Krankenhäuser weiteren Zugang zur ambulanten Versorgung zu bekommen.

Über die von ihnen erbrachten Leistungen müssen die Krankenhäuser Dokumentationen führen und diese den Krankenkassen übermitteln. Unter geeigneten Voraussetzungen (Datenqualität, gesicherte Zugänglichkeit) können diese Daten sowohl zur Erzeugung betriebswirtschaftlicher Analysen wie auch zu Zwecken der Versorgungsforschung genutzt werden. Da sowohl Krankenhäuser als auch Krankenkassen als Wettbewerber definiert sind, ist eine systematische Analyse der Versorgungsprozesse im Krankenhaus eher erschwert. Art und Umfang des erforderlichen Datentransfers sind in § 301 SGB V geregelt.

Die gesetzlichen Grundlagen für die Finanzierung der Krankenhäuser sind durch das → Krankenhausfinanzierungsgesetz (KHG) und das Krankenhausentgeltgesetz (KHEntgG) geregelt. Unter dem Einfluss der → Diagnosis Related Groups ändern sich Umfang und Struktur der Krankenhausversorgung auch in der Stellung gegenüber der ambulanten Versorgung und der Rehabilitation. Zusätzlich ist zu beachten, dass die Privatisierung der Krankenhäuser zur Etablierung eines neuen Akteurs im System geführt hat, der die derzeitigen Macht- und Interessengefüge grundsätzlich verändert. Es ist davon auszugehen, dass hieraus entweder massive Risikoselektionen zulasten der verbleibenden öffentlich-rechtlichen Krankenhäuser folgen oder der Druck auf die (kartellrechtlich problematische) Integration von weiteren Wertschöpfungsebenen innerhalb einer Kette dramatisch zunehmen wird.

Krankenhausbedarfsplan

Planung der flächendeckenden stationären Versorgung in Hoheit der Bundesländer zur Sicherstellung der Versorgung. Der Krankenhausbedarfsplan bestimmt (in den meisten Bundesländern) nicht nur die Zahl der Krankenhäuser, sondern auch die jeweils vorzuhaltenden Betten und Fachabteilungen. Damit übernehmen die Bundesländer den Sicherstellungsauftrag für die stationäre Versorgung. Da die Landesregierungen Aufgaben als unmittelbare Akteure und als Aufsicht wahrnehmen, vertreten sie grundsätzlich immer zwei Interessen.

Nur die Aufnahme in den Krankenhausbedarfsplan berechtigt zur Inanspruchnahme von Investitionsförderungen und Leistungserbringungen zulasten der Krankenkassen.

Unter dem wirkenden Ziel der Konzentration und (z.T. organspezifischen) Spezialisierung sowie in Folge von Mindestmengenregelungen wird sich das Ziel einer flächendeckenden Versorgung in einer Reihe von Bundesländern immer weniger und gewollt aufrecht erhalten lassen. Damit gerät auch die Bettenbedarfsplanung unter Druck und wird sich vermutlich als Länderhoheit immer weniger zukunftsfähig erweisen. In diese Richtung dürften dann auch EU-rechtliche Regelungen weisen.

Die Einordnung eines Krankenhauses in die Bedarfsplanung berechtigt unabhängig von der Eigentumsform, Versorgungsleistungen zulasten der → Gesetzlichen Krankenversicherung zu erbringen. Die Bedarfsplanung ist eine Verantwortung der Länder und wird aus den Regelungen des 1972 beschlossenen „Krankenhausfinanzierungsgesetzes“, das die duale Finanzierung regelt, hergeleitet. Das Interesse des Staates liegt aber auch darin begründet, dass Krankenhäuser wichtige Wirtschaftsstandort-Faktoren sind und damit bis hin zur kommunalen Standortplanung politisches Interesse beanspruchen.

Krankenhausfinanzierungsgesetz

Regelt seit 1972 den Mechanismus der → dualen Finanzierung (praktiziert seit 1974).

Das Gesetz begründet durch die zumindest teilweise Steuerfinanzierung den Mitwirkungsanspruch des Staates an der → Krankenhausbedarfsplanung und auf diese Weise direkt und indirekt auch die Mitwirkung des Staates an der regionalen (medizinischen) Wirtschafts- und Standortplanung.

Auf diese Gesetzgebung geht maßgeblich der besonders in den 70er Jahren durchlaufende Prozess der deutlichen Fokussierung medizinischer Versorgung auf die Krankenhausbehandlung zurück.

Krankenhausgesellschaft e.V., Deutsche, (DKG)

Privatrechtlicher Zusammenschluss von Spitzen- und Landesverbänden der Krankenhausträger.

Durch das → SGB V und das → Krankenhausfinanzierungsgesetz ist der DKG, obwohl keine → Körperschaft des öffentlichen Rechts, eine wichtige Akteursrolle in der Selbstverwaltung bei der Gestaltung der stationären Versorgung zugewiesen. Diese Aufgaben sind im Jahr 2000 deutlich ausgeweitet worden, z. B. auf den Gebieten → Qualitätssicherung, Bewertung von Untersuchungs- und Behandlungsmethoden, Mitwirkung im → Gemeinsamen Bundesausschuss, bei Rahmenempfehlungen über Krankenhausbehandlung auf Landesebene (§§ 112, 115 SGB V) und bei der Gestaltung der → Diagnosis Related Groups für die GKV.

Krankenkassen

Träger der Krankenversicherung. Je nach der rechtlichen Natur der Krankenversicherungen handelt es sich um privat- und erwerbswirtschaftlich orientierte Versicherungen oder um soziale Institutionen zur Verwaltung eines von Mitgliedern einer solchen Kasse zur Selbsthilfe gegen individuell nicht kalkulierbare Risiken geschaffenen Umlagefonds. Solche Kassen, im Besonderen auch die sozialen Kassen, haben eine lange Geschichte und sind gleichsam als historischer Kulturbestand Teil der sozialen Traditionen einer Bevölkerung. Sie sind erfahrungsprägend für die Art und Weise, in der Kranke bei Bedarf Hilfe erlangen können.

In der Bundesrepublik sind die Träger bzw. Verwalter dieser Fonds → Gesetzliche Krankenkassen in der Rechtsform von → Körperschaften des öffentlichen Rechts. Diesen ist die Wahrnehmung der Mitglieder- und Versicherteninteressen als gemeinsame und einheitliche Aufgabe übertragen (geregelt im Wesentlichen durch das → Sozialgesetzbuch V). Die Kassen sind nach Kassenarten gegliedert und in einem Spitzenverband der Krankenkassen Bund zusammengeschlossen. Sie sind zur Zusammenarbeit untereinander sowie mit den Einrichtungen des Gesundheitswesens durch § 4 Abs. 3 SGB V verpflichtet. Dies wird für zahlreiche Aufgaben innerhalb des SGB V inhaltlich bestätigt und konkretisiert: So sollen z. B. die prioritären Handlungsfelder und Kriterien für die Leistungen der primären Prävention (§ 20 Abs. 1 SGB V) oder die Rahmenempfehlungen über die einheitliche Versorgung mit häuslicher Krankenpflege (§ 132a SGB V) „gemeinsam und einheitlich" beschlossen werden. Dies entspringt dem im § 1 SGB V formulierten Grundverständnis von „der Krankenversicherung als Solidargemeinschaft", welche als solche „die „Aufgabe (hat), die Gesundheit der Versicherten zu erhalten, wiederherzustellen oder ihren Gesundheitszustand zu verbessern." Dem gegenüber oder auch entgegen steht der seit 1993 bzw. 1996 politisch gewollte, instrumentierte und ausgetragene → Wettbewerb zwischen den einzelnen gesetzlichen Krankenkassen. Zu den wichtigsten Instrumenten gehört die → Kassenwahlfreiheit und die Möglichkeit → selektive Verträge abzuschließen. Ein Teil der Handlungsprobleme der Krankenkassen und der Regulationsanforderungen an den Gesetzgeber beruhen auf den Konflikten und Funktionsproblemen des Nebeneinanders von Solidargemeinschafts- und Wettbewerbsorientierung.

Aufgabe der Krankenkassen ist die Trägerschaft von Leistungen unter Beachtung des Rationalitäts- und Wirtschaftlichkeitsgebotes (§ 12 SGB V), und damit die Verwaltung der aus der solidarischen Finanzierung durch die Mitglieder und die Arbeitgeber bzw. die Rentner und die Rentenversicherung gemeinsam aufgebrachten Geldmittel. Sie sind gegenüber ihren Mitgliedern rechenschaftspflichtig. Sofern auch Steuermittel in die gesetzliche Krankenversicherung fließen, ist deren Verwendung natürlich auch gegenüber den SteuerbürgerInnen transparent zu machen.

Da den Krankenkassen als Körperschaften des öffentlichen Rechts im Auftrag des Gesetzgebers, unabhängig davon ob es einen Gesundheitsfonds gibt oder nicht, die Verwaltung der Beiträge der Mitglieder übertragen ist, ist grundsätzlich ausgeschlossen, dass Krankenkassen mit den Zielen von eigenverantwortlichen Wirtschaftsunternehmen tätig werden. Das ist auch der Grund, weshalb Versicherte durch das Sozialrecht als Mitglieder einer Krankenkasse fungieren, was ihre Bestimmung als Kunden von Wirtschaftsunternehmen eigentlich rechtsverbindlich ausschließt. Allerdings sind Politik und Krankenkassen offensichtlich bemüht, eben diesen Zustand zu verändern und die gesetzlichen Krankenkassen Zug um Zug und in einer Kombination von erwünschten und unerwünschten Folgen zu Wirtschaftsunternehmen umzudefinieren und umzubauen. Wirtschaftlich positiv und erwünscht wirken zumindest kurzfristig die von immer mehr Krankenkassen ausgeschriebenen und abgeschlossenen → Rabattverträge für Arzneimittel. Je größer aber hier die Vorteile werden, desto mehr stellt sich die Frage, ob gesetzliche Krankenkassen hier nicht ihre monopol- oder oligopolartige Nachfragerposition missbrauchen und sich künftig selber wettbewerbsrechtlich als reine Wirtschaftsunternehmen behandeln lassen müssen und sämtliche Privilegien von Körperschaften öffentlichen Rechts verlieren müssten.

Zumindest aus der Sicht der betroffenen Krankenkassen bedeutet die gesetzlich (durch das „Gesetz zur Weiterentwicklung der Organisationsstrukturen in der gesetzlichen Krankenversicherung“) auch auf alle unter Landesaufsicht stehenden Krankenkassen ausgeweitete Möglichkeit, wegen Insolvenz aufgelöst zu werden, eine unerwünschte Konsequenz des verstärkten Selbstverständnisses und Handelns vieler Krankenkassen als Wirtschaftsunternehmen.

Krankenstand

→ Arbeitsunfähigkeit

Krankenversicherung, Gesetzliche

→ Gesetzliche Krankenversicherung

Krankenversicherung, Private, (PKV)

Form der Risikoabsicherung auf der Grundlage einer privatrechtlichen Vereinbarung zwischen Versicherungsnehmer und Versicherungsanbieter. Das Gestaltungsprinzip ist mit wenigen seit Kurzem in der deutschen PKV geltenden Ausnahmen (siehe dazu → Beitragssatz der Privaten Krankenversicherung) das einer → Äquivalenzversicherung. Wenngleich den Regeln des Marktes unterworfen, sind private Krankenversicherungen praktisch immer und auch weltweit, allerdings auch in unterschiedlichem Ausmaß, rechtlich reguliert.

Kernmechanismen privater Krankenversicherungen sind

- die Abhängigkeit der Beiträge von den versicherten Leistungen und der Art der Risiken (→ Risiko, objektives, → Risiko, subjektives),
- die Führung eines Leistungskatalogs, der den Versicherungsprämien äquivalent ist und die Garantie der vertraglich vereinbarten Leistungsansprüche,
- die Beitragspflichtigkeit jedes Versicherten bzw. die Nichtexistenz beitragsfrei mitversicherter Ehepartner und Kinder,
- die Gewinnorientierung des Versicherungsunternehmens,
- die privatrechtliche Regelung der Beziehungen zwischen Versichertem und der Krankenversicherung und
- typischer Weise das Kostenerstattungsprinzip sowie
- Mechanismen der Nachfragesteuerung.

Die Beitragskalkulation der PKV unterliegt in der Bundesrepublik einem eigenen rechtlichen Regelwerk (§ 12 des Versicherungsaufsichtsgesetzes). Die bei der Beitragskalkulation berücksichtigten Risiken bzw. jeweils deren Gewichtung unterliegen weitgehend und mit den eingangs erwähnten Ausnahmen der Entscheidung des Versicherungsunternehmens, den Marktbedingungen und den zu beachtenden rechtlichen Rahmensetzungen.

Wegen des Äquivalenzprinzips müssen die Beiträge und die Rückstellungen so berechnet sein, dass deren Wert unter Berücksichtigung von Zins und Zinseszins während der Versicherungsdauer stets der Differenz zwischen den künftig zu erwartenden Versicherungsleistungen und den Beiträgen für die betreffenden Versicherungen entspricht.

Weiterhin gilt:

- Die dauernde Erfüllbarkeit der Verträge muss gewährleistet werden,
- weitgehende Risikogerechtigkeit der Beiträge durch Berücksichtigung des individuellen Risikos, des Eintrittsalters, des Geschlechts und des Alters,
- das Erhöhungsverbot der Beiträge mit der Begründung des Älterwerdens der Versicherten,
- die Erlaubnis für die PKV, Rückstellungen für die → Alterung der (Versicherten)bevölkerung vorzunehmen.

Die Kalkulation der Beiträge greift auf den Leistungsbedarf in den einzelnen Personen-, Tarif- und Altersgruppen zurück. Durch die Division des Leistungsbetrags durch die Zahl der Versicherten der jeweiligen Gruppe entsteht der sog. "Pro-Kopf-Schaden". Der Pro-Kopf-Schaden ist das Risiko des Versicherers und deshalb die Kalkulationsbasis der Beiträge. Zusätzlich werden Sparanteile erhoben. An veränderte Kosten (Leistungs- und Verwaltungskosten) und Leistungen werden die Beiträge regelmäßig angepasst, wobei aber die Alterung des Versicherten nicht berücksichtigt werden darf. Die Alterung des Versichertenbestandes in der PKV hängt neben allgemeinen demografischen Gesetzmäßigkeiten maßgeblich von wirtschaftlichen und sozialen Gegebenheiten ab. Deswegen führt sie besonders in Krisenzeiten zu einem erheblichen ökonomischen Druck auf die PKV und ihre Versicherten.

Als Sicherheitszuschlag erlaubt das Versicherungsaufsichtsamt bei Tarifen mit Anpassungsklausel Werte zwischen 5% und 10%. Bei Tarifen ohne Anpassungsklausel (z. B. Krankentagegeldversicherung) muss der Sicherheitszuschlag mindestens 10% betragen.

Nachdem der Gesetzgeber in den letzten Jahren die Rückkehrmöglichkeiten von PKV-Versicherten in die GKV erheblich erschwert hat und gleichzeitig auch in der PKV erhebliche Finanzierungsprobleme für älter werdende Versicherte auftraten, die nur über massive Prämienerhöhungen zu bewältigen waren, wurden ab 2001 in das PKV-System zusätzliche Prämienanteile für eine Verbesserung der Altersrückstellungen und die Möglichkeit der Wahl eines sogenannten Standardtarifs für Rentner eingeführt. Bei der Wahl dieses Tarifs steigt der PKV-Beitrag im Alter nie über den durchschnittlichen GKV-Beitragssatz, deckt aber auch nur die GKV-Leistungen ab.

Die Grundkonzeption des Standardtarifs taucht seit 2009 erneut im Zusammenhang zu der 2007 gesetzlich eingeführten Versicherungspflicht für alle, d.h., auch privat versicherte BürgerInnen, die nicht in eine gesetzliche Krankenkasse wechseln können oder wollen, in der Einführung eines Basisbeitrags als → Beitragssatz in der PKV auf.

Der Antragsteller auf eine Privatversicherung ist verpflichtet, dieser alle anamnestischen Ereignisse, Krankheiten, Befunde, Beschwerden und Gefahrenumstände, die auf die Risikokalkulation Einfluss haben könnten, anzuzeigen. Im Falle einer Täuschung verliert der Versicherte den Versicherungsschutz.

Die Arbeitgeberbeteiligung ist für privat versicherte Arbeitnehmer analog zur GKV geregelt.

Da private Krankenversicherungen keine einkommensabhängigen Beiträge erheben und Leistungen nicht bedarfsorientiert gewähren können, kann in Systemen mit Präferenz für Äquivalenzversicherungen, eine hinreichende und sozial effektive Versorgung der gesamten Bevölkerung nur garantiert werden, wenn zusätzlich (in erheblichem Umfang) steuerfinanzierte oder umlagenfinanzierte Absicherungen (vor allem für Niedriglohnempfänger, Arbeitnehmer im Bereich des Kleingewerbes, Sozialhilfeempfänger und für Rentner) existieren.

In der Bundesrepublik ist eines der Regulierungsziele des Staates einen Leistungs- und Beitragswettbewerb zu vermeiden, der die soziale → Effektivität der → Gesetzlichen Krankenversicherung gefährdet. Hierzu dienen vor allem die → Beitragsbemessungsgrenze und die → Versicherungspflichtgrenze, die damit auch wichtige Zugangsbarrieren zur PKV darstellen.

Krankheit

Krankheit ist der Oberbegriff für die Vielfalt von körperlichen und psychischen Zuständen, die im Sinne einer funktionellen oder strukturellen Störung oder z. B. einer Einschränkung der Regulations- und Kompensationsfähigkeit als regelwidrig oder normwidrig aufzufassen sind.

Der Krankheitsbegriff ist damit an den der Norm bzw. der Normabweichung gebunden. Die Feststellung einer solchen Abweichung und ihre Interpretation als Behandlungsbedürftigkeit gehören damit zu den Schlüsselaufgaben des ärztlichen Professionsverständnisses. Wegen der weitreichenden Folgen solcher Entscheidungen hat der Staat die Zulassung zur ärztlichen Berufsausübung und die Aufsicht darüber seiner Kontrolle unterstellt.

Der Krankheitsbegriff hat aus Sicht der Regulation der Gesundheitsversorgung vor allem zwei Funktionen:

- Er dient der Begründung medizinischer → Indikationen, unterliegt also einer professionellen Deutungshoheit,

- er regelt direkt und indirekt die Zugangsvoraussetzungen zu öffentlich-rechtlich geregelten Leistungen der Gesundheitsversorgung bzw. die Ansprüche gegenüber einer Krankenversicherung.

Die Feststellung von Krankheit als Abweichung vom „Gesunden" bedarf des Bezuges auf eine Norm. Dieser in der Medizin als Standard wirkende, sich allerdings auch verändernde Bezug, kann aus medizinischer, ebenso wie aus rechtlicher, sozialer oder ethischer Sicht komplexe Probleme aufwerfen (→ Diagnostik, → Sensitivität, → Spezifität, → Prädiktion).

Aus solchen Festlegungen können Konflikte resultieren, wenn

- objektive Befunde und subjektives Erleben sich nicht aufeinander abbilden lassen,
- die Feststellung einer Abweichung einem sozialen oder modischen Normbegriff unterworfen ist,
- die Normabweichung soziale Diskriminierung auslöst,
- die Normabweichung gegenüber einem Ideal definiert wird und die Erreichung des Ideals zu einem medizinischen Interventionsziel wird,
- die biologische Variabilität, die immer auch eine Varianz der Krankheitsdispositionen ist, normiert und präventiv verändert werden soll,
- der Krankheitsbegriff zur Legitimation von tatsächlich vorliegendem, aber nicht primär medizinischem Hilfebedarf genutzt wird und so z. B. normale Erscheinungen des → Alterns pathologisiert werden,
- prädiktive medizinische Interventionskonzepte auf die Behandlung Gesunder orientieren.

Der Umgang mit dem Begriff Krankheit kann in der Praxis der Medizin schwierige Probleme aufwerfen, z. B. dann,

- wenn Patient und Arzt über die Deutungshoheit eines gesundheitlichen Zustandes in Konflikt geraten (→ Evidence based Medicine, → Shared Decision Making, Leistungsrecht),
- wenn Hilfebedarf nur durch den Krankheitsbegriff legitimiert werden kann und so ggf. zu inadäquater Hilfe führt (Medikalisierung),
- wenn Leidenszustände über die Nomenklatur der Krankheiten nicht ausreichend abgebildet werden (z. B. psychosomatische Zustände),
- wenn Therapiekonzepte sich auf gesunde oder zumindest subjektiv gesunde Personen orientieren, die therapeutische Intervention also nicht oder nicht ausreichend plausibel aus dem subjektiven Erleben des Patienten begründet werden kann.

Für die → Gesetzliche Krankenversicherung ist die Rechtsprechung des Bundessozialgerichts bindend:

„Krankheit ist ein regelwidriger körperlicher, geistiger oder seelischer Zustand, der Arbeitsunfähigkeit oder Behandlung oder beides nötig macht." (Urteil des BSG vom 16.05.1972, 9RV 556/71).

Die Unverzichtbarkeit solcher nationaler rechtlicher Normierungen führt zu ggf. erheblichen Eingrenzungen internationaler Vergleichbarkeit und Austauschbarkeit von → Klassifikationen für medizinische Leistungen, z. B. in Form von → Fallklassifikationen oder von → Personenklassifikationen. Während es sinnvoll ist, die Nomenklatur der Krankheiten international gleich zu handhaben, lassen sich Klassifikationen zu Behandlungsanlässen und Leistungen nur bedingt international standardisieren, ohne die jeweiligen leistungsrechtlichen Rahmenbedingungen bzw. die Klassifikationen an die nationalen rechtlichen Gegebenheiten anzugleichen oder ggf. mit kulturellen Konventionen in Konflikt zu geraten.

Der häufig genutzte Begriff "chronische Krankheit" wirft eine Reihe besonderer Interpretationsprobleme auf, weil er wissenschaftlich nicht verbindlich normiert ist. Um den Gegensatz zu einer akuten Krankheit mit heftig einsetzenden Symptomen und in der Regel kurzer Dauer zu charakterisieren, bezieht sich "chronisch" oft auf Krankheiten mit einem schleichenden, subjektiv eher spät wahrnehmbaren Beginn, langer Dauer und zudem oft auch auf Krankheiten, die derzeit nicht oder nur zu einem Teil zu heilen sind.

Der Begriff chronisch wird auch auf Krankheiten angewandt, die infolge einer unzureichenden, verzögerten oder fehlenden Behandlung von akuten Krankheitsepisoden, sofern sie nicht spontan heilen, zu einem Dauerzustand werden, der als chronifizierte, aber eigentlich akute Krankheit gilt. Wesentliches Merkmal einer "chronischen" Krankheit ist also deren → Krankheitsdauer.

Vor dem Hintergrund des Morbiditätswandels (→ epidemiologische Transition) wird der Begriff "chronische Krankheit" - gelegentlich auch in der Kombination mit dem Begriff "degenerativ" - benutzt, um einen "neuen" Typ von Behandlungsanlässen zu charakterisieren. Dieser neue Typ von Behandlungsanlässen ist im Wesentlichen durch folgende Merkmale gekennzeichnet:

- Es handelt sich um Behandlungsanlässe, die eng mit dem → Alter bzw. dem → Altern korrelieren und deshalb hinsichtlich einer spezifischen → Ätiologie nicht oder nicht immer eindeutig von den physiologischen Prozessen des Alterns zu unterscheiden sind,
- es handelt sich oft um nicht heilbare Krankheiten, die je nach Ursprungszeitpunkt zum Teil des Lebens der Betroffenen und ihrer Lebensnormalität werden, die verständlicher Weise dann auch nicht zur Pathologisierung dieses Lebens führen soll,
- sie sind oft körperliche und geistige Zustände, die vor dem Lebensende besonders häufig und ausgeprägt sind und die nur bedingt effektiver medizinisch-therapeutischer Intervention zugänglich sind, wohl aber Maßnahmen der Rehabilitation, der Unterstützung, ggf. der → Pflege bzw. ständige begleitende Hilfe erfordern, hier dann also als eine Krankheitsfolge zu deuten sind.

Die Schwierigkeit im Umgang mit dem Begriff "chronische Krankheit" resultiert zudem daraus, dass es sich oft um Personen mit unstrittigem Hilfebedarf handelt. Soweit dieser Hilfebedarf dauerhaft, also chronisch ist, entsteht ein Leistungsfeld, das aus vielfältigen Gründen durch die Medizin besetzt wird und den Krankheitsbegriff benutzt bzw. benutzen muss, um Hilfe zu legitimieren. So wird dann ggf. aus "chronischem" Hilfebedarf eine "chronische" Krankheit, ohne dass auf diese Weise der Inhalt des Hilfebedarfs angemessen beschrieben wäre. Neben den individuellen Aspekten berührt dies zusätzlich massive Probleme der Sinnhaftigkeit von Mittelallokationen.

Für die Abgrenzung von "chronischer" Hilfeleistung wegen pathologischer Veränderungen von solchen wegen altersbedingter Veränderungen existiert kein theoretisches Konzept. Dies kann in der Praxis dazu führen, dass natürliche Folgen des Alterns unangemessen pathologisiert und medikalisiert werden. Unstrittig ist hier dann der existierende Hilfebedarf, strittig können aber die Adäquanz der Leistung und die Zuständigkeit der Leistungsträgerschaft sein.

Vor diesem Hintergrund bezeichnen auch die Begriffe der sog. → Multimorbidität oder Polymorbidität oft eher die theoretische Konzeptarmut im Umgang mit den Hilfeproblemen im Alter als die hier begrifflich unterstellte Vermutung, eine Addition von Diagnosen könne die Erfordernisse der Hilfe bei alten und sehr alten Menschen besser beschreiben. Dies gilt besonders unter dem Ziel, wenn schon nicht Heilung möglich ist, so doch zumindest ein Maximum an → Lebensqualität zu sichern. Der Inhalt dessen was Lebensqualität ist, entzieht sich aber weitgehend einer (nur) medizinischen Deutungshoheit.

Krankheitsdauer

Zeitspanne zwischen Krankheitsbeginn und dem Ende einer Krankheit. Sie ist von der → Behandlungsdauer zu unterscheiden.

Die Beeinflussung der Krankheitsdauer ist, neben Heilung und/oder Verbesserung der Lebensqualität, aus der Sicht der → Versorgungsforschung eine der drei wichtigsten Wirkgrößen medizinischer Interventionen.

Ziel medizinischer Intervention ist es, bei heilbaren Krankheiten deren Dauer möglichst zu verringern und bei nicht heilbaren Krankheiten die Dauer zu verlängern. Entsprechend wird sich der Erfolg medizinischer Interventionen und analog dann auch von medizinischen → Innovationen in einer Verringerung (→ Regression) oder in einer Zunahme (→ Epidemie) der → Prävalenz niederschlagen.

Krankheitskosten

Undefinierter Begriff, der in sehr unterschiedlichen Zusammenhängen benutzt wird, z. B. synonym für

- Behandlungskosten (Krankheitskosten = betriebswirtschaftliche Aufwendungen),
- Ausgaben der Krankenversicherung je Versicherter (Krankheitskosten = Leistungsausgaben),
- Anteil der Ausgaben einer Krankenversicherung jeweils für die festgelegten Versorgungsbereiche,
- Gesamtausgaben für die Gesundheitsprodukte und -dienstleistungen je Einwohner,
- Produktivitätsverluste durch krankheitsbedingte Arbeitsausfälle,
- Arbeitgeberanteil an der Krankenversicherung.

Der Begriff der Krankheitskosten ist in der Praxis schwer zu handhaben, weil auch der Zustand des Gesundseins wie Leben überhaupt „Kosten“ verursacht (Ernährung, Bildung, Sicherung der Lebensbedingungen, Gefahrenabwehr, Wohnung, Kleidung usw.). Krankheitskosten sind also immer auch Kosten, die das Leben verursacht, es sind „Lebenskosten“. Soweit die Regelung menschlicher Bedürfnisse und Beziehungen durch Geld erfolgt, wird Leben immer auch über Kosten beschrieben bzw. über die Aufwendungen, die zum Leben notwendig sind. Die Befriedigung aller dieser Lebensbedürfnisse ist Teil der gesellschaftlichen Wertschöpfung. Es macht deshalb wenig Sinn, Krankheitskosten gleichsam als Wertgröße einer gesellschaftlichen Gewinn- und Verlustrechnung zu nutzen.

Allerdings ist in Bevölkerungen mit niedriger → Lebenserwartung der Verlust an menschlicher Produktivität und Kreativität durch frühe Sterblichkeit und Belastung durch → Krankheit und → Behinderung tatsächlich eines von vielen Entwicklungshindernissen. Krankheit und Behinderungen „kosten“ so Chancen und Zukunftsfähigkeit. Dies rechtfertigt hier von Krankheitskosten im Sinne eines gesellschaftlichen Reichtumsverlustes zu sprechen, macht aber auch klar, das die sog. Krankheitskosten interpretiert als Kosten der Lebenssicherung dann nichts anderes als Investitionen in die Zukunft sind. Für Bevölkerungen, in denen das Sterbealter regelhaft jenseits des aktiven Erwerbsalters liegt, macht eine solche Kostenrechnung hingegen wenig Sinn, wenn die Diskriminierung des Erreichens eines hohen Lebensalters nicht das unmittelbare Ziel des Arguments ist.

Krankheitslast

Der Begriff besteht für den Versuch, aus unterschiedlichen Motiven für Krankheit eine „Belastungsziffer“ der Gesellschaft zu erzeugen. Eine erste größere Bedeutung haben solche Messungen durch den Weltgesundheitsbericht der Weltbank aus dem Jahr 1993 erlangt. Hierbei werden jedoch in der Regel nicht „Krankheitslasten“, sondern die Folgen von Krankheit in variierenden Konzepten quantifiziert und ggf. auch zur Berechnung von altersspezifischen Gewinn- und Verlustrechnungen präventiver und medizinischer Interventionen genutzt. Häufig wird dabei auf die sog. Disabilities gemäß der → ICIDH zurückgegriffen, die jedoch seit 2001 ihre praktische Bedeutung verloren hat.

Murray und Lopes (1996) versuchen in ihrem Konzept eine allgemeine „Krankheitslast“ (Burden of Disease) für volkswirtschaftliche Erwägungen unter Rückgriff eben auf die ICIDH zu ermitteln. Hierzu greifen sie auf die Standardbevölkerung der → Sterbetafel zurück und rechnen in diese fiktive Standardbevölkerung dann Wahrscheinlichkeiten für die „disabilities“ ein. Hieraus entstehen dann die → Disabilitiy Adjusted Life Years (DALY). Diese spielen wiederum im Zusammenhang mit gesundheitsökonomischen Steuerungsinteressen der medizinischen Versorgung und für die „Rationierung" eine Rolle.

Solche Versuche werden spätestens dann zum Problem, wenn aus der Unterscheidung von die Krankheitslast verursachenden Personen und „Gesunden" dann „Kostenverursacher" im Gegensatz zu „Leistungsträgern" werden, also de facto soziale Diskriminierung von → Krankheit und → Behinderung sowie Behandlungs- und Hilfebedarf bewirken oder argumentativ unterstützen. Da die „Krankheitslast" bei Behinderten sowie alten Personen, chronisch Kranken und Armen höher ist als bei der übrigen Bevölkerung, meint sie vor allem die Last, die durch die so Betroffenen auf denen ruht, die in Gesundheitssystemen mit Umlageversicherungen oder in steuerfinanzierten Systemen die finanziellen „Lasten" tragen.

Der Begriff Krankheitslast spielt vielfältig auch in der Argumentationswelt der → Expansion of Morbidity eine Rolle, nach der die Lebensverlängerung gleichsam zu einem failure of success führe.

Eine sehr spezifische Bedeutung hat dieses Messsystem in den → Adjusted Clinical Groups (ACG), auch Ambulatory Care Groups (ACG). Dieses Klassifikationsmodell zur versicherungsökonomischen Prädiktion von Risiken und zur prospektiven pauschalierten Entgeltung wird derzeit von mehr als 175 US-amerikanischen Managed Care Organizations als Entgeltsystem genutzt. Da diese ACGs auch für die Entgeltsysteme in der Bundesrepublik Bedeutung erlangen könnten, wird die Methodik der Berechnung von Krankheitslasten möglicherweise auch hier ein wichtiger Aspekt.

In Verbindung mit Theorien der Selbstverursachung von Krankheit erfüllt dieser Begriff auch die Funktion einer Schuldzuweisung und spielt deshalb als Argument in den Konflikten um die solidarischen Risikoabsicherungen eine Rolle. (→ Krankheitskosten, → Morbidität)

Kreuz, Bernhard

(1919-1981) Epidemiologe und Sozialmediziner, hat sich um die Entwicklung der → Sozialhygiene in der DDR, vor allem um die Entwicklung der Arbeitsfelder → Epidemiologie, medizinische → Demografie und → Versorgungsforschung Verdienste erworben. Er hat wichtige Beiträge zur Erschließung des Modells der → Sterbetafel und des → Lexisdiagramms für die epidemiologische Transitionsforschung geleistet. Die Integration von epidemiologischen und demografischen Konzepten sowie denen der Akzelerationsforschung haben sich als besonders fruchtbar für die Entwicklung epidemiologischer Theorien und Modelle erwiesen (z. B. epidemiologische Studien zu Hypothesen bezüglich einer Epidemie bei der Adipositas, des Diabetes mellitus oder einer angeblich fortschreitenden Zunahme genetischer Krankheiten als Folge des Lebensverlängerungsprozesses (→ Epidemie).

Zeitgleich mit → Manfred Pflanz hat er Phänomene der massiven → Überversorgung speziell mit Blinddarm- und Mandeloperationen untersucht. Eine besonders ertragreiche Zeit fiel in die Jahre zwischen den späten 1960er und den frühen 1970er Jahren, als es einen regelmäßigen Austausch von Forschungsergebnissen zwischen dem Wirkungsort von Pflanz in Hannover und dem von → Kreuz an der Berliner Charité gab.

Längsschnittstudie

In der → Epidemiologie eine bevölkerungsbezogene → Studie, die eine Studienpopulation mit dem Ziel der Ermittlung von „Wirkungen" über einen definierten Zeitraum hinweg beobachtet.

Eine besondere Form der Längsschnittstudie ist die → Kohortenstudie, bei der im Studienverlauf keine weiteren Studienteilnehmer aufgenommen werden.

Längsschnittstudien sind regelhaft mit einem erheblichen Aufwand verbunden und ggf. schwer zu interpretieren. Die Ursache besteht darin, dass sich im Studienverlauf nicht nur das Alter der Studienteilnehmer ändert, sondern auch deren Lebensbedingungen, Lebensstile, Interessen usw. dem Wandel unterworfen sind.

Hiermit sind immer auch neue soziale Differenzierungen verbunden, sodass die Studienpopulation sich ggf. unkontrolliert verändern kann. Ein besonderes Problem besteht darin, dass viele phänotypische Merkmale von Menschen durch sich verändernde Lebensbedingungen modifikabel sind und sich diese → Modifikationen gleichsam als epochaler Trend in den aufeinanderfolgenden Geburtsjahrgängen vollziehen. Die Ergebnisse einer Längsschnittstudie sind also nicht notwendig in einer nachfolgenden Generation auf gleiche Weise reproduzierbar.

Eine gleichsam prototypische Längsschnittstudie wäre gegeben, wenn eine im gleichen Jahr geborene Population mit dem Ziel z. B. der Ermittlung der durchschnittlichen Lebensdauer oder der Ermittlung der Altersabhängigkeit des Blutdrucks solange beobachtet würde, bis der letzte Studienteilnehmer gestorben ist. (→ Lexisdiagramm)

Lebensbaum

Form der grafischen Darstellung einer nach → Alter und Geschlecht, gelegentlich auch nach sozialen Merkmalen gegliederten → Bevölkerung.

Lebensbäume sind Mengen- und Strukturdarstellungen einer Bevölkerung und damit Querschnitte durch die in einer Bevölkerung noch verbliebenen Angehörigen jeweils ihres Geburtsjahrgangs. Die Darstellung erfolgt in absoluten oder relativen Angaben.

Die äußere Gestalt eines Lebensbaums wird von der → Fertilität(srate) und der Geburtlichkeit in den einzelnen Geburtsjahrgängen, der Verteilung der → Lebensdauer in der Bevölkerung, politischen, natürlichen oder gesundheitlichen Katastrophen und der → Migration bestimmt. Die hierbei relevanten Einflüsse reichen unterschiedlich weit in die Geschichte zurück und „reproduzieren" sich ggf. über die Geburtlichkeit noch weit in die Zukunft. Lebensbäume haben also ein „Gedächtnis" für demografisch relevante geschichtliche Ereignisse.

Längsschnittslebensbäume von Geburtsjahrkohorten entsprechen der sog. Überlebenskurve und sind ausschließlich von der Sterbenswahrscheinlichkeit geformt.

Lebensbedingungen

Gesamtheit der individuellen, sozialen und natürlichen Bedingungen, die auf die Ontogenese und die Soziogenese eines Menschen einwirken und so seine Möglichkeiten, Chancen, Risiken, → Lebensstile und Lebensorientierungen mit prägen. Den Lebensbedingungen kommt deshalb auch eine entscheidende Bedeutung für die → Salutogenese zu.

Lebensdauer

Die Lebensdauer ist in der → Demografie und in der → Epidemiologie als die Zeitspanne zwischen Geburt und Tod vereinbart. Sie entspricht dann der von einer Person erreichten Lebensdauer bei Eintritt des Todes. In der Regel wird dann jede Angabe innerhalb dieses Zeitraums als erreichtes Lebensalter bezeichnet. Auf der Ebene der Bevölkerung oder von Teilgruppen einer Bevölkerung kann die Lebensdauer nur als die Verteilung der individuellen Lebensdauer aller Personen beschrieben werden. In Lebensdauerstudien von Bevölkerungen wird also die pränatale Lebenszeit nicht berücksichtigt. Da das Sterben unvermeidbar ist, ist folglich die Lebensdauer das wichtigste Maß zur Gesamtbeurteilung der Gefährdung durch Tod in einer Bevölkerung.

Die Ermittlung der Verteilung der Lebensdauern in einer Bevölkerung, die Beschreibung dieser Verteilung durch geeignete Verteilungskennziffern sowie jeweils deren Interpretation ist kein triviales Problem. Dies ist dadurch begründet, dass kalendarisch gleichaltrig Gestorbene in einem Zeitraum (Kalenderjahr) immer zwei Geburtsjahren angehören können, die absolute Anzahl der Gestorbenen aus einem Geburtsjahr immer auch von der Anzahl der Geborenen abhängt und die Gestorbenen in einem Beobachtungsjahr aus (unter heutigen Bedingungen) mindestens 100 Geburtsjahren resultieren. Sie repräsentieren damit also immer auch die Geschichte der Gefährdung durch Tod bzw. der Chancen zu überleben aus einer bis zu 100 Jahre zurückreichenden Geschichte.

Die Ermittlung der Lebensdauerverteilung kann (und muss) vor diesem Hintergrund jeweils danach unterschieden werden, ob das sukzessive Absterben eines Geborenenjahrgangs im Ablauf der Zeit (Kohortenlebensdauer) oder aber unter der Annahme, die Gestorbenen eines Beobachtungsjahres ließen sich (als fiktive Kohorte) wie die Gestorbenen eines gemeinsamen fiktiven Geburtsjahrganges beurteilen. Da angesichts der regelhaften tief greifenden Veränderungen im räumlichen Bezug einer Bevölkerung oder etwa die mangelnde Zuverlässigkeit der Dokumentationen von Sterblichkeit und Migration eine Beurteilung der Sterblichkeit für die rund 100-jährige Lebensgeschichte eines Geburtsjahrgangs nur in Ausnahmefällen darzustellen ist, sind Aussagen zur Lebensdauer in einer Bevölkerung praktisch immer das Ergebnis von Darstellungen an fiktiven Kohorten bzw. aus Querschnittsangaben innerhalb des Beobachtungszeitraums. Die Lösung der in diesem Zusammenhang entstehenden Probleme erfolgt durch das Modell der → Sterbetafel, in Form von sog. Periodensterbetafeln. Diese Sterbetafeln (engl. life tables = Lebenstafel) ermitteln die Verteilung der Sterbefälle einer Standardgeborenenmenge nach dem Merkmal „kalendarisches Alter".

Bei dieser Verteilung handelt es sich um sog. asymmetrische oder schiefe Verteilungen. Die sachgerechte Beschreibung der Lebensdauer einer Bevölkerung verlangt daher zumindest vier Verteilungsmaße. Das sind

- die mittlere Lebenserwartung (e_0),
- die fernere Lebenserwartung (e_x),
- die wahrscheinliche Lebensdauer und
- die normale Lebensdauer.

Die mittlere Lebenserwartung beschreibt den arithmetischen Mittelwert der sog. Absterbeordnung für die Neugeborenen innerhalb einer fiktiven Kohorte. Die fernere Lebenserwartung entspricht der verbleibenden mittleren Lebensdauer ab einem Altersjahr >1. Die wahrscheinliche Lebensdauer bezeichnet in diesem Querschnittsmodell das Lebensalter, zu dem 50 % der Geborenen noch leben. Die normale Lebensdauer bezeichnet das Lebensalter, in dem die meisten Sterbefälle auftreten.

Jedes dieser Maße ist sachlich anders zu interpretieren. Da es sich bei Periodensterbetafeln um Querschnitte handelt, also Geburtsjahrgänge einschließt, deren Lebensrisiken von der Geschichte stark beeinflusst sind, sollte die Interpretation der Lebensdauer als Maß der erwartbaren Lebenszeit (→ Lebenserwartung) vermieden, zumindest sehr zurückhaltend genutzt werden. Die sog. mittlere Lebenserwartung ist kein sinnvolles Prädiktionsmaß der Lebensdauer, da es ausschließlich vergangene Lebensrisiken bzw. die Lebensrisiken derer, die diese Vergangenheit überlebt haben, misst. Damit ist auch Zurückhaltung geboten, wenn heutige Einflüsse auf das Sterbegeschehen in einem kausalen Zusammenhang zur aktuellen Lebenserwartung interpretiert werden.

Für die Bewertung der Lebensdauer sowie des → Lebensverlängerungsprozesses wäre die Kenntnis einer maximalen Lebensdauer von großem Interesse. Da diese nicht bekannt ist, sind auch Vermutungen über die Grenze erreichbarer Lebensdauer spekulativ. Unter der Voraussetzung, die Biologie des Alterns ließe sich künftig nicht verändern, kann aus der relativen Stabilität der Alterssterblichkeit jedoch auf eine maximale mittlere Lebensdauer von etwa 90-95 Jahren geschlossen werden, vorausgesetzt, es gelingen keine Eingriffe in die Biologie des Alterns.

Angaben über die Lebensdauerverteilung in einer Bevölkerung erzeugen regelmäßig das Bedürfnis nach einer Differenzierung solcher Angaben für Teilgruppen der Bevölkerung, etwa nach dem Geschlecht, der sozialen Schichtzugehörigkeit, der Ethnik, nach dem Gesundheitszustand, nach Lebensrisiken (Beruf, Lebensstil, individuelle Variablen wie Blutdruck, Körpergewicht usw.).

Hierbei ist allerdings zu berücksichtigen, dass die sog. mittlere Lebenserwartung grundsätzlich für Neugeborene definiert ist, die meisten der zur Differenzierung genutzten Variablen jedoch zum Zeitpunkt der Geburt nicht vorliegen bzw. nur als fernere Lebenserwartung angegeben werden können. Das wirft etwa für die differenzielle Berechnung der Lebenserwartung nach Arbeitsrisiken oder Merkmalen des Lebensstils die Frage auf, welcher Ursprungszeitpunkt für entsprechende fiktive Kohorten von Menschen mit gemeinsamen Arbeitsrisikomerkmalen oder solchen des Lebensstils jeweils vereinbart werden soll. Es dürfte zudem zumeist nicht gelingen, die in diesem Zusammenhang entstehende Problematik der → Confounder zu beherrschen. Es ist deshalb notwendig, entsprechende Angaben im Schrifttum sehr sorgfältig auf Reliabilität, Validität und Objektivität zu prüfen. In der Regel ist davon auszugehen, dass in einer Bevölkerung mit bereits hoher Lebenserwartung für häufig vorkommende Ursachen einer vermuteten Risikovariation deren Gesamtwirkung auf die Lebenserwartung eher gering ist. Werden solche Wirkungen hingegen als hoch eingeschätzt, dürfte in der Regel die Prävalenz der Betroffenen in dem Maße kleiner werden, wie solche Abweichungen vom Durchschnitt aller zunehmen.

Dies ist z. B. in der Sozialepidemiologie ein größeres Problem: Die Aussage, Menschen, die in Armut und unter prekären Bedingungen leben, hätten eine um 10 Jahre geringere Lebenserwartung, bezieht sich vermutlich korrekt immer auf die Annahme einer sog. ferneren Lebenserwartung und besagt nichts über den Anteil der Betroffenen. Es kann also durchaus sein, dass in einer anderen Bevölkerung dieser Abstand nur 5 Jahre beträgt, bei dortiger niedriger Lebenserwartung der Gesamtbevölkerung aber dennoch ein quantitativ ungleich größeres Problem beschrieben wird. Angesicht der Beliebigkeit mit der in der Öffentlichkeit, z.T. auch in der wissenschaftlichen Öffentlichkeit, mit Lebenserwartungsangaben argumentiert wird, sollten sich Gesundheitswissenschaftler in besonderer Weise um einen korrekten Umgang mit den Maßen der Lebensdauer bemühen.

Lebensdauer, normale

→ Lebensdauer

Lebensdauer, wahrscheinliche

→ Lebensdauer

Lebenserwartung, fernere

→ Lebenserwartung

Lebenserwartung, mittlere

(engl life expectancy) Sie ist der am häufigsten gebrauchte Verteilungsparameter der sog. standardisierten Absterbeordnung einer (realen oder fiktiven) Geburtsjahrkohorte zur Beschreibung der → Lebensdauer.

Es handelt sich hierbei um einen standardisierten und gewichteten arithmetischen Mittelwert, der nicht unproblematisch oft als ein Wert für die durchschnittlich zu erwartenden Lebensjahre gedeutet wird.

Sofern sich diese Angabe auf Neugeborene bezieht, spricht man von der mittleren Lebenserwartung. Die analogen Angaben für die übrigen Lebensalter werden als fernere Lebenserwartung bezeichnet.

Die Lebenserwartung wird, obwohl hierzu nur sehr begrenzt geeignet, oft als Maß für die Messung der Qualität und der Leistungsfähigkeit der Medizin genutzt. Analog problematisch ist die Konstruktion eines Zusammenhanges zwischen dem → Lebensverlängerungsprozess und dem sog. medizinischen Fortschritt (→ Innovation), den finanziellen Aufwendungen für die medizinische Versorgung und vielen anderen Merkmalen.

Diese Konstruktionen sind aus methodischer und inhaltlicher Sicht so zahlreich, dass ihre kritische Wertung kaum noch mit der inflationären Vermehrung Schritt hält (siehe hierzu → Sterbetafel).

Die Lebenserwartung ist ein häufig genutzter Indikator sozialökonomischer Prozesse, besonders für die Verteilung sozialer Ressourcen (hierunter auch der → Zugänglichkeit medizinischer Versorgung), der Partizipationsrechte an Bildung und der sozialen Chancen sowie der sozialen Kohärenz einer Bevölkerung.

Lebensqualität

Eines der wichtigsten Maße für → Gesundheit und damit auch Zielgröße der Gesundheitsversorgung. Im SGB V wird es widersprüchlicherweise sowohl als Ausschlusskriterium (§ 34 Abs. 1 Satz 7 SGB V) wie auch als Teil des Patientennutzens bei der Arzneimittelversorgung (§ 35b Abs. 1 Satz 4 SGB V) verwendet.

Lebensqualität als Ziel der → Prävention, der → Therapie, der Rehabilitation oder der → Pflege kann nicht kontextlos bestimmt werden, sondern steht immer in Relation zu dem → Gesundheitszustand eines Menschen und seinen individuellen Bedürfnissen sowie dem erreichten allgemeinen Standard der → Lebensbedingungen.

Die Messung der Lebensqualität erfolgt zumeist durch → Surveys, die die individuelle → Zufriedenheit ermitteln. Darüber hinaus gibt es Bemühungen, zur Beschreibung der → sozialen Lage analog zu ökonomischen Indikatoren auch soziale Indikatoren zu entwickeln. Hier spielen Indikatoren der Lebensqualität (Quality of Life Measurement, QOL) eine erhebliche Rolle.

In dem vom Robert-Koch-Institut konzipierten Bundes-Gesundheitssurvey kam in Deutschland erstmals 1998 die mit dieser Art von Indikatoren operierende „Medical Outcomes Short Form 36" oder kürzer SF-36 zum Einsatz. Dort sind physische, psychische, soziale und funktionale Dimensionen relativ umfassend angesprochen. Um aber auch vorwiegend psychomentale Komponenten wie Energieverlust, emotionale Reaktionen oder Schmerz erfassen zu können, wird empfohlen, zusätzliche Fragen z. B. aus dem „Nottingham Health Profile" zu übernehmen.

Lebensstil

Lebensstile sind Ausdrucksformen der Individualität. Lebensstil bezeichnet also die Art und Weise des Verhaltens eines Menschen zu sich, zu seiner Umwelt und seinen Mitmenschen und ist das komplexe Resultat habitueller Eigenschaften, der Erziehung, der Bildung und der Erfahrung sowie der durch die → Lebensweise geschaffenen → Lebensbedingungen. Da Lebensstile durch die der Lebensweise folgenden Normen und Bedingungen eine Relation zur sozialen Umwelt herstellen, sind sie immer auch bewertet, z. B. als konform oder non-konform.

Lebensstile werden im Prozess der Sozialisation erworben und in jeweils konkreten sozialen Strukturen und Zusammenhängen bestätigt, sanktioniert, reproduziert oder verändert.

Der Wandel der Lebensstile ist ein wichtiger Aspekt des historischen sozialen Wandels, der sozialen → Mobilität (sozialer Aufstieg oder Abstieg) und der → Modifikabilität der Ontogenese (Altern).

Lebensverlängerungsprozess

Epochaler Prozess der Zunahme der durchschnittlichen → Lebensdauer von → Bevölkerungen. Er ist der Grundprozess der demografischen und epidemiologischen → Transition und zugleich Ursache wie auch Folge des sozialen und kulturellen Fortschritts.

Da die Lebensdauer des Menschen endlich ist, ist auch die Zunahme der Lebensdauer ein vorübergehender Prozess. Während über das erreichbare Maximum nur Vermutungen möglich sind, darf als sicher angenommen werden, dass eine Bevölkerung, um zu überleben, nie für längere Zeit eine durchschnittliche Lebensdauer von unter 18 Jahren gehabt haben darf. Nimmt man als Maximum 90 Jahre an, gibt es also etwa ein Potenzial von 70 Jahren für den Prozess der Lebensverlängerung.

Die Ausschöpfung dieses Potenzials ist einer der fundamentalen sozialgeschichtlichen Vorgänge in der Entwicklung der menschlichen Gattung, da die Ausbreitung der Menschen über die Erde im Wesentlichen nur über die Eingrenzung der Sterbenswahrscheinlichkeit, also die Verlängerung der durchschnittlichen → Lebensdauer möglich war. Dieser bereits Jahrtausende andauernde und erheblich diskontinuierliche Prozess, der immer wieder auch von Rückschritten und lang dauernden Stagnationsphasen gekennzeichnet war, ist in der Gegenwart von den Bevölkerungen der Erde sehr unterschiedlich weit durchlaufen. Entsprechend extrem unterscheidet sich die Lebensdauer der gegenwärtigen Bevölkerungen und mit „Restpotenzialen" der Lebensverlängerung zwischen etwa 10-15 sowie 55-60 Jahren.

Die Mechanismen und Ursachen des Lebensverlängerungsprozesses lassen sich nur im Rahmen von Modellannahmen diskutieren, da eine empirische Abbildung praktisch ausgeschlossen ist.

Hinsichtlich der Mechanismen dürften drei historische Phasen zu unterscheiden sein:

- Minimierung der periodischen (z. B. saisonalen) und aperiodischen Schwankungen der Sterblichkeit (z. B. Katastrophen und Epidemien),
- Minimierung der vorzeitigen → Sterblichkeit u.a. durch den Abbau der sozialen Differenzierung der

Sterberisiken,

- Verzögerung der altersbedingten Sterblichkeit.

Alle bisherigen Gewinne an Lebensdauer waren im Wesentlichen das Resultat der ersten beiden Phasen mit folgenden maßgeblichen Ursachen:

- Die Gewinnung einer relativen Unabhängigkeit von den natürlichen → Lebensbedingungen durch die Produktion von Lebensmitteln, ihre Bevorratung und ihre Verteilung,
- die Gewinnung der Fähigkeit zur gemeinschaftlichen Gefahrenabwehr,
- die Spezialisierung von Fähigkeiten, verbunden mit der Erhöhung der Produktivität,
- gezielte Maßnahmen der Abwehr von Krankheits- und Sterberisiken durch die Ordnung und Regelung gemeinschaftlicher Lebensweise,
- die Verringerung der Kinder- und Säuglingssterblichkeit durch Besserung der Ernährung, der Wohnbedingungen, der Bildung sowie die Professionalisierung von Hilfeleistungen,
- politische Auseinandersetzungen um soziale Chancengleichheit und die Verbreiterung des Wohlstandes,
- (historisch relativ spät) gezielte Maßnahme der medizinischen → Prävention und der therapeutischen Intervention zur Vermeidung vorzeitigen Sterbens.

Bis etwa in das letzte Viertel des 20. Jahrhunderts war charakteristisch, dass die Gewinne an durchschnittlicher Lebenszeit nahezu vollständig durch die Verminderung der Sterblichkeit im Kindes-, Jugend- und jungen Erwachsenenalter realisiert wurden, d.h., mit wachsender Lebenserwartung wurden die Menschen nicht älter, sondern mehr Menschen gewannen die Chance alt zu werden.

Es mehren sich in der Gegenwart Befunde, nach denen in einigen Ländern auch alte Menschen und selbst Hochbetagte, wenngleich in geringem Umfang, noch Lebenszeit gewinnen also tatsächlich älter werden. Die Interpretation dieses Gesamtvorganges lässt jedoch dennoch derzeit nur den Schluss zu, dass im Gefolge der Lebensverlängerung die biologischen Ressourcen für die Lebensdauer nicht größer, sondern „nur" besser bzw. vollständiger ausgeschöpft werden.

Da die Lebensdaueranalytik den tatsächlichen Vorgang nur anhand des kalendarischen, nicht des biologischen Alterns abbilden kann, bleiben wesentliche Zusammenhänge außer Betracht. Allerdings gibt es ausreichend Hinweise für die These, dass sich im Zuge der Lebensverlängerung auch das biologische → Altern (selbstverständlich ebenfalls in biologischen Grenzen) verlangsamt. Es werden demnach nicht nur mehr Menschen alt, sondern es bleiben auch mehr Menschen im Alter aktiv und selbstständig, altern also langsamer.

Die Lebensverlängerung bildet sich zwangsläufig auch im Wandel der → Todesursachen ab. Zwei Aspekte spielen dabei eine wichtige Rolle: Das ist/war

- die vollständige oder weitgehende Vermeidung der für das Säuglings-, Kindes- und Jugendalter sowie für das junge Erwachsenenalter typischen Sterbeursachen (vor allem die Tuberkulose) und
- der Gewinn an (Über-)Lebenszeit bei den heute nicht oder noch nicht heilbaren Krankheiten.

Da per definitionem festgelegt ist, dass dem Tod immer auch eine Sterbeursache zuzurechnen ist, folgt, dass der Lebensverlängerungsprozess auch über den Strukturwandel der jeweils relevanten bzw. typischen Sterbeursachen beschrieben werden kann. Dieser Wandel ist bei steigender Lebenserwartung also nicht Folge neuer bedrohlicher Risiken im Sinne einer → Expansion of Morbidity, sondern die Folge des Wandels der Altersstrukturen bei zumindest konstanter Morbiditätsbelastung (→ Compression of Morbidity, → Dynamic Equilibrium).

Da nach derzeitigem Kenntnisstand die epochale Lebensverlängerung also nicht primär die Folge eines immer älter Werdens der Menschen ist, sondern die Folge der wirksamen Vermeidung vorzeitigen Sterbens, ist die heute typische → Morbidität und → Mortalität im Wesentlichen die Folge des demografischen (und sozialstrukturellen) Wandels, nicht einer zunehmenden Gesundheitsbedrohung.

Aus gesundheitsökonomischer Sicht wird dem Alter oft eine erhebliche, z.T. die Existenzfähigkeit vor allem der → Gesetzlichen Krankenversicherung gefährdende Bedeutung für die Kostenentwicklung zugeschrieben. Diese Annahmen sind aus zweierlei Gründen zu relativieren:

- Die hauptsächlichen Aufwandsfolgen der Verlängerung der mittleren → Lebenserwartung waren etwa um 1980 bewältigt und
- die Kosten korrelieren primär nicht mit der Höhe der Lebenserwartung, sondern mit dem Sterbealter und sind tendenziell umso höher, je jünger die verstorbene Person war.

Die Zunahme der Lebenserwartung könnte dann als Aufwandsproblem argumentiert werden, wenn deren Zunahme sich vor allem aus einer maßgeblichen Zunahme der ferneren → Lebenserwartung derer speisen würde, die die normale → Lebensdauer überschritten haben. Dies ist jedoch, zumindest derzeit, nicht oder nur marginal der Fall.

Lebensweise

Die Lebensweise umfasst die vom Individuum zumeist nur bedingt beeinflussbaren äußeren natürlichen und sozialen Gegebenheiten für die Bedingungen seines Lebens. Sie ist maßgeblich durch die Art und Weise der Herstellung und der Verteilung der Existenzmittel, durch Bildung und Arbeit sowie Traditionen und soziale Normen bestimmt.

Leichenschau

Rechtlich geordnete Feststellung des Todeseintritts, der Todesart und des Todeszeitpunktes eines Menschen. Die Leichenschau dient vor allem der Rechtssicherheit, um ggf. nicht natürliche Todesursachen zu ermitteln. Die → Todesursachenstatistik gründet sich auf die Feststellungen der Leichenschau.

Die Durchführung der Leichenschau ist in der Bundesrepublik als ärztliche Pflichtaufgabe bestimmt.

Es muss vermutet werden, dass die Todesursachenfindungen der Leichenschau von denen, die durch eine Obduktion ermittelt werden, sehr oft deutlich abweichen. Folglich ist es auch geboten, Todesursachenstatistiken sehr kritisch und zurückhaltend zu bewerten.

Leistungsdokumentation

In der Bundesrepublik durch die ärztliche Berufsordnung, die → Sozialgesetzbücher und den Bundesmantelvertrag geregelte Pflicht zur Dokumentation erbrachter medizinischer Leistungen.

Im Interesse der individuellen Rechtssicherheit liegt es auch im Interesse des Arztes und des Patienten, die Gesamtheit aller medizinischen Handlungen am → Patienten vollständig und damit lückenlos zu dokumentieren.

Leistungstransparenz

Die Transparenzpflicht der Leistungen der GKV ist rechtlich und durch ergänzende Verträge geregelt. Da private Versicherungssysteme ein Recht zum Schutz ihrer Unternehmens- und Wettbewerbsinteressen haben, sind diese vor einer Transparenzpflicht hingegen weitgehend geschützt.

Demgegenüber ist für steuerfinanzierte Systeme und soziale Umlagefonds Transparenz normativ zu fordern. Sie ist für die Legitimation und die Funktionsfähigkeit dieser Absicherungssysteme zwingend notwendig.

Da in der Bundesrepublik sowohl die Leistungsträger als auch die Leistungserbringer nach politischer Willenssetzung untereinander in einem massiven Wettbewerb stehen sollen, verhalten sich diese analog zu Wirtschaftsunternehmen und versuchen die Transparenz möglichst einzuschränken und zu vermeiden.

Im Bereich der ambulanten Versorgung ist die unmittelbare finanzielle Regulierung ärztlicher Tätigkeit unter Zugrundelegung der verhandelten → Gesamtvergütung ein innerärztliches Problem. Deshalb ist die Herstellung von Leistungstransparenz für die ambulante ärztliche Versorgung besonders schwierig und in der Praxis auch nur rudimentär entwickelt. Soweit es hierzu Festlegungen gibt, sind sie durch den Bundesmantelvertrag geregelt.

Die Krankenkassen verfügen darüber hinaus dann über Kenntnisse zum Leistungsgeschehen, wenn sie Leistungen selbst unmittelbar entgelten (z. B. Arzneimittel, Heil- und Hilfsmittel, Transportkosten u.ä.m.), Leistungen nur auf Antrag gewähren oder, wie im Fall der → Arbeitsunfähigkeit, eine Informationspflicht seitens des Versicherten besteht.

Für die Mitglieder der GKV sind die Leistungsstrukturen und -verteilungen auf die Mitglieder hingegen nur sehr begrenzt transparent, d.h., sie können kaum nachvollziehen, was mit ihren den Kassen übergebenen Beiträgen geschieht. Das gilt vor allem für das Kernziel der GKV, nämlich die Wirksamkeit ihrer sozialkompensatorischen Funktion.

Die vorhandenen aussagekräftigen Beispiele für Leistungstransparenz im ambulanten Bereich beruhen meist auf freiwilligen oder im Rahmen von Forschungsvorhaben betriebenen Auswertungen von so genannten sekundären, d.h. aus dem Routineverwaltungsgeschehen gewonnenen sozialstrukturellen (z. B. Beruf, Alter) und Inanspruchnahmedaten. Zu den von einzelnen Krankenkassen regelmäßig ausgewerteten Datensammlungen gehören vor allem die über den Umfang und die Art des Arbeitsunfähigkeitsgeschehens (Fehlzeiten- und Gesundheitsreports), der stationären Versorgung und seit wenigen Jahren auch der medikamentösen Versorgung. In wenigen Kassen sind datenmäßig individuenbezogene Longitudinalauswertungen ab dem Jahre 1989 möglich. Einige Kassen reichern die mit den Sekundärdaten nur begrenzt herzustellende Leistungstransparenz mittlerweile durch (über schriftliche und mündliche Befragungen) primär erhobene Informationen an.

Das von der KBV (→ Kassenärztliche Vereinigung) getragene Zentralinstitut für die kassenärztliche Versorgung (ZI) führt regelmäßig Auswertungen eines sogenannten ADT-Patienten- und Ärztepanels durch, zuletzt eine zum Diagnosespektrum und Behandlungsaufwand des allgemeinärztlichen Patientenklientels. Darüber hinaus gibt es als Gemeinschaftsprojekt aller gesetzlichen Krankenkassen, der Kassenärztlichen Bundesvereinigung und der Apothekerverbände und unter Beteiligung zahlreicher Fachwissenschaftler seit nahezu 20 Jahren den jährlich erscheinenden Arzneiverordnungsreport, der eine bewertende Analyse einer Stichprobe aus allen Arzneiverordnungen enthält. Ein weiteres Gemeinschaftsprojekt zur Leistungstransparenz ist die vom ZI und dem Wissenschaftlichen Institut der Ortskrankenkassen (WidO) seit 1979 regelmäßig vorgelegte ZI/WidO-„Fallzahlenanalyse der ambulanten Behandlung“, die derzeit auf einer Stichprobe der → Inanspruchnahme von → Primär- und Fachärzten aus sechs KV-Bezirken basiert und für rund 60% dieses Geschehens repräsentativ ist.

Für die stationäre Versorgung existiert eine Informationspflicht der Krankenhäuser gegenüber der Krankenversicherung nach § 301 SGB V. Schon vor der Vorlage dieser Art von Pflichtdaten gab es Bemühungen, die vorliegenden Daten über die stationäre Versorgung regelmäßig auszuwerten. Das WidO erstellt hierzu einen „Krankenhausreport“, der neben der Auswertung von Routinedaten auch Ergebnisse aus primären und qualitativen Untersuchungen veröffentlicht.

Mit der oben genannten neuerlich erweiterten Informationspflicht sind die Daten zu übermitteln, die auf der Krankenversicherungskarte gespeichert sind (SGB V § 291 Abs.2 Nr. 1-8):

- Zuständige Krankenkasse,
- Name, Geburtsdatum, Anschrift des Versicherten,
- Krankenversichertennummer, Versichertenstatus, Tag des Beginns des Versicherungsschutzes,
- Bei befristeter Gültigkeit der Karte das Datum des Fristablaufs.

Nach § 301 SGB V sind für jeden Behandlungsfall des Krankenhauses folgende Daten zu übermitteln:

- Das krankenhausinterne Kennzeichen des Versicherten (Aufnahmenummer),
- das Institutionskennzeichen (IK-Nr.)

des Krankenhauses und der Krankenkasse,

- Tag, Uhrzeit und Grund der Aufnahme.

Veranlasser:

- bei ärztlicher Verordnung, Arztnummer des einweisenden Arztes oder
- bei Notfallaufnahme, veranlassende Stelle oder
- IK-Nr. des veranlassenden Krankenhauses,
- aufnehmende Abteilung, ggf. weiterbehandelnde Fachabteilungen,
- Einweisungs-, Aufnahmediagnose und sonstige Diagnosen,
- voraussichtliche Dauer der KH-Behandlung, ggf. medizinische Begründung,
- Datum und Diagnose von OP´s oder sonstigen Prozeduren,
- Tag, Uhrzeit und Grund der Entlassung oder Verlegung sowie maßgebliche Haupt- und Nebendiagnosen,
- bei externer Verlegung IK-Nr. der aufnehmenden Institution,
- Angaben bzw. Vorschläge zu evtl. Reha- oder sonstigen Maßnahmen sowie Aussagen zur Arbeitsfähigkeit,
- Angaben über berechnete Entgelte.

Außerdem sind nach § 17 → Krankenhausfinanzierungsgesetz die Leistungs- und Strukturdaten des Krankenhauses zu übermitteln. Dies sind, bezogen auf die Gesamtheit der Krankenhausfälle, im Einzelnen:

- Die Belegungsdaten des gesamten Krankenhaus,
- der Personalschlüssel (Personal pro belegte Betten),
- die Belegungsdaten der Fachabteilung,
- die Diagnosestatistik für die Fachabteilung (anonymisierte abteilungsbezogene Diagnosestatistik, Verschlüsselung nach ICD 10),
- die Operationsstatistik für die Fachabteilung (anonymisierte abteilungsbezogene Operationsstatistik, Verschlüsselung nach OPS-301).

Leitlinien

In Form von Regeln, Hinweisen, Vorschlägen gefasste Verhaltens- und Entscheidungsmaßgaben für die medizinische Versorgung (clinical practice guidelines). Solche Leitlinien sollen die Entscheidung von Ärzten und Patienten zum Inhalt einer (bezogen auf das konkrete Gesundheitsproblem) vereinbarten medizinischen Versorgung unterstützen. Prinzipiell ist zu klären, welche Normen setzende Bedeutung Leitlinien jeweils unter bestimmten rechtlichen Maßgaben haben und auf welcher Grundlage sie erzeugt werden. Ziel einer Leitlinie ist die Begrenzung der Varianz therapeutischer Entscheidungen. Die Varianzbegrenzung setzt jedoch primär nicht die Vereinbarung eines therapeutischen Verhaltens voraus, sondern die möglichst eindeutige und invariante Definition des therapeutischen Problems. Hier liegt die eigentliche Schwierigkeit, weil die therapeutischen Problemlagen bei gleichen Krankheiten individuell durchaus erheblich invariant sein können.

Inhalt und Bedeutung des Begriffs Leitlinie sind allgemein wenig präzisiert. Das betrifft die Verbindlichkeit, das Verhältnis zum Haftungsrecht, zum Sozialrecht, zum Berufsrecht und die Bindungswirkung von Leitlinien für Leistungserbringer, wenn Leitlinien in Verträgen zwischen Kostenträgern und Leistungsanbietern vereinbart werden. Leitlinien können vor diesem Hintergrund z. B. dazu dienen, das beste verfügbare Wissen allen zugänglich zu machen. Sie können aber auch dazu dienen, Versorgungsprodukte zu definieren und in Verträgen zu vereinbaren, die dann Leistungsbedarfe jenseits solcher Produkte ausschließen. Sie werden dann als allgemein anerkannter Stand der medizinischen Erkenntnisse (§ 2 Abs. 1 Satz 3 SGB V) vom Recht rezipiert.

Leitlinien sollten der Interpretationen des jeweilig verfügbaren Erkenntnisstandes der Medizin entsprechen (→ Evidence based Medicine, → Health Technology Assessment). Sie verlangen deshalb eine Konsensbildung innerhalb der Medizin und die Fixierung solcher Konsense in Gestalt einer Norm. Hierzu bieten sich grundsätzlich drei Wege an. Die Normensetzung

- kann durch ein Gesetz oder eine Verordnung unmittelbar durch den Staat erfolgen,
- kann auf gesetzlicher Grundlage im Rahmen eines korporatistischen Mechanismus der → Selbstverwaltung (→ Gemeinsamer Bundesausschuss) übertragen sein,
- kann über privatrechtliche Verträge zwischen Versicherer, Leistungserbringer und Versichertem unter Beachtung allgemeiner Rechtsvorschriften geregelt werden.

Jeder dieser Wege verweist auf spezifische systemische Rahmenbedingungen, die dann wiederum unterschiedliche Folgen für die Ausgestaltung und Etablierung von Leitlinien haben.

Entsprechend weit sind die Interpretationen gefasst. Danach sind Leitlinien entweder allgemeine Korridorempfehlungen in Verantwortung der medizinischen Fachgesellschaften erarbeitet, gepflegt und vermittelt, gedacht als Unterstützung für Ärzte und Patienten. In anderer Interpretation handelt es sich um Leistungsnormen mit quasi vertraglicher Bindungswirkung. Zwischen diesen Extremen werden, vorausgesetzt es gelingt jeweils das Problem der Varianz von individuellen Versorgungsbedürfnissen aufzulösen, zunehmend nicht nur Leitlinien für diagnostische und therapeutische Leistungen, sondern auch für die Rehabilitation und die Pflege, die Verordnung von Medikamenten und Heil- und Hilfsmitteln sowie physikalische und andere Therapien entstehen.

Das Besondere an diesen Entwicklungen ist, dass Leitlinien auch als eigenständige Produkte gesehen werden können, und dann den Gedanken nahe legen, Leistungsverträge und ggf. in der Perspektive auch Versicherungsverträge entlang solcher Produkte zu vereinbaren. Das Ziel wäre dann, auf diese Weise nicht nur die quantitativen, sondern auch die qualitativen Entwicklungen in der Krankenversicherung für die Versicherungsträger steuerungsfähig zu machen. Solche Vertragsformen ordnen sich in die Logik des → Managed Competition und der Prospective Payment Systems ein.

Da Leitlinien gleichsam den übergreifenden Konsens der medizinischen Wissenschaften zu einem bestimmten Behandlungsproblem darstellen, spiegeln sie nicht allein den jeweiligen Wissensstand, sondern auch das Ausmaß der Wissensintegration in einem multi- und interdisziplinären, in jedem Falle also fächerübergreifenden Sinne. Hierbei entsteht mindestens die grundsätzliche Frage, ob Behandlungsleitlinien an definierten Krankheitsfällen orientiert werden (→ Fallklassifikation) oder aber an Personen bzw. konkreten Individuen (→ Personenklassifikation). Im ersten Zusammenhang wird maßgeblich, wie die Abgrenzung von Fällen bestimmt wird, im zweiten, inwieweit die Erkenntnisstände von anderen Humanwissenschaften, wie z. B. den Arbeitswissenschaften, den Verhaltenswissenschaften oder den Sozialwissenschaften integriert werden. Da Letztere in klinischen Studien praktisch nie und in epidemiologischen Studien auch eher selten berücksichtigt werden, ist die Gefahr erheblich reduktionistischer und depersonalisierender Leitlinien zumindest zu beachten. Auf diese Weise könnten Leitlinien bewirken, individuelle Behandlungsprobleme aus dem notwendigen komplexen humanwissenschaftlichen Wissensbestand herauszulösen: Es würden dann Krankheiten behandelt, nicht aber kranke Individuen.

In der Bundesrepublik unterscheidet die Arbeitsgemeinschaft der Wissenschaftlichen Medizinischen Fachgesellschaften (AWMF) drei Arten von Leitlinien:

- Solche, die im informellen Konsens von Experten festgestellt werden (Stufe Expertengruppe, S1),
- solche, die in einem formalen Konsensusprozess ermittelt werden – themeninitiierte Gruppendiskussionen, Delphimethode (ein- oder

mehrmalige schriftliche oder mündliche themenzentrierte Befragung von ExpertInnen), Konsensuskonferenz (Stufe formale Konsensusfindung, S2),

- solche, die in einem systematischen Prozess erzeugt werden (Stufe systematische Konsensbildung, S3, mit formellem Konsensusprozess, klinisch-logischer Analyse, → Evidence based Medicine, → Entscheidungsanalyse, Ergebnisanalyse).

In der Tagesdiskussion erfolgt häufig eine Gleichsetzung von Leitlinien und Evidence based Medicine. Eine solche Gleichsetzung trifft nicht den Sachverhalt, allerdings ist wünschenswert, dass die Leitlinien stets in angemessener Weise auf den Erkenntnisfortschritt der Evidence based Medicine reagieren.

Letalität

(engl. lethality rate) → Epidemiologische Ziffern.

Lexisdiagramm

Das Lexisdiagramm ist das Grundmodell für das Verständnis der Zusammenhänge von → Querschnitts- und → Längsschnittstudien sowie von → Zeitreihenanalysen. Es geht auf den Nationalökonomen W. Lexis (1837-1914) zurück.

Da bevölkerungsbezogene Studien auch in der Medizin von großer und wachsender Bedeutung sind, ist zumindest die Kenntnis des Grundproblems, das zur Entwicklung des Lexisdiagramms geführt hat, auch für die Nutzer der → Epidemiologie unabdingbar.

Das Lexisdiagramm verknüpft logisch die drei wichtigsten zeitlichen Ebenen, die in der → Demografie und auch in der Epidemiologie eine Rolle spielen. Das sind das → Alter, das Geburtsjahr und das Kalenderjahr. Es entsteht so ein Diagramm, in dem die jeweiligen Bezüge von altersspezifischen Daten, Kohortendaten (Längsschnittsdaten) und Periodendaten (Querschnittsdaten) in ihren Interpretationsrelationen dargestellt sind. Es wird deshalb auch als Alters-Perioden-Kohortenmodell (Age-Period-Cohort-Modell, APCM) bezeichnet.

Da sich alle Veränderungen bezüglich der Daten zur → Morbidität und → Mortalität auf der Bevölkerungsebene über das Geburtsjahr, das Kalenderjahr und das Altersjahr verknüpfen lassen, lassen sich auch die jeweilig beobachteten Veränderungen hinsichtlich möglicher Kohorteneffekte, epochaler oder Kalenderjahreffekte und Alterseffekte über das Lexismodell differenzieren.

Epochale Effekte wirken von außen auf eine Bevölkerung. Sie betreffen zwar oft alle Kohorten in einer Bevölkerung, jedoch in der Regel nicht mit gleicher Intensität, wenn die Empfänglichkeit für solche Einwirkungen z. B. vom Alter oder von der sozialen Schichtzugehörigkeit abhängt. Epochale Effekte sind z. B. Naturkatastrophen, Kriege, Krisen, → Epidemien aber auch Innovationen, die die Gesundheit von Bevölkerungen günstig beeinflussen, wie etwa die Einführung von Impfungen oder neuen Therapiemöglichkeiten. Epochale Effekte sind einer Bevölkerung immer über das Kalenderjahr zugeordnet.

Alterseffekte sind mit der medizinischen Grundtatsache verknüpft, nach der die Wahrscheinlichkeit krank zu werden und zu sterben sowie die Art der typischen Krankheiten und Sterbeursachen über das Lebensalter hinweg ungleich verteilt sind. Alterseffekte sind der Bevölkerung immer über das Lebensalter zugeordnet.

Kohorteneffekte können auf zweifache Weise die Mortalitäts- und Morbiditätsziffern einer Bevölkerung beeinflussen:

- Einzelne Geburtsjahrgänge können extrem ungünstigen Lebensbedingungen ausgesetzt (gewesen) sein, sodass deren Gesundheitslage kumuliert schlechter ist als die anderer Geburtsjahrgänge. In Bevölkerungsquerschnitten erscheinen dann solche Effekte u.U. als „Störungen“ in einzelnen Altersgruppen. Wachsen solche Kohorten aus dem Lebensbaum heraus, kann sich die → Gesundheitslage der Gesamtbevölkerung (z. B. die → Lebenserwartung) verbessern, ohne dass es jenseits dieses Herauswachsens auch nur einen tatsächlich positiven Effekt gegeben hätte.

- Es können bestimmte Geburtsjahrgänge aufgrund sozio-kultureller Einflüsse Verhaltensstile (z. B. Einstellung zum Drogenkonsum, zur Teilnahme an Impfungen und Vorsorgeuntersuchungen, Ernährungsweisen und -moden) entwickeln oder Lebensbedingungen ausgesetzt sein (Langzeitarbeitslosigkeit, Armut usw.), die die Morbidität und die künftige Mortalität mit Wirkungen beeinflussen, die erst zeitversetzt in künftigen Querschnitten zu beobachten sein werden. Solche Effekte können die Prognose von Gesundheitsrisiken oder auch die der künftigen Lebenserwartung erheblich erschweren.
- Kohorteneffekte sind der Bevölkerung immer über das Geburtsjahr zugeordnet.

Das Lexisdiagramm kann auch als Basismodell für eine durchgehende und (formal-)logisch korrekte Ableitung und Definition der epidemiologischen Messziffern (Measurement Occurrence) genutzt werden.

Life Expectancy Free from Disability

→ Sterbetafel

Lohnfortzahlungsgesetz

regelt die Fortzahlung von Arbeitsentgelten bei → Arbeitsunfähigkeit bis zur 6. Woche. Da Lohnkompensation im Fall von Arbeitsunfähigkeit in der deutschen Krankenversicherungsgeschichte immer eines der wichtigsten Regulationsziele der Krankenversicherung gewesen ist, stehen die Leistungsfähigkeit der Krankenversicherung und das Lohnfortzahlungsgesetz in einem unmittelbaren Zusammenhang.

Lohnnebenkosten

eigentlich Personalnebenkosten, ist eine vom Statistischen Bundesamt genutzte Kennziffer bei der Beschreibung der Arbeitskostenstruktur. Diese Kostenart umfasst vier Kostencluster:

- Sonderzahlungen (Urlaubsgeld, zusätzliche Monatsgehälter, Leistungen zur Vermögensbildung der Arbeitnehmer, fest vereinbarte Sonderzahlungen, von der persönlichen Leistung oder dem Unternehmenserfolg abhängige Sonderzahlungen wie z. B. Erfolgsprämien und Gewinnbeteiligungen),
- Vergütungen für arbeitsfreie Tage (Vergütung während des Urlaubs, Lohnfortzahlung im Krankheitsfall, zusätzliche Lohn- und Gehaltsfortzahlungen, Vergütung gesetzlicher Feiertage und sonstiger gesetzlicher Ausfalltage, Vergütung sonstiger tariflicher oder betrieblicher arbeitsfreier Tage)
- Vergütungen für Versorgungseinrichtungen (Arbeitgeberpflichtbeiträge zur Rentenversicherung, Arbeitslosenversicherung, Krankenversicherung, Pflegeversicherung, Unfallversicherung), betriebliche Altersversorgung (Rentenzahlungen für Ruhegeldzusagen, Nettozuführungen zu den Pensionsrückstellungen, Zuwendungen zur Pensionskasse, Direktversicherungen, sonstige Aufwendungen für Vorsorgeeinrichtungen, die typischerweise aus Lohnverzicht finanziert werden), sonstige Vorsorgeeinrichtungen (zusätzliche Beiträge an Einrichtungen zur Unterstützung im Krankheitsfall, bei Kurzarbeit und Arbeitslosigkeit)
- sonstige Personalnebenkosten (Entlassungsentschädigungen, betriebliches Kurzarbeitergeld, Insolvenzausfallgeld, Abgaben nach dem Schwerbehindertengesetz, Mutterschutzgeld, Familienunterstützungen, betriebliche Wohnungsfürsorge, Beihilfen im Krankheitsfall, Gewinnbeteiligungen, Leistungszulagen, Gratifikationen, Geschenke, Auszeichnungen, Aufwendungen für auswärtige Beschäftigung, Anwerbungskosten für Arbeitskräfte, Aufwendungen für die berufliche Aus- und Weiter- und Fortbildung, Ausbildungsvergütungen, SV-Beiträge für Auszubildende, Naturalleistungen, verbilligter Erwerb von Produktionserzeugnissen, Aufwendungen für Belegschaftseinrichtungen, Kantinenkosten, Essenzuschüsse, sonstige Zuwendungen für Betriebsräte, Belegschaftsversammlungen, ggf.

Mitarbeiterparkplätze, betriebseigene Kindergärten, betriebsärztliche Dienste usw.).

Es handelt sich bei den Lohnnebenkosten also um eine Kostenstruktur-, nicht um eine Entgeltstatistik. Dieser Arbeitskostenanteil liegt jedoch deutlich selbst unter dem Bruttolohn. Eine Absenkung der Personalnebenkosten müsste, soll eine dramatische Absenkung der verfügbaren Arbeitsentgelte, und damit auch der zahlungsfähigen Nachfrage nach Gütern und Dienstleistungen vermieden werden, zu erheblichen Zuwächsen der Bruttoeinkommen und der Steuerbelastung auf der Arbeitnehmerseite führen. Da der soziale Risikoausgleich dann über Steuern erfolgen würde, würden auch die sozialen Leistungssysteme zu einem erheblichen Anteil vom Staat vorzuhalten oder unter Vertrag zu nehmen sein.

Neben der → Kostenexplosion handelt es sich – verbunden mit der Forderung einer Senkung der Ausgaben im Sinne der → Kostendämpfungspolitik – bei den Lohnnebenkosten um einen der wirkmächtigsten Begriffe in der → Gesundheitspolitik der letzten 30 Jahre. Nach diesem Argumentationsmuster stellen u.a. die Arbeitgeberbeiträge zur → GKV eine so hohe Zusatzbelastung der Lohn-, Arbeits- und damit der Gesamtkosten von Unternehmen dar, dass sowohl die internationale Wettbewerbsfähigkeit als auch die Innovationsfähigkeit der deutschen Volkswirtschaft (u.a. durch die kostenbedingte Zurückhaltung, neue und innovative Unternehmen zu gründen) beeinträchtigt würden. Es wird konstruiert, die sozialen Sicherungssysteme seien die Ursache der Arbeitslosigkeit und Unternehmen seien nur bereit am Standort Deutschland zu verbleiben, wenn die Arbeitskosten auf das Niveau der sog. Billiglohnländer fielen, sich also auch das Lebensniveau in der Bundesrepublik dem in diesen Ländern angleichen ließe. Die Propagandisten einer Senkung von Lohnnebenkosten zulasten der gesundheitlichen Versorgung aus den Mitteln der GKV erhoffen sich so also eine Stärkung des „Wirtschaftsstandortes Deutschland“.

Die Aussagekräftigkeit und politische Relevanz dieser Debatte ist mit Vorsatz oder unbewusst durch eine Fülle unklarer Definitionen, Zuordnungen und Quantifizierungen und eine dadurch geschürte unangemessene Dramatisierung geprägt.

Dazu gehören im Einzelnen:

- Entgegen dem erweckten Eindruck, die Höhe der Lohnnebenkosten würde fast ausschließlich durch die Arbeitgeberbeiträge zur Sozialversicherung und darin zur GKV bestimmt, sieht die Wirklichkeit quantitativ und qualitativ völlig anders aus. Mit Lohnnebenkosten oder auch Personalnebenkosten und Personalzusatzkosten werden – wie eingangs detailliert dargestellt – Bestandteile des Arbeitslohnes bezeichnet, die auf gesetzlicher, tarifvertraglich zwischen Gewerkschaften und Arbeitgebern ausgehandelter oder auf betrieblicher Grundlage (so genannte freiwillige Leistungen des Arbeitgebers neben dem direkten sogenannten Leistungsentgelt oder Grundlohn) vom Arbeitgeber gezahlt werden. Alle Größen zusammengerechnet ergeben die Arbeitskosten. Die Anteile der unterschiedlichen Bestandteile der Arbeitskosten sahen nach Angaben des Statistischen Bundesamtes für 2008 je vollbeschäftigten Arbeitnehmer im besonders wettbewerbsrelevanten Produzierenden Gewerbe so aus: Rund 75% Leistungsentgelt und 25% Lohnnebenkosten. Gegenüber dem Jahr 1998 nahm der Anteil der Lohnnebenkosten um 20 Prozentpunkte ab. Die 25% Lohnnebenkosten an allen Arbeitskosten setzen sich wiederum zusammen aus rund 12% Vergütung arbeitsfreier Tage, 7% Sonderzahlungen, 23% Aufwendungen für Vorsorgeeinrichtungen (darin verbergen sich die Arbeitgeberpflichtbeiträge zur Sozialversicherung) und 3% sonstige Personalnebenkosten. Der größere Teil der Lohnnebenkosten beruht also auf tarifvertraglichen, freiwilligen oder anderen gesetzlichen Grundlagen als denen zur Finanzierung der Sozialversicherung. Das relative Gewicht der Arbeitgeberpflichtbeiträge zur Sozialversicherung schrumpft noch weiter, wenn man die Aufwendungen für Vorsorgeeinrichtungen weiter differenziert. Nach Abzug der Aufwendungen für die betriebliche Altersversorgung beträgt der Anteil der dann verbleibenden Arbeitgeberpflichtbeiträge zu allen Sozialversicherungsträgern an allen Lohnnebenkosten rund 34% und an allen Arbeitskosten 15,3%. Berücksichtigt man, dass der Anteil der GKV-Beiträge an allen Sozialversicherungsbeiträgen knapp ein Drittel beträgt und der Arbeitgeberbeitrag zur Pflegeversicherung letztlich durch die Kompensation eines Arbeitstages keinen finanziellen Beitrag der Arbeitgeber zur Sozialversicherung darstellt, stellen die Arbeitgeberpflichtbeiträge zur GKV knapp 5% der gesamten Arbeitskosten im produzierenden Gewerbe dar – und dies schon seit Jahren (200=4,5%). Der für das Jahr 2008 vorliegende Vergleich der Arbeitskosten in der EU zeigt außerdem, dass der Lohnnebenkostenanteil in Deutschland deutlich unter dem EU-Durchschnitt auf Rang 15 liegt.

- Auch dieser schon deutlich weniger dramatisch klingende Wert verzerrt gesamtwirtschaftlich betrachtet noch erheblich die Wirklichkeit. Für Unternehmen, egal ob sie im internationalen oder im nationalen Gründungs- und Innovationswettbewerb stehen, sind nicht allein die Arbeitskosten, sondern ihre Gesamtkosten für Preisbildungen etc. von Bedeutung. Die direkten Arbeitskosten des gerade schon ausführlich betrachteten Produzierenden Gewerbes betrugen 2007 mit seit Jahren sinkender Tendenz 18% der Gesamtkosten. Daher beliefen sich die Kostenbelastungen durch Arbeitgeberpflichtbeiträge zur GKV 2007 auf rund 0,9%. Nicht viel anders sah es im Handwerk aus, für das man mit vergleichbar zuletzt für das Jahr 1998 vorliegenden Zahlen zunächst einen unerwartet niedrigen Anteil von Personalkosten an den jeweiligen Gesamtkosten zwischen maximal 43,7% im Maler- und Lackiererhandwerk und minimal 8,8% im Müllerhandwerk findet. Legt man den oben berechneten Anteil der GKV-Arbeitgeberbeiträge an den gesamten Personalkosten zugrunde, belasten diese Beiträge die Gesamtkosten von Maler-Handwerksbetrieben im Jahr 1998 mit rund 2,2%. Selbst wenn man für das Handwerk einen deutlich höheren Anteil der Lohnnebenkosten an den gesamten Arbeitskosten annimmt, steigt der Gesamtkostenanteil höchstens bis knapp unter die 5-%-Marke. Im Übrigen schlagen sich die Effekte dieser Kostenstruktur dort nieder, wo sich gerade die internationale Wettbewerbsfähigkeit wirklich entscheidet, nämlich bei den Lohnstückkosten. Diese sind für das produzierende Gewerbe in Deutschland seit Jahrzehnten niedriger und wachsen langsamer als in konkurrierenden industrialisierten Gesellschaften und ermöglichen schließlich erst die dauerhafte Position der deutschen Volkswirtschaft als Exportweltmeister.
- Das vollständige und nicht aus politischen Gründen reduzierte quantitative Bild der Lohnnebenkosten zeigt den tatsächlich zu erwartenden quantitativen Effekt von Vorschlägen zu einer Teilreduktion der Sozialversicherungsbeiträge oder des Einfrierens der Arbeitgeberbeiträge auf die Wettbewerbs- und Innovationsfähigkeit deutscher Industrieunternehmen oder Handwerksbetriebe. In jedem Fall handelt es sich höchstens um Bruchteile eines Kostenanteils von maximal 5% der Gesamtkosten, also einem Kostenvorteil, der nichts an der Wettbewerbssituation der Unternehmen ändert.

Hinzu kommt, dass weder die Arbeitskosten noch die Lohnnebenkosten insgesamt oder die Arbeitgeberbeiträge zur Krankenversicherung in den letzten Jahren dramatisch zugenommen haben: Die Bruttolöhne und –gehälter stiegen im produzierenden Gewerbe nach Angaben des Statistischen Bundesamtes zwischen 2003 im Vergleich zum jeweiligen Vorjahr maximal um 2,6% (2008) und minimal um 0,7% (2005) und damit deutlich geringer als in vergleichbaren europäischen Ländern. Dies gilt auch für die Lohnnebenkosten, die wiederum gegenüber dem jeweiligen Vorjahr um maximal 2,9% (2003) und minimal um -1,6% (2007) sanken. Durch die Einführung eines „zusätzlichen Beitragssatzes" von 0,9% zum 1.7.2005 (im „Gesetz zur Anpassung der Finanzierung von Zahnersatz" vom 19.12.2004), der nur noch von Mitgliedern bezahlt wird, reduzierte sich der Arbeitgeberbeitrag um 0,45% und baut damit das bereits seit Einführung von Zuzahlungen begonnene Ende der paritätischen Finanzierung der GKV aus.

Nur der Vollständigkeit halber soll abschließend noch auf die inhaltliche Fragwürdigkeit mancher Definitionen und Zuordnungen im Lohnnebenkosten-Bereich hingewiesen werden. So ist fragwürdig, warum das Entgelt, das während des gesetzlichen Urlaubs oder während einer betrieblich vereinbarten Weiterbildung gezahlt wird, den Lohnnebenkosten zugerechnet wird. Der Eindruck, hier handle es sich um „leistungsloses" Einkommen ist falsch, weil angesichts der enormen Produktivität in weiten Teilen von Produktion und Dienstleistung ein angemessener und evtl. auch im internationalen Vergleich längerer Urlaub sowie Weiterbildungsaktivitäten zur Wiederherstellung und Weiterentwicklung der Arbeitskraft eine wichtige Voraussetzung für die weitere Leistungsfähigkeit ist.

Lohnquote, Brutto-

Entspricht dem Anteil der Bruttolöhne und Gehälter und sämtlicher Arbeitgeberbeiträge zur Sozialversicherung am Volkseinkommen.

Wegen der Lohnabhängigkeit der Einnahmen der Krankenkassen spiegelt sich in der Bruttolohnquote die Relation zwischen der Entwicklung des gesamtgesellschaftlichen Reichtums und der materiellen Basis, aus der u.a. die Aufwendungen für die medizinische Versorgung gewonnen werden.

Die Bruttolohnquote ist in der Bundesrepublik seit 1980 (lässt man vereinigungsbedingte Besonderheiten um 1991 außer Acht) kontinuierlich gesunken. Betrug sie 1980 für Westdeutschland noch 75,2%, war sie dort bereits auf 70% im Jahre 1991 gefallen. Nach einem Anstieg auf 72,2% im Jahr 2000 in Gesamtdeutschland fällt sie seitdem kontinuierlich auf zuletzt 63,7% im ersten Halbjahr 2008. Sie liegt damit bereits seit 2005 konstant unter dem Niveau des Jahres 1970. Neben der hohen → Arbeitslosigkeit und den jahrelang geringen Lohnsteigerungen ist dies vor allem auch auf den Wandel bzw. die Differenzierungen der Einkommensstrukturen nach Regionen (insbesondere Ost-West-Unterschied zuungunsten Ostdeutschlands), Branchen, Beschäftigungsverhältnissen (Zunahme der so genannten atypischen Beschäftigungsverhältnisse wie Teilzeitarbeit, Minijobs und befristete Arbeitsverträge) und Geschlecht (anhaltende so genannte „gender pay gap" zuungunsten der Frauen von rund 23%) zurückzuführen. Hierbei kann es durchaus zur Kumulation von Diskriminierungen wie beispielsweise der in Teilzeit arbeitenden Frauen im Dienstleistungsbereich in Ostdeutschland kommen.

Managed Care

ist heute die regelhafte Versorgungsform in den USA und eines der wichtigsten weltweit wirksamen Modelle der Versorgungsorganisation. In der allgemeinen Wahrnehmung steht das „technische" Repertoire mit seinen mikroökonomischen Techniken der Steuerung ärztlicher Versorgung im Vordergrund. Tatsächlich ist es jedoch weit darüber hinaus bedeutsam, weil es nicht nur die Versorgungsseite, sondern auch die Versicherungs- bzw. Finanzierungsseite erheblich verändert.

Der Ursprung des Managed Care in den USA war das Bemühen, für den Bereich der steuerfinanzierten Gesundheitsleistungen, also vor allem Medicaid und Medicare, jene Probleme aufzulösen, die der Steuerungsmacht des „Kunden", also desjenigen, der die Kosten der Versorgung trägt, entgegen stehen. Das sind nach Auffassung der Protagonisten des Managed Care vor allem folgende:

- Das freie Wahlrecht des Arztes bzw. der Versorgungseinrichtung durch den Patienten und damit die Möglichkeit der Einflussnahme auf sein Entscheidungsverhalten durch die

Werbung für medizinische Produkte, jedoch zu Lasten des die Leistungen finanzierenden Kunden der Versorgungseinrichtung,

- die freie Entscheidung des Arztes über die im individuellen Einzelfall genutzte Art und über den Umfang eingesetzter diagnostischer und therapeutischer Methoden,
- die Fähigkeit des Anbieters, nahezu beliebig den Bedarf zu steuern,
- das Honorierungssystem der Kostenerstattung,
- das ärztliche Versorgungssystem mit dezentral arbeitenden Ärzten in eigener Praxis,
- die retrospektive Honorierung von Krankenhausleistungen nach dem Prinzip „Geld folgt der Leistung"
- und die rechtssystematisch etablierte Trennung von Kostenträger (Kunde) und Anbieter (purchaser-provider-split).

Die Auflösung dieser Probleme wurde in den USA nach 1965 als Voraussetzung für die Einführung steuerfinanzierter Gesundheitsleistungen angesehen. Insofern ist Managed Care ein Steuerungskonzept, das in seinen jeweiligen Wirkungen von den nationalen ordnungspolitischen Rahmenbedingungen abhängt und hierbei im Besondern davon, ob es unter dem Rahmen einer non-for-profit oder einer for-profit Organisation eingesetzt wird.

Managed Care wirkt also vor allem in integrierten Finanzierungs- und Versorgungssystemen ("managed care delivery systems") und stellt sich heute als eine spezifische kulturelle und wirtschaftliche Form medizinischer Versorgung dar, die oft bzw. zunehmend von medizinischen Dienstleistungsunternehmen in der Hand von Versicherungsanbietern mit Ärzten im Anstellungsverhältnis erbracht wird. Diese Unternehmen, in den USA auch → Managed Care Organization (MCO) oder → Managed Care Industry genannt, existieren in einer großen strukturellen Vielfalt. Die Entstehung des Managed Care geht auf den Health Maintenance Organization Act von 1973 zurück. Wegen der hohen Beitragssatzsteigerungen infolge der Honorierungsmechanismen des → Fee for Service nach der Novellierung des → Social Security Acts im Jahr 1965 sahen zunächst der Staat, dann auch die Arbeitgeber, die derzeit trotz massiver Rückgänge immer noch etwa 65% der Arbeitnehmer versichern bzw. teilversichern, in Managed Care Health Plans eine Alternative zum Fee for Service und damit eine Möglichkeit der → Kostendämpfung. Dies konnte in den 1980er Jahren teilweise auch erreicht werden.

Typologisch ist Managed Care in den USA nach den Finanzierungsbedingungen bzw. nach den jeweiligen Käuferinteressen zu unterschieden. Das sind

- die steuerfinanzierte Absicherung (→ Medicare, → Medicaid, → SCHIP, Veterans Administration),
- die Absicherung durch eine → Äquivalenzversicherung, für die zumeist (noch) Arbeitgeber als Käufer auftreten,
- Privatpersonen, die Käufer von privaten Voll- oder Teilversicherungen sind.

Den ursprünglichen organisatorischen Rahmen für Managed Care bildeten ab 1973 vom Staat initiierte → Health Maintenance Organizations (HMO), die zunächst ausschließlich auf einer non-profit Basis arbeiteten. Dies hat sich zugunsten des for-profit-Sektors seither jedoch grundsätzlich geändert.

Die besonderen Vertrags- und Leistungsbedingungen für Medicaid, Medicare und SCHIP sowie für die sich zunehmend unter Arbeitgebereinfluss verändernden privaten Krankenversicherungen haben zu komplexen Mechanismen der Vertragsgestaltung, -überwachung und -steuerung geführt. Diese Tools bilden heute den Kern des Managed Care, welches sowohl die medizinische Leistungserbringung als auch die Nachfrage von Hilfeleistungen bei noch hinreichender Marktattraktivität durch Absenkung

- der Betriebskosten,
- der medizinischen Leistungsaus-

gaben,

- die Begrenzung der Leistungsnachfrage und
- die möglichst explizite Vereinbarung von Leistungsprodukten

bei strikter prospektiver Kalkulation von Versicherungsprämien und Leistungsverträgen sowie bei Orientierung der Leistungen auf die medizinische → Prävention umfasst. Da am Käufermarkt jedoch nicht die Versicherten mit ihren differenzierten Bedarfen dominieren, sondern der Staat und die Arbeitgeber, wird der Käufermarkt vor allem von dem Interesse an der Absenkung von Produktpreisen für die aktuell etwa 5000 verschiedenen Health Plans in den USA bestimmt.

Wichtige Elemente des Managed Care Konzepts sind z. B.:

- Die Risikoselektion,
- die prospektive Kalkulation der abzusichernden Risiken von versicherten Personen (→ Personenklassifikationen) und von Leistungsfällen (→ Fallklassifikationen),
- die strikte Kontrolle der Leistungsnachfrage des Anspruchsberechtigten bzw. der Einhaltung der Bedingungen des Versicherungsvertrages,
- die strikte Auswahl (Credentialing) und Kontrolle des leistungserbringenden Arztes bzw. der medizinischen Teams nach versorgungsökonomisch relevanten Rastermerkmalen,
- die Steuerung des Inanspruchnahme- und des Leistungsverhaltens durch Techniken des gatekeeping, precertification, preauthorization, durch medical protocols, guidelines, pathways, utilization reviewing und die → Triage.

Managed Care (MC) ist heute Gegenstand erheblicher Kontroversen und Konflikte, da es unter dem Einfluss der neoliberalen Wirtschaftspolitik von Reagan und Bush erhebliche Systemwirkung entfaltet hat. Die Anlässe dieser Kontroversen sind im Wesentlichen:

- MC hat zu großen Unzufriedenheiten der Versicherten bezüglich der Zugänglichkeit und der Qualität der Versorgung geführt.
- MC hat nicht wie erwartet die Versorgungskosten gesenkt, sondern muss heute als eine der wichtigsten Ursachen für die exorbitanten Kosten und Kostenzuwächse angesehen werden, obwohl in MC-Verträgen das Leistungsspektrum im internationalen Vergleich eher klein ist.
- MC hat die in den USA seit den späten 1920er Jahren vorherrschende Tradition der Absicherung durch non-for-profit-organizations eingegrenzt und für for-profit-organizations attraktiv gemacht.
- MC steht in den USA für eine gewaltige Geldvernichtung durch Werbung, Bürokratie und die Steuerungskosten im → Managed competition.
- MC ist das Sinnbild für die soziale Ineffektivität marktwirtschaftlich und wettbewerblich organisierter Gesundheitssicherung und -versorgung geworden.

Diese Kritiken haben, offenbar ohne nennenswerte Effekte, viele Bundesstaaten veranlasst Gesetze zu beschließen, die einen qualitativen Mindeststandard für Managed Care verlangen. Die Notwendigkeit hierzu folgt offenbar der

- teilweisen Integration von Leistungsträger und Leistungsanbieter,
- der freien, d.h. selektiven Gestaltung von Versicherungs- und Leistungsverträgen,
- der freien, d.h. rechtlich weitgehend unregulierten Konkurrenz bzw. des Wettbewerbs der Akteure.

MC ist Folge und gleichzeitig Voraussetzung für die Entstehung eines neuen Typus gesundheitlicher Risikoabsicherung und Versorgung in den USA im Rahmen des → Managed Competition und ist damit die wichtigste Alternative zur Public → Community Medicine, zum → National Health Service, zur solidarischen Risikoabsicherung über Umlagen und zum traditionellen → Indemnity Health Plan einer privaten Versicherung.

MC folgt der in den USA durch die Rechtsprechung explizit formulierten und gestützten Auffassung, dass medizinische Versorgung völlig uneingeschränkt mit jeder anderen gewerblichen Tätigkeit der Produktion und des Tausches von Gütern gegen Geld auf einem möglichst deregulierten Markt vergleichbar ist. Deshalb müsse sie auch zwingend der freien Marktwirtschaft sowie dem hier wirkenden Wettbewerbsrecht unterliegen. Diese Rechtsauffassung folgt zugleich der verbreiteten Position, dass jegliche soziale Sicherung zulasten der Öffentlichkeit eine Einschränkung der individuellen Freiheit zur Folge habe und deshalb verfassungsrechtlich bedenklich sei, eine Auffassung, die 2009 mit hoher Aktualität massive sozialpolitische Kontroversen in den USA prägt.

Die Etablierung von Managed Care hat in den USA zu erheblichen Unzufriedenheiten unter den Versicherten bzw. den Patienten und den Ärzten geführt. Im Ergebnis vollziehen sich Entwicklungen, die das Versorgungssystem neuerlich verändern. Zum einen treten organisierte Ärzte und Ärztegruppen selbst zunehmend als Versicherer auf, die gegen eine prospektive Pauschale eine vereinbarte Menge medizinischer Leistungen garantieren. Zum anderen nimmt der Anteil von Arbeitgeberversicherungen erheblich ab, während Privatpersonen beginnen, sich zusammenzuschließen, um gemeinsam ihre Verhandlungsmacht zu stärken.

Bei der haftungsrechtlichen Absicherung dieser Produkte spielen → Leitlinien, die als Produkte geschützt und gehandelt werden, bei der Gestaltung der Versicherungsverträge eine wachsende Rolle. Diese Leitlinien binden als medical protocols sowohl den Arzt als auch in Form von Protokollen zur → Compliance den Versicherten. Beides sind seit den späten 1990er Jahren Serviceprodukte sog. → Pharmaceutical Benefit Management Companies.

Allerdings suchen die Bürger verstärkt auch Versicherungsangebote, die zumindest auf bestimmte Instrumente des MC verzichten. Und schließlich sind die Arbeitgeber, sofern diese auch gegen Krankheit versichern, zunehmend bemüht, die klassischen Träger von Äquivalenzversicherungen zu umgehen. Hierbei werden offenbar verstärkt direkte Vertragsabschlüsse mit den Leistungserbringern bevorzugt. In Einzelfällen gehen Unternehmen aber auch dazu über, statt eine Versicherung abzuschließen, ihren Arbeitnehmern einlösbare Gutscheine für Behandlungen auszuhändigen oder selbst direkt Ärzte anzustellen.

Wichtige Instrumente des MC sind z. B.:

- Prospektive Kopf- und Fallpauschalen,
- Evaluationsprotokolle zur Prüfung der Angemessenheit des konsumierten medizinischen Aufwandes (z. B. → Appropriateness Evaluation Protocol, Drug Utilization Evaluation),
- interne und externe betriebswirtschaftliche Supervision ärztlicher Leistungserbringung (z. B. Professional Review Organizations),
- Normierung und Standardisierung medizinischer Leistungs- und Versicherungsprodukte sowie deren fortlaufende Profilierung hinsichtlich des betriebswirtschaftlichen Aufwands,
- vertragliche Bindung von Versicherten an ausgewählte Ärzte bzw. medizinische Dienstleistungsunternehmen,
- strikte Kostentransparenz auf der Ebene des Versicherten (bzw. seines spezifischen Versicherungsvertrages), des Arztes und der Versorgungseinrichtung,
- die Einbindung des → Pharmaceutical Benefit Management bzw. von Arzneimittelversicherungen in die Marktstrategie,
- Angebote sog. Group Appointments (eine Art gemeinschaftlicher Konsultationen) für chronisch Kranke mit Zugangsrechten zu → Medicaid und → Medicare sowie

- die → Triage, um die Möglichkeit des direkten Aufsuchens des Arztes einzuschränken.

Vielen dieser Mechanismen liegt eine strategisch ausgerichtete Tendenz zur Depersonalisierung der medizinischen Versorgung zugrunde. Psychosoziale und kommunikative Elemente sind von dieser Reduktion besonders betroffen.

Ein gesondertes Problem stellt die → Risikoselektion unter den Bedingungen des Managed Care dar. In Privatversicherungen rechtlich unproblematisch, ist sie bei Medicaid- und Medicare-Leistungen verboten, nach Untersuchungsberichten des Repräsentantenhauses jedoch verbreitete Praxis. Da die Versorgung von Medicaid und Medicare Patienten für die Ärzte zunehmend unattraktiv ist, richten sich diese Techniken vor allem gegen sozial benachteiligte und alte Personen, die sich keine Zusatzversicherungen leisten können.

Das Ziel von Managed Care ist nicht die Optimierung der Versorgung. Es handelt sich vielmehr um ein Konzept der Integration von vertraglich abgesicherter Leistungsrationierung und betriebswirtschaftlicher Steuerung ärztlicher Entscheidungen mit dem Ziel der Gewinnmaximierung auf der Seite der Leistungsanbieter und sofern es sich um steuerfinanzierte Leistungen handelt, zur Verringerung der Aufwendungen des Staates.

Bislang liegen keine bzw. keine tatsächlich verwertbaren Erfahrungen vor, ob Managed Care in solidarischen Umlageversicherungen wirksam werden kann, ohne die zentralen Elemente und Ziele dieses Versicherungsmodells (z. B. sozialer Nachteilsausgleich, Sicherung sozial undiskriminierter → Zugänglichkeit zu medizinischer Versorgung, Lohnkompensation, Bedarfsorientierung, Mitversicherung von Familienmitgliedern ohne Beitragszahlung, breite Leistungsinklusion, freie Arztwahl) grundsätzlich zu verändern. Die Beurteilung ist auch deshalb schwierig, weil das Leistungsspektrum der GKV unvergleichbar anders und umfassender ist (bei dramatisch niedrigeren Kosten) als das der Krankenversicherungen in den USA, die Kostensenkungsziele des MC hier also auf eine weitgehend andere Ausgangslage treffen.

Managed Care sollte nicht mit dem gut begründeten Ziel verwechselt werden, Versorgungsprozesse aktiv, etwa im Sinne des → Case oder des → Disease Managements zu gestalten. Dieser Anspruch ist auch für andere Systeme, so für das Hausarztmodell besonders in steuerfinanzierten Systemen (→ Community Medicine, → National Health Service) typisch und hat lange vor der Entstehung des Managed Care bestanden.

Viele Instrumente des MC sind aus der Historie der GKV bereits bekannt. Das sog. Berliner Abkommen von 1913 und die nachfolgenden Auseinandersetzungen hatten jedoch vor allem zum Ziel, diese Instrumente einzugrenzen oder abzuschaffen. Neu ist allerdings die ethisch zunehmend positiv besetzte Verflechtung der traditionellen ärztlichen Versorgungsprinzipien mit einem expliziten erwerbswirtschaftlichen Motiv, das (zumindest auf der Ebene der Wertnorm des ärztlichen Eids) bislang eher als Normenverstoß galt.

Managed Care Industry

In den USA gebräuchliche Bezeichnung für den gesamten Bereich medizinischer Versorgung, der nach den Mechanismen des → Managed Care geregelt ist. Im Besonderen bezieht sich dieser Begriff auf die Gesamtheit der → Managed Care Organizations, schließt aber auch die Pharmaceutical Benefit Plans und das → Pharmaceutical Benefit Management sowie die sich um diese Industrie spezifisch gruppierende Dienstleistungslandschaft ein.

Managed Care Industry ist somit die Bezeichnung für eine Form der Versicherungsindustrie, die Risiken nicht nur finanziell absichert, sondern in der Breite des Marktes auch als Leistungserbringer auftritt, also praktisch die gesamte Wertschöpfungskette in sich vereinigt. Diese Industrie, die vor allem seit den späten 1980er Jahren entstanden ist (Corporate Transformation) wird zunehmend von hoch integrierten Monopolisten beherrscht.

Diese Entwicklung, verbunden mit dramatischen Gefährdungen der Versorgungssicherheit und -qualität, hat parallel die Etablierung von vielfältigen Akkreditierungs- und Kontrollinstitutionen erforderlich gemacht, z. B.

- National Committee for Quality Assurance (NCQA) für die Akkreditierung von MCOs und Health Plans,
- Joint Commission on Accreditation of Health Care Organizations (JCAHO),
- Health Care Financing Administration,
- Peer Review Organizations (PROs),
- Foundation for Accountability (FACCT).

Managed Care Organizations (MCO)

Aus den → Health Maintenance Organizations hervorgegangene vielgestaltige Institutionen der Krankenversorgung für derzeit etwa 90 % der Bürger der USA. MCO sind Institutionen, die aus einer Hand Dienstleistungen und deren Finanzierung anbieten. Die MCOs

- halten selbst Versorgungseinrichtungen vor (Gesundheitseinrichtungen/ Versicherungen mit angestellten Ärzten),
- führen Netzwerke von Anbietern über Verträge zusammen,
- sind Ärztegruppen, die gemeinsam als Vertragsnehmer gegenüber einer anderen MCO auftreten (etwa analog der Gemeinschaftspraxis),
- sind der Zusammenschluss von einzeln agierenden Ärzten (etwa analog zur Praxisgemeinschaft), und
- binden Nachauftragnehmer,
- können regionale sich selbst organisierende Ärztenetzwerke sein oder auch
- Verbünde von Krankenhäusern und ambulanten Ärztegruppen.

Die Leistungen umfassen die jeweils in Health Plans angebotenen Produkte der Krankenversorgung und/oder der Prävention und (zunehmend) auch der Wellnessindustrie.

Die ständige Anpassung an die Marktnachfrage, die Steuerung der Marktnachfrage, die Optimierung der Kosten und Preise bei möglichst weitgehend gewinnoptimierter Gestaltung der Versorgungsprozesse, die systematische Risikoselektion und die Vertragsgestaltung mit Nachauftragnehmer sowie die Integration der jeweilig wirtschaftlich interessanten Wertschöpfungsebenen und -ketten sind Kernstrategien der MCOs.

Die vermutlich größte MCO ist in den USA derzeit das USA H&W Network (Group Health and Wellness PPO), ein Netzwerk, das über 500.000 Ärzte und 5.500 Einrichtungen einbindet. Ein anderes typisches Beispiel ist das USA Workers' Injury Network (WIN), dass nicht nur Versorgung bei Arbeitsunfällen anbietet, sondern auch einen Service zum Management der Versorgungskosten und zur Abrechnungsprüfung der Versorgung.

MCOs verkaufen definierte medizinische Dienstleistungsprodukte direkt und auch zu den Konditionen einer Versicherung. Sie bedürfen hierzu in den USA einer Akkreditierung durch die Joint Commission on Accreditation of Healthcare Organizations (JCAHO), sofern sie steuerfinanzierte Leistungen kontrahieren wollen.

Der Leistungskatalog der MCOs variiert ebenso wie ihre Struktur. Die Leistungen sind, verglichen mit dem der → Gesetzlichen Krankenversicherung, erheblich enger gefasst. Arzneimittel und zahnärztliche Behandlung sind zumeist nicht Teil der versicherten Leistung oder über Zusatzversicherungen integriert. Familienangehörige sind, abgesehen von besonderen und seltenen benefit packages (full coverage) seitens der Arbeitgeber, nie mitversichert. Die Beitragshöhen sind schwer zu vergleichen. Sie entsprechen für einen gesunden Arbeitnehmer im Alter zwischen 21 und 65 Jahren etwa den Beiträgen, die durchschnittlich alle Mitglieder (Arbeitnehmer und Rentner) der GKV zahlen. Die Beteiligungspflicht der Arbeitnehmer an den Arbeitgeberversicherungen schwankt in den Regionen in der Regel zwischen 5 und 50 %, kann aber auch deutlich höher liegen.

Die MCOs sind ein vielgestaltiger Organisationstyp der medizinischen Versorgung, der den klassischen niedergelassenen Arzt weitgehend verdrängt, zu einer Trennung von Leistungserbringer und Eigentümer der Versorgungseinrichtung sowie zur Integration von Leistungserbringer und Leistungsträger geführt hat. Die Bedeutung der einzelnen Organisationsformen von MCO ist wegen der großen Marktdynamik, die auch durch die Versicherungskunden (also vor allem die Arbeitgeber) erzwungen wird sowie durch immer neue gesetzliche Regelungsversuche sehr schwer einzuschätzen bzw. immer nur für kurze Zeit richtig.

Für das Verständnis der MCOs ist außerdem der Hinweis notwendig, dass Krankenhäuser in den USA (bisher) nur selten auch Ärzte beschäftigen. Diese stehen den Krankenhäusern dann als Belegärzte zur Verfügung. Hier scheinen allerdings neue Wettbewerbsbedingungen zu entstehen, die zunehmend auch den „Krankenhausarzt“ etablieren. Eine Sonderstellung nehmen die sog. emergency facilities ein. Diese sind in der Regel mit klinischen Notfallärzten sowie hoch qualifizierten nurses besetzt. Vor dem Hintergrund einer Gesetzgebung, die jedem amerikanischen Staatsbürger medizinische Versorgung im Notfall auch dann garantiert, wenn er über keine Versicherung verfügt, sind diese Emergencies bisher häufig der einzige Zugang zu medizinischer Versorgung. Um dieses „Einfallstor“ zu kontrollieren, sind ursprünglich viele der unter → Managed Care dargestellten Steuerungsmechanismen entstanden.

Kleine regionale Krankenhäuser sind oft im Eigentum der Kommunen oder z. B. auch der ortsansässigen Ärzte. Große Krankenhäuser, zumal wenn als landesweite Ketten (chains) organisiert, sind typisch im Eigentum großer Kapitaleigner, aber auch gemeinnütziger Träger. Vor diesem Hintergrund werden MCO-Entwicklungen auch nachhaltig davon bestimmt, welche geschäftlichen Interessen sich zwischen ambulanten und stationären Leistungsanbietern erfolgreich etablieren lassen.

Es gibt auch Entwicklungen, bei denen (z. B.) Ärzte gegen feste Prämien als Dienstleistung lediglich die Sicherstellung der vereinbarten medizinischen Leistung übernehmen und selbst nie anders als koordinierend wirksam werden. Diese binden dann andere Ärzte und Einrichtungen als Subunternehmer.

Wesentlicher Bestandteil der Arbeitsweise dieser Organisationen ist ein umfassendes System von Genehmigungsverfahren und Überprüfungen geplanter medizinischer Interventionen, Leistungsangebote „unterhalb“ des Verbrauchs ärztlicher Arbeitszeit und die Depersonalisierung von Leistungen (Telephone Support Systems). Diese spiegeln sich auch in einer Flut von Begriffen, die gleichsam die Metasprache des Managed Care darstellen, z. B.

- Pre-Admission Review,
- Pre-Admission Certification,
- Pre-Certification,
- Pre-Authorization,
- Pre-estimate of Cost,
- Pre-treatment estimate,
- Prior Authorization,
- Triage Programs.

Das integrierte und extrem heterogene sowie für Nichtexperten kaum zu übersehende Versorgungssystem der MCOs ist folglich charakterisiert durch:

- Strikte Produktbindung für Ärzte und Patienten und die faktische Unmöglichkeit innerhalb eines Versorgungsvertrages Leistungen zu erhalten, die prospektiv nicht mit dem Health Plan gekauft worden sind,
- explizite Auswahlstandards für die Auswahl der Ärzte durch die MCO,
- umfassend (allerdings auch erheblich variierende Standards) für das utilization review auf der Ebene der Ärzte und der Versicherten,
- die Schwerpunktsetzung der Leistungsprodukte auf Maßnahmen der medizinischen Prävention.

Da eine MCO immer auch eine „Addition“ von angestellten und / oder freiberuflichen Ärzten ist, spielen Managementfunktionen eine erhebliche Rolle und sind deshalb auch eine der wichtigsten Aufwandsgrößen (es werden entsprechende Anteile von bis zu 50% für Verwaltungsaufwendungen und Personalrelationen von 1 Arzt und 27 Verwaltungsangestellten berichtet). Kern der Managementleistung ist die Normierung und Kalkulation des zu versichernden Anspruchs und (bezogen auf den Arzt und den Versicherten) dessen Kontrolle sowie die Entwicklung und Pflege von Verträgen und Versicherungsprodukten.

MCOs integrieren oft drei Wertschöpfungsebenen:

- Den Versicherungsvertrag bzw. die prospektive gekauften Versorgungsrisiken,
- die Wertschöpfung durch die Leistung am Patienten und
- die Wertschöpfung durch die Stellung eines potenziell marktbeherrschenden Großunternehmens (Werbung, Vertragsakquisition, Bindung von Nachauftragnehmern, Einkaufsrabatte usw.).

Im Interesse der Wertschöpfung am Patienten wird die vertikale und horizontale Integration aller Leistungserbringer, die möglichst im Besitz der MCO sind oder für diese als Nachauftragnehmer arbeiten (Integrated Care Management), immer weiter vorangetrieben.

Während die Steuerung der angestellten Ärzte über den Arbeitsvertrag erfolgt, birgt die vertragliche Bindung von Nachauftragnehmern für die MCO immer die Gefahr unkontrollierbarer Leistungsgewährungen. Diese Nachauftragnehmer müssen sich deshalb zumeist einer MCO-internen Zertifizierungsprozedur, dem Credentialing Process, unterziehen. Dieses Verfahren liegt, abgestimmt mit dem Advertising Director, in der Verantwortung des Medical Director des MC-Unternehmens. Inhalte des Credentialing Process sind: Prüfung von Zeugnissen, Lizenzen, Versicherungen, von Eintragungen im Ärzteregister, der Dokumentationsqualität, anhängige oder abgeschlossene Gerichtsverfahren, ergänzende Qualifikationsmerkmale. Die American Medical Association (AMA) hat in einer großen Untersuchung öffentlich gemacht, dass Rasterermittlungen zum Leistungsverhalten sowie zu sozialen und politischen Meinungen häufig sind und zu sog. schwarzen Listen führen, die dann eine Einstellung in einer MCO regelmäßig ausschließen.

Vor diesem Hintergrund ist auch das in den USA als typisch bezeichnete Verhalten von MCOs zu verstehen, das (im Rahmen der Managed Care Contracts) versucht, aktive medizinische Interventionen möglichst zu vermeiden oder zu delegieren. (→ Defensive Medicine)

Einige Beispiele für MCOs sind:

→ <u>Health Maintenance Organization</u>

<u>Independent (auch Individual) Practice Association (IPA) oder Organization (IPO)</u>

Organisationsform, bei der HMOs nicht oder nicht nur mit angestellten Ärzten arbeiten, sondern mit sich selbst organisierenden Gruppen von unabhängigen Ärzten. Ihre Arbeit, finanziert auf der Basis eines Capitationkontrakts, erfolgt auf eigenes wirtschaftliches Risiko in eigener Praxis. Daneben bieten diese dann auch traditionelle → Fee-for-Service Leistungen an.

<u>Preferred Provider Organization (PPO)</u>

Versorgungsform in Gestalt eines Anbieternetzwerks, bei der Krankenhäuser und Ärzte gemeinsam und direkt Leistungen für versichernde Arbeitgeber oder traditionelle Krankenversicherungen zu Discountpreisen anbieten, um gegen den Druck der HMOs konkurrieren zu können (discounted fee for service). Über finanzielle Anreizsysteme wird dann die → Inanspruchnahme so gesteuert, dass möglichst nur Anbieter aus der PPO gewählt werden. In der Regel arbeiten sie nach den Prinzipien von → Indemnity Health Plans. Typisch sind Eigenbeteiligungen der Versicherten von etwa 20%. Sie bieten allerdings zugleich mehr freie Arztwahl und zahlen Leistungserbringern außerhalb der PPO höhere Entgelte. Wählt ein Mitglied Leistungserbringer außerhalb der PPO, erreichen die Zuzahlungen bis 10.000$. Wegen der vergleichsweise besseren Möglichkeiten zur freien Arztwahl und der etwas höheren Entscheidungsautonomie der Ärzte ist das Modell derzeit relativ erfolgreich, obwohl es das teuerste der MCOs ist.

Exclusive Provider Organization (EPO)

Zur PPO analoge Organisationsform, bei der Leistungsanbieter sich in einem Netzwerk zusammenschließen und in der nur Inanspruchnahme innerhalb der EPO finanziert wird. In der Regel arbeiten EPOs ohne → Capitation und garantieren innerhalb des Netzwerkes mehr ärztliche Wahlfreiheit.

Point-of-Service Plan (POS)

Form eines Managed Care Versicherungsvertrages, der die Preise deutlich absenkt, sofern auf die Arztwahl völlig verzichtet wird. Gegen Zuzahlung können außerhalb der HMO Leistungen in Anspruch zu nehmen, wenn bei Vertragsabschluss für den → Fee-for-Service votiert wird. POS integriert folglich Elemente der HMOs und der Indemnity Plans zu Regeln des Managed Care.

Physician-Hospital Organization (PHO)

Hierbei handelt es sich um eine gemeinsame Anbieterorganisation von Ärzten und Krankenhäusern, die für diese als mit einer oder mehreren HMOs kontraktierender Marktakteur auftritt. Als gemeinsame Vertragsnehmer bündeln sie Verhandlungsmacht gegen die HMOs, teilen auch die Marktrisiken, treten aber vor allem als Institutionen auf, die für Ärzte und Krankenhäuser das Vertragsmanagement übernehmen, während Ärzte und Krankenhäuser, die formal selbstständig bleiben, als Subunternehmer gebunden werden. PHOs sind oft als Aktiengesellschaften organisiert.

Integrated Delivery System (IDS) oder Integrated Services Network (ISN)

Es handelt sich hierbei um Organisationsformen, die sich nicht an die strikten rechtlichen Regeln, die für HMOs gelten, halten müssen, da sie nicht unmittelbar als Versicherung oder Leistungserbringer auftreten, sondern allein eine Dienstleistung für den Gesundheitsmarkt verkaufen. Damit unterliegen die IDS/ISN jeweils nur den allgemeinen gesetzlichen Normen des Unternehmensrechts. Es handelt sich um Vereinbarungen zwischen unterschiedlichen Leistungsanbietern im Sinne einer Art Anbieterkette oder eines Netzwerkes, allerdings mit überwiegender vertikaler Integration von Anbietern und Versicherern. Ein zentrales Ziel ist der Ausschluss des Wettbewerbs durch die Erlangung einer zumindest regional marktbeherrschenden Position durch die Integration möglichst vieler Marktteilnehmer und gesundheitsbezogener → Dienstleistungen unter Umgehung der Kartellrechte. In den IDS spielen hoch integrierte Informationssysteme zur Führung, Planung, Produkterstellung, Werbung, Bedarfsorientierung, Leistungsintegration, Leistungsanalytik, Qualitätssicherung und zum Verkauf die entscheidende Rolle. Leitlinienbindung, Reviewverfahren, → Case und → Disease Management werden hier als jeweils am weitesten vorangeschritten vermutet, weil regionale Markt- und Informationsbeherrschung medizinische Versorgung zu industrieanalogen Bedingungen ermöglichen. IDS forciert durch Konzentration und Profilierung die Spezialisierung und verdrängt vor allem den klassischen Hausarzt.

Accountable Health Plan (AHP)

Unterschiedlich strukturierte Zusammenschlüsse (Netzwerk, Partnerschaftsmodelle, Joint Ventures), die die Verantwortung für die medizinische Versorgung und das Management der verfügbaren Fonds und Budgets übernehmen. Ärzte wirken hier als Angestellte oder als Nachauftragnehmer oder als Eigentümer. Diese z.T. sehr großen Unternehmen qualifizieren sich durch den Vertrieb einer entsprechend großen Produktpalette auch als Accountable Health System oder Accountable Health Plan.

Provider Sponsored Organizations (PSO)

Hier integriert die Versicherung nicht die Leistungserbringer, sondern diese die Versicherung. Ärzte treten als direkte Kontraktpartner (vor allem) der Arbeitgeber auf. Die Wertschöpfung der PSO orientiert sich also auf die etwa 20% der Einnahmen, die ansonsten die Versicherung als Gewinn verbucht. Dies ist ein so großes Problem, weil die erhebliche Unterfinanzierung von → Medicaid, → Medicare und → SCHIP die Gewinnmargen ohnehin sehr gering hält. Da die PSO damit aber zugleich als Konkurrenten der etablierten Versicherungen auftreten, sind diese Organisationen nur überlebensfähig, wenn sie sich an sehr große Arbeitgeber binden können, von diesen ggf. geschaffen werden oder eine Unterstützungszusage von Gewerkschaften und großen sich selbst organisierenden privaten Versicherungsnehmern haben. Zumindest sind die PSO damit ungewöhnlich abhängig und offenbar auch sehr instabil.

Management Services Organization (MSO)

Üblicherweise im Eigentum von Krankenhäusern, Ärztegruppen oder MCOs verkaufen diese Managementleistungen für Ärzte bzw. Leistungsanbieter, da es für kleinere Ärztegruppen immer schwerer wird, sich in dem komplizierten und extrem bürokratisierten System des Managed Care zu behaupten.

Physicians Practice Management Organizations

Quasi innerärztliche Managementorganisationen, denen analog zu den MSO die Wahrnehmung gemeinsamer Interessen übertragen ist.

Es ist festzustellen, dass die Unzufriedenheit der Bevölkerung ebenfalls zu Zusammenschlüssen führt, um so gemeinsam mehr Präsenz und Käufermacht gegenüber den MCOs zu erlangen. Hieraus entstehen wiederum neue Organisationen, darunter auch Zusammenschlüsse von Anbietern und Käufern, z. B. in Form der

- Accountable Health Partnership,
- Affordable Health Insurance (AHI),
- Health Insurance Purchasing Cooperatives,

um sich so dem Druck der etablierten Versicherungsinteressen gemeinsam leichter entziehen zu können.

Bei aller kritischen Distanz muss allerdings auch berücksichtigt werden, dass das Managed Care System gegenüber seinen Vorläufern bzw. gegenüber einer großen Anzahl fortbestehender Versicherungsformen wie beispielsweise den traditionellen → Indemnity Health Insurance Plans für die USA tendenziell auch ein Fortschritt gewesen ist, vor allem wegen der Überwindung der → Kostenerstattung.

Die MCOs sind heute auch die Standardversorgung für privat bzw. arbeitgeberversicherte Bürger und die in den USA traditionell starken non-for-profit Versicherungen und MCOs haben deutlich Marktanteile verloren. Dennoch spielt wegen der vielfältigen Mischformen das System des Fee for Service weiterhin eine wichtige Rolle, weil auch MCOs nicht die Option aufgeben wollen, sowohl Fee for Service als auch Managed Care Plans anzubieten. Insgesamt werden derzeit rund 5.000 unterschiedliche MC Health Plans gezählt. Es spielt zudem eine Rolle, wenn MCOs Nachauftragnehmer binden, die eine starke Marktposition haben.

Managed competition

1978 von A. Enthoven als „regulated competition“ in den USA entwickeltes Modell der Gesundheitssicherung. Wegen der semantischen Nähe zu „staatlicher“ Regulierung wurde es später in das marktwirtschaftlicher klingende „managed competition“ umbenannt.

Die Absicht von Enthoven muss vor dem Hintergrund des seit 1906 stets gescheiterten Versuchs gesehen werden, eine Nationale Krankenversicherung in den USA zu begründen. Das Konzept verknüpft zu diesem Zweck eine privatrechtlich konstruierte Krankenversicherung mit einer allgemeinen Versicherungspflicht.

“This concept is a market-based policy of controlled competition among insurance carriers. It calls for the establishment of giant Health Insurance Purchasing Cooperatives (HIPCs) in every region. … Made up of employers and individual consumers, these HIPCs are given the leverage and the purchasing power, thus, ensuring the mechanisms of a robust competition among health care plans.” (Zeman, 1993)

Das Ziel des Managed Competition sollte für die USA die Überwindung von

- Unter- und Nichtversicherung besonders in den sozialen Mittelschichten,

- Unzufriedenheiten großer Bevölkerungsteile mit unzureichender medizinischer Versorgung,
- makroökonomischer Ineffektivität des Versorgungssystems

sein.

Der Managed competition soll an die kulturellen Bedingungen am ehesten anzupassen sein. Hierzu soll ein Käufermarkt geschaffen werden, der unter Vermeidung des Problems des Marktversagens der Gesundheitssicherung und -versorgung eine allgemeine Versicherungspflicht für privat Versicherte und Arbeitgeber attraktiv machen kann. Zu diesem Zweck soll insbesondere erreicht werden, dass die von Enthoven unterstellten typisch amerikanischen Präferenzen

- Pluralismus,
- individuelle Wahlfreiheit und
- Ablehnung kollektiver sozialer Verantwortungen

trotz Versicherungspflicht unangetastet bleiben.

Ausgangspunkt des Konzepts ist das Marktversagen im Falle von → Gesundheitsdienstleistungen. Zu den Ineffizienzen der Marktmechanismen gehören nach Enthoven

- das → Moral Hazard auf Nachfrager- wie Anbieterseite,
- eine weitgehende anbieterinduzierte Nachfragesteuerung (→ Roemer's Law) von Gesundheitsleistungen,
- die Informationsdefizite der Kunden über die Qualität der individuellen Anbieter (→ Uno-actu Prinzip),
- der Markterfolg selbst ineffizienter und ineffektiver Anbieter,
- die im Vergleich zu anderen Dienstleistungsbranchen geringere allokative und die produktive → Effizienz.

Managed Competition soll für die Akteure ökonomische Anreize setzen, sich wie auf einem Markt mit vollkommenem Wettbewerb zu verhalten. Kern ist dabei die Etablierung und strikte Kontrolle von Wettbewerbsregeln sowie die Einführung eines zusätzlichen Marktakteurs, des Sponsors. Sponsoren agieren als Agenten für eine Gruppe, z. B. von Konsumenten einer Region oder von Unternehmen. Es kann sich hierbei um Arbeitgeber, „regierungsferne" Einrichtungen des Staates (→ Korporatismus) oder auch um Zusammenschlüsse von Krankenkassen handeln. Nach der anfänglichen durch das Modell zugelassenen Möglichkeit, auch Regierungen als Sponsor einzusetzen, schließen dies die neueren Varianten von Managed Competition aus. Der Staat kontrolliert stattdessen die Einhaltung der gesetzten Regeln für den Wettbewerb von Krankenversicherungen und Leistungsanbietern, sorgt für relevante Informationen für Konsumenten und versucht → Risikoselektion möglichst wirksam zu verhindern.

Zu den Regeln gehören z. B.

- ein gesetzlich festgelegtes Basis-Leistungspaket, das von den Versicherungsträgern nur nach oben erweitert werden kann (Grundversicherung),
- die freie Auswahl der Leistungsanbieter durch die Versicherungsträger (→ MCO) oder durch den Staat (→ National Health Service),
- Anreize zur Überwachung der Versorgungsqualität und -quantität,
- häufiger Wechsel der neuen Vergütungsformen,
- das Recht der Versicherten, den Versicherungsträger zu wechseln,
- umfassende Zuzahlungsregelungen zur Vermeidung eines unterstellten → Moral Hazard,
- Definition von Mindeststandards zur Vermeidung von → Unterversorgung durch den Sponsor,
- Kontrahierungszwang und Diskriminierungsverbot,
- Beitragseinzug durch den Sponsor, der die Mittel entsprechend des Ri-

sikoprofils (→ Personenklassifikationen) der Versicherten an die Versicherungen verteilt (der dadurch installierte → Risikostrukturausgleich soll garantieren, dass Wettbewerb nur über den Preis, die Qualität und den Umfang der Leistungen stattfindet),

- die jährliche Neueinschreibung der Versicherten beim Sponsor zur Vermeidung von Risikoselektion.

Das Modell birgt eine Reihe von systematischen Unsicherheiten und empirischen Unzulänglichkeiten in sich:

Angesichts der Tatsache, dass ein Grund des Marktversagens bei Gesundheitsleistungen in der Dreierkonstellation Versicherte/Patienten, Versicherungsträger und Leistungsanbieter und den Schwierigkeiten ihrer Verständigung begründet ist, ist die Erweiterung auf vier Akteure prinzipiell und tendenziell überkomplex. Aus der propagierten Entlastung der Politik bzw. des Heraushaltens des Staates durch mehr Management entsteht eine wachsende Regulierungsdichte (Bürokratisierungstendenz).

Der prospektive Risikoausgleich ist inhaltlich schwierig und sehr aufwändig und nach den vorliegenden Erfahrungen für deutlich weniger als 50 % der Leistungen zu erreichen. Das Interesse des Versicherungsträgers an seinem wichtigsten Wettbewerbsinstrument, der → Risikoselektion, wirkt also fort. Innerhalb des Risikoausgleichs gibt es also unattraktive Versicherte und die um sie geführten Selektionsaktionen wirken also fort.

Der Sponsor hat Schwierigkeiten, aussagefähige und im Vergleich einfach zu interpretierende Informationen zum Preis-Leistungs-Verhältnis der Versicherungen zu liefern.

Die Festlegung wirksamer, effizienter und sozial tragbarer Zuzahlungen ist sehr schwierig. Zu niedrige Zuzahlungen entfalten keine oder nur eine geringe und kaum eine zielgebundene Steuerungskraft. Es wird immer auch die erwünschte und notwendige → Inanspruchnahme verringert.

Sofern Managed Competition die vorherrschende Organisationsform von Versorgung ist, bleibt die Frage, ob sie für alle Probleme der Gesundheitsversorgung geeignet ist. So ist fraglich, ob psychisch Kranke oder Pflegebedürftige auch mit Unterstützung durch einen Sponsor in der Lage sind, die angebotenen Leistungspakete zu beurteilen, um das für sie Beste oder Günstige auszuwählen.

Die Existenz mehrerer Versicherungen garantiert keineswegs Wettbewerb. Dessen Vermeidung kann vielmehr zu einer maßgeblichen Unternehmensstrategie werden.

Erfahrungen zeigen nennenswerte Probleme. Zu nennen sind vor allem die Unzufriedenheit der Versicherten, die nicht an Wahlfreiheit gewinnen, sondern von den (wechselnden politischen) Interessen des Sponsors, der die Beiträge festlegt, einzieht und verteilt, abhängig werden, also z. B. vom Staat, vom Arbeitgeber oder anderen Versicherungs- und Kostenträgern (z. B. Rentenversicherung). Die Versicherten sind auch kaum in der Lage, den entstehenden Markt zu überschauen, auch gelingt es dem Sponsor offensichtlich nicht, den erzeugten Markt wirksam zu regulieren. Die Kritik der Versicherten wie der Leistungserbringer steht relativ geschlossen der positiven Wertung des Managed Competition durch die Politik und durch die Eigentümer entsprechender Versorgungseinrichtungen gegenüber.

Die seit 1994 und besonders nach 2007 forcierten gesetzgeberischen Bemühungen Managed Competition zum entscheidenden Transformationsziel der GKV zu machen, lassen die Vermutung zu, dass die durch dieses Konzept ausgelösten Veränderungen einschließlich der des Wertehintergrundes der Gesundheitsversorgung zu dem zentralen Konfliktpunkt auch in der Bundesrepublik werden.

Mass strategy

Präventionsstrategie, bei der die Zielpersonen präventiver Maßnahmen ausgeweitet werden, um möglichst alle oder die Mehrheit jener, die überhaupt an einer definierten Krankheit erkranken können, in eine Präventionsmaßnahme einschließen zu können. Im Extremfall ist dies die gesamte → Bevölkerung (Impfungen).

Das Problem solcher Strategien sind besonders bei nicht übertragbaren Krankheiten die oft erheblichen Kosten und die geringe soziale Akzeptanz sowie die ethische Problematik, massenhaft Menschen einer präventiven Intervention zu unterziehen, von denen die Mehrheit die Zielkrankheit nie erleiden wird (→ Paradoxon der Prävention).

Matching

Mechanismus zur gezielten Auswahl von → Personen oder von → Fällen (zumeist) für klinische Studien (Cases and Controls).

Eine besondere Form des Matching ist die Bildung von Gruppen für Paargruppenvergleiche. Dieser Studientyp strebt quasiexperimentelle Bedingungen an (→ Fall-Kontroll-Studien, → Evidence based Medicine, → Studien, klinische).

Medicaid

In den USA 1965 durch die Novellierung des → Social Security Act eingeführte staatliche Krankenversorgung für Personen, die erheblich verarmt sind. Sie wird als subsidiäre, der Sozialhilfe ähnliche Leistung von den einzelnen Bundesstaaten und der US-Bundesregierung gemeinsam getragen. Die Bundesstaaten geben bis zu einem Viertel ihrer Haushalte für Medicaid aus.

Die Ausführungsbestimmungen, einschließlich der Zugangsbedingungen zu Medicaid sowie die Festlegung der jeweils verfügbaren Leistungen sind den einzelnen Bundesstaaten überlassen. Diese relative Eigenständigkeit der Bundesstaaten führt u.a. zu unterschiedlichen Bezeichnungen. Medicaid heißt z. B. in Kalifornien „Medi-Cal", in Tennessee „TennCare" und in Massachusetts „MassHealth". Diese Regelungen sind in Umfang und Detaillierung sowie hinsichtlich der drakonischen Kontrollen bestehender und fortbestehender Anspruchsberechtigungen so komplex, dass ein erheblicher Anteil der Mittel, die für Medicaid verfügbar sind, nicht für die medizinische Hilfe, sondern für die Steuerungs- und Regelungspraxis dieses Programms aufgewandt wird. Wenngleich auf Medicaid ein Rechtsanspruch besteht, ist dies für viele Bedürftige nicht überschaubar und kontrollierbar. Dies führt zu einem hohen Maß an institutioneller Abhängigkeit und Willkürmöglichkeiten. Abhängigkeit, Kontrolle und auch ein nicht unerhebliches Diskriminierungspotenzial in dieser Form der Fürsorgepraxis, werden von politisch starken Gruppen als eine Methode zur Abwehr des → Moral Hazard begründet und forciert.

Um zu zeigen, in welche extreme Bürokratisierung die staatliche Normierung von Leistungszugängen (etwa im Vergleich zu den Regelungen der GKV in Deutschland) führt, werden nachfolgend zumindest die allgemeinen Regeln dargestellt.

Anspruch haben folgende Gruppen:

- Familien mit von ihnen abhängigen Kindern, sofern Anspruch auf soziale Unterstützung besteht. Diesen Anspruch regelte von 1935 bis 1997 das sog. AFDC Programm (Aid to Families with Dependent Children). Dieses Programm wurde ab 1997 durch die im Rahmen des Personal Responsibility and Work Opportunity Reconciliation Act" verabschiedete und wesentlich restriktivere „Temporary Assistance for Needy Families (TANF)" ersetzt.
- Schwangere und Kinder unter 6 Jahre, wenn das Familieneinkommen unter dem staatlichen Armutsniveau FPL = Federal Poverty Level) liegt, ggf. auch dann, wenn das Einkommen unter 133 % dieses Niveaus liegt.
- Kinder im Alter zwischen 6 und 19 Jahren, wenn das Familieneinkommen bis zu 100 % des FPL beträgt.
- Pflegepersonen, die Kinder bis zum 18. Lebensjahr versorgen (in besonderen Fällen bis zum 19. Lebensjahr).
- Personen, deren Einkommen staatlich gestützt wird (SSI = Supplemental Security Income) und in manchen Staaten auch Alte, Blinde und Behinderte, wenn deren Versorgung schlechter ist als die der Empfänger von SSI).

- Personen, die dauerhaft in Pflegeeinrichtungen leben und deren Einkommen bis zu 300 % des Einkommens nach SSI Standard beträgt.
- Personen, die als „medically needy" eingestuft werden. Diese haben zwar Einkommen oder Ressourcen, die ihnen eigentlich den Zugang verwehren, aber einen erhöhten und von ihnen nicht zu tragenden Versorgungsaufwand nach dessen Bezahlung sie unter die Armutsgrenze fallen würden. Voraussetzung ist allerdings auch, dass der jeweilige Bundesstaat ein Medically Needy Program hat. 2005 waren dies lediglich 35 Staaten. Wenn es existiert, muss es angewandt werden für Schwangere bis 60 Tage nach der Entbindung, Kinder unter 18 Jahre, bestimmte Neugeborene bis zum Ende des 1. Lebensjahres und Blinde). Optional können Staaten weitere Gruppen einschließen.

Uneinheitlich sind in den Bundesstaaten weitere Gruppen eingeschlossen, so z. B. Tuberkulosekranke in 12 Staaten, Frauen mit Brust- oder Cervixkrebs in 51 Staaten

Eine gewisse Rolle spielen Leistungsverzichte auf Medicaid (Medicaid waivers), die den Antragstellern stattdessen die Möglichkeit einräumen, über die medizinische Nutzung eines bestimmten Budgets selbst zu entscheiden. Dies ist interessanter- und paradoxerweise häufig in Pflegeheimen und Heimen geistig behinderter Personen der Fall.

Alle diese Gruppen haben jedoch stets nur Zugang zu Medicaid, wenn ein bestimmter Bezug zum FPL gegeben ist. Dieses wird für die Bundesstaaten (ohne Hawaii und Alaska, die eigene Tabellen haben) jährlich berechnet und nach Familiengröße gestaffelt. Da die Überschreitung des Armutslevels in den Bundesstaaten und für die einzelnen Leistungsarten uneinheitlich bedeutsam ist, ist die Tabelle zusätzlich nach einem Überschreitungsscore gestaffelt. (Beispiel: Im Jahre 2005 hatte eine Person Zugang zu Medicaid, wenn das Jahreseinkommen zu 100% dem FPL von 9.750 $ entsprach, eine 8-köpfige Familie hingegen bei einem Jahreseinkommen von 32.390 $. Bei speziellen Leistungen kann es jedoch möglich sein, sie auch dann noch zu erhalten, wenn das Einkommen 250 % des FPL entspricht, also analog 23.925 $ bzw. 80.975 $. Diese Differenzierung ist etwa mit Blick auf die Regelungen für die „Medically Needy" notwendig.

Die Umsetzung variiert in den Bundesstaaten erheblich und kann auch Eigenbeteiligungen einschließen.

Typische Leistungen sind

- stationäre Behandlung ohne Psychiatrie,
- ambulante ärztliche Versorgung und ambulante Operationen,
- Laboruntersuchungen und Röntgen,
- Leistungen von Kinderärzten und nurses in der Familienbetreuung,
- Beratungen zur Familienplanung,
- → Früherkennung und → Screenings,
- bestimmte chirurgische zahnärztliche Leistungen,
- unter bestimmten Gegebenheiten häusliche Krankenpflege,
- Leistungen von Hebammen,
- Schwangerschaftsvorsorge und Mütterberatung.

Die Leistungen von Medicaid sind praktisch immer an → Managed Care Organizations gebunden. In der Tendenz, vor allem aber seit Mitte der 1990er Jahre werden die Zugangsregelungen restriktiver sowohl bezüglich des Leistungsumfangs als auch der Leistungsdauer. Dies hat u.a. zur Folge, dass das Interesse der MCOs an der Versorgung dieser Personengruppen sinkt. Die Unzufriedenheit mit dieser Bindung, die in etwa auch für die Leistungen von → Medicare gilt, führten zu der längere Zeit diskutierten und in mehr als der Hälfte der Bundesstaaten auch umgesetzten Reformidee einer gesetzlichen Fixierung von Patientenrechten (patient's bill of rights). Es wird erhofft, damit die Möglichkeit durchzusetzen, einen Arzt oder ein Krankenhaus frei wählen zu können. Damit soll außerdem Patienten der Klageweg geöffnet werden, wenn MCOs Behandlungen verweigern.

Medicaid war neben Medicare einer der wichtigsten Impulsgeber für die Entstehung und Verbreitung des → Managed Care. In Grenzen ist es deshalb auch richtig davon auszugehen, dass Managed Care der Leistungslogik von Medicaid und Medicare folgt.

In 2006 war eine gegenüber den Vorjahren steigende Anzahl von 58,7 Millionen US-Bürgern für Medicaid anspruchsberechtigt. Angesichts des komplizierten Systems der Anspruchsberechtigungen ist nicht verwunderlich, dass 4.7 Millionen der Anspruchsberechtigten zu keinem Zeitpunkt des Jahres volle Leistungen erhielten und bei weiteren 10 Millionen dies mindestens zu einem Zeitpunkt der Fall war.

Medicaid trägt derzeit rund 20 % der Gesamtumsätze der Krankenversicherung und rund 50% aller Aufwendungen für Pflege.

Im Einzelnen sind in den USA durch Medicaid (2004) versichert:

- 40 % aller Armen
- 21 % der Menschen an der Armutsgrenze
- 26 % der Kinder
- 50 % der Kinder aus Familien mit niedrigen Einkommen
- 19 % der Erwachsenen mit niedrigem Einkommen
- 37 % der Schwangeren (häufig sehr junge unverheiratete Frauen)
- 18 % der Anspruchsberechtigten auf Medicare
- 20 % der Menschen mit schweren Behinderungen
- 44 % der AIDS Kranken
- 60 % der Menschen in Pflegeheimen (dies aber nur, wenn sie ihren Aufenthalt nachweislich nicht aus eigenen Mitteln finanzieren können).

Insgesamt wurden rund 64 % für die Akutversorgung und 36 % für die Langzeitpflege aufgewandt (http://www.cms.-hhs.gov/home/medicaid.asp).

Medical Savings Account (MSA)

Eine der besonderen Entwicklungen innerhalb der Systematik der Äquivalenzversicherungen, die auch in der Bundesrepublik von einigen Interessengruppen als Option diskutiert wird, z. B. die unerwünschten Wirkungen von → Moral hazard etc. zu verhindern. MSA folgt allerdings weder der Logik der klassischen Privatversicherungen noch der Logik der typischen → Managed Care Industry.

Ursprünglich in den USA konzipiert, hat es sich vor allem seit 1984 in Singapur entwickelt. 1994 wurde MSA von privaten Krankenversicherungen für Südafrika übernommen und seit den späten 1990er Jahren spielt es auch in China eine gewisse Rolle. 2003 und 2006 hat in den USA die Bush-Administration den Versuch unternommen, MSA zu nutzen, um über steuerliche Vorteile diese Versicherungsform für nicht oder unterversicherte angehörige der Mittelklasse interessant zu machen. Diese Versuche sind gescheitert.

Kerngedanke ist eine weitgehende Individualisierung der gesundheitlichen Risikovorsorge (Selbstversicherung) und eine Beschränkung der subsidiären staatlichen Verpflichtungen auf extrem Ressourcen verbrauchende Krankheitszustände bzw. Katastrophen. Im Singapur ist dieses System mehrstufig aufgebaut:

- Eigenfinanzierung: Auf diese Art wird die ambulante Betreuung weitgehend abgedeckt. Ausnahme sind größere operative Eingriffe und die Betreuung chronisch Kranker.
- Medisave: Die Arbeitnehmer und Arbeitgeber zahlen hälftig monatliche Beiträge auf individuelle Sparkonten (bis zu einem Höchstbetrag), aus denen dann im Bedarfsfall zwischen 20% und 80% entstehender Krankenhauskosten gedeckt werden. Der Grad der Eigenbeteiligung hängt (in fünf Stufen) wesentlich von der Art der Unterbringung und freier Krankenhaus- bzw. Arztwahl ab. Nicht verbrauchte Gelder können an Familienmitglieder übergehen oder privat verbraucht werden.
- Medishield wurde eingerichtet, um „katastrophale“ Gesundheitsrisiken

(aufwendige Krankenhausbetreuung, Dialyse etc.) abzusichern. Zur Finanzierung werden Überschüsse von den Medisave-Konten genutzt.

- Eldershield: analog Medishield für alteMenschen.
- Medifund: staatliche Zuschüsse. Obwohl erwartet wird, dass zur Eigenfinanzierung die gesamte Familie herangezogen und auch auf Medisave-Konten von Verwandten zugegriffen wird, reicht das mobilisierte Vermögen nicht immer aus, um Krankheitskosten zu decken. Hier greift dann der Staat ein.

Mit Blick auf eine mögliche Übertragung des Systems auf andere Länder muss bedacht werden, dass Singapur ein Staat mit prosperierender Wirtschaft, einer sehr geringen Arbeitslosenquote, einer ausgesprochen jugendlichen Altersstruktur ist, alles Faktoren, die auch ohne MSA eine risiko- und Ausgaben mindernde Wirkung auf das Gesundheitssystem haben. Außerdem wird im sozialen Sicherungssystem Singapurs generell auf Sparkonten (auch z. B. für Altersvorsorge) und große Familienunterstützung gesetzt. Die Regulation des Gesundheitsmarktes (medizinische Ausbildung, Organisationsstrukturen, Zulassung zur Versorgung, Preisbildung) liegt ausschließlich in der Hand des Staates.

Es handelt sich dort um ein Sicherungsmodell, das dem Einzelnen und seiner Familie weitestgehend die Funktion der sozialen Sicherung überlässt. Arbeitgeber übernehmen hierbei nur eine marginale und der Staat weitestgehend gar keine → Verantwortung in der Gesundheitssicherung bzw. bei der Regulation von Gesundheitsrisiken und ihrer Folgen. Damit wird auch auf die soziale Regulations- und Ausgleichsverantwortung von sozialer Ungleichheit und gesellschaftlich verursachten Risiken verzichtet. Das Modell folgt der Leitbildfunktion der Großfamilie und ihrem historischen, ideologischen und politischen Deutungskontext.

Insgesamt kann eingeschätzt werden, dass

- MSA eine Form der Privatversicherung ist, die typischerweise durch die Arbeitgeber und die Steuerzahler direkt und indirekt kofinanziert wird.
- Die Wirksamkeit hängt von der Dauer der Einzahlungen und damit von der individuellen Vorhersehbarkeit der Einkommen, des Versorgungsbedarfs und der Entwicklung der Börsen ab.
- MSA hat auch auf jene Steuerzahler Einfluss, die von diesem System nicht profitieren, bewirkt aber auch ein neues Geschäftsfeld für Kapitalgesellschaften und Versicherungen.
- MSA bewirkt eine spürbare Schwächung solidarischer Versicherungsformen.
- Wird MSA als Pflichtversicherung eingeführt, führt es zur zusätzlichen Belastung der Privathaushalte.
- MSA ist eher für Besserverdienende attraktiv, bewirkt dann aber, dass diese aus solidarischen Finanzierungsformen ausscheiden.

Medical Technology Assessment

→ Health Technology Assessment

Medicare

In den USA 1965 durch die Novellierung des → Social Security Act eingeführte staatliche Krankenversorgung zur Unterstützung der medizinischen Versorgung von Personen, die älter als 65 Jahre alt sind, für bestimmte Behinderte unabhängig von der Altersgrenze und ebenfalls altersunabhängig für Personen mit einer dialysepflichtigen Erkrankung der Nieren bzw. dem Bedarf einer Nierentransplantation. Anspruchsberechtigt waren 2008 rund 45,3 Millionen US Bürger, von denen rund 7,7 Millionen zusätzlich Anspruch auf → Medicaid hatten.

Medicare wird zum größten Teil über eine spezielle Steuer finanziert, die 2008 2,9% aller arbeitsgenerierten Einnahmen betrug. Bei abhängig beschäftigten Personen trägt der Arbeitgeber die Hälfte des Betrages. Anders als bei der Sozialversicherungssteuer mit einem Beitragssatz von derzeit 12,4% gibt es bei der Medicaresteuer keine Beitragsbemessungsgrenze. Selbstständige zahlen die 2,9 % für Medicare komplett alleine. Ein weiterer Weg, für Medicare-Leistungen anspruchsberechtigt zu werden, sieht so aus: Für jede 1.090 $ Social Security Tax werden (2009) 4 sog. Credits gewährt. Mit 40 Credits, also nach 10 Jahren, existiert dann bei fortbestehender Einzahlungspflicht der Anspruch auf die Leistungen des Social Security Act, einschließlich Medicare, aus der jedoch keine anderen Leistungsansprüche mehr entspringen.

Behinderte, die mindestens 2 Jahre eine Invalidenrente erhalten haben und zusätzlich Personen mit terminaler Niereninsuffizienz erwerben den Anspruch auf Medicare-Leistungen ebenfalls. Wer das Recht auf Medicare nicht im Arbeitsleben erworben hat, kann dies nachträglich kaufen.

Medicare umfasst aktuell folgende Teile:

Part A fungiert als zuzahlungspflichtige Pflichtversicherung aller Arbeitnehmer für den Fall stationärer Versorgung ab dem 65. Lebensjahr, grundsätzlich ohne Kostenübernahme für Medikamente. Leistungen werden für die ersten 20 Tage voll von Medicare getragen. Für weitere 80 Tage bis zum maximal finanzierten Aufenthalt von 100 Tagen mussten 2009 133,50 $ pro Tag Zuzahlungen geleistet werden. Hierbei ist zu beachten, dass sich die Tagesregelungen auf die gesamte Lebensspanne ab dem 65. Lebensjahr beziehen, also nicht auf ein Kalenderjahr. Sofern aber ein Versicherter nur einen Teil seiner Ansprüche nutzt und dann wenigstens 60 Tage keine Leistungen nach Part B in Anspruch nimmt, wird die „100-Tagesuhr" wieder zurückgesetzt und die Person kann erneut maximal 100 Tage stationäre Leistungen in Anspruch nehmen. Als stationäre Versorgung sind in der Regel definiert: Critical Access Hospitals, Skilled Nursing Facilities, Hospice Care und begrenzt Home Health Care.

Part B finanziert die ambulanten medizinischen Aufwendungen entsprechend den Regeln des → Managed Care. Der Versicherte ist zu einer ergänzenden monatlichen Zahlung von rund 50 $ an die Versicherung und zusätzliche Zahlungen an die HMO verpflichtet. Die Zuzahlungen zu den medizinischen Leistungen betragen zwischen 20 und 50%.

Part A und Part B sind demzufolge die Basisversicherung für die ambulante und die stationäre Versorgung. Es ist für Medicare Anspruchsberechtigte ebenfalls möglich, einen Medicare Prescription Drug Plan zuzukaufen, um die Versorgungskosten zu minimieren.

Medicare Advantage Plan (in der Vergangenheit Part C oder „Medicare plus Choice") gibt den Versicherten seit 1997 die Wahl zwischen → Fee for Service oder einer Mitgliedschaft in einer → Managed Care Organization (Medicare Managed Care). Voraussetzung ist, dass der Versicherte die Zugangsvoraussetzungen für Part A und B erfüllt. Je nach Vertrag können hier Medikamentenkosten, zusätzliche Krankenhaustage oder auch zahnärztliche Versorgung eingeschlossen sein. Entsprechend unterscheiden sich dann die Kosten und die Zuzahlungen. Zusätzlich können sog. Medigap-Plans gekauft werden, um spezifische Versorgungsbedarfe zu finanzieren. Allerdings werden diese Versicherungen nicht flächendeckend angeboten. Sofern die Medicare Versicherung an eine → Health Maintenance Organization (HMO), eine Preferred Provider Organization (PPO – siehe → Managed Care Organizations), an einen → Fee-for-Service Plan oder einen Medicare Special Needs Plan sowie einen → Medical Savings Account (MSA) von Medicare gebunden sind, gelten solche Medigap Plans als überflüssig.

Seit dem 1. Januar 2006 gibt es schließlich noch den Part D: Prescription Drug Plans, dessen Leistungen alle erhalten können, die berechtigt sind, Leistungen von Part A und B zu erhalten. Anders als im Part A und B von Medicare ist das Leistungspaket in Part D nicht standardisiert. So definieren letztlich die privaten Versicherungsunternehmen, welche Medikamente oder Medikamentengruppen versichert sind oder komplett privat gezahlt werden müssen. Dies kann auch bedeuten, dass Versicherte in bestimmten Unternehmen gar keinen Anspruch auf Leistungen nach Part D haben. Hinzu kommt, dass Medicare selber Medikamente ausschließen kann und dies beispielsweise für Benzodiazepine, Hustenmittel und Barbiturate auch gemacht hat. Wer Anspruchsberechtigter für Medicare wie

Medicaid-Leistungen ist, erhält aber die gerade genannten Arzneimittel von Medicaid erstattet.

Auch Medicare ist noch wesentlicher komplizierter als hier dargestellt und erfordert wie Medicaid einen erheblichen finanziellen und organisatorischen Aufwand, um das Geschehen zu regeln und zu steuern.

Um die bis Ende 2009 konstant geäußerte Absicht der Barrack-Administration realisieren zu können, einen erheblichen Teil der finanziellen Lasten ihres Reformprogramms durch Kürzungen bei Medicare zu bewältigen, wird sich Medicare allerdings erheblich verändern (müssen).

Medizinische Versorgungszentren (MVZ)

Neben den Vertragsärzten und den ermächtigten Krankenhausärzten wurde durch das GKV-Modernisierungsgesetz im § 95 SGB V ab dem 1.1.2004 die Möglichkeit eröffnet, medizinische Versorgungszentren zur vertragsärztlichen Versorgung zuzulassen. MVZ sind „fachübergreifende ärztlich geleitete Einrichtungen, in denen Ärzte … als Angestellte oder Vertragsärzte tätig“ sein können. Damit ist nach vielen Jahrzehnten professionspolitischen Kampfes um die Freiberuflichkeit und Selbstständigkeit der ambulant tätigen Ärzte und des noch ideologisch verstärkten Kampfes gegen die angestellten Ärzte in den ehemaligen Polikliniken der DDR auch im gesamtdeutschen Versorgungswesen erstmals die Ausübung des Berufs als Angestellter ermöglicht. Siehe hierzu: Der Forschungsbeirat für Fragen der Wiedervereinigung beim Minister für Fragen der Wiedervereinigung der Bundesrepublik veröffentlichte 1961 folgende Übergangsregeln auf dem Gebiet des Gesundheitswesens im Falle der Wiedervereinigung: ...“die öffentlichen Einrichtungen zur ambulanten Behandlung (Polikliniken, Ambulatorien und der gleichen) sollen Gemeinschaften privater Ärzte zur Verfügung gestellt oder überlassen werden. ...“) Sofern in MVZ nur Angehörige der hausärztlichen Arztgruppe zusammenarbeiten, handelt es sich nicht um eine fachübergreifende Einrichtung, also um kein MVZ.

Ein MVZ kann von allen Leistungserbringern, „die aufgrund von Zulassung, Ermächtigung oder Vertrag an der medizinischen Versorgung der Versicherten teilnehmen (neben Ärzten und Psychotherapeuten auch Apotheker, Krankenhäuser, Vorsorge- und Rehabilitationseinrichtungen sowie Heil- und Hilfsmittelerbringer) gegründet werden. Nicht als Träger eines MVZ zugelassen sind Privatkrankenanstalten, pharmazeutische Unternehmer, Krankenkassen oder deren Verbände, Kassen(zahn)ärztliche Vereinigungen, Krankenhausgesellschaften, Träger von Managementgesellschaften, Zahntechniker etc.

Der § 95 Abs. 1 S. 3 SGB V erlaubt den MVZ, sich fast aller Rechtsformen der Personen- und Kapitalgesellschaften bedienen zu können. Als Rechtsform kommen somit infrage: die Gesellschaft mit beschränkter Haftung (GmbH), die Aktiengesellschaft, die Partnerschaftsgesellschaft (PartG) und die Gesellschaft bürgerlichen Rechts (GbR).

Die Rechtsform der OHG wird dagegen nicht als MVZ-Form anerkannt. Eine OHG ist auf den Betrieb eines Handelsgewerbes ausgerichtet; die Ausübung einer ärztlichen Tätigkeit fällt jedoch nicht unter den Begriff des Handelsgewerbes. Gleiches gilt für die Rechtsform einer KG und einer GmbH & Co. KG.

Trotzdem ist nicht von der Hand zu weisen, dass über die MVZ ein erweiterter Kreis von großen institutionellen Anlegern wie z. B. private Krankenhausketten in den Bereich der ambulanten Versorgung gelangen können.

Am Ende des 2. Quartals 2009 gab es unter den 1.325 zugelassenen MVZ 51,3% in Trägerschaft von Vertragsärzten, 38,3% in Trägerschaft von Krankenhäusern und ein rasch wachsender Teil von 17,5% in sonstiger Trägerschaft. In den MVZ arbeiteten 6.283 Ärzte, davon 4.980 im Angestelltenverhältnis. Die durchschnittliche Größe eines MVZ lag bei 4,7 Ärzten. Die am stärksten vertretenen Arztgruppen waren Hausärzte und Internisten. Die vorwiegenden Rechtsformen waren die GmbH, GbR und Partnerschaften. Die MVZ konzentrieren sich in städtischen

Gebieten, existieren aber auch in merkbarer Anzahl in ländlichen Gebieten.

Medizinischer Dienst der Krankenversicherung (MDK)

Im System der → Gesetzlichen Krankenversicherung weist das → Sozialgesetzbuch V dem MDK die Aufgabe eines für alle Krankenkassen gemeinsamen und in seinem fachlichen Urteil unabhängigen medizinischen Beratungs- und Begutachtungsdienstes zur einheitlichen medizinischen Begründung von Leistungsentscheidungen der ansonsten wettbewerblich agierenden Krankenkassen zu. Mit dem → SGB XI sind dem MDK seit 1995 auch Aufgaben für die Pflegeversicherung übertragen.

Sowohl aus der Sicht der Krankenversicherung wie der Arbeitgeber erwuchs aus dem ursprünglichen Charakter der GKV, maßgeblich Lohnkompensationsversicherung zu sein, die Notwendigkeit eines Prüfmechanismus für das Vorliegen einer krankheitsbedingten → Arbeitsunfähigkeit und ihrer Dauer. Hieraus entstand der sog. Vertrauensärztliche Dienst (VäD) der Krankenversicherung. Niedergelassenen Ärzten, vor allem aber den Patienten, stand der VäD gleichermaßen als Kontrollinstanz gegenüber. Mit der Novellierung des → Lohnfortzahlungsgesetzes im Jahre 1969 wurden Lohnleistungen in den ersten sechs Krankheitswochen zur Pflicht der Arbeitgeber. Für die GKV hieß dies, von diesen Leistungen weitgehend entlastet zu sein. Folgerichtig wurde es notwendig, dem Beratungsdienst der Krankenversicherung einen neuen Rahmen zu geben. Mit dem Gesundheitsreformgesetz (GRG) 1989 wurde dann der Medizinische Dienst der Krankenversicherung geschaffen.

Die Aufgaben des MDK für die Krankenversicherung ergeben sich aus § 275 SGB V. Danach sind die Krankenkassen verpflichtet, unter definierten Voraussetzungen gutachterliche Stellungnahmen des MDK einzuholen:

- im Leistungsfall: zur Prüfung der Voraussetzungen sowie zu Art und Umfang medizinischer Leistungen sowie bei Auffälligkeiten zur Prüfung der ordnungsgemäßen Abrechnung,
- zur Einleitung von Leistungen zur Teilhabe, insbesondere zur Koordinierung der Leistungen und Zusammenarbeit der Rehabilitationsträger nach §§ 10- 12 SGB IX, im Benehmen mit dem behandelnden Arzt,
- bei Arbeitsunfähigkeit zur Sicherung des Behandlungserfolgs, insbesondere zur Einleitung von Maßnahmen der Leistungsträger für die Wiederherstellung der Arbeitsfähigkeit, oder zur Beseitigung von Zweifeln an der Arbeitsunfähigkeit.

Die Krankenkassen müssen durch den Medizinischen Dienst prüfen lassen

1. die Notwendigkeit der Leistungen zur Vorsorge und medizinischen Rehabilitation in Stichproben,
2. bei Kostenübernahme einer Behandlung im Ausland, ob die Behandlung einer Krankheit nur im Ausland möglich ist (§ 18),
3. ob und für welchen Zeitraum häusliche Krankenpflege länger als vier Wochen erforderlich ist (§ 37 Abs. 1),
4. ob Versorgung mit Zahnersatz aus medizinischen Gründen ausnahmsweise unaufschiebbar ist (§ 27 Abs. 2).

Die Krankenkassen können in geeigneten Fällen durch den Medizinischen Dienst prüfen lassen,

5. ob das Hilfsmittel erforderlich ist, wobei der Medizinische Dienst den Versicherten zu beraten hat, dabei muss er mit den Orthopädischen Versorgungsstellen zusammenzuarbeiten,
6. bei Dialysebehandlung, welche Form der ambulanten Dialysebehandlung unter Berücksichtigung des Einzelfalls notwendig und wirtschaftlich ist,
7. die Evaluation durchgeführter Hilfsmittelversorgungen,
8. ob Versicherten bei der Inanspruchnahme von Versicherungsleistungen aus Behandlungsfehlern ein Schaden entstanden ist (§ 66 SGB V).

Der § 275 SGB V legt außerdem fest, dass es bei der Abweichung von Festlegungen der Psychiatrie-Personalverordnung die

Landesverbände der Krankenkassen und die Verbände der Ersatzkassen dies durch den Medizinischen Dienst überprüfen lassen können.

Weiterhin sollen die Krankenkassen und ihre Verbände bei der Erfüllung anderer als der in Absatz 1 bis 3 genannten Aufgaben den Medizinischen Dienst oder andere Gutachterdienste zu Rate ziehen, insbesondere für allgemeine medizinische Fragen der gesundheitlichen Versorgung und Beratung der Versicherten, für Fragen der Qualitätssicherung, für Vertragsverhandlungen mit den Leistungserbringern und für Beratungen der gemeinsamen Ausschüsse von Ärzten und Krankenkassen, insbesondere der Prüfungsausschüsse.

Die Ärzte des Medizinischen Dienstes sind bei der Wahrnehmung ihrer medizinischen Aufgaben nur ihrem ärztlichen Gewissen unterworfen. Sie sind nicht berechtigt, in die ärztliche Behandlung einzugreifen (§ 275 Abs. 5 SGB V).

Probleme ergeben sich insofern, als die Krankenkassen sich zugleich solidarisch und gegeneinander wettbewerblich verhalten sollen. In diesem potenziellen Konflikt ist zum Schutz des Wettbewerbs der Gesetzgeber bereit, die Unabhängigkeit des MDK aufzugeben. Hierzu räumt er die Möglichkeit von direkten Anbieter-Käufer-Beziehungen ein, da nun auch Institutionen, die unmittelbar im Auftrag und Interesse der Kassen arbeiten, tätig werden können (§§ 275 Abs. 4, 281 Abs. 1a SGB V). Dies dürfte zur Ausdifferenzierung der Interessen der Krankenkassen und der Krankenkassenverbände an Beratungsleistungen führen.

Der rechtliche Kontext der Aufgaben des MDK für die Pflegeversicherung ergibt sich aus §§ 17, 18 sowie §§ 112, 114 SGB XI. § 18 SGB XI bestimmt, dass die Pflegekassen durch den MDK prüfen lassen müssen, ob die Voraussetzungen der Pflegebedürftigkeit (§§ 14, 15 SGB XI) erfüllt sind und welche Pflegestufe vorliegt. Die Aufgabe des MDK ist es zugleich, Feststellungen zu treffen, ob und in welchem Umfang Maßnahmen der medizinischen Rehabilitation zur Beseitigung, Minderung oder Verhütung einer Verschlimmerung der Pflegebedürftigkeit, geeignet, notwendig und zumutbar sind.

In §§ 112-117 SGB XI ist geregelt, dass auf Veranlassung der Landesverbände der Pflegekassen der MDK zu prüfen hat, ob Leistungen der Pflegeeinrichtungen den vereinbarten Qualitätsstandards entsprechen. Die Prüfergebnisse sind zu veröffentlichen (§ 115 Abs. 1a SGB XI).

Die Träger des MDK sind die Landesverbände der gesetzlichen Krankenkassen sowie die Landesverbände der Pflegekassen. NRW hat zwei Medizinische Dienste, das Land Berlin und das Land Brandenburg haben einen gemeinsamen Medizinischen Dienst. In den neuen Bundesländern und in Berlin ist der MDK seiner Rechtsform nach als eingetragener Verein, in den alten Bundesländern als → Körperschaft des öffentlichen Rechts verfasst. Jeder MDK verfügt mit dem Verwaltungsrat und der Geschäftsführung des MDK über seine eigenen Entscheidungsgremien. Der Verwaltungsrat (§ 280 SGB V) ist ein Selbstverwaltungsorgan, das von dem Verwaltungsrat der Verbände der Krankenkassen gewählt wird und in dem deshalb Arbeitnehmer und Arbeitgeber paritätisch vertreten sind.

Der im MDK gebundene ärztliche Sachverstand spiegelt in wachsendem Maße die fachärztliche Spezialisierung der gesamten Medizin, komplettiert durch die Zusatzbezeichnung „Sozialmedizin“ wider.

Der MDK unterliegt der staatlichen Aufsicht durch die zuständigen Landesministerien und wird durch die Krankenversicherung über eine Umlage finanziert (§ 281 SGB V). Der Anteil einer Krankenkasse an dieser Umlage wird von dem Versichertenanteil der Kasse bestimmt. Eine analoge Steuerung der kassenspezifischen Leistungsproportionen durch die Arbeitsgemeinschaften der MDK-Träger gelingt diesen jedoch nur bedingt. Die Finanzierungsgrundlage des MDK tragen je zur Hälfte die Krankenkassen und die Pflegekassen.

Teil des Systems ist der Medizinische Dienst des Spitzenverbandes Bund der Krankenkassen e.V. (MDS). Nach § 282 SGB V hat der MDS die Aufgabe, die MDK in ihrer Zusammenarbeit zu unterstützen und hierbei vor allem die einheitliche Durchführung der Begutachtungen und Beratungen durch die MDK zu fördern. Aus dieser Tätigkeit resultieren Empfehlungen zu einer einheitlichen Begutachtung und Fortbildung. Es entstehen so Richtlinien für die MDK, die vom GKV-Spitzenverband beschlossen werden. In dieser Position berät der MDS den Spitzenverband auch in medizinischen und pflegefachlichen Problemstellungen, die auf der Bundesebene, z. B. im → Gemeinsamen Bundesausschuss beraten und entschieden werden. Im Interesse dieser Aufgaben hält der MDS eigenen Sachverstand vor, bindet ihn vertraglich extern oder greift auf den medizinischen Sachverstand der MDK durch die Bildung von Projekt- und Arbeitsgruppen oder Kompetenzzentren zurück.

Meldepflicht

Pflicht zur Informationsweitergabe bei besonderen gesundheitlichen Problemen, insbesondere im Bereich des Infektionsschutzes. Die in Deutschland meldepflichtigen Krankheiten sind in §§ 6-15 Infektionsschutzgesetz genannt.

Metaanalyse

Auf statistischen Methoden basierende Prozedur der zusammenfassenden Bewertung (→ Systematic Review) von thematisch ähnlich gerichteten quantitativen Studien, die jedoch mit unterschiedlichen Grundgesamtheiten und Methoden Ergebnisse mitteilen, die in Richtung und/oder Intensität differieren und deshalb zu bestimmten Zeitpunkten einer Gesamtanalyse des Erkenntnisstandes bedürfen.

Hierbei gibt es mindestens zwei Zugänge:

- Die vorhandenen Studien werden in ihrer methodischen Qualität gemäß ihrer a) Interpretationsfähigkeit (Präsentation, Nachvollziehbarkeit, → Validität, → Reliabilität, → Bias, → Confounder usw.), b) ihrer Kohärenz und c) hinsichtlich der offenen Fragen bewertet (qualitativer Aspekt der Metaanalyse, → Critical Appraisal).

- Die Daten der vorliegenden Studien werden in einem neuen Studienprojekt zusammengeführt (pooling) und auf dieser erweiterten Basis erneut einer Analyse unterzogen (quantitativer Aspekt der Metaanalyse). Pooling-Studien sind extrem anfällig gegen Bias. Die Aussagekraft solcher Analysen hängt wesentlich auch davon ab, ob die Originaldaten zur Verfügung stehen oder nur bereits zusammengefasste (aggregierte) Daten in die Analyse eingehen.

Metaanalysen sind besonders wichtig innerhalb eines nicht abgeschlossenen Forschungs- und Erkenntnisprozesses für die Entwicklung von neuen Forschungshypothesen. Es sind jedoch Zweifel berechtigt, dass solche Studien einen neuen und weitergehenden eigenen Erkenntniswert besitzen.

Eine wichtige Ausnahme ist allerdings die Erzeugung größerer Datenmengen zu seltenen Ereignissen, die dann jedoch in der Regel mit anderen Methoden untersucht werden sollten. Hier können dann auch Methoden der künstlichen Intelligenz (data mining, case based reasoning u.ä.m.) eine große Rolle spielen.

In den letzten Jahren hat sich die Auffassung durchgesetzt, Metaanalysen könnten nicht nur im Forschungsprozess, sondern auch für Anleitungen zum praktischen Handeln eine wertvolle Hilfe sein. Dies ist regelmäßig dann richtig, wenn zu entscheiden ist, welche Hypothese oder Annahme oder praktische Schlussfolgerung (derzeit) nicht zu bestätigen oder zu belegen ist. Nur, wenn sich Metaanalysen auf einen hohen Standard der empirischen Forschung stützen können, sind sie auch in der Lage, praktische Schlussfolgerungen positiv zu begründen. (→ Evidence based Medicine)

Migration

Bevölkerungswanderung; geschichtlich war sie die Voraussetzung der Besiedlung der Erde sowie der Grundmechanismus des kulturellen und Wissensaustausches zwischen den Menschen. Die Formen der Wanderung waren und sind dabei sehr unterschiedlich und reichen vom Verlassen eines Siedlungsraumes über die Vertreibung und Zwangsumsiedlung, die Kolonialisierung, Versklavung und Eroberung neuer Siedlungsräume bis zur Flucht vor → Armut und Verfolgung.

Die aktuelle Relevanz der Migration für Deutschland zeigt sich in der Zahl von

15,3 Millionen Menschen, die 2008 mit einem „Migrationshintergrund“ in Deutschland lebten. Dies sind sowohl selbst zugewanderte Personen (erste Generation) als auch Personen, deren Eltern zugewandert sind (zweite Generation).

Migration spielt in verschiedenen Politikfeldern eine unterschiedlich funktionale Rolle. Neben der arbeitsmarktpolitisch erwünschten Einwanderung hochqualifizierter Personen/Arbeitskräfte steht die Bevorzugung deutscher Arbeitnehmer bei der Arbeitsplatzvermittlung gegenüber Arbeitssuchenden aus Nicht-EU-Ländern. Außerdem soll z. B. der Einsatz eines Teils der Entwicklungshilfe die sozial bedingte Migration aus der Dritten Welt verhindern und eine aktive Integrationspolitik eine rasche Angleichung der kulturellen und sozialen Lebensbedingungen und Verhaltensweisen der Migranten erreichen. Überlegungen, den Schwund der in Deutschland lebenden Bevölkerung durch eine verstärkte Migration aufzuhalten, erwiesen sich als quantitativ unrealistisch, politisch kontrovers und nicht dauerhaft (z. B. sinkt die Kinderanzahl junger Migranten nach kurzer Zeit des Lebens unter den kulturellen Bedingungen Deutschland).

Mindestmengenregelungen

Nach § 137 Abs. 3 Nr. 2 SGB V legt der Gemeinsame Bundesausschuss im Rahmen der Qualitätssicherung seit 2004 Mindestmengen für planbare Leistungen in Krankenhäusern fest. In Expertenhearings werden die Mengenfestlegungen getroffen. Die Anzahl der Leistungen unter Mindestmengenregelung wird vermutlich sukzessive deutlich steigen. Krankenhäusern, die diese Mengen nicht erreichen, sind solche Leistungen untersagt. Die Überwachung der Regelungen ist den Krankenkassen übertragen, die diese Mindestmengen mit den von ihnen ausgewählten Krankenhäusern prospektiv vereinbaren. Es liegt die Annahme zugrunde, dass es einen positiven Zusammenhang zwischen Leistungsmenge in einem → Krankenhaus und dem Versorgungsergebnis gebe. Empirisch ist dieser Nachweis aus methodischen Gründen in der Regel nur schwer zu erbringen, da es sich oft um ohnehin seltene Leistungen bei schwersten Krankheitszuständen handelt und Kontrollgruppen für Vergleiche nur schwer beizubringen sind.

Wegen der offenkundigen Komplexität der Wirkungen solcher Regelungen auf das Versorgungssystem muss vermutet werden, dass die Zielsetzungen weit über die Qualitätssteuerung hinausgehen.

Solche komplexen Wirkungen sind:

- Die räumliche Konzentration in ggf. weit entfernten Krankenhäusern und damit die Aufgabe des Prinzips der wohnortnahen Versorgung in dünn besiedelten Flächenländern.
- Konzentration der Versorgungsinfrastruktur, der Qualifikationsträger und der Forschung auf überregionale Zentren und analog der ggf. überregionalen Finanzierungsströme von den Kassen zu den jeweils privilegierten Krankenhäusern.
- Der Ausschluss kleiner und mittlerer Krankenhäuser aus dem Wettbewerb.
- Die diagnosenspezifische Spezialisierung von Krankenhäusern und Ärzten bzw. die Erschließung des hierdurch gegebenen betriebswirtschaftlichen Rationalisierungspotenzials auf der Ebene des Krankenhauses.
- Die Entwicklung eines systematischen Interesses an Mengenausweitungen.
- Die Erzeugung eines massiven Drucks auf Mindestmengen auch für häufige Operationen.
- Die räumliche Trennung von ambulanter und stationärer Versorgung.
- Die Notwendigkeit geeigneter und Kassenarten übergreifender Kontrollstrukturen.
- Die de-facto-Abschaffung der Wahlmöglichkeiten des Krankenhauses durch die Versicherten.

Es kann angenommen werden, dass die Mindestmengenregelungen bei der Herausbildung landesweiter Versorgerketten mit hoch integrierten Wertschöpfungsebenen (→ Managed Care Industry, Integrated Delivery Systems) und Prospective

Payment Systems eine wichtige Rolle spielen werden.

Mobilität

Geografische Mobilität, siehe → Migration

Soziale Mobilität bezeichnet die vertikale Veränderung der Zugehörigkeit zu einer → sozialen Schicht.

Für Public Health wie für die → Sozialmedizin sind beide Mobilitätsformen von Bedeutung, weil

- auf diese Weise auch Gesundheitsgefahren geografisch und sozial „wandern" können,
- sich die ethnisch-kulturellen Rahmenbedingungen für medizinische Versorgung verändern können,
- soziale Aufwärtsmobilität in der Regel von Personen mit durchschnittlich besserer Gesundheit getragen wird, während
- soziale Abwärtsmobilität (→ Armut) auch Folge von → Krankheit sein kann oder selbst Krankheitsrisiko ist.

Modernisierung von Gesundheitssystemen

Die Fähigkeit zur Anpassung von Mechanismen, Wirkungsweisen, Strukturen und Prozessen an sich wandelnde Rahmenbedingungen ist eine Voraussetzung für den Erhalt eines modernen Gesundheitssystems. Allerdings kann es keine Modernisierungsprozesse unabhängig vom Kontext zu Gesundheits- und Versorgungszielen geben. Deshalb gehen Reformdebatten regelmäßig mit Kontroversen über die Systemziele einher. Bei der immer wieder neu erforderlichen Konfliktlösung greifen weltweit die Systeme auf unterschiedliche Basismechanismen zurück. Beispiele hierfür sind:

- Die Steuerung von Modernisierungsprozessen über die kaufkräftige Nachfrage des Marktes: Systeme dieser Art sind von großer Dynamik und Plastizität. Da hier der Umfang des Marktes jedoch von der Nachfrage bzw. der Nachfragefähigkeit begrenzt wird, ist bei dem Gut „Gesundheitsversorgung" ein sehr hoher und tendenziell wachsender Anteil subsidiärer (→ Subsidiarität), also vor allem steuerfinanzierter Leistungen unvermeidbar. Dies führt, gegen die Dynamik des Marktes gerichtet, zu einer erheblichen Steuerungs- und Kontrolldichte mit erheblichem Konfliktpotenzial und massiven Bürokratisierungstendenzen. Prototypen sind die Äquivalenzversicherungen und die → Managed Care Industry. typischerweise sind solche Systeme durch ihre strikte Gewinnorientierung auf der betriebswirtschaftlichen Mikroebene sehr effizient, auf der Makroebene jedoch ineffizient und auch sozialpolitisch ineffektiv.
- Die Steuerung von Modernisierungsprozessen durch politische Zielvorgaben in → Verantwortung des Staates: Solche Systeme sind tendenziell wenig dynamisch und von geringer Plastizität. Die Definitionshoheit für Leistungsarten und -mengen wird hier weitgehend vom Staat wahrgenommen. Die Wissenschaften spielen bei der Vorbereitung und Legitimation seiner Entscheidungen eine erhebliche Rolle, was ihre Unabhängigkeit unter Druck zu setzen vermag. Typischerweise sind solche Systeme effizient und verteilungspolitisch effektiv, wenngleich tendenziell, da steuerfinanziert immer auch unterfinanziert.
- Die Steuerung von Modernisierungsprozessen als Verhandlungsergebnis in der Selbstverwaltung von Körperschaften des öffentlichen Rechts: Solche Systeme neigen besonders nachhaltig zur Selbststabilisierung und -verteidigung gegenüber äußerem Reformdruck. Strukturelle Stationarität und eine oft nur über zusätzliche Geldflüsse steuerbare Wandlungsbereitschaft sind offenbar systemimmanent. Dominiert von Verteilungsinteressen spielen Steuerungen über Zieldefinitionen und ihre Unterlegung durch Bedarfsgrößen und wissenschaftlich begründete Entscheidungsprozesse eine eher randständige Rolle. Bei relativ hoher

verteilungspolitischer → Effektivität sind solche Systeme, vor allem wegen der Tendenzen, die finanziellen Aufwendungen den Anbieterinteressen folgen zu lassen, typischerweise makroökonomisch von eher geringer → Effizienz (siehe auch → Wettbewerb in der Gesetzlichen Krankenversicherung).

Diese drei Systemtypen stehen untereinander in einem Wettbewerb, der je nach Interessenlage um die soziale Effektivität, verteilungspolitische Ziele oder Gewinnerwartungen von Akteuren geführt und, wenn entsprechende Machtverschiebungen erreicht werden können, auch gewonnen wird.

Unter dem Einfluss von → Friedman hat sich der grundsätzliche Systemkonflikt erheblich verschärft, zumal er unmittelbar die Globalisierungskonzepte von einer einheitlichen „Weltordnung" berührt. Dabei steht die Frage im Mittelpunkt, ob die Gesundheitsversorgung nach den Regeln eines von primären Wirtschaftsinteressen bestimmten Marktes durch die Übertragung und Anpassung von Konzepten der klassischen Produktionssphäre als ein „Markt für → Gesundheitsdienstleistungen" sozial effektiv organisiert werden kann. Gegen die Übertragung von Marktmodellen auf die Gesundheitsversorgung können empirisch begründet erhebliche Einwände erhoben werden, die sich jeweils an verschiedenen Ausprägungen von Marktversagen festmachen lassen.

Das in anderen Warenmärkten gut mögliche und meist vorteilhafte Modell, bei relevanten Qualitätsmängeln den Anbieter zu wechseln und den ersten Anbieter vor die Wahl zu stellen, bessere Qualität anzubieten oder den Markt zu verlassen, funktioniert für viele Gesundheitsgüter nur unzulänglich und beinhaltet eine zynische Instrumentalisierung des per definitionem in seiner Souveränität, und damit hinsichtlich eines wichtigen „Kunden"-Merkmals beeinträchtigten → Patienten. Setzt man bei Gesundheitsgütern auf diese Art von Ex-post-Steuerungsmodellen, riskiert man, dass zunächst vermeidbare Schädigungen oder gar Todesfälle eintreten müssen, bevor der so betroffene und sofern überlebende Patient die ihm zugewiesene „Kunden"-Steuerungsfunktion übernehmen kann. Damit das Modell aber wirklich funktionieren kann, reicht bloßes individuelles Leiden nicht aus. Die Leidenserfahrung muss außerdem als Folge eines Qualitätsmangels der Gesundheitsdienstleistung wahrgenommen, dokumentiert, veröffentlicht und auch von künftigen Nutzern nachvollzogen und erkannt werden. Damit muss diese Art von Marktsteuerung aber noch immer nicht vollständig funktionieren. Den zukünftigen Nutzern müssen schließlich auch noch bessere Optionen bekannt sein und tatsächlich zur Verfügung stehen. Angesichts der erkennbar hohen individuellen Leidensfolgen, den hohen Kosten dieser Form der Marktsteuerung (trial and error) und der bezweifelbaren Effektivität dieses Verfahrens sind → Qualitätssicherungen außerhalb des Angebots-Nachfragegeschehens unabdingbar und Voraussetzung des Marktmodells.

Das Modell eines „wahlfreien und wahlaktiven Kunden" impliziert, dass die Qualität der Versorgung zu einem zentralen Wahlkriterium wird. Diese Wahl wird allerdings nicht vom Wollen oder vom Bedürfnis abhängig sein, sondern vom Preis bzw. der Kaufkraft des Nachfragenden. Dies ist im Zusammenhang medizinischer Versorgung selbst dann zynisch, wenn man als Korrektiv die in der → Managed Care Industry üblichen und, mit dem Status quo in der Bundesrepublik verglichen, exorbitanten haftungsrechtlichen Regelungen überträgt. Die Wahlfreiheit des Marktmodells verlangt, dass Optionen für unterschiedliche Qualitätsbedürfnisse (bzw. monetäre Nachfragechancen) geschaffen werden. Vor dem Hintergrund der Sozialspezifik von Gesundheitsrisiko und → Zugänglichkeit zu angemessener Hilfe wirken solche Wahlkonzepte immer gegen die sozial und gesundheitlich Benachteiligten. Marktmodelle stehen deshalb im schärfsten denkbaren Widerspruch zu sozialkompensatorischen Konzepten.

Das beschriebene Steuerungsunvermögen und die mangelnde Möglichkeit sich als → Patient gut vorbereitet und souverän zu verhalten, liegt auch daran, dass die Dienstleistungen im Gesundheitswesen zu Beginn einer Behandlung nur schwer oder gar nicht zu definieren sind. Sie hängen häufig von dem ab, was während des Behandlungsprozesses sichtbar wird, sich ergibt und entwickelt.

Die meist ärztlichen Anbieter sind zugleich Verkäufer und Agenten der Patienten, sie, nicht der Patient, entscheiden, was „gekauft" wird. (→ Roemer's Law)

Die meisten Menschen wollen nicht „einkaufen", d.h., sie meiden medizinische Dienstleistungen, solange es geht. Zum Zeitpunkt des „Kaufs", den sie dann ggf. nicht mehr mit voller Entscheidungsfähigkeit selbst bestimmen, sind sie dann z. B. durch Schmerzen stark oder völlig eingeschränkt und ohne nennenswertes oder ohne wirksames Selbsthilfepotenzial.

Auch wenn die Patienten entscheiden, bedürfen sie Informationen von Experten, zu denen an erster Stelle ihr behandelnder Arzt gehört. Die Entscheidungen werden daher in hohem Maße durch von Ärzten vorgegebene Optionen, Nutzensdarstellungen und Risikoabwägungen bestimmt.

Selbst wenn ausreichend klare Informationen vorliegen, ist der „Einkauf" zeitaufwendig und teuer.

Die meisten Gesundheits-„Kunden" „kaufen" selten und können daher keine oder nur wenig Markterfahrung erwerben. Es ist auch zu beachten, dass selbst in marktkonformen Systemen die Patienten nur selten selbst als Käufer auftreten und an ihrer Stelle erwerbswirtschaftliche oder anders motivierte Versicherungen treten.

Schließlich, und hier schließt sich der Bogen zu den Besonderheiten der Produktion personaler → Dienstleistungen, sind Patienten keine jenseits der Produktion stehenden Konsumenten eines unabhängig von ihnen produzierten Gutes. Sie sind vielmehr sowohl „Arbeitsgegenstand" der Erstellung von Dienstleistungen als auch „Koproduzent" des Ergebnisses (→ Compliance, → Sense of Coherence). Marktorganisation versucht deshalb praktisch immer, auch das Verhalten des Versicherten zu standardisieren bzw. vertragsrelevant zu definieren (Evidence based behavior).

Vor diesem Hintergrund erweist sich die eingangs erwähnte marktorientierte Handlungsoption, bei mangelhafter Leistungsqualität von Gesundheitsdienstleistungen einen anderen Anbieter zu wählen, als wirklichkeitsfremd und prinzipiell funktionsunfähig. Auf Marktkonformität orientierte Modernisierungen sind deshalb im Grunde nichts anderes als Transformationen, und zwar nicht der Mechanismen des Systems, sondern zu aller erst seiner Werteorientierungen und Ziele. Marktoptionen in der Gesundheitsversorgung sind deshalb im Grunde Modelle ohne adäquate Verkäufer- und Kundenkonzepte.

Modifikation, Modifikabilität

Eigenschaft biologischer Systeme, bestimmte phänotypische Merkmale und Eigenschaften oder die Intensität, Dauer und Geschwindigkeit ontogenetischer Prozesse wie Wachstum, Reifung und Alterung in Abhängigkeit von Umweltbedingungen begrenzt verändern zu können. Modifikationen sind also Reaktionen biologischer Systeme auf die jeweiligen Lebensbedingungen und vermögen das Wachstum, die Reifung und die Alterung innerhalb biologischer Grenzen zu modifizieren. Sie sind in diesem Sinne auch die Grundlage der sozialen Individualität. Modifikationen sind von der biologischen bzw. genetischen Varianz der Menschen grundsätzlich zu unterscheiden. Die biologische Varianz ist in diesem Sinne die Grundlage der biologischen Individualität. Biologische und soziale Individualität (Bildung, Erfahrung, Leitbilder, Lebensstil usw.) sind die gemeinsame Grundlage auch für das Verständnis der Struktur und des Wandels von gesundheitsbezogenem Hilfebedarf sowie die → epidemiologische Transition.

Die Modifikation ist vor diesem Hintergrund der wichtigste biologische Mechanismus für die sozial bedingte Differenzierung der psychophysischen Reifung, des äußeren Erscheinungsbildes, der Dynamik des → Alterns und von Krankheitsdispositionen. Modifikationen sind nicht vererbbar, sondern gleichsam die Antwortmöglichkeit menschlicher Biologie auf Veränderungen der Lebensumwelt. Diese Modikationsfähigkeit ist bezüglich vieler Merkmale offenbar an bestimmten sensiblen Phasen innerhalb der Ontogenese gebunden, hat mit ihren Ergebnissen dann aber in einem gewissen Umfang auch eine prädiktive Bedeutung.

Sofern solche Modifikationen als gerichteter und epochaler Prozess über die aufeinanderfolgenden Geburtsjahrgänge ablaufen, also gleichsam die gemeinsame (durchschnittliche) Antwort einer → Bevölkerung oder → sozialen Schicht auf systematische Veränderungen der Umwelt sind, sind Modifikationen auch Grundlage für das Verständnis der Folgen sozialer → Ungleichheit sowie auch Indikatoren des sozialen Wandels und offenbar einer der wichtigsten Mechanismen jener Phänomene, die Fries unter dem Begriff der → Compression of Morbidity zusammengefasst hat. Einzelne Phänomene der Modifikation werden auch (wenig treffend als → Akzeleration bezeichnet.

Monistische Finanzierung

Bis 1972 erfolgte die Finanzierung der Krankenhäuser, die für die → Gesetzliche Krankenversicherung Leistungen erbrachten, ausschließlich durch die Krankenkassen, also aus einer Hand bzw. monistisch. Wegen des Modernisierungsstaus der stationären Versorgung, der aus den Mitteln der Krankenkassen nicht überwunden werden konnte, aber auch aus wirtschaftlichen Interessenserwägungen, hat sich seither (in den Bundesländern allerdings unterschiedlich intensiv und tendenziell rückläufig) der Staat an der Krankenhausfinanzierung beteiligt (→ duale Finanzierung). Dies hat zunächst nicht nur zu einer allgemeinen Modernisierung der Krankenhausversorgung, sondern auch zu einem weitgehenden Funktionswandel und zu einer veränderten Stellung des Krankenhauses in der Versorgung geführt, ohne allerdings auch eine Organisationsreform der Versorgungseinrichtungen im Sinne einer Gesamtintegration einzuleiten.

Es ist zu erwarten, dass sich die Diskussion um eine strukturelle Modernisierung des gesamten Versorgungssystems mit Einführung flächendeckender fallpauschalierter Entgelte für Krankenhausleistungen und dem parallelen Prozess der Privatisierung der Krankenhäuser neu beleben wird. Dies ist umso eher zu vermuten, als sich in der stationären Versorgung regional unterschiedlich, aber z.T. erhebliche Überkapazitäten aufgebaut haben, durch die fast zwangsläufig ein Teil des neuerlichen und zunehmenden Investitionsstaus zustande gekommen ist.

Ein weiterer Grund ist die durch den Staat initiierte und forcierte Privatisierung der Krankenhäuser, die aus der dualen Finanzierung nun eine Subvention macht.

Trotz zahlreicher Debatten, Modernisierung mit einem Umstieg in die monistische Finanzierung zu starten und zu optimieren, ist diese Lösung angesichts der parallelen Debatte über neue Finanzierungsformen der GKV eher unrealistisch.

Monitoring

Methode der systematischen Aufzeichnung von Gesundheitsrisiken und deren Folgen für die → Gesundheit. Die Funktionsfähigkeit eines Monitorings ist in der Regel an Melde- oder Messsysteme gebunden. Ein klassisches aber wegen der Missbrauchsgefahr offenbar immer weniger konsensfähiges Monitoringsystem sind → Register.

Moral hazard

unterstellt, Menschen seien nicht in der Lage, sich solidarisch und am Gemeinwohl orientiert verantwortungsvoll zu verhalten. Dies gelte auch und sogar in besonderer Weise für die → Inanspruchnahme und das Angebot von medizinischen → Dienstleistungen in steuer- und umlagefinanzierten Gesundheitssystemen. Vor allem die Unabhängigkeit der Höhe des Beitrags vom individuellen Risiko und vom Umfang der anspruchsberechtigten Leistungen würde einen übermäßigen, vom Bedarf entkoppelten Konsum/Verbrauch von medizinischen Behandlungen bedingen und fördern. Kostenerstattung, Bonus-Malus-Systeme, Risikozuschläge bei einem Verhalten, das von den Versicherungsbedingungen abweicht, und das Versagen von selbstverschuldeten Leistungen, schließlich die komplette Abschaffung der risikounabhängigen Beitragsfinanzierung seien deshalb zwingend.

Allerdings ist es bislang nicht gelungen, empirische Studien beizubringen, die belegen könnten, dass es sich hierbei um ein tatsächlich relevantes Problem handelt.

Moral Hazard ist mit „moralische Versuchung oder Gefährdung“ nur unzulänglich ins Deutsche zu übersetzen, weil die naheliegende Assoziation mit „irrational“ oder „verwerflich“ zwar oft von Interessengruppen und Politikern gepflegt wird, aber aus sozialmedizinischer und gesundheitsökonomischer Sicht nicht bestätigt werden kann. Das so bezeichnete Verhalten von Versicherten ist vielmehr tatsächlich ausgesprochen rational, was einige deutsche Ökonomen statt von Moral Hazard von einer „Rationalitätenfalle“ reden lässt (Herder-Dorneich, 1994).

Unabhängig von der Begrifflichkeit drehen sich die Vorstellungen aber immer um ein weitgehend identisches Muster von Verhaltensannahmen, Handlungsfolgen und Lösungsvorschlägen:

- Die Wirkung der „unsichtbaren Hand“ des klassischen Marktmodells bei *Adam Smith (1723-1790)*, welche die prinzipiell divergierenden Einzelinteressen der sich an ihrem Eigennutz orientierenden → Individuen („homo oeconomicus“-Menschenmodell) zu einem harmonischen Ganzen zusammenführen sollte, wird seit längerem von Politikwissenschaftlern (z. B. *Olson* 1968, *Pauly* 1971) in Zweifel gezogen.
- Insbesondere für sog. Kollektivgüter, zu denen auch die Gesundheitsgüter gehören, gäbe es eine Menge Dilemmata zwischen dem rational seinen Eigennutz verfolgenden und maximierenden Individuum und der Notwendigkeit kollektiver Finanzierung und Organisation der Güter: Ein Dilemma besteht darin, dass die Vorteile mancher am besten kollektiv erreichbarer Güter wie beispielsweise Tarifverträge oft auch ohne zahlende Mitgliedschaft in einer Gewerkschaft erhalten werden können. Für das ökonomisch denkende Individuum ist also „Trittbrettfahrer“- oder „Drückeberger“-Verhalten rational. Sofern es sich aber um eine Zwangsmitgliedschaft mit einer vom gesundheitlichen → Risiko und der realen → Inanspruchnahme unabhängigen Beitragsfinanzierung wie der in der → GKV handelt, gäbe es Anreize für noch ganz andere, aber immer noch ökonomisch rationale Verhaltensweisen: Die Wichtigste sei das „Freibiertrinkerverhalten“, d.h. eine Über-Inanspruchnahme der von der → GKV bereitgestellten Güter und Dienstleistungen, da jedes Mitglied unabhängig von seinem sachlichen, d.h. gesundheitlichen Bedarf versuche, soviel wie möglich für seine eingezahlten Beiträge wieder herauszuholen, um nicht zu denen zu gehören, die weniger erhalten, als sie in den Fonds eingezahlt haben. In den einschlägigen Lehrbüchern der → Gesundheitsökonomie gehört aber auch ein „risikogeneigtes Verhalten bei Vollkostendeckung “ zu den Ausprägungen von Moral Hazard.
- Die individuell rationale eigennützige Mentalität und das Verhalten Aller führen über einen überproportionalen, sachlich nicht begründbaren Anstieg der Ausgaben zu einer systematischen Vergeudung von Ressourcen, also aus volkswirtschaftlicher Sicht zu einer Irrationalität. Irrational wird es auch aus individueller Sicht, wenn all dies – allerdings zu einem wesentlich späteren Zeitpunkt – zu einem Anstieg der Beitragssätze führt.
- Der Annahme, Moral Hazard würde in einem sozialkompensatorischen System wie dem der GKV vor allem durch die Unabhängigkeit der Höhe des derzeitigen Beitrags vom individuellen Risiko und vom Umfang der beanspruchten Leistungen gefördert, folgen dann das Bündel bekannter Lösungsvorschläge: Einführung der → Kostenerstattung, → von Bonus-Malus-Elementen, Einführung von Risikozuschlägen für Personen mit riskanten Freizeitaktivitäten und schließlich die komplette Abschaffung der risikounabhängigen Beitragsfinanzierung und Umstellung auf Beiträge, die vom gesundheitlichen → Risiko, der Art und dem Umfang der → Inanspruchnahme von Gesundheitsdienstleistungen abhängen (→ Äquivalenzversicherung). Dabei möglicherweise unerwünschte soziale und gesundheitliche Wirkungen in Richtung Unterinanspruchnahme oder sozialer Kon-

flikte sollen dann u.a. durch Härtefallregelungen vermieden werden.

Trotz der großen Verbreitung des Moral-Hazard-Theorems und der Vielzahl der von ihm geleiteten gesundheitspolitischen Diskussionen und Pläne (→ Managed Competition) fehlt bisher der schlüssige empirische Beleg, dass dieses Verhaltensmuster in relevantem Umfang bei den Nutzern und bei der Nutzung medizinischer Dienstleistungen vorherrscht. Die empirischen Belege, welche die Plausibilität von Moral Hazard tragen, sind außerdem häufig in anderen Lebensbereichen wie beispielsweise in einem promilleträchtigen Betriebsausflug zulasten des Arbeitgebers (Herder-Dorneich) angesiedelt. Das Problem liegt dann in der Gleichsetzung des Genusses einer gewissen Menge von Alkohol und Currywürsten mit der Einnahme von Medikamenten, invasiver Untersuchungen oder einem Krankenhausaufenthalt.

Auch aus sozialgeschichtlicher und sozialmedizinischer Sicht fehlt es für das Konzept des Moral Hazard an hinreichender empirischer Evidenz. Immerhin war gerade die solidarische Risikoabsicherung von Krankheit und Krankheitsfolgen bereits lange vor dem Jahr 1883 einer der wichtigen Impulse für die Herausbildung des deutschen Gesundheitssicherungssystems. Die in der Tat erhebliche Asymmetrie zwischen Einzahlung und Nutzung ist nicht oder nur marginal ein Problem des Moral Hazard. Es ist vielmehr Folge der Tatsache, dass die psychosozialen und soziodemografischen Bedingungen der → Inanspruchnahme in der Bevölkerung hochgradig ungleich verteilt sind und zudem der Anbietermarkt selbst mittels seiner wirtschaftsgeleiteten Werbeinteressen Moden und Bedarfe massiv induziert (→ IGEL-Leistungen). So spricht die bekannte Tatsache, dass relativ konstant 20% der GKV-Versicherten 80% aller Leistungen in Anspruch nehmen bzw. wegen ihren chronischen Erkrankungen in Anspruch nehmen müssen, gegen eine quantitativ relevante Bedeutung von moral hazard. Auch wenn die restlichen 80% der Versicherten wenigstens die Autonomie haben, sich für oder gegen eine Inanspruchnahme von Leistungen zu entscheiden, könnte also Moral Hazard höchstens bei 20% der Leistungen eine Rolle spielen, realistisch also lediglich bei einer kleineren Leistungsmenge.

Alle wesentlichen Phänomene der → Über-, → Unter- und → Fehlversorgung entziehen sich einer hinreichend leistungsfähigen ursächlichen Erklärung durch Moral Hazard. Die unterstellten moralischen Gefährdungen medizinische Leistungen, inklusive Wartezeiten, des Risikos von Krankenhausinfektionen oder des krankheitsbedingten Verlustes des Arbeitsplatzes bei gehäuften → Arbeitsunfähigkeiten exzessiv zu „genießen", können im Bündel der tatsächlichen Fehlsteuerungen eher vernachlässigt werden. Sollten sie im Einzelfall tatsächlich auftreten, ist eher die Adäquanz ärztlichen Verhaltens kritisch zu befragen, wenn z. B. Leistungen, die nicht notwendig sind, veranlasst werden. Im Gegensatz zum mangelnden empirischen Nachweis von moral hazard bei Patienten gibt es für die so genannte anbieterinduzierte Nachfrage durch Ärzte und andere Anbieter von Gesundheitsleistungen eine Vielzahl von Belegen (Braun et al. 2006). Der Schwerpunkt dieser Form von Anbieter-moral hazard liegt dabei eher auf den Angebotsmengen als auf Preisen.

Möglicherweise wäre ein solches Patientenverhalten auch eher als Hinweis auf andere Arten von Hilfebedarf, denn als moralisches Versagen zu deuten. In Bezug auf die Steuerungsprobleme des Gesundheitswesens fehlt der Beweis für die Leistungsfähigkeit des Moral-Hazard-Theorems in der Gesundheitsversorgung. Es spielt allerdings in den Denkkonzeptionen der Äquivalenzversicherungen eine maßgebliche Rolle und ist deshalb ein Argument in dessen Auseinandersetzung mit sozialen Versicherungsformen.

Morbidität

(engl morbidity) Oberbegriff für die in einer → Bevölkerung vorkommenden Krankheiten.

Der praktische Gebrauchswert ist rein qualitativer Natur und bezeichnet allein die Tatsache, dass in einer Bevölkerung auch Menschen im Zustand des Krankseins leben. Struktur und Umfang der Morbidität lassen sich jedoch nicht direkt in einer Maßzahl aggregiert abbilden.

Versuche, hierzu Indexsysteme zu entwickeln, um eine Art allgemeiner → Krankheitslast zu messen, sind von eher geringer praktischer Bedeutung. Hierzu bedürfte es der nach Bedeutungen gewichteten Summe aller krankheitsspezifischen → Prävalenzen. Da praktisch nie zu entscheiden ist, ob jeweils → Fälle oder → Personen gezählt werden und die Bedeutung von → Krankheiten erheblich variiert, macht der Versuch einer Quantifizierung der „Morbidität" auch keinen praktischen, z. B. versorgungspolitischen, Sinn. Hinzu käme außerdem die Schwierigkeit, die Bedeutungsvarianz von Krankheiten nach Merkmalen wie Behandlungsbedürftigkeit, Behandlungsfähigkeit, Selbstheilungsfähigkeit, Progredienz, Wiederholbarkeit, Dauer, Prognose, Individualität oder Altersspezifik usw. zu gewichten.

Der Gebrauch des Begriffs „Morbidität" hat sich jedoch in einem qualitativen Kontext zur sprachlichen Vereinfachung sinnvoll eingebürgert (siehe z. B. → Compression of Morbidity und → Expansion of Morbidity).

Der Begriff der Morbidität sollte nicht mit Bemühungen verwechselt werden, die Struktur von Behandlungsfällen über Klassifikationssysteme vergleichbar zu machen. Es sollten dann jedoch solche → Fallklassifikationen der → Inanspruchnahme medizinischer Versorgungsleistungen auch immer nur als Behandlungsanlässe, nicht als Morbidität bezeichnet werden.

Der sorgsame Umgang mit dem Begriff der Morbidität ist geboten, weil aus (im sozialmedizinischen und epidemiologischen Kontext) sachfremden Interessen Morbidität gelegentlich auch als → Krankheitslast gedeutet wird.

Versuche, den Begriff Morbidität auch zur Beschreibung des → Gesundheitszustandes einer einzelnen Person zu nutzen, führen in unnötige Begriffsverwirrungen. Diese Verwirrung nimmt nur zu, wenn in Bezug auf eine Person, die gleichzeitig an mehreren Krankheiten leidet, die ihrerseits dann gemeinsam den Behandlungsanlass komplizieren, dann von Multimorbidität oder Komorbidität gesprochen wird. Sofern mehrere Krankheiten vorliegen, die sich gegenseitig nicht beeinflussen, wird zudem gelegentlich auch der Begriff Polymorbidität benutzt. Es ist hier in jedem Fall sinnvoller sich an der Begrifflichkeit der → Klassifikationen zu orientieren und ggf. die Relevanz von Nebendiagnosen im Sinne von Komplexitätsniveaus (analog zu den → Diagnosis Related Groups) zu beschreiben.

Morbi-RSA, morbiditätsorientierter Risikostrukturausgleich

Ergänzend zum → Risikostrukturausgleich sind folgende erste und z.T. noch weiter zu prüfende Einschätzungen zum Morbi-RSA möglich. Danach kann von Folgendem ausgegangen werden:

- Die geringe Anzahl von 80 kostenintensiven, chronischen Krankheiten und Krankheiten mit schwerwiegendem Verlauf (§ 268 Abs. 1 SGB V) und die überdurchschnittlichen Zuweisungen für die Versorgung der an diesen Krankheiten erkrankten Versicherten reizten und reizen einzelne Krankenkassen an, möglichst viele geeignete oder auch ungeeignete PatientInnen eine dieser Krankheitsgruppen zuzuordnen. Dies ist unter der Bedingung standardisierter Fallkosten besonders dann interessant, wenn Patienten mit leichten und weniger kostenintensiven Erkrankungsformen diesen Gruppen zugerechnet werden können. Versuche einzelner Kassen, Ärzte im Falle solcher Fälle zu einem Upgrading ihrer Diagnosen zu bewegen, sind berichtet worden und erfolgen wahrscheinlich weiter.
- Es entsteht durch diesen Mechanismus zwangsläufig ein Selektionsinteresse, weil Versorgungskosten nicht für Krankheiten (Fälle), sondern jeweils für an ihnen leidende Personen entstehen, die wie ausreichend bestätigt, sehr unterschiedlich und auch differenziert nach sozialer Schichtzugehörigkeit mit ihren Krankheiten umgehen. Der Morbi-RSA könnte also bestenfalls Fallkosten, nicht aber Sozialstrukturunterschiede der Patienten ausgleichen.
- Da von den rund 15.000 ICD-10-Diagnosen lediglich 3.800 im Zusammenhang mit den 80 Krankhei-

ten stehen, besteht für die Krankenkassen ein Anreiz, versicherte Patienten mit einer der restlichen rund 11.000 Diagnosen als „nicht zuweisungsrelevant“ zu vernachlässigen oder zumindest nicht gleichrangig zu beachten. Dies trifft eine Reihe von ebenfalls schwer chronisch kranken Versicherten, typischer Weise mit seltenen Erkrankungen.

Die ersten Daten zum Zuweisungsgeschehen im Morbi-RSA zeigen: 65,2% Gesunde (Versicherte mit Grundpauschale ohne Zuschlag) verursachen 25,8% der Ausgaben und für diese erfolgen 27,2% (vorher 44,8%) der Zuweisungen. 5,9% Multi-Morbide (mit 4 oder mehr Zuschlägen) verursachen 27,4% der Ausgaben und für diese erfolgen 26,2% (vorher 12,9%) der Zuweisungen. Die Veränderungen der Zuweisungen zeigen nebenbei auch die erhebliche Fehlsteuerung und die damit verbundenen Fehlanreize zu Ungunsten chronisch Kranker im alten RSA.

Mortalität

Sterblichkeit, Sterbeziffer, auch rohe Sterblichkeit, (engl. death rate, mortality rate, crude mortality rate). Quotient aus der Anzahl der Gestorbenen in einem definierten Zeitraum und der mittleren → Bevölkerung.

Diese Maßzahl ist ausschließlich zur Bilanzierung der Bevölkerung gegenüber der Geburtlichkeit bzw. der Natalität zur Ermittlung positiver oder negativer Salden der Bevölkerungsentwicklung geeignet. Das schließt die Nutzung der Mortalität als „Risikomaß“ grundsätzlich aus.

Da die Summe aller todesursachenspezifischen Sterblichkeiten dieser Sterbeziffer entspricht, gilt diese Aussage streng genommen auch für alle → Todesursachenziffern. Ausnahmen können dann gelten, wenn der Interpretationszusammenhang aus anderen logischen und sachlichen Gründen (z. B. Wissen über die Vermeidbarkeit) eine risikoanaloge Interpretation erlaubt. Wegen des Bedürfnisses an Ziffern, die so interpretierbar sind, greift man dann aber sinnvoller auf standardisierte oder altersspezifische Mortalitätsziffern (→ Altersstandardisierung) zurück. Es muss jedoch prinzipiell beachtet werden, dass es sich hierbei um Anteilsziffern handelt, die einer Risikointerpretation weder beim Vergleich von Bevölkerungen noch im Zeitvergleich zugänglich sind.

Multimorbidität

→ Morbidität

Müttersterblichkeit

Als Müttersterbefall gilt der Tod einer Frau während der Schwangerschaft bis sechs Wochen nach der Entbindung. Zu unterscheiden ist die direkte oder gestationsbedingte Müttersterblichkeit von der nicht gestationsbedingten Sterblichkeit.

National Health Service (NHS)

Bezeichnet allgemein staatliche und steuerfinanzierte Gesundheitssysteme. Unter dieser Bezeichnung wird jedoch in der Regel ausschließlich das britische Gesundheitssystem verstanden.

Das nachfolgend erläuterte britische System kann nur begrenzt als Prototyp anderer staatlicher Systeme gesehen werden. Es wird hier kurz dargestellt, um für jedes der drei basistypischen Gesundheitssysteme (Sozialversicherung, staatliches Gesundheitssystem und marktwirtschaftliches System) zumindest ein Beispiel ausführlicher vorzustellen.

Der britische NHS umfasst

- ein Lizenzsystem für die ambulante Versorgung, das vom General Practitioner (GP), von Zahnärzten, Apothekern und Optikern getragen wird sowie
- die staatlichen Krankenhäuser.

Das Lizenzsystem bildet die Schranke zwischen der Nachfrageseite und der spezialisierten und hoch spezialisierten Medizin. Im NHS gibt es seit seinen Anfängen einen Pakt mit der Regierung gegen einen nicht indizierten Einsatz von Medikamenten und Diagnostik sowie die unnötige Nutzung von Fachärzten (a pact against medical consumerism).

Im Lizenzsystem sind Ärzte als unabhängige Unternehmer organisiert. Der Staat unterstützt die Ärzte finanziell mit einem Gehalt, mit einer prospektiven → Kopfpauschale für jede bei einem GP eingetragene → Person, mit Sonderentgelten für besonders festgelegte Leistungen (z. B. Kontrazeption oder Behandlung von Diabetikern) und mit Subventionen für Personalgehälter und den Unterhalt der Gebäude.

Die ambulante Versorgung funktioniert als Basis- oder Grundversorgung mit Gatekeeping-Funktion. Folglich sind innerhalb des Lizenzsystems auch keine fachärztlichen Leistungen verfügbar. Etwa 95% der Bevölkerung sind bei einem GP angemeldet bzw. eingeschrieben.

Der Krankenhaussektor wird von den Fachärzten getragen, die in der Regel ausschließlich durch eine Überweisung in oder an ein Krankenhaus zu erreichen sind. Leistungen in Krankenhäusern können in der Regel nicht direkt in Anspruch genommen werden (Ausnahme: Notfälle). Der Versorgungsweg (care pathway) ist im NHS (theoretisch) geradlinig und hierarchisch: Der GP trifft eine Bedarfsentscheidung (Triage) für eine Überweisung zum Facharzt. Die beschriebene „Schranke" zwischen Patient und Facharzt funktioniert als wettbewerbsfreie Kostensteuerung (competition-free cost containment mechanism).

Zusätzliche Steuerungsmechanismen im NHS sind:

- Preisfestsetzungen für Medikamente
- Positivliste
- nationale Tarifverhandlungen über Gehälter
- zentrale Investitionssteuerung.

Zusätzlich zur Steuerung der Leistungserbringer wird auch die Nachfrage beeinflusst. Hierbei sind Wartezeiten der wichtigste Regulierungsmechanismus. Auch im NHS spielen marktwirtschaftlich orientierte Reformoptionen (internal market) eine große Rolle. Dies sind seit 1991 vor allem:

Die Vertragsbedingungen im Lizenzsystem (vergleichbar dem Einkaufsmodell) wurden verändert und verschärft sowie spezifischer gestaltet. Die Erwartung war, so mehr Leistungsfähigkeit und eine höhere Produktivität zu erzielen sowie die Sensibilität im Umgang mit den Bedürfnissen der Patienten zu verbessern.

Es wurde den GPs in den großen Praxen die Möglichkeit zur Ausweitung ihrer Serviceaktivitäten gegeben (z. B. Heilgymnastik in der Praxis). Gleichzeitig wurde die finanzielle Absicherung reduziert. Die GPs verfügten nun über Budgets auf der Basis einer Kopfpauschale für jeden eingeschriebenen Patienten. Aus diesen Budgets hatten die GPs auch die fachärztlichen Versorgungsleistungen an den Krankenhäusern für ihre Patienten einzukaufen und Investitionen abzusichern. Ziel dieses Fundholdingsystems war es, marktwirtschaftliche Mechanismen in Gang zu setzen.

Auch die Krankenhäuser wurden in ein Lizenzsystem überführt. Ab 1991 hatten sie

- Pacht zu zahlen (an den Staat),
- jährlich ihre Leistungsverträge mit den Health Authorities und auch mit den Fundholders (GPs) neu zu verhandeln,
- um Patienten zu konkurrieren,
- Leistungsstandards zu garantieren (z. B. The Patients Charter, Regeln für die Wartezeit u.ä.) sowie
- die Zusammenarbeit mit privaten Investoren zu suchen (z. B. für den Krankenhausneubau).

Diese vom Staat als zentrale gesundheitspolitische Reformoption implementierte Marktstrategie (managed competition) gilt heute als gescheitert. Hierfür werden vor allem zwei Gründe angeführt:

- Die Fundholders versuchten, Veränderungen in den Prinzipien ihrer Arbeit zu vermeiden. Statt Veränderung suchten sie Stabilität und verhielten sich zu den lokalen Krankenhäuser nicht kompetitiv, sondern solidarisch.
- Die finanzielle Krise der Krankenhäuser konnte nicht bewältigt werden, weil die neuen Mechanismen nicht geeignet waren, den Investitionsstau der Vergangenheit zu überwinden. Private Investitionen konnten nicht mobilisiert werden.

Die Folgen waren:

- Die Verwaltungskosten stiegen infolge der enormen Zunahme der Steuerungskosten für das System und hier vor allem für die notwendig gewordenen Vertragsabschlüsse, die einzeln vorbereitet, verhandelt und kontrolliert werden mussten. Dies verschärfte die Finanzierungskrise auf der medizinischen Leistungsseite.

- Versuche, die neuen Probleme mit punktuellen Finanzhilfen und ergänzenden Managementsystemen zu lösen, machten das System noch chaotischer.
- Die Wartezeiten und die Wartelisten wurden unter dem Einfluss der Marktmechanismen noch länger und die Unzufriedenheit der Patienten nahm zu.

Seit 1997 werden die Reformen von 1991 in wesentlichen Punkten zurückgenommen:

- das Fundholding System wurde beendet,
- die Verträge zwischen Krankenhäusern und den staatlichen Health Authorities werden wieder langfristiger abgeschlossen,
- die Konkurrenz um Patienten wurde abgeschafft,
- die Privatisierung des stationären Sektors ist weiterhin möglich, wird aber nicht mehr forciert.

Es wird geschätzt, dass zu diesem Zeitpunkt das NHS mit einer kumulativen Summe von 220 Milliarden Pfund unterfinanziert war (Derek Wanless, Securing Our Future Health: Taking a Long-Term View Final Report, April 2002, http://www.hm-treasury.gov.uk, last accessed 11 July 2008). Der Neubau von Versorgungseinrichtungen und die Modernisierung der Ausstattung sind in großem Umfang vernachlässigt worden und die Bezahlung von Ärzten und dem übrigen medizinischen Personal verschlechterte sich relativ im Verhältnis zu andern Berufsgruppen.

2000 kündigte die Regierung an, sie wolle die Aufwendungen für das NHS in einem 10-Jahres-Programm von etwa 6 % auf 9 % des Bruttoinlandsprodukts vergrößern. Diese Pläne waren mit Absichten verbunden, den patientenorientierten Service zu verbessern, eine Absicht, die die Notwendigkeit erheblicher Veränderungen in der Kultur, der Organisation und in der Praxis der Gesundheitsversorgung einschloss.

Der NHS wird seither reorganisiert. Drei Hauptstrategien werden verfolgt:

- die Verbesserung der operationalen Transparenz durch eine bessere Messung von Kosten und Resultaten (Performancemessung, Effizienz und Qualität) sowie der besseren öffentlichen Zugänglichkeit solcher Informationen).
- Restrukturierung des Organisations- und des Managementsystems des NHS mit dem Ziel, einer besseren Anpassung an die Bedürfnisse der Patienten.
- Einführung von Marktmechanismen und Wahlmöglichkeiten der Patienten zwischen unterschiedlichen Anbietern. Auf diese Weise wollte New Labour den Reformprozess beschleunigen.

Zu den Elementen der Reform gehören:

- Primary Care Groups – sie vereinigen Organisationen der medizinischen Versorgung zu Einheiten, die jeweils für 100000 Einwohner konzipiert, verwaltet und gemeinsam budgetiert sind.
- Clinical Governance – Jeder Arzt muss seine Leistungsqualität nachweisen (→ Benchmarking).
- → National Institute for Clinical Effectiveness (NICE) - Eine nationale (hoheitliche) Institution, die für medizinische Leistungen → Leitlinien, Richtlinien und Standards entwickelt, die als Basis der Vertragsgestaltungen wie der Leistungsbewertung dienen (→ Health Technology Assessment).
- National Services Frameworks – Mechanismus zur Normierung von Leistungsaufwendungen bei dauerhaftem Hilfebedarf.
- Performance Indicators – Schaffung von informationeller Transparenz über die medizinische Versorgungs-

qualität gegenüber der Öffentlichkeit (Komplikationsraten, Hospitalinfektionen, → Fatalitätsraten, → Letalitätsraten usw.).

- Health Improvement Programms – gesundheitspolitische Priorisierung einzelner medizinischer und präventiver Probleme zu nationalen Programmen mit entsprechender Konzentration der Ressourcen.

Die Arbeit mit einem Prioritätenkatalog ist in Großbritannien üblich und anders als in Deutschland kein fundamentaler Konflikt. Dieser Katalog umfasst:

- Diabetikerbetreuung,
- psychiatrische Versorgung,
- Herzkrankheit und Schlaganfälle,
- sexuelle Gesundheit (Infektionen, Empfängnisverhütung usw.).
- Krebsversorgung,
- medizinische und präventive Probleme von Menschen, die in Armut leben.

Es wird eingeschätzt, das es ein allgemeines Agreement darüber gibt, die Steuerfinanzierung des NHS fortzuführen und nicht zu einem versicherungsbasierten System überzugehen (Bosanquet, de Zoete, Haldenby, NHS reform: the empire strikes back, Reform, 2007, http://www.-reform.co.uk, last accessed July 11 2008). Es gibt aber keinen vergleichbaren Konsens darüber, wie die Gesundheitsversorgung angeboten werden soll. Die aktuelle Option lautet Wettbewerb und Wahlmöglichkeit.

Immerhin ist es offenbar gelungen sowohl in den Krankenhäusern als auch in den ambulanten Einrichtungen die Wartezeiten zu verkürzen. Verbesserungen werden auch in der Versorgungsqualität, besonders bei Krebs und Herzkrankheiten berichtet und 92 % der Befragten, äußerten in einem Survey die Versorgung sei gut oder exzellent (Healthcare Commission, Patient Survey, 2007, http://www.-healthcarecommission.org.uk, last access 11 July 2008).

Allerdings wird auch eingeschätzt, dass die steigenden Ausgaben sich nicht ausreichend in eine Verbesserung der Versorgungsqualität umsetzen. Besonders kritisch fallen hier Einschätzungen zur zahnärztlichen Versorgung aus. So ist auch der Unterschied in der Lebenserwartung zwischen den Landesregionen mit unterschiedlicher sozialer Struktur seit 1990 gestiegen. Übergewicht und exzessiver Alkoholkonsum sind als typische Indikatoren sozial ungünstiger Entwicklungen gestiegen.

The gap in life expectancy between England as a whole and its most deprived areas is wider now than in the mid-1990s (Department of Health, Tackling health inequalities: 2007 Status report on the Programme for Action, March 2008, http://www.dh.gov.uk, last accessed 11 July 2008). Gesundheitliche Ungleichheit verlangt deshalb die Auseinandersetzung mit wachsenden Armutsproblemen, die Verbesserung der Bildungschancen und die Bewahrung einer ausreichenden sozialen Kohärenz.

2008 hat die Regierung einen weiteren Plan zur strategischen Orientierung des NHS auf den Weg gebracht (Professor the Lord Darzi of Denham KBE, High quality care for all: NHS Next Stage Review final report, June 2008, http://www.dh.gov.uk, last access 11 July 2008).

Kernbegriffe des Programms sind Qualität, Würde und Mitgefühl durch Wettbewerb und Wahlmöglichkeiten. Es sollen mehr allgemein zugängliche spezialisierte Krankenhäuser und Diagnostikzentren verfügbar werden. Gleichzeitig sollen kleinere Krankenhäuser geschlossen werden und Polykliniken sollen möglichst von privaten Investoren betrieben werden. Private Health Maintenance Organizations nach dem Vorbild der USA, die allgemeinen soziale Dienstleistungen, eine allgemeine Basisversorgung mit Zugang zu ausgewählten fachärztlichen sollen danach durch private Managementanbieter gefördert werden.

Die sog. New Labour Regierung hat nach übereinstimmenden Einschätzungen die Einführung von Marktmechanismen und die Privatisierung der Versorgungsangebote mehr ausgeweitet als jede frühere konservative Regierung. Die Vergabe von zusätzlichen Steuergeldern an das NHS war dabei regelmäßig an die Einführung des managed competition gebunden.

Da sowohl in den USA als auch in Großbritannien steuerfinanzierte Leistungen eine große Rolle spielen, sind für viele Techniken des → Managed Care trotz modifizierender Randbedingungen jeweils ähnliche Voraussetzungen (Integration von Leistungsträgern und -erbringern, quasi staatliche Definitionshoheit der Leitungsinhalte und Indikationen) gegeben. Dieser Prozess vollzieht sich vor allem auf 3 Ebenen:

- Die Leistungsprodukte und Anrechte sowie Leistungsziele mit der Folge von entsprechenden In- und Exklusionen werden für Patienten und Ärzte immer verbindlicher vorgegeben.
- Im Sinne einer Corporatization (Schaffung gleichsam monopolartig organisierter großer Versorgungsstrukturen) erfolgt eine zunehmende Integration der gesamten medizinischen Versorgung in einem einheitlichen System, das durch verbindliche Normierungen (→ Evidence based Medicine, Evidence based Purchasing, Evidence based Contracting, Evidence based Service Planning usw.) die Versorgungsabläufe betriebswirtschaftlich organisiert und unter öffentlicher Kontrolle anbietet (Evidence based Health Practice).
- Hierbei vollzieht sich ein Verständniswandel des tradierten Arzt-Patienten-Verhältnisses in dem aus Patienten „Kunden“ (Customer) werden (sollen), die gemeinsam mit dem Dienstleister (Provider) ein vertraglich ausdefiniertes Dienstleistungsprodukt nachfragen und verbrauchen.

Vor diesem Hintergrund ist auch – zumindest teilweise und analog zu den USA – die wachsende Unzufriedenheit von Ärzten und Patienten mit dem NHS zu verstehen, u.a., weil so individuelle und psychosoziale Konsultationsanlässe verdrängt werden.

National Institute for Clinical Excellence (NICE)

(seit 2005 National Institute for Health and Clinical Excellence).

Zu den von der Labourregierung seit Ende der 90er Jahre mit mehreren sog. „White Papers“ (The New NHS Modern Dependable 1997, The NHS Plan. A plan for investment. A plan for reform 2000) initiierten und vorangetriebenen strukturellen Reformen des → National Health Service gehörte auch der Aufbau einer Qualitätsorganisation. Zuvor waren immer wieder offensichtliche Mängel bei der Kontrolle von Qualitätsstandards in der medizinisch-ärztlichen Versorgung und Beispiele für die Unangemessenheit der professionellen Qualitätssteuerung an die Öffentlichkeit gedrungen.

Seit 1997 werden eine Reihe von neuen staatlich-öffentlichen Institutionen eingeführt, die landesweite verbindliche Behandlungsstandards entwickeln und ein Netzwerk an → Verantwortlichkeiten aufbauen sollen. Die zwei wichtigsten Einrichtungen waren NICE und die „Commission for Health Improvement (CHI)“, die ihre Arbeit in England und Wales 1999 und 2000 aufnahmen. CHI wurde 2004 wieder außer Funktion gesetzt.

2005 wurde NICE als Behörde des staatlichen Gesundheitsdienstes mit der „Health Development Agency“ zum „ National Institute for Health and Clinical Excellence“ (NICE) vereinigt.

Bisher musste sich NICE mit jährlich etwa 50 Anfragen und Entscheidungen beschäftigen. An der Arbeit beider Einrichtungen sind neben Wissenschaftlern und NHS-Akteuren auch Vertreter von Patientenverbänden beteiligt.

Heute ist NICE die wichtigste Regulationsbehörde für das britische steuerfinanzierte Gesundheitssystem und für andere Staaten, so auch die Bundesrepublik ein Modell.

Die Stärken des Modells sind die multidisziplinäre Arbeitsweise, die Integration der Nutzer und der Stakeholder. Das Ziel ist, Entscheidung über neue Therapien herbeizuführen. Hierbei wird darauf orientiert, dass neue Therapien gegenüber herkömmlichen einen höheren Nutzwert hinsichtlich der sog. QALYs (Kosten-Nutzwert-Analysen) haben.

Zu den wichtigsten inhaltlichen Aufgaben von NICE gehören:

- Evaluation der klinischen und ökonomischen → Effektivität bereits eingeführter und neuer Technologien → Health Technology Assessment,
- Umsetzung der Erkenntnisse der → Evidence based Medicine in politische Konzepte und in die Versorgungspraxis,
- Erarbeitung von darauf basierenden → Leitlinien mit dem bisherigen Schwerpunkt auf Leitlinien für neue und teure Arzneimittel, ohne dass diese Pflichtcharakter haben und
- Durchführung klinischer Audit-Verfahren.

Einige kontroverse Entscheidungen wie beispielsweise die zu Viagra und der Behandlung von MS-Kranken mit Beta-Interferon führten in der Öffentlichkeit zum Vorwurf, NICE betriebe vorrangig → Rationierung.

Die CHI war für die Überprüfung der klinischen Standards verantwortlich und bediente sich dazu eines Systems von Inspektoren, die auf der Basis regelmäßiger Visiten örtlicher Krankenhäuser und anderer Versorgungseinrichtungen Berichte der Leistungsfähigkeit dieser Einrichtungen erstellen. Damit stellte die CHI u.a. auch fest, welche der von NICE entwickelten und über ein Konzept von „National Service Frameworks“ (siehe → NHS) verbreiteten Leitlinien eingeführt werden. Solche Leitlinien gibt es für die Behandlung von Krebs, Krankheiten der Herzkranzgefäße, Diabetes mellitus, psychische Krankheiten und für Gesundheitsprobleme älterer Menschen. Nach einem erfolgreichen Start häufen sich Beschwerden über die steigende Belastungen von Behandlungsabläufen durch CHI-Überprüfungen und Empfehlungen, die dann zur Entscheidung über die Auflösung der Kommission in 2004 führten.

Die Arbeitsergebnisse lassen sich zu fünf Gruppen zusammenfassen:

- Technology Appraisals betreffend Empfehlungen Medikamente und Behandlungsverfahren,
- Clinical Guidance für indikationsgerechte und krankheitsspezifische Behandlung und Pflege,
- Interventional Procedures mit Empfehlungen zur sicheren und angemessenen Durchführung diagnostischer und therapeutischer Prozeduren,
- Cancer Service Guidance mit Empfehlungen zur Behandlung und Pflege von Patienten mit Krebserkrankungen,
- Public Health Guidance mit Empfehlungen zu Konzepten der Gesundheitsförderung und der Prävention.

Zu den wichtigen Erfahrungen des NICE gehören:

- Es ist für eine solche Behörde wichtig, den Mechanismen des Konfliktmanagement mit allen relevanten Stakeholdern, darunter besonders auch den Patientenvertretern besondere Aufmerksamkeit zu schenken und wissenschaftliche Entscheidungsvorbereitungen in einen offenen und öffentlichen Diskurs einzubinden.
- Das zentrale Entscheidungskriterium der Arbeitsweise des NICE sind Kosten-Effektivitätsanalysen, die den Fortschritt einer Methode an den gewonnenen qualitätsadjustierten Lebenserwartungsgewinnen messen (QUALY). Das Problem ist hierbei, dass der methodischen Eleganz der QUALYs oft erhebliche Probleme mit der Qualität der Primärdaten gegenüberstehen und positive Therapieergebnisse nicht zwangsläufig einer isolierten Therapiemethode allein zuzurechnen sind. Es hat sich auch als schwierig erwiesen, für solche Studien auch die Kosten darzustellen, dies auch besonders dann, wenn die neue Therapie au-

ßerhalb des Landes entwickelt und für eine Zulassung getestet worden ist.

- Die mit diesen Verfahren verbundene → Priorisierung von Therapiekonzepten über das Kostenargument kann in dramatische Entscheidungsdilemmata führen, weil die Homogenität der betroffenen Patientengruppen selbst bei gleicher Diagnose nicht zwingend angenommen werden kann.

- Entscheidungen sind regelhaft nicht zwischen wirksam und unwirksam zu fällen, sondern bezüglich einer Nutzensgrenze. Diese kann nie von der Forschung vorgeben werden, sondern muss verhandelt werden oder per Vorgabe gesetzt werden.

- Es ist unvermeidlich, dass zwischen den Stakeholdern sehr unübersichtliche Beziehungsgeflechte entstehen, so etwa zwischen der Pharmaindustrie und bestimmten Patientengruppen. Solche Interessen können im Konfliktfall wissenschaftliche Erwägungen weitgehend relativieren.

Niederlande, Krankenversicherungs- und Gesundheitssystem

Das niederländische Krankenversicherungs- und Gesundheitsversorgungssystem hat seit den 1980er Jahren mehrfache große Reformen und damit verbundene Strukturveränderungen hinter sich.

Die Qualität bzw. die Performance des Wandels unterscheidet sich von dem innerhalb des selben Zeitraums auch in Deutschland stattfindenden Reformprozesses erheblich: In den Niederlanden wurde jeweils der Versuch unternommen, ein ordnungspolitisch geschlossenes Reformkonzept umzusetzen. Am Anfang von Reformschüben stand meist ein umfassendes Reformkonzept wie etwa der Dekker-Plan in den späten 1980er und der Simons-Plan in den frühen 1990er Jahren. In Deutschland wurden dagegen meist isolierte Einzelmaßnahmen beschlossen, die dann häufig nicht zusammenpassen und – wieder weithin isoliert – „nachgebessert“ werden müssen. Auffällig ist in den Niederlanden ferner die gezielte Einbindung wissenschaftlicher Expertise bei der Ausarbeitung der Reformkonzepte. Ebenfalls weithin unbekannt in Deutschland ist schließlich die schon bei der Implementierung von Reformen angelegte systematische Evaluation der Reformwirkungen im Hinblick auf die jeweils angestrebten Ziele. Damit soll frühzeitig eine Grundlage für mögliche Nachjustierungen geschaffen werden. Beispiele wie die komplette Abschaffung der zuvor eingeführten Zuzahlungen Ende der 1990er Jahre zeigen, dass das Evaluationssystem auch praktisch funktioniert.

Zu den wesentlichen Charakteristika des niederländischen Systems gehören:

<u>Wettbewerbsorientierung bei einheitlichem Versicherungsmarkt für die gesamte Bevölkerung:</u>

Das derzeitige, zuletzt zum 1. Januar 2006 reformierte Versicherungs- und Versorgungssystem für die 16 Millionen Einwohner der Niederlande ist dezidiert wettbewerblich im Sinne des → „managed competition“ nach Enthoven ausgerichtet. Dabei spielen individuelle Entscheidungsfreiräume der Versicherten und Patienten eine wichtige Rolle. Sie können jährlich ihre Versicherung wechseln und alle Versicherer müssen jeden Wechselwilligen aufnehmen (→ Kontrahierungszwang).

Bei den Wettbewerbsstrukturen gilt es, zwei zentrale Dimensionen auseinanderzuhalten: einerseits die Anreizstrukturen der Krankenversicherer und Leistungserbringer, die ihnen im Wettbewerb jeweils Vorteile versprechen, wenn sie sich aktiv um mehr Qualität und Wirtschaftlichkeit der Gesundsheitsversorgung bemühen, und andererseits die hierzu verfügbaren Handlungsoptionen, insbesondere in Gestalt wettbewerblich ausgestalteter Vertragsstrukturen. Wenn der Wettbewerb im Interesse der Versicherten und Patienten funktionieren soll, muss beides stimmen: Ohne ausreichende Handlungsmöglichkeiten zur Steuerung von Qualität und Wirtschaftlichkeit der Versorgung läuft der Wettbewerb ins Leere. Aber selbst die besten wettbewerblichen Handlungsoptionen nutzen nur wenig, wenn die Anreize falsch gesetzt sind.

So ist es nur folgerichtig, dass der Risikostrukturausgleich in den Niederlanden sämtliche Einnahmen der Krankenversicherer einschließt, differenziert krankheitsbezogen (mit 20 bzw. 13 Indikatoren für „pharmacy cost groups" und „diagnostic cost groups") ausgestaltet ist und zudem noch gezielt durch bestimmte soziodemografische Faktoren wie Alter, Geschlecht, Region und Status der Erwerbstätigkeit sowie seit 2008 auch durch einen sozioökonomischen Risikofaktor ergänzt wird.

Ob es auch genug wirksame Handlungsparameter zur gezielten Versorgungssteuerung gibt, lässt sich gegenwärtig noch nicht abschließend beurteilen. Die Reform ist schließlich erst 2006 in Kraft getreten – substanzielle Veränderungen in den Vertrags- und Versorgungsstrukturen brauchen aber Zeit, um ihre Wirkung nachweislich zu entfalten. Zudem hängt die Messlatte für Qualitäts- und Effizienzverbesserungen in den Niederlanden hoch. Dort gibt es nämlich schon lange ein durchgängiges Hausarztprinzip, wonach bestimmte fachärztliche Leistungen erst auf hausärzliche Überweisung hin in Anspruch genommen werden können. Außerdem haben die Niederlande bei weitem keine derart ausgeprägten doppelten Facharztstrukturen im ambulanten und stationären Sektor, also auch in dieser Hinsicht bereits deutlich bessere Voraussetzungen für eine koordinierte Patientenversorgung als in Deutschland.

Die genannten Bedingungen führen u.a. auch zu dem im internationalen Vergleich sehr niedrigen Anteil der Overheadkosten für Verwaltung und die Gewinnspannen an den Beitragseinnahmen von etwas mehr als 5 %.

Es gibt aber Hinweise, dass manche der theoretisch dynamisch orientierten Möglichkeiten weniger praktische Wirkungen haben als erwartet wurde und für das dauerhafte Funktionieren des Wettbewerbs notwendig wäre:

- Während im ersten Jahr des herrschenden Systems 20 % der Krankenversicherten ihren Versicherer wechselten, fiel die Wechselrate danach auf 4,4 % im Jahr 2007 und 3,6 % in 2008. Unter den Versicherungswechslern waren ähnlich wie in anderen Ländern junge, gesunde und gut verdienende Personen überrepräsentiert. Auffallend ist jedoch, dass auch chronisch kranke Menschen im Durchschnitt nicht seltener wechseln als gesunde Menschen.
- Ein Grund mag sein, dass die Mehrheit der Versicherten, d.h. derzeit 57 % innerhalb eines Kollektivvertrags versichert sind, den oft der Arbeitgeber abgeschlossen hat. Dies wird u.a. durch einen zehnprozentigen Beitragsrabatt gefördert.
- Der Versicherungsmarkt ist durch eine enorme Konzentration der Anbieter geprägt, deren Kreis auch im ersten Reformjahr 2006 nicht erweitert wurde. Die fünf größten Versicherer versicherten 82 % aller Krankenversicherten. Die niederländische Wettbewerbsbehörde überwacht diesen Konzentrationsprozess und sieht die Funktionsfähigkeit des Wettbewerbs bisher nicht gefährdet.
- Obwohl es keine Vorschrift gibt, mit jedem dazu bereiten Leistungserbringer einen Versorgungsvertrag schließen zu müssen, haben die meisten Versicherungsunternehmen Verträge mit allen Anbietern und es gibt in den Hauptbereichen der Versorgung keine selektiven Verträge. Für Krankenhausleistungen stieg der Anteil der Krankenhäuser mit denen Preisverhandlungen stattfanden auf ein Drittel der Gesamtversorgung.

Beitragspflicht und Finanzierung:

Alle Erwachsenen über 18 Jahre sind beitragspflichtig und müssen nach dem geltenden Krankenversicherungsgesetz „Zorgverzekeringswet (ZVW)" Versicherter eines der privaten, gewinn- oder nichtgewinnorientierten aber straff gesetzlich regulierten Krankenversicherungsunternehmen sein. Nur 1,5 % der Wohnbevölkerung sind 2008 nicht versichert was immerhin ein deutlicher Anstieg gegenüber den 0,2 Prozent vor der Reform sind. Ende 2006 zahlten weitere 1,5 %, dies sind rund 240.000 Personen, ihre Beiträge nicht.

Mit der 2006 abgeschafften privaten Krankenversicherung in der alten Form sank der Anteil der über diese Unternehmen erbrachten Gesundheitsausgaben an den Gesamtausgaben von 2005 auf 2006 von 20,1 % auf rund 7 %, und sinkt leicht weiter.

50 % der Ausgaben der Krankenversicherer werden in Gestalt von kassenspezifischen Pauschalbeiträgen direkt von den Versicherten an die Versicherungsunternehmen gezahlt. Die übrigen 50 % sind einkommensabhängige Beiträge, die über das Einkommensteuersystem an einen zentralen Krankenversicherungsfonds fließen. 2006 betrug der durchschnittliche jährliche Beitrag 1.050 Euro. Bei Erwerbstätigen tragen die Arbeitgeber den Beitragsanteil, der als einheitlicher Prozentsatz vom Erwerbseinkommen erhoben wird. Diese Aufteilung ist gesetzlich festgeschrieben. Bei einem Anstieg der Gesundheitsausgaben und einem damit verbundenen Beitrags(satz)anstieg entfällt damit nur ein Teil der zusätzlichen Finanzierungslast auf die Versicherten. Auch nicht erwerbstätige Ehegatten sind beitragspflichtig. Die Pauschalen für Kinder und Jugendliche bis 18 Jahre werden durch Steuerzahlungen finanziert.

Der aus öffentlichen Finanzquellen aufgebrachte Anteil an den Gesundheitsaugaben stieg u.a. durch die Reform von 65,7 % im Jahr 2005 auf rund 78 % im Jahr 2006.

Erwachsene, die medizinische Leistungen in Anspruch nehmen, zahlen obligatorisch eine <u>Selbstbeteiligung</u> von 150 Euro pro Jahr. Ausgenommen sind die Hausarztversorgung, Geburts- und Mutterschaftsleistungen. Chronisch Kranke und Behinderte zahlen keinerlei Selbstbeteiligung. Zusätzlich können gegen eine Beitragsreduktion freiwillig bis zu 500 Euro pro Jahr gezahlt werden.

Hinzu kommen weitere out-of-pocket-Zahlungen, die sich 2007 auf 8 % der gesamten Gesundheitsausgaben aufaddierten.

<u>Sozialausgleich bei Pauschalbeiträgen:</u> Die Höhe des steuerfinanzierten sozialen Ausgleichs errechnet sich nach einer Formel, in die die Höhe des durchschnittlichen Pauschalbeitrags, die Höhe des gesetzlichen Mindestlohns und das jeweilige Haushaltseinkommen oberhalb des gesetzlichen Mindestlohns eingehen. Der gesetzliche Mindestlohn ist so ein wichtiges Element für das Funktionieren des Modells. 2008 erhielten etwa siebzig Prozent aller Haushalte in den Niederlanden einen entsprechenden Beitragszuschuss Abgewickelt wird der Sozialausgleich über die Finanzämter. Die Anspruchsberechtigten erhalten ein Schreiben ihres Finanzamts, mit dem sie den Sozialausgleich beantragen müssen, und bekommen den Transfer ohne Überprüfung der Zweckbindung direkt vom Finanzamt ausgezahlt.

Angesichts der aktuellen Absichten, auch in Deutschland Pauschalbeiträge zur GKV einzuführen, sind einige holländischen Erfahrungen mit der Ausgestaltung des Ausgleichssystems interessant: Setzt der Gesetzgeber die Grenzen für die Anspruchsberechtigung hoch, wird der steuerfinanzierte Sozialausgleich entsprechend teuer. Bei einer restriktiveren Anspruchsberechtigung halten sich zwar die erforderlichen Steuermittel in Grenzen, doch werden vor allem die Bezieher mittlerer Einkommen durch die Umstellung auf Pauschalbeiträge zusätzlich belastet – was der Gesetzgeber in den Niederlanden vermeiden wollte. Entlastet werden durch den Übergang von einkommensabhängigen Beiträgen zu kasseneinheitlichen Pauschalbeiträgen in jedem Fall die Versicherten mit höheren Einkommen – es sei denn, ihre Steuerbelastung würde erhöht, um die notwendigen Mittel für den Sozialausgleich aufzubringen.

Ähnlich interessant sind die praktischen Erfahrungen in den Niederlanden mit dem zusätzlichen Verwaltungsaufwand bei Pauschalsystemen mit Sozialausgleich: danach führt die direkte Auszahlung an den Versicherten zu erhöhten Zahlungsausfällen bei den Krankenversicherungen. In jedem Fall gilt: Zielt der Sozialausgleich auf die Begrenzung der Belastung der Haushalte (und nicht der einzelnen Beitragszahler) ab – und nur das würde bei einer Ausgliederung des Einkommensausgleichs in das Steuersystem wirklich Sinn machen –, werden zwangsläufig Informationen zum Gesamteinkommen eines Haushalts benötigt. Eine Verlagerung des Einkommensausgleichs in das

Steuersystem ist daher zwingend mit bürokratischem Mehraufwand verbunden. Die Krankenkassen müssen darüber hinaus die Pauschalbeiträge direkt von ihren Versicherten erheben und eigens dafür individuelle Versichertenkonten führen – was ebenfalls zu steigenden Bürokratiekosten führt.

Leistungsumfang/-struktur:

Die Versicherungsunternehmen müssen ein Standardleistungspaket anbieten, das die

- medizinische Versorgung einschließlich der hausärztlichen Behandlung,
- die stationären Behandlung und
- die Versorgung durch Hebammen,
- die zahnmedizinische Versorgung bis zum 18. Lebensjahr,
- die auf spezielle Zahnbehandlungen und Prothesen beschränkte Zahnversorgung für über 18-Jährige,
- die Arzneimittelversorgung,
- Mutterschaftsversorgung,
- Krankentransportdienste und eine
- Reihe zum Teil limitierter rehabilitativer Leistungen (z. B. Physiotherapie, Sprachtherapie)

umfasst.

Zusätzlich sind alle in den Niederlanden wohnenden und arbeitenden Personen nach dem „Algemene Wet Bijzondere Ziektekosten (AWBZ)"-Gesetz bzw. dem "Allgemeinen Gesetz über besondere Krankheitskosten" versichert. Im Rahmen dieses Gesetzes werden Kosten für Leistungen erstattet, die nicht durch die Krankenversicherung abgedeckt sind, wie zum Beispiel häusliche Pflege oder die Kosten für ein Pflegeheim.

Schließlich gibt es noch die freiwillige Möglichkeit, sich gegen Risiken, die von keinem der genannten Versicherungsangeboten abgedeckt werden, zusätzlich privat zu versichern. Obwohl dies die meisten Pflichtversicherten tun, müssen die Anbieter solcher Zusatzleistungen keinen der Nachfrager versichern.

Qualitätssicherung, qualitative Steuerung des Leistungsangebots:

Außer für Arzneimittel und präventive Leistungen gibt es keine systematische Evaluation der Wirksamkeit und des Nutzens neuer medizinischer Güter und Dienstleistungen vor ihrer Zulassung. Die Leistungsqualität zugelassener Güter und Leistungen wird auf gesetzlicher Grundlage u.a. nach Kriterien der professionellen Performance oder der Beachtung von Patientenrechten überprüft. Hierfür existiert ein nationales Gesundheits-Inspektoriat. In der Qualitätssicherung der Arbeit einzelner Anbieter sind Leitlinien, ein System des „peer assessment" und „review", die Pflicht zur ständigen Fort- und Weiterbildung und die regelmäßige Pflicht zur Neuzulassung die zentralen Instrumente. Ähnliches gilt auch für institutionelle Leistungserbringer wie Krankenhäuser. Ein nationales Zentrum erhebt auch regelmäßig Patientenbewertungen mit validierten Instrumenten und erstellt daraus öffentlich zugängliche Qualitätsberichte als Entscheidungshilfen für Patienten.

Ein Teil der Bemühungen, die Wirtschaftlichkeit des Systems durch eine Kombination aus reguliertem Wettbewerb zwischen Versicherungsunternehmen und einer zentralen Steuerung durch outcome-orientierte Indikatoren zu verbessern, soll sich auch positiv auf die Versorgungsqualität auswirken. Zu den wesentlichen Instrumenten des Übergangs von einem „budget-oriented reimbursement" zu einem „performance-related approach" gehören die so genannten „diagnosis treatment combinations (DTC)", die versuchen sektor- und anbieterübergreifende Behandlungs- und Versorgungsangebote zu organisieren und zu vergüten.

Organisation und Honorierung der Behandlung:

Generell werden Ärzte direkt oder indirekt auf der Basis von zwischen ihnen und den Krankenversicherern ausgehandelten Verträgen vergütet. Hausärzte erhalten eine Kopfpauschale für jeden bei ihnen eingeschriebenen Patienten und eine Einzelleistung pro Besuch. Zusätzliche Budgets können für spezielle Leistungen ausgehandelt werden. Die Vergütung nach

„pay-for-performance"-Kriterien wird erprobt. Die meisten Fachärzte sind nach einer der großen Reformen der 1980er und 1990er Jahren an Krankenhäusern tätig. Zwei Drittel von ihnen sind dort aber in selbstständigen Gemeinschaften tätig. Ihre Honorierung erfolgt vorrangig nach einer gedeckelten Einzelleistungsvergütung. Das restliche Drittel ist bei den Krankenhäusern angestellt. Konzipiert und modellhaft erprobt wird aber auch eine Vergütung auf der Basis von DTCs.

Die meisten Krankenhäuser sind private non-profit-Organisationen. Ihre Budgets kommen durch eine Kombination mehrer Faktoren (u.a. Bettenanzahl, Patientenvolumen und Anzahl der Fachärzte) zustande. Private Klinikketten werden in den Niederlanden nicht zugelassen.

Literatur: Greß, St./ Heinemann, St./ Jacobs, K. (2010): Spicken beim Nachbarn. Ein Systemvergleich. In: Gesundheit und Gesellschaft 1: 21-26.

Leu, R./Rutten, F./Brouwer, W./Matter, P./Rütschi, Ch. (2009): The Swiss and Dutch Health Insurance Systems: Universal Coverage and Regulated Competitive Insurance Markets. The Commonwealth Fund.

Numbers needed to ... (NN...)

Statistisches Konzept zur Quantifizierung der Anzahl von → Personen, die mindestens durch eine medizinische Interventionsmaßnahme erreicht werden müssen, um ein positives/negatives Zielereignis erreichen oder beobachten zu können.

Je nach Sachzusammenhang kann es sich hierbei z. B. um

- numbers needed to prevent,
- numbers needed to harm,
- numbers needed to screen,
- numbers needed to treat

handeln.

Die Numbers needed to .... werden als der reziproke Wert der Absolut Risk Reduction (ARR) bzw. der absoluten Risikodifferenz (in der Regel ist dies eine Risikoreduktion) ermittelt. Die ARR ist dabei die Differenz zwischen der „Basiswahrscheinlichkeit" eines Ereignisses (in der Regel die Ereigniswahrscheinlichkeit in der Kontrollgruppe) und der Ereigniswahrscheinlichkeit in der Interventionsgruppe. Hierzu werden beide Vergleichsgruppen auf 100% normiert und die Ereignishäufigkeiten auf ganze Zahlen gerundet. Da die Zuverlässigkeit solcher Angaben von der Größe der Studienpopulation und der Ereignishäufigkeit abhängt, ist grundsätzlich die Berücksichtigung bzw. Angabe der Konfidenz (üblicherweise 95%) bzw. des Konfidenzintervalls erforderlich.

Der unbestreitbare Vorteil des Konzepts besteht in seiner scheinbar simplen und sehr plausiblen Interpretationsfähigkeit, durch die statistische Angaben gegenüber Patienten und Entscheidungsträgern ausnahmsweise fast selbsterklärend sind.

Der Nutzer muss sich jedoch darüber im Klaren sein, dass alle Mängel in der Interpretationsfähigkeit der zugrunde liegenden → Studien zunächst sorgfältig geprüft sein müssen und dennoch oft nicht zu vermeiden ist, dass die Aussagen nur für die Bedingungen eben dieser Studien gelten. Diese Unsicherheiten werden auch dadurch verstärkt, dass Entscheidungen, welche die Beachtung von Konfidenzintervallen erfordern, schwer auf einen einheitlichen Interpretationskonsens zu verpflichten sind.

Odds

beschreiben das quantitative Verhältnis der positiven und der negativen Häufigkeiten eines Zielereignisses jeweils unter Kranken oder unter Exponierten. Solche Relationsziffern spielen in der → Epidemiologie, vor allem aber in klinischen → Studien eine große Rolle. Vor einer Berechnung sollte grundsätzlich geprüft werden, ob hierbei inzidente oder prävalente Fälle (→ Inzidenz, → Prävalenz) betrachtet werden bzw. ob zulässig ist, die prävalenten Fälle als Schätzer der inzidenten Fälle zu nutzen, was bei akuten → Krankheiten oft der Fall ist.

Odds können sowohl für bereits Kranke als auch für Exponierte ausgewiesen werden. Die Odds ist in der Gruppe der Exponierten das Verhältnis von Kranken zu Nichtkranken. Die Odds ist in der Gruppe der Kranken das Verhältnis der Exponierten zu den Nichtexponierten.

Beispiel:

- Unter 100 Rauchern (Exponierte) haben 60 eine chronische Bronchitis und 40 nicht. Die Odds beträgt 1,5.
- Von 100 Personen mit einem Lungenkarzinom (Kranke) waren 90 Raucher und 10 Nichtraucher. Die Odds der Kranken beträgt damit 9.

Es handelt sich hierbei um ein sehr verbreitetes Konzept zur Bewertung von Expositionen oder anderer Einflussgrößen.

Oft sind Odds sehr schwer zu interpretieren, da diese lediglich eine Verhältniszahl, zudem oft von prävalenten Fällen (→ Prävalenz) ist. Die Höhe der Odds hängt nicht allein von der Auswahl der Kranken bzw. der Exponierten ab, sondern auch von der der Nichtkranken bzw. Nichtexponierten. Inwieweit die Odds also Schätzer für Risikodifferenzen sein können, bedarf deshalb jeweils sorgfältiger Prüfung. Odds sind sehr anfällig gegenüber → Bias und → Confounder bzw. sind oft schwer hinsichtlich ihres Bezugs zur → Grundgesamtheit der Kranken und der Exponierten sowie in Bezug auf die gesamte → Bevölkerung abzuschätzen.

Als Schätzgröße für echte Wahrscheinlichkeiten hängt die Schätzgüte von der zugrunde liegenden → Stichprobe und den sachlichen Gegebenheiten des jeweilig untersuchten Zusammenhangs ab. Die den Odds zugrundeliegenden Zählgrößen sind praktisch nie ausreichend hinsichtlich solcher Faktoren wie Alter, Expositionsdauer, zusätzliche Gefährdungsmerkmale oder Selektionen eindeutig zu charakterisieren. Oft kann für angegebene Odds der Bezug zur jeweiligen Bevölkerung nicht rekonstruiert werden. Damit kann auch die praktische Relevanz solcher Relationsziffern nicht entschieden werden.

Die Ermittlung der Odds ist im Grunde ein Kompromiss zwischen der Notwendigkeit, Entscheidungen quantitativ zu begründen und dem Mangel, hierbei auf geeignetere Informationen zurückgreifen zu können.

Odds-Ratio

(auch Relative Odds, Cross-Product Ratio (OR), Exposure-odds Ratio, Disease-odds Ratio, Incidence-odds Ratio, Prevalence-odds Ratio Schätzgröße zur Ermittlung relativer Risikounterschiede jeweils von Exponierten und Nichtexponierten mit einer Zielkrankheit im Verhältnis jeweils zu den Nichtkranken. Es handelt sich also um ein Konzept zur Schätzung von → relativen Risiken durch die Quantifizierung des relativen Unterschiedes zwischen zwei Personengruppen, die sich hinsichtlich der untersuchten Einflussgröße unterscheiden. Odds stellen also den Kompromiss dar, wenn Studien zu Risiken (→ kumulierte Inzidenz oder ersatzweise auch die → Inzidenzdichte) nicht vorliegen.

Beispiel: In einer Gruppe von 100 Rauchern bekommen 5 ein Lungenkarzinom, 95 nicht. Die odds beträgt 5 : 95. In einer Gruppe von 100 Nichtrauchern bekommt einer ein Lungenkarzinom. Die odds beträgt 1:99. Hieraus ergibt sich ein odds ratio von (5/95) : (1/ 99) = 5. Die Interpretation würde lauten, dass die odds das relative Risiko der Gefährdung der Raucher im Vergleich zu den Nichtrauchern als um den Faktor 5 höher schätzt.

Tatsächlich handelt es sich jedoch nicht um Risikovergleiche, sondern nur um den Vergleich ihrer Schätzgrößen in Form von Verhältniszahlen. Aus diesem Grunde ist die Tauglichkeit des Verfahrens wiederum von der Schätzgüte abhängig.

Die Problematik der Odds bzw. der Odds-Ratios bekommt durch die systematische Entwicklung von → Leitlinien für die Behandlung von Krankheiten eine neue und erheblich wachsende Bedeutung. Sie erwächst daraus, dass den Leitlinien → klinische Studien zugrunde liegen, die die → Effektivität einer Therapie zumeist mittels relativer Odds argumentieren, da in klinischen Studien echte Wahrscheinlichkeiten bzw. entsprechende Risikoziffern eher selten gebildet werden können. Die Schätzfehlerproblematik der Odds (→ Bias, → Confounder, → Fallacy) schlägt dann ggf. voll auf die Qualität der Leitlinien durch.

Öffentlicher Gesundheitsdienst (ÖGD)

Maßnahmen zum Schutze der → Gesundheit, die im Interesse der Allgemeinheit liegen, sind als

- ordnungspolitische Aufgaben (Gefahrenabwehr) sowie als

- Aufgaben der gesundheitlichen Zukunftssicherung (Daseinsvorsorge)

hoheitliche Aufgaben des Staates (Bund, Länder, Kommunen).

Die hierbei jeweils zuzurechnenden Pflichten betreffen Regelungsbereiche der konkurrierenden Gesetzgebung von Bund und Ländern (Art. 74 GG) oder alleine der Landesgesetzgebung (Art. 70 GG):

Bundesebene: Die einheitlichen gesetzgeberischen Aufgaben des Bundes beziehen sich vor allem auf eine bundeseinheitliche Ordnung für die Zulassung von Heilberufen, für den Infektionsschutz sowie die Regelungen für Arzneimittel, Betäubungsmittel und Medizinprodukte.

Oberste Gesundheitsbehörde und zuständig für die Gesundheitspolitik der Regierung ist seit 1991 das Bundesministerium für Gesundheit. Dessen Zuständigkeit bezieht sich auch auf die Aufsichtspflichten zum SGB V und XI. Andere Teilbereiche wie die Rehabilitation und Teilhabe (SGB IX) und die gesundheitsbezogenen Leistungen der Rentenversicherung (SGB VI), Unfallversicherung (SGB VII) und Sozialhilfe (SGB XII) sowie die Versorgungsmedizin ressortieren beim Bundesministerium für Arbeit und Soziales (BMAS).

Zur Fachberatung sowie zur Durchführung bestimmter Gesetze sind dem BMG derzeit nachgeordnet:

- Bundesinstitut für Infektionskrankheiten und nicht übertragbare Krankheiten (Robert-Koch-Institut)
- Bundesamt für Sera und Impfstoffe (Paul-Ehrlich-Institut)
- Bundesinstitut für Arzneimittel und Medizinprodukte
- Bundesinstitut für gesundheitlichen Verbraucherschutz und Veterinärmedizin
- → Deutsches Institut für medizinische Dokumentation und Information
- Bundeszentrale für gesundheitliche Aufklärung (BZgA).

Landesebene: In gesetzgeberischer Verantwortung der Länder werden z. B. die Aufgaben des ÖGD, die Aufsicht über die Heilberufe, die Rechte und Pflichten der → Ärztekammern und anderer Heilberufekammern sowie der Einrichtungen der stationären Krankenversorgung (Krankenhausgesetze), der Heime und Pflegeeinrichtungen und der medizinischen Nothilfe (Rettungsdienst) geregelt.

Die wichtigste Behörde zur Durchführung der entsprechenden Landesgesetze ist zumeist das Landesgesundheitsamt. Zur Regelung bestimmter Aufgaben haben die Länder gemeinsame Einrichtungen geschaffen, z. B. Akademien für das Öffentliche Gesundheitswesen oder das Institut für medizinische und pharmazeutische Prüfungsfragen, die Zentralstelle für Sicherheitstechnik und die Zentralstelle der Länder für Gesundheitsschutz bei Medizinprodukten.

Kommunale Ebene: Hier wirken über 400 Gesundheitsämter, deren Aufgaben landesspezifisch, also nicht einheitlich geregelt sind. In der Regel haben sie folgende Aufgaben:

Durchführung des Infektionsschutzgesetzes, hygienische Überwachung von Wasser, Boden, Luft (WaBoLU), Aufsicht über die Gesundheits- und Pflegeeinrichtungen, Überwachung von Gemeinschaftseinrichtungen, Lebensmittelüberwachung, Überwachung des Gesundheitspersonals, Schulgesundheits- und Jugendzahnpflege, Mütterberatung, sozialpsychiatrische Aufgaben, Behindertenberatung, gutachterliche Aufgaben, Gesundheitsberichterstattung, gesundheitliche Aufklärung, Zusammenarbeit mit Selbsthilfeorganisationen.

Das politische Management öffentlicher Gesundheitsprobleme erweist sich aus mehreren Gründen als eine schwierige Aufgabe:

1. → Gesundheitspolitik wird auch im öffentlichen Bewusstsein zumeist nur als Krankenversorgungspolitik, und damit als Aufgabe der Sozialversicherung verstanden.
2. Die als hoheitlich zu definierenden gesundheitspolitischen Aufgaben, etwa bei der vorausschauenden Gefahrenabwehr für die heutigen und die künftigen Generationen, sind zu ho-

hem Anteil implizite → Verantwortung aller politischen Ressorts, und damit im Sinne einer gemeinsamen und über die Legislatur hinausreichenden Handlungsabsicht in der Praxis nur schwer gestaltungsfähig.

3. Bei wachsender Komplexität der Aufgaben und komplexer werdenden nationalen und internationalen Interessen sind implizite wie explizite Gesundheitspolitik regelhaft das Ergebnis von Minimalkonsensen.

Der Stellenwert des ÖGD in den Bundesländern ist in den letzten Jahrzehnten ständig verringert worden, entweder, weil definierte hoheitliche Aufgaben in immer geringerem Umfang wahrgenommen werden (z. B. in der Schulgesundheitspflege und in der Lebensmittelüberwachung) oder weil der Staat seine Pflichten zunehmend in die (vor allem finanzielle) Verantwortung der → Gesetzlichen Krankenversicherung gegeben hat.

Verglichen mit den anderen Staaten der EU, aber auch mit den USA, Kanada und Japan, wenden Bund, Länder und Kommunen einen ungewöhnlich geringen Teil ihrer Haushalte für Belange der Gesundheit auf.

Operationsschlüssel (OPS)

Seit 2001 als OPS-301 vorliegende revidierte deutsche Variante der ansonsten international eingesetzten und von der WHO verabschiedeten → International Classification of Procedures in Medicine. Der OPS ist eine zwingend notwendige zusätzliche → Klassifikation für die Ausgestaltung der → Diagnosis Related Groups (siehe auch → Deutsche Institut für Medizinische Dokumentation und Information).

Ottawa-Charta

Auf einer Konferenz der Weltgesundheitsorganisation 1986 verabschiedete Charta zur Förderung expliziter und implizier Gesundheitsziele. (→ Gesundheitsförderung). Kernziel ist es, die Selbstbestimmung der Menschen bezüglich ihrer Gesundheitsbedürfnisse im Verhältnis zu den politischen Entscheidungen, die über die → Lebensbedingungen und die Lebensumwelt des Einzelnen verfügen, zu stärken. Hierzu sollen Fähigkeiten vermittelt werden, mit denen Menschen ihr Leben selber aktiv beeinflussen können und sie sollen ermutigt werden, → Gesundheit als ein gemeinsames Handlungsziel aufzugreifen.

Die Entstehung des Konzepts geht einerseits auf das Konzept der → Salutogenese und der → Compression of Morbidity, andererseits auf kritische Auseinandersetzungen mit Formen und Mechanismen paternalistischer Strategien der Gesundheitserziehung und der normativen und zwangsweisen Begrenzung autonomer Entscheidungen der Menschen bei präventiven Zwecksetzungen zurück. (→ Health Belief Model)

Ein wichtiges Ziel war es ebenfalls, die Begrenzung des gesundheitsfördernden Handelns auf normative Vorstellungen von „gesund sein" zu überwinden. Das Konzept der Gesundheitsförderung ist also auch ein Konzept der Toleranz gegenüber nicht konformen → Lebensstilen und unterstützt die Verschiedenheit der Menschen gegen den normativen sozialen Druck idealisierender und fremdbestimmter → Gesundheitsleitbilder.

Das Programm formuliert für die Politik die Pflicht, menschliche Lebensbedingungen zu schaffen und zu bewahren sowie demokratische Mitbestimmungs- und Mitwirkungsrechte der Bürger bei der Gestaltung von Lebensbedingungen herzustellen. Selbstverständlich besitzen die Beratung und das Angebot von Bildung und Wissen zu Gesundheit auch in diesem Konzept eine wichtige Funktion. Hier wird jedoch angestrebt, den engen Rahmen der "Gesundheitserziehung" als einer "Schule des richtigen individuellen Lebens" zu überwinden und Probleme gegenseitiger Hilfeleistung, der Mitbestimmung und der Kontrolle der "Institutionen" durch die Bürger stärker in den Mittelpunkt zu rücken (siehe auch → Community Medicine).

Gesundheitsförderung ist also maßgeblich ein gesellschaftspolitisches Programm, das → Gesundheit (mit) in das Zentrum politischer Handlungsziele stellt. Wie alle Leitbilder sind auch die gesundheitsbezogenen individuell und sozial verschieden. Aus diesem Grunde ist der konkrete Inhalt auch des Konzepts der Gesundheitsförderung davon abhängig, welche sozialen Wertorientierungen und Interessengruppen sich bei der Verfolgung gesundheitspolitischer Ziele jeweils durchsetzen.

Paradoxon der Prävention

Bezeichnet die Beobachtung, dass eine wirksame und ggf. sehr aufwendige → Prävention, zumal mit therapeutischen Mitteln, bei → Personen mit besonders hohen Gefährdungen häufig zu nicht messbaren Ergebnissen auf der Ebene der → Bevölkerung führt.

Dieser auch als Paradoxon der Prävention bezeichnete Sachverhalt geht auf folgenden Mechanismus zurück:

Die Menge der Neuerkrankungen ist dem Produkt der Erkrankungswahrscheinlichkeit (p) und der Menge der hiervon betroffenen Personen (N) proportional. In der Regel ist aber auch richtig, dass mit Zunahme von p N kleiner wird bzw. sich p und N zueinander reziprok verhalten. Folglich wird ggf. die Mehrheit aller Erkrankungsfälle in dem Wertebereich eines → Risikos zu beobachten sein, der grundsätzlich als „normal“ oder „nicht vermeidbar“ aufzufassen ist. Die Mehrheit aller Erkrankungsfälle realisiert sich also bei Personen, die nicht als Präventionszielgruppe in Betracht kommen, weil sie ein geringes Risiko tragen, als Bevölkerungsanteil aber so stark vertreten sind, dass in dieser Gruppe absolut mehr Krankheitsfälle entstehen als in der Hochrisikogruppe.

Eines von sehr vielen Beispielen ist der Blutdruck bzw. die präventive Blutdrucksenkung. Über die gesamte in einer Bevölkerung relevanten Alters zu messende Blutdruckskala hinweg treten Infarktereignisse auf. Wegen der Häufigkeitsverteilung der Blutdruckwerte ist die absolute Mehrzahl aller Infarkte in einem Wertebereich zu beobachten, mit dem sich weder Krankheit, noch sonst irgendwie Befindlichkeitsstörungen verbinden. Eine vergleichsweise geringe absolute Zahl von Ereignissen wird hingegen bei Personen mit hohem oder sehr hohem Blutdruck beobachtet, für die allerdings die relative Ereignishäufigkeit ungleich höher ist als in der übrigen Bevölkerung. Folglich führt die präventive Behandlung des hohen und sehr hohen Blutdrucks dann praktisch zu keinen messbaren Resultaten in der Gesamtbevölkerung.

Dieser Zusammenhang ist der Hintergrund der Diskussion um den sog. „normalen“ oder auch „idealen“ Blutdruck. Die Absenkung der Normengrenze für einen behandlungspflichtigen Blutdruck folgt also nicht pathophysiologischen Erwägungen, sondern der Absicht, hinreichend viele Personen präventiv zu behandeln, um dann auch auf der Ebene der Bevölkerung zu messbaren Verringerungen der Infarktinzidenz zu kommen. Hierbei wird explizit in Kauf genommen, dass die absolute Mehrheit der präventiv Behandelten nie einen Infarkt bekommen würde. (→ Mass Strategy, → High Risk Strategy)

Die Konvention über eine Normengrenze für die Behandlungspflichtigkeit des Blutdrucks folgt also keinem Krankheits-, sondern einem Präventionskonzept. Es handelt sich hier folgerichtig auch nicht um Therapie Kranker, sondern um eine präventive medikamentöse Intervention bei (noch) Gesunden. Der erhebliche Druck, der hier dann auf Ergebnisnachweisen liegt, hat in der Tendenz zu einer immer weiteren Absenkung der Grenzwerte für eine Behandlungspflichtigkeit geführt, im Extremfall zu Forderungen, auch bei 80-jährigen Personen noch einen systolischen Blutdruck von 120 mmHg mit medikamentösen Mitteln zu erzwingen.

Völlig analoge Beispiele sind das sog. Idealgewicht oder auch der sog. ideale Cholesterinspiegel. Neben der sich hieraus ergebenden ökonomischen Problematik (um etwa 100 Infarkte innerhalb der nächsten 15 Lebensjahre bei 10.000 45-jährigen Männern zu vermeiden, müssten unter der Annahme günstigster Ergebnisse mindestens 100.000 Behandlungsjahre medikamentöser Cholesterinsenkung realisiert werden) wird die Diskussion um das sog. Paradoxon der Prävention vor allem auch aus ethischen Motiven gespeist, da bei solchen Massenbehandlungen immer auch Nebenwirkungen zu beachten sind.

Besonders problematisch werden diese Zusammenhänge dann, wenn so konstruierte „Idealwerte“ ggf. in Versicherungsverträge integriert und beitragsrelevant (→ Risiko, objektives) werden bzw. als quasi rechtsverbindliche normative Last dann auf den Versicherten ruhen.

Pathogenese

Die Pathogenese beschreibt den Gesamtverlauf einer Krankheit von ihrem Beginn bis zu ihrem Ende. Da innerhalb eines pathogenetischen Prozesses jeder „Teilabschnitt“ zugleich die → Ursache des nächsten ist, ist in einem einheitlichen Krankheitsmodell zwischen der → Ätiologie und der Pathogenese zu unterscheiden.

Die Reaktionsweise auf identische Krankheitsauslöser kann zwischen unterschiedlichen → Individuen, aber auch bei einem Individuum unter unterschiedlichen Bedingungen erheblich variieren. Ebenso können auch unterschiedliche Expositionen ggf. gleiche oder ähnliche pathogenetische Prozesse auslösen.

Die Kenntnis der Pathogenese ist insbesondere für die Therapie und die Rehabilitation sowie die Folgeabschätzung von Krankheit (→ Begutachtung) von Bedeutung, die Kenntnis der Ätiologie hingegen für die → Prävention und → Gesundheitsförderung sowie für haftungsrechtliche Fragen (→ Kausalität) bedeutsam. Die ggf. erhebliche individuelle Variationsbreite der „Antwort“ auf eine Schädigung erklärt jedoch auch, weshalb nachgewiesene ätiologische Faktoren oft nur eingeschränkt zur → Prädiktion von Krankheit und von Krankheitsprognosen genutzt werden können.

Sofern eine → Begutachtung vor der Aufgabe steht, nur bei Kenntnis der Pathogenese die → Ätiologie zu rekonstruieren, ist kaum ein befriedigendes Ergebnis zu erwarten. Dies gilt auch umgekehrt, wenn allein Wissen über die Ätiologie verfügbar ist.

Patient

Der Begriff „Patient“ bezeichnet die (zeitlich) begrenzte Rollensituation desjenigen, der (medizinische) Hilfe mit dem Ziel der Behandlung einer Krankheit benötigt, also von der Hilfe wie von dem Helfer abhängig ist.

Besonderes Merkmal der Patientenrolle ist es, ggf. von rechtlichen und sozialen Pflichten und Normen freigestellt zu sein, Art, Umfang und Intensität seines Hilfebedarfs selbst nicht oder nicht ausreichend entscheiden zu können und (sofern die Leistungen durch einen Versicherungsvertrag begründet sind) dies im Regelfall auch nicht zu dürfen. Diese Grundsituation trifft für Personen mit Behinderungen und mit Pflegebedarf nicht zu, sie sind also keine Patienten, können dies aber auch in dieser Lebenssituation zusätzlich sein,

Die Patientenrolle ist untrennbar mit der Rolle bzw. dem Rollenkonzept der medizinischen Leistungserbringer verbunden. Erfolg oder Misserfolg der Begegnung von Patient und Helfer folgt deshalb immer auch der „Passfähigkeit“ jeweils dieser Rollenkonstruktionen auf der individuellen Begegnungsebene. Eine erfolgreiche wie auch gescheiterte Arzt-Patient-Begegnung ist für den Erfolg der Therapie bzw. des Leistungsziels häufig entscheidend und findet in der → Compliance einen empfindlichen Indikator. Diese Indikatorenfunktion bezieht sich u.a. auf folgende Aspekte:

Interpretation, Normierung und Schutz des „Patienten“ spiegeln umfassend die sozialethischen Wertekonsense zum Begriff Hilfe in der Gesellschaft und somit auch den kulturellen, rechtlichen und ökonomischen Kontext für entsprechende Dienstleistungen sowie das Rechtsgefüge zum Schutz des Patienten. Die Rollen von Patienten und Helfern sind formell und informell normiert.

Merkmale der Patientenrolle sind der Behandlungsbedarf und die ggf. eingeschränkte Fähigkeit zur Artikulation, Wahrnehmung und Durchsetzung eigener Interessen. Diese beiden Merkmale legitimieren auf der Basis eines tatsächlichen und in Sonderfällen anzunehmenden Einverständnisses die Handlungsfolgen „medizinische Intervention“ und „Advocacy“. Dies erzeugt Machtverschiebungen zwischen Hilfesuchenden und Helfer, die auf das Selbstbild des Helfenden wie des Patienten zurückwirken (können). Dies verlangt aber auch, diese Beziehung sowohl der rechtlichen Normierung wie dem besonderen Vertrauensschutz zu unterwerfen.

Die Asymmetrie der Handlungsmächtigkeiten ist dann problematisch, wenn der Helfer auf die psychosoziale Situation von Patienten nicht vorbereitet ist und/oder in seinen Entscheidungen (auch) von anderen (Eigen- oder Fremd-)Interessen (z. B. erwerbswirtschaftlichen Interessen) geleitet wird. Medizinische Dienstleistungsprozesse bedürfen deshalb in hinreichendem Maße der öffentlichen Kontrolle.

Vor diesem Hintergrund ist die Kontrolle des Helfers ein zentraler Aspekt des Schutzes von Patienten. Hierzu dienen mit durchaus kritisch zu sehender Leistungsfähigkeit

- verbindliche ethische Normen für den Helfer (erstmals begründet durch den Eid des Hippokrates, gleichsam als einer ersten Konvention der Qualitätssicherung), z. B. in Form der Berufsordnungen der → Ärztekammern,
- die Regelung und Überwachung der Aus-, Weiter- und Fortbildung (z. B. geregelt durch das Approbationsrecht oder das Zulassungsrecht),
- allgemeine (z. B. Recht auf Selbstbestimmung, Sorgfaltspflicht, Haftungsrechte) und spezielle Rechtsnormen (z. B. → Sozialgesetzbuch, Datenschutzrecht) zur Regelung der Arztwahl, der Mitwirkung des Patienten, der Informations- und Aufklärungspflicht oder der Schweigepflicht und der Dokumentationspflichten.

Wandlungen im Verständnis des Patientenbegriffs sind folgerichtig Reaktionen auf

- sozio-kulturelle Veränderungen hinsichtlich der Werteorientierungen und sozialen Handlungsziele,
- den Wandel der Funktion von Hilfeleistungen,
- den Wandel der Behandlungsanlässe, weil unter der Maßgabe von Inanspruchnahmen Gesunder (→ Prävention), bedingt Behinderter oder chronisch Kranker auch das Patientenbild zu erweitern, zu modifizieren oder auch zu revidieren ist und
- die Veränderung der politischen, ökonomischen und rechtlichen Rahmenbedingungen für die Nachfrage und Erbringung von Hilfe.

Die internationalen Diskussionen um die → Modernisierung von Gesundheitssystemen sind auch für die Deutung des „Patienten" wie reflexiv dann für die des „Arztes" folgenreich. Vordergründig wird dies an Tendenzen deutlich, nicht nur den Inhalt neu zu deuten, sondern die tradierten Rollenbezeichnungen „Patient" und „Arzt" selbst aufzugeben.

So, wie sich medizinische Versorgungseinrichtungen und Krankenkassen sukzessive in Wirtschaftsunternehmen umdeuten, setzt sich dieser Interpretationswandel in der Umdeutung des „Patienten" in einen „Kunden" und des „Helfers" in einen „Verkäufer/Anbieter" fort. Dieser Wandel wird zunehmend politisch positiv gedeutet, weil er die Transformation der Gesundheitsdienstleistungen auf eine Interaktion, in der ein vordefiniertes Dienstleistungsprodukt gegen Geld eingetauscht wird, präzise beschreibt. Diese Entwicklung geht auf politische Entscheidungen ebenso zurück wie auf Veränderungen im professionellen Selbstverständnis vieler Ärzte (z. B. → IGEL-Leistungen, sog. Schönheitsoperationen, medical wellness).

Allerdings ist praktisch in allen entwickelten Gesundheitssystemen der Patient nur marginal auch selbst der Käufer einer medizinischen Leistung. Die Käuferrolle hat er nur, wenn er eine private Krankenversicherung zur prospektiven Risikoabsicherung kauft. Käufer sind ansonsten regelhaft Dritte, je nach Systemnatur der Staat, der Arbeitgeber, die Krankenversicherung oder die → Managed Care Organization.

Die Bemühungen um die Umdeutung des Patienten in einen Kunden oder Käufer stehen für die politische Auseinandersetzung um die Überführung einer bedarfsorientierten und (-kontrollierten) Versorgung in eine Versorgung unter Markt- und Wettbewerbsbedingungen, z. B. gemäß dem → Managed competition. Diese ergreift zwangsläufig auch die sozialethische Orientierung, die sich jeweils aus einer Patienten- oder einer Kunden-/Käuferrolle ergeben. Träger dieser Entwicklung ist die sich derzeit in vielen Ländern vollziehende Deregulierung von Gesundheitssystemen mit dem Ziel ihrer massiven Öffnung für erwerbswirtschaftlich motivierte → Dienstleistung. Aus dem tradierten Verständnis der Medizin als einer sozialen medizinischen Hilfeleistung wird so ein Produkte- und Käufermarkt. Auf diesem Markt gewinnt das Produkt gleichsam ein Eigenleben und verliert seine Bindung an die sozialethische und individualisierte Konstruktion „Patient". Der Schutzstatus des Patienten geht in den eines Verbrauchers über und verliert damit tendenziell auch den besonderen staatlich-hoheitlichen Schutz.

Dieser Wandel wird durch die weltweite Transformation vieler Gesundheitssysteme zu einer → Managed Care Industry sowie durch die forcierte durchgängige Merkantilisierung medizinischer Dienstleistungsprozesse exemplarisch dokumentiert. Galt ein primäres Einkommensmotiv für Gesundheitsberufe bislang zumindest als ethischer Normenverstoß, der seit dem hippokratischen Eid analog auch moralisch sanktioniert war, wird die Herstellung solcher merkantilen Beziehungen nun vom politischen main-stream positiv als die Gewinnung von Kunden- und Verbrauchersouveränität gedeutet. Soziale Ziele vermitteln sich in dieser für Patienten und Ärzte neuen Situation dann in einer monetär gesteuerten Dienstleistung, in der Unternehmen untereinander in Geschäftsbeziehungen treten. Da der Käufer des Versicherungsproduktes in der Regel nicht der Versicherte ist, scheidet dieser weitgehend auch aus der → Qualitätssicherung (z. B. durch die Chance einer freien Arzt- oder Versicherungswahl, die durch das → Managed Care möglichst ausgeschlossen wird) aus. Die Neuorientierung der Patientenrolle ist also nur begrenzt als die Gewinnung von mehr „Kundensouveränität" aufzufassen. Sie führt vielmehr in dem Maße zum Verlust an Versorgungsqualität, wie die Behandlungsanlässe schwerwiegender und dringlicher werden.

Die Sozialversicherung, die steuerfinanzierten sowie die äquivalenten Risikoabsicherungen haben jeweils sehr verschiedene sozial- und rechtliche Konstruktionen für die Rollen der Hilfeabhängigen und der Helfer hervorgebracht. In der GKV als einer von ihren Mitgliedern getragenen Umlageversicherung erwächst (bislang) die Patientenrolle maßgeblich eben aus dem Sozialgesetzbuch V. Im britischen → National Health Service folgt diese Rolle aus der staatlich garantierten sozialen Absicherung und unter marktwirtschaftlichen Bedingungen aus der jeweiligen vertraglichen Definition der Käuferrechte. Der aktuelle Rollenwandel des Patienten zum Kunden liegt nun auf einer direkten „neuen" ideologischen Linie hin zu den wirtschaftsliberalen Theorien von → Friedman, dem wichtigsten Gegner von → Keynes.

In der Debatte um die Bezeichnung Patient spielt die Auseinandersetzung der theoretischen Linien von Keynes und Friedman insofern eine wichtige Hintergrundrolle, als hier der Begriff des Kunden signalisiert, die Entscheidung über die abzusichernden Risiken und Produktgruppen sowie deren Anspruchsberechtigung hätte nicht primär gesellschaftlich-sozialen und ethischen Werten und Zielen zu folgen, sondern der Herstellung souveräner Käufer-Anbieter-Beziehungen, die allein über die kaufkräftige und individuelle Nachfrage reguliert werden. Hierin wird dann auch exemplarisch die Verkörperung des Freiheitsideals gesehen.

Geltendes Recht bestimmt für die GKV den Beiträge zahlenden Versicherten bislang ausdrücklich nicht als Kunden, sondern als Mitglied, und damit auch als kontrollberechtigt über seine Krankenkasse. Analog schützen die paritätische Arbeitgeberbeteiligung und das → Sachleistungsprinzip sowie die → Selbstverwaltung bislang den kranken Versicherten zumindest in Grenzen davor, von einem Patienten zu einem Verbraucher einer Leistung zu werden. Die Preisgabe des Mitgliederstatus des Beitragszahlers würde folglich auch zum Bruch des gültigen Verständnisses der Patientenrolle führen.

Patientenkarriere

Bezeichnet die Gesamtheit des institutionellen Erlebens eines → Patienten unter dem Eindruck von → Krankheit bzw. Hilfebedarf.

Aspekte einer solchen „Karriere“ sind z. B.

- die neue Erfahrung des eigenen Körpers und die Notwendigkeit, Strategien zur Bewältigung dieser Erfahrung zu entwickeln,
- Veränderungen im Beziehungserleben innerhalb des sozialen Umfelds des Kranken,
- die Entstehung neuer Beziehungsstrukturen, z. B. zu in gleicher Weise Betroffenen,
- die Erfahrungen und die Erlebensweisen in den etablierten Institutionen professioneller Hilfe,
- die Erfahrung der Unterstützung, der Verweigerung oder der Verzögerung eines Anspruchs auf Hilfe seitens einer Krankenversicherung.

Patientenkarrieren sind vor allem bei sozial diskriminierten Krankheiten, bei der Versorgung chronisch Kranker und Behinderter, bei durchsetzungsschwachen Patienten, bei ineffektiven arbeitsteiligen Versorgungsprozessen sowie ggf. beim Versagen des Helfersystems ein wichtiges Problem.

Im Zusammenhang mit der Etablierung von Konzepten und Techniken des → Case Management ist die positive Steuerung solcher „Karrieren“ bzw. deren systematische → Evaluation eine der wichtigsten Bedingungen für die → Effektivität medizinischer Versorgung. Aus diesem Grunde verlangt ein effektives Case Management vor allem psycho-soziale und nicht allein medizinische Kompetenz. Das Erleben des Verlaufes von Behandlung hängt auch davon ab, inwieweit auch die daran beteiligten sektoralisierten Leistungserbringer diese als individuenbezogene → Versorgungskette begreifen oder sich nur jeweils auf ihren „Abschnitt“ der Behandlung oder Patientenkarriere konzentrieren.

Pay for performance (P4P)

Die Studie “To Err is Human: Building a Safer Healthcare System” des Institute of Medicine der USA im Jahre 1999 löste eine umfangreiche Debatte über den Einsatz finanzieller Anreizsysteme für die Qualitätssteigerung und Performanceverbesserung des US-amerikanischen Gesundheitssystems aus. Die in der Studie kritisierten Sachverhalte waren vor allem das Ergebnis von langfristigen Untersuchungen der Darthmouth School und der Rand Cooperation, die voneinander unabhängig zeigten, dass ein sehr großer Teil der Bürger der USA folgenden medizinischen Qualitätsdefiziten ausgesetzt ist:

- Fehlern in der Diagnosestellung und der anschließenden Therapieentscheidung.
- Einer, gemessen an den wissenschaftlichen Standards der „Notwendigkeit“ und der „Angemessenheit“, erheblichen Unterversorgung trotz bestehendem und erkanntem individuellem Bedarf.
- Einer großen Varianz der Struktur-, Prozess- und Ergebnisqualität.

Die Mehrheit der Experten vertrat die Auffassung, diese Probleme seien möglicherweise durch die Schaffung von Finanzierungs- und Honorierungsmodellen zu überwinden, die in ihrer Gesamtheit unter dem Begriff „Pay for Performance“(PfP, auch P4P), zusammengefasst wurden bzw. werden (nicht zu verwechseln mit „payment by results“).

PfP wurde so zu einem der Schlüsselpositionen in der Debatte um die Qualitätsverbesserung (Quality Improvement; Performance Improvement). Für die Ausformung dieser Konzepte werden unterschiedliche Produkte (zumeist von Consultingunternehmen) angeboten. Hierbei handelt es sich typischerweise um Managementkonzepte für die interne Performance von medizinischen Versorgungsunternehmen bzw., die Prozessgestaltung der medizinischen Dienstleistungen, die der Industrie entnommen sind. Diese Konzepte tragen Namen wie

- Total Quality Management (TQM) (Knapp, D. 2009, Guide to Service Desk Concepts: Service Desk, Course Technology),

- Six Sigma (1987 von Motorola für die Autoindustrie entwickelt),
- Lean (seit 1990 von Toyota für die Autoindustrie entwickelt),
- Concept of Constraints (Goldratt Consulting Group 1988, 2005),
- Clinical Governance (nicht spezifisch einem Entwickler zuzuordnen, zielt aber auf die unternehmensinterne Verständigung über eine „Good Clinical Governance“ als Marketinglabel und Wettbewerbsinstrument des Versorgungsunternehmens.

Die wichtigste Gemeinsamkeit aller dieser Konzepte ist die strikte Ausrichtung an den Interessen des Finanzierungsträgers der medizinischen Leistung (je nach Vertragstyp also der Selbstzahler, die Versicherungen, der staatliche Leistungsträger oder ggf. auch der Arbeitgeber, wenn dieser, was z. B. in den USA sehr häufig ist, einen Teil oder auch alle versicherten Leistungen trägt.

Seitens der solche Konzepte nutzenden Unternehmen werden die Resultate für ihr Unternehmen verständlicherweise positiv argumentiert.

In Bezug auf die Bewältigung der durch die Studie des Institute of Medicine ausgelösten Debatte um (zusätzliche) finanzielle Anreize für eine qualitätsorientierte medizinische Versorgung ist jedoch Ernüchterung eingetreten.

Nach Analysten aus den USA können die Ergebnisse etwa wie folgt zusammengefasst warden (siehe z. B. Porter, M.E., Teisberg, E.O. (2006): Redefining Health Care: Creating Value-Based Competition on Results, Harvard Business School Press, Boston):

- PfP ist nicht in der Lage die in der Studie des Institute of Medicine genannten Probleme der großen Varianz der individuellen Versorgungsqualität aufzulösen.
- Schlüsselprobleme der Qualität, wie Zugänglichkeit oder Strukturmängel des Systems könne nicht über finanzielle Anreize aufgelöst werden.
- PfP bewirkt Anreize für die Risikoselektion seitens der Versorgungsunternehmen. Diese Selektionsinteressen beziehen sich nicht nur auf einzelne Krankheiten oder die Standardisierbarkeit von Versorgungsabläufen, sondern auch auf die Bevölkerungsdichte in einer Region und bestimme Altersgruppen.
- PfP setzt Anreize zur selektive Überversorgung bzw. zur interessengeleiteten Ausweitung von Versorgungsindikationen mit neuen kritischen Qualitätsfolgen.
- PfP setzt Anreize zur Effizienzverbesserung, aber nicht notwendig auch zur Effektivitätsverbesserung.
- PfP wirkt deutlich auf die Struktur von Investitionsentscheidungen in das System entlang der durch PfP gesetzten selektiven Anreize, bei gleichzeitiger Vernachlässigung wirtschaftlich uninteressanter Versorgungsprobleme.
- PfP tendiert dazu, eine hohe Compliance der Akteure zu den finanziellen Anreizen zu setzen, ohne dass dies Vorteile für die individuelle Versorgungsqualität bringt.

Besonders kritisch scheint zu sein, dass Versorgungsunternehmen PfP auch intern nutzen um eine performanceorientierte Vergütung der Mitarbeiter zu erreichen, um einen Entgelt-Mengen- und Kostensenkungswettbewerb zwischen den Ärzten und den Teams durchzusetzen und/oder, um über Gewinnbeteiligungen, das wirtschaftliche Ergebnis des Unternehmens zu einem wichtigen Handlungsantrieb der Mitarbeiter zu machen. Es wird in diesem Zusammenhang auf ethische Probleme, auf Tendenzen der Demotivierung von Mitarbeitern und eine Begrenzung der Kooperationsbereitschaft zwischen den Ärzten und Teams verwiesen.

Person

ist in der → Epidemiologie und in der → Versorgungsforschung neben dem → Fall eine der wichtigsten numerischen Zähleinheiten. Diese Unterscheidung ist wichtig, wenn eine Person innerhalb eines Beobachtungszeitraums mehrere „Fälle“ verursachen kann und deshalb dann ggf. der Zusammenhang von Fall und Person bzw. → Bevölkerung nicht rekonstruiert werden kann. Entsprechend sind dann auch → Fall- und → Personenklassifikationen grundsätzlich zu unterscheiden.

Die Orientierung medizinischer Versorgung auf Fälle oder Personen hat zugleich unmittelbare Handlungsrelevanz, etwa beim → Case Management, wo strategisch die Frage zu entscheiden ist, ob es sich um die Steuerung von Behandlungsfällen oder um die Unterstützung von → Patienten oder → Individuen, und damit um wesentlich komplexere Behandlungs-, Versorgungs- und Unterstützungsbedarfe handeln soll.

Ein spezifischer Aspekt ist also, dass Bedürfnisse nur Personen zugeordnet werden können. Umgekehrt müssen Fall- und Personendefinitionen nicht notwendig den Bedürfnissen eines Individuums entsprechen. Die Begriffe Fall, Person, Individuum stehen deshalb immer auch für die Wirksamkeit aber auch für potenzielle Konflikte in den Akteursbeziehungen.

Personenjahre

In der → Epidemiologie der Denominator für die Quantifizierung der Intensität einer Exposition (→ Force of Morbidity). Es wird davon ausgegangen, dass für viele Risikoschätzungen die Zeit ab Einwirkung eine entscheidende Variable ist. Die Personenjahre sind dann die Summe der Jahre, die z. B. alle Exponierten im Zustand „gesund“ bzw. ohne das untersuchte Zielereignis erlebt haben.

Personenklassifikationen

Gruppe von → Klassifikationen zur prospektiven versicherungsökonomischen Risikokalkulation von Personen. Ausgangspunkt solcher Modelle ist immer die Frage, wer welches Risiko trägt, um hieraus dann Kopfpauschalen zu ermitteln → Adjusted Average Per Capita Cost, → Adjusted Clinical Groups, → Capitation, → Diagnostic Cost Groups, → Global Risk-Assessment Model.

Persönliches Budget

Nach § 17 Abs. 2 SGB IX können Leistungen zur Rehabilitation und Teilhabe der Rehabilitationsträger (→ Krankenkassen, → Rentenversicherung, → Unfallversicherung, → Bundesagentur für Arbeit, → Versorgungsamt, Kinder- und → Jugendhilfe, → Sozialhilfe) sowie des → Integrationsamts und Leistungen der Krankenbehandlung als Persönliches Budget, auch trägerübergreifend, in Anspruch genommen werden. Anstelle einer Sach- oder Dienstleistung wird dann ein monatlicher Geldbetrag ausgezahlt, dessen Zweckbindung durch eine individuelle Zielvereinbarung konkretisiert wird. Damit soll den betroffenen Personen „in eigener Verantwortung ein möglichst selbstbestimmtes Leben“ ermöglicht werden. Insofern stellt bereits die Form des persönlichen Budgets einen Beitrag zur Selbstbestimmung als oberstes Ziel des Rehabilitationsrechts des SGB IX dar. Das persönliche Budget soll sich am individuellen Bedarf orientieren, im Bedarfsfall trägerübergreifend als Komplexleistung erbracht werden und als Geldleistung im Regelfall nicht größer sein als der finanzielle Aufwand für Sachleistungen. Die Umsetzung der persönlichen Budgets wurde von 2004 bis 2007 erprobt und evaluiert. Die Ergebnisse dieser Modellversuchsphase und des sich anschließenden Versorgungsalltags sind suboptimal und offenbaren massive und zum Teil strukturelle Mängel bei der Versorgung mit Leistungen zur Teilhabe durch praktisch alle Rehabilitationsträger. Im Wesentlichen sind dies die

- vom Gesetzgeber zu verantwortende Ausnahme der Leistungen zur Pflege der Pflegekassen, die nach § 35a SGB XI regelmäßig nur als Gutscheine in das Budget einbezogen werden können,
- die wegen ungenügender Information durch die Rehabilitationsträger geringe Anzahl von Anträgen für ein persönliches Budget und die dann nochmals geringe Anzahl von bewilligten Budgets,
- die extrem geringe Anzahl von trägerübergreifenden persönlichen Budgets, was überwiegend auf der trotz anderer gesetzlicher Vorschriften traditionellen Kooperationsunwillig-

keit und -schwäche der Rehabilitationsträger beruht,

- die Inkonsistenz der Leistungsbewilligung, d.h. das zum Teil unnötige Nebeneinander von persönlichen Budgets und zusätzlichen Sachleistungen, die sachlich in das Budget integrierbar wären und
- die generelle Unterausschöpfung des Leistungsspektrums.

Pflanz, Manfred

(1923-1980) Internist und Sozialmediziner; hatte maßgeblichen Anteil an der Etablierung der → Sozialmedizin, der → Epidemiologe und der → Medizinsoziologe in der Bundesrepublik.

Seine Arbeiten speziell auf den Gebieten → Sozialepidemiologie und → Versorgungsforschung, hier u.a. zur → Über- und → Fehlversorgung bei Appendektomien und Tonsillektomien, haben ihm auch international Anerkennung verschafft. Seine Bedeutung für die öffentliche Gesundheitspflege wurde von Hans Schäfer (1906-2000) in eine Reihe mit der von Johann Peter Frank (1745-1821) und Alfred Grotjahn (1869-1931) gesetzt. Sein bedeutendstes Werk „Sozialer Wandel und Krankheit“ erschien 1962.

Pflanz hatte in der 2. Hälfte der 1960er Jahre und in der ersten Hälfte der 1970er Jahre auch eine spürbare Wirkung auf die Entwicklung der Epidemiologie, der Medizinsoziologie und der Versorgungsforschung in der DDR und z. B. auch die Arbeiten von → Kreuz beeinflusst.

Pflege

Hilfe zur Kompensation von teilweisen oder vollständigen, langdauernden oder dauerhaften Verlusten der Fähigkeit zu selbstständiger Lebensführung.

Während aus systematischer Sicht → Prävention → Krankheit und → Behinderung vermeiden soll, medizinische Versorgung Krankheit behandelt und Rehabilitation Krankheits- sowie Behinderungsfolgen möglichst weitgehend überwindet, ist es die Aufgabe der Pflege, den Verlust selbstständiger Lebensführung zu kompensieren.

Der Eintritt von Pflegebedürftigkeit ist nahezu immer ein weitgehender, oft vollständiger Bruch mit dem bisherigen Leben. Die Bewältigung eines solchen Ereignisses ist nicht nur für den von Pflege Abhängigen, sondern auch für seine Umgebung schwierig und keineswegs gelingen diese Bewältigungsversuche immer. Ein Mindestmaß an öffentlicher Kontrollfähigkeit über den Umgang mit Menschen, die von anderen abhängig sind, also die Kontrolle der Helfer, ist deshalb unerlässlich.

Fallbeschreibungen von misslungener Pflege verweisen auf Kontaktverlust, Vernachlässigung, Flüssigkeitsmangel, Dekubiti, Disziplinierungsmaßnahmen, selbst die Anwendung von → Gewalt. Ob so auch der Regelalltag in der Pflege abgebildet wird oder nicht, vermag letztlich niemand zu sagen, weil in diesen Lebens- und Hilfebereich nur begrenzt Einblick gegeben ist. Zumindest ist kaum zu bestreiten, dass elementare soziale Normen gefährdet sein können, wenn Gleichberechtigung durch einseitige Abhängigkeit ersetzt wird und menschliche Beziehungen sich der sozialen Normenkontrolle entziehen. Es ist deshalb eine Mindestforderung, die Pflege der systematischen Supervision zu unterwerfen. Transparenz und Supervision sind nicht allein Kontrolle. Sie belegen das Interesse der Öffentlichkeit an den Problemen von Pflegebedürftigen und Pflegenden. Supervision ist deshalb auch Hilfe für die von der Pflege Abhängigen wie für die Pflegenden.

Durch das Pflegeversicherungsgesetz ist die Möglichkeit gegeben, ab einem besonderen Schweregrad der Abhängigkeit von Pflege die Betroffenen zu unterstützen. Dabei unterscheidet der Gesetzgeber hinsichtlich ihrer sozialrechtlichen Konsequenzen die Begriffe „Krankheit“ und „Behinderung“ sowie jeweils die zurechenbaren Bedarfsfolgen „Behandlung“ und „Pflege“. Die Feststellung von Pflegebedarf hat so den Weg, Hilfe kausal auf Krankheit zurückzuführen, verlassen. Krankheitsfolgen, nicht Krankheit, also ein finales, nicht ein kausales Handlungsmodell, begründet den Bedarf. Behinderung wird damit zum Auslöser von Pflegebedarf bzw. eines Anspruchs auf Hilfe bei der Pflege.

Vor dem Hintergrund demografischer Wandlungsprozesse ist davon auszugehen, dass mittel- und langfristig die Pflege eine der wichtigsten sozialpolitischen Herausforderungen sein wird.

Pflegebudget

Im Rahmen der im § 8 Abs. 3 SGB XI zugelassenen Modellvorhaben zur Weiterentwicklung der Pflegeversicherung und insbesondere zur Entwicklung, Erprobung und Evaluation neuer qualitätsgesicherter Versorgungsformen wurde das Modell eines Pflegebudgets versuchsweise eingeführt.

Das Pflegebudget lässt sich wie folgt charakterisieren:

- Statt der Sachleistungen der häuslichen Pflege nach § 36 SGB XI konnten die TeilnehmerInnen die pflegestufenabhängigen Beträge zum bedarfsgerechten Einkauf von pflegerischen und hauswirtschaftlichen Leistungen in Geldform erhalten.
- Die Beträge waren zweckgebunden für frei wählbare pflegerische und hauswirtschaftliche Dienstleistungen legaler Anbieter.
- Die BudgetnehmerInnen wurden durch Case ManagerInnen begleitet, die sie bei der Bedarfsfeststellung unterstützen und bei der Verwendung des Budgets berieten. Das Case Management übernahm dabei Aufgaben der Qualitätssicherung.

Nach § 35a SGB XI können Pflegebedürftige auch unabhängig vom Modell des Pflegebudgets monetäre Pflegeleistungen (Pflegegeld) im Rahmen eines trägerübergreifenden → persönlichen Budgets nach § 17 Abs. 2 bis 4 SGB IX als Geldleistung beantragen. Sach-Pflegeleistungen dürfen dagegen nur in Gestalt von Gutscheinen zur Verfügung gestellt werden.

Auch hier zeigten sich im Modellversuch gravierende Implementationsschwierigkeiten (Nichterreichen der für die Evaluation gewünschten und benötigten Anzahl von TeilnehmerInnen), welche im Abschlussbericht der Evaluation u.a. auf die „erhebliche(n) Irritationsqualitäten für das etablierte System der Altenhilfe“ zurückgeführt wurden. So verlieren beispielsweise die „Pflegedienste ihre monopolartige Stellung als Anbieter von Leistungen“. (Zusammenfassung der Evaluationsberichte: https://www. gkv-spitzenverband.-de/upload/1Anlage_PB-Gesamtzusammenfassung_ 3271.pdf)

Trotz einer Reihe positiver Ergebnisse für die Lebensqualität von Pflegebedürftigen und ihren Angehörigen, stellt das Pflegebudget keine Versorgungsform für alle Beteiligten und Betroffenen dar. Die auch von der wissenschaftlichen Begleitforschung geforderte Zusammenführung mit dem → Persönlichen Budget nach § 17 SGB IX ist nicht erfolgt.

Pflegestützpunkt

Nach der seit 2008 geltenden Regelung im § 92c SGB XI richten die Pflegekassen und Krankenkassen Pflegestützpunkte ein, wenn das jeweilige Land zustimmt. Sie sollen die Aufgaben der Pflegeberatung (§ 7a SGB XI) wahrnehmen, insbesondere umfassende Beratung der Pflegebedürftigen und ihrer Angehörigen und Koordination der Versorgung und Betreuung. Selbsthilfe und bürgerschaftliches Engagement sollen eingebunden werden. Die Pflegestützpunkte sollen mit den → Gemeinsamen Servicestellen (GS) kooperieren. Ihre Einrichtung wurde auch im Hinblick auf die GS als Schaffung von doppelten Strukturen kritisiert.

Pflegeversicherung

Pflegekassen In der Bundesrepublik Träger der sozialen Pflegeversicherung. Die Pflegekassen sind bei jeder → Krankenkasse errichtet, ihre Organe sind identisch mit denen der Krankenkassen (§ 46 SGB XI). Das gilt auch für die Landesverbände, den Spitzenverband und die Aufsichtsbehörden. Die Finanzierung ist getrennt und erfolgt aus einem eigenen beitragsfinanzierten Fonds, der Finanzausgleich erfolgt bedarfsorientiert (§§ 65 ff. SGB XI). Damit ist die Grundlage für Umverteilungsprozesse von Krankenversicherungsaufgaben in die Pflegeversicherung, d.h. vom wettbewerbsrelevanten in den wettbewerbsfreien Versicherungsbereich gelegt.

Pharmaceutical Benefit Management (PBM)

(Pharmacy Benefit Management, Pharmaceutical Benefit Management Industry) Serviceangebot auf dem Pharmamarkt, ursprünglich entstanden in den USA. Es stellt heute dort den nationalen Standard für die pharmazeutische Versorgungs- und Vertriebspraxis dar.

Zum Hintergrund dieser Entwicklung gehören

- die weitgehende Exklusion von Medikamenten aus → Medicare,
- die nur begrenzte Trägerschaft durch → Medicaid zumeist in Form von Substitutionsmedikamenten (nicht zu verwechseln mit wirkstoffgleichen Generika), die auf sog. „geschlossenen" Listen (closed formularies) definiert sind und
- die privaten → Managed Care Health Plans jeweils mit closed und open end formularies.

Hieraus folgt häufig eine zusätzliche Versicherung von Medikamenten nach dem Muster eines → Indemnity Health Insurance Plans. Die hieraus resultierenden ggf. erheblichen Zusatzkosten führen häufig zum nicht Einlösen von Rezepten. Wegen der dann oft schlechten Therapieresultate, u.U. mit Haftungsfolgen (→ Compliance) sowie aus Werbe- und Absatzinteressen ist hier ein interessantes Geschäftsfeld entstanden. Ein zusätzlich massives Problem ist die Direktvermarktung von nicht rezeptpflichtigen Medikamenten (Over the Counter Drugs, OTC), die regelmäßig nicht von den Versicherungen getragen werden.

→ MCOs, Privatversicherte, versichernde Arbeitgeber und die Träger von Medicaid, Medicare und → SCHIP und vor allem auch die pharmazeutische Industrie teilen damit das Interesse an diesem umsatzstarken Serviceangebot, das

- den Kunden durch einen unübersichtlich gestalteten Produkte-, Preis- und Versicherungsmarkt führt,
- Kostenkontrolle bewirkt in dem die Versicherungen bzw. die Manager der MCOs Steuerungsfähigkeit über die Rezeptierungen gewinnen,
- prospektiv Rabatte verhandelbar macht und
- bei Unterversicherung und Kostenerstattung die Kontrolle der → Compliance ermöglicht.

In diesem potenziellen Serviceumfeld hat sich das PBM als Dienstleistungssektor des E-commerce fest und marktbeherrschend etabliert und ist heute eine eigene Wirtschaftsbranche, die entweder unmittelbar für Pharmakonzerne arbeitet oder in erheblichem Umfang eine Plattform für die Werbewirtschaft ist.

Das ursprüngliche Leistungsangebot des PBM bestand aus zwei Teilen,

- dem Administrationsmanagement der Akteure und
- einem klinisch orientierten pharmakologischen Versorgungsmanagement mittels → Disease Management, also der Pharmaberatung der Akteure, der Bereitstellung von kostenoptimierten pharmakologischen Leitlinien für die Pharmakotherapie und aus Protokollen zur Überwachung der Compliance der → Patienten.

Auch die Erstellung der sog. closed und open end formularies wird von den PBM zumindest mit beraten. Das Leistungsprodukt des PBM geht damit über den klassischen Pharmahandel eines Discounters deutlich hinaus und umfasst

- Produktbewertung,
- Produktinformation,
- Leitlinienentwicklung und -vertrieb,
- Medikamentenvertrieb zu Rabattpreisen einschließlich eines,
- Kosten-Nutzen-Managements.

Da diese Organisationen quasi als Großhändler auftreten, erreichen sie bei den mit ihnen verbundenen freien Apotheken, die zunehmend ihre Produkte auch über PBM vertreiben müssen oder von ihnen ihre Produkte beziehen, erhebliche Rabatte. Da sie gleichzeitig in ihrem Verhältnis zur Pharmaindustrie als Direktvertrieb agieren, sind z.T. erhebliche Machtverschiebungen und Rabattspannen möglich. Substitutionsmedikamente, aut-idem Rezeptierung und Generika schaffen zusätzlich die Möglichkeit deutlicher Senkungen der Einzelpreise (etwa 30%).

Nicht immer erkennbar gibt es zwischen der PBM-Industry und den Pharmaherstellern enge vertragliche und Eigentumsbindungen. Sie entstanden, als sich große Pharmakonzerne wegen der Marktpräsenz der vielen kleinen und mittelgroßen PBM-Firmen, die sich in den frühen 1990 Jahren etabliert hatten, veranlasst sahen, diese aufzukaufen. Drei große Pharmahersteller beherrschen seither das PBM, das damit zu einer unmittelbaren Vertriebsagentur der Pharmaindustrie wurde. Entsprechend kritisch wird deshalb die Unabhängigkeit der Anbieter von PBM diskutiert.

Als sich infolge des dramatischen Wettbewerbs die Gewinne der PBM und der Pharmakonzerne massiv verringerten, baute die PBM-Industry Mitte der 1990 Jahre die Produktpalette aus. Sie traten nun auch als Kostenmanager nicht nur für Pharmaprodukte, sondern auch für klinische Versorgungsleistungen auf (Disease Management) und empfahlen sich so den → Managed Care Organizations als Dienstleister für die Kostensupervision und die Standardisierung ärztlicher Versorgung durch → Leitlinien. Seit dem Ende der 1990er Jahren vollziehen sich nun neuerlich massive Umstrukturierungen, um die Gewinne zu stabilisieren. Hierbei wird u.a. im „Haustürgeschäft" der Vertrieb von OTC-Produkten und von Produkten der medikamentösen Prävention massiv forciert.

Der Markt für den PBM-Service ist in den USA weitgehend aufgeteilt. Die Arzneimittelversorgung der US-amerikanischen Bevölkerung und die Steuerung des Verordnungsverhaltens der Ärzte erfolgt heute praktisch ausschließlich über die PBM-Industry. Dieser Markt wird derzeit von nur noch sehr wenigen Companies, vor allem im Eigentum von Merck-Medco, SmithKline Beechem und Lilly sowie von Versicherungsgruppen und Einzelhandelsgruppen wie Wal Mart beherrscht. Vier große Arzneimittelhändler teilen sich allein die Versorgung von etwa 200 Millionen Einwohnern.

Die PBM-Industry hat so eine nahezu uneingeschränkte marktbeherrschende Stellung als Versorgungskartell im Vertrieb von Arzneimitteln und beim internen betriebswirtschaftlichen Kostenmanagement ärztlicher Behandlungen in den Managed Care Organizations erreicht. Während über Direktversand und Rabatte sowie durch Ausschluss der Zwischenhändler (Apotheker) die Einzelpreise niedrig sind, ist durch diesen Mechanismus zugleich gesichert, dass

- die Marktpenetration neuer und hochpreisiger Produkte sich immer rascher vollzieht und
- durch enge Käuferbindungen und rechtliche Verpflichtungen zur Compliance sich die umgesetzten Produktmengen erheblich vergrößern.

Unter dem Argument der Kostenersparnis durch Preisrabatte und dem der → Qualitätssicherung durch Leitlinien im → Disease Management entstand damit in kaum 10 Jahren eines der innovativsten Vertriebskonzepte der Pharmaindustrie. Es sichert, dass die Umsätze für Medikamente jährlich deutlich um mehr als 10% steigen. In Marktprognosen wird erwartet, dass diese extreme Zunahme mindestens bis 2014 anhalten wird. Trotz niedriger(er) Preise ist über den Mengeneffekt ein anhaltend hohes Wachstum der Ausgaben für Arzneimittel gesichert.

Aus haftungsrechtlichen Gründen sind die Vertriebsstrategien des PBM deutlich differenziert. Im Falle der Behandlung von Krankheiten wird auf möglichst schwerwiegende bzw. eindeutige Behandlungsanlässe orientiert. Die (in den USA massenhaft eingesetzten) medikamentösen Behandlungen zur Prävention zumeist mittels der OTC-Produkte (→ mass strategy) werden hingegen wegen der dann kaum messbaren oder rekonstruierbaren Nebenwirkungen möglichst auf gesunde Personen ausgerichtet.

Das PBM wird derzeit offenbar ergänzend auch als ein strategischer Vertriebsweg für life style Medikamente und Wellnessprodukte sowie für Nahrungsmittelergänzungsstoffe (z. B. Vitamine) ausgebaut. Hier werden dann die Kunden massiv und durch Vertreter im direkten Haustürgeschäft beworben.

Poliklinik

Organisationsform der ambulanten medizinischen Versorgung, in der Ärzte unterschiedlicher Fachrichtungen (ggf. inklusive komplementäre Versorgung) in einer gemeinsamen Organisationsstruktur die Versorgungsverantwortung in einer Region übernehmen und mit den Hausärzten als Case Manager „vor Ort" eng kooperieren.

Die (in der Bundesrepublik) kontroverse Diskussion um die Versorgung durch Polikliniken wird von zwei sehr unterschiedlichen Problemlagen gespeist:

1. Polikliniken werden in der Regel von kommunalen oder gemeinnützigen Trägern unterhalten. Analog zum Krankenhaus arbeitet das Personal einschließlich der Ärzte zumeist im Angestelltenverhältnis. Polikliniken sind also unmittelbare Konkurrenten der Versorgung durch niedergelassene Ärzte. Hieraus entstand frühzeitig ein Konflikt zwischen der Poliklinik als einer Institution der Public → Community Medicine (analoge Konflikte gab es in vielen Ländern auch um die → Dispensaires) und der erwerbswirtschaftlich organisierten medizinischen Versorgung. Als während der Weimarer Republik anlässlich von Ärztestreiks die Krankenkassen argumentierten, sie hätten die Pflicht, die Versorgung ihrer Versicherten sicherzustellen und deshalb Ärzte in „Polikliniken" anstellten, gewann zumindest für Deutschland, der Konflikt um die Polikliniken für den Konflikt zwischen niedergelassenen und angestellten Ärzten in der ambulanten Versorgung Bedeutung. Polikliniken ähnliche Einrichtungen können heute vor allem als → Medizinische Versorgungszentren (§ 95 Abs. 1 Satz 2 SGB V) betrieben werden.

2. Polikliniken repräsentieren die arbeitsteilig gegliederte Medizin im Sinne der „Polyklinik" auch in der ambulanten Versorgung. Unter Einschluss notfallmedizinischer sowie komplementärer diagnostischer, therapeutischer, rehabilitativer und psycho-sozialer sowie pflegerischer Dienste, ggf. mit dezentralen Niederlassungen in dünnbesiedelten Regionen, stellen sie gleichsam das Zentrum und den Standard der Versorgung dar, deren nächste Stufe dann das Krankenhaus ist, an dem die Ärzte der Poliklinik ggf. auch als Belegärzte ihre Patienten versorgen. Der Ausprägungsgrad einer solchen Polyklinik kann erheblich variieren. Wichtig ist hier dann die Stellung des Hausarztes und seine Funktion im → Case und → Disease Management. Integriert in eine polyklinische Versorgungsstruktur wirkt er im Rahmen solcher Kompetenzverteilungen dezentral, nutzt die Polyklinik ggf. als fachliches Zentrum und die komplementären Einrichtungen als fachlichen und technischen Dienstleistungshintergrund. Die Polyklinik führt so zur Stärkung des Hausarztes und zur Begrenzung des Bedarfs an der Breite der Fachdisziplinen.

Die inhaltliche Diskussion um die Poliklinik ist weitgehend von Verteilungskonflikten überlagert. Neben den Interessen des niedergelassenen Arztes, typischerweise des sehr spezialisierten Arztes, sind die wichtigsten Hindernisse eines solchen Versorgungstyps in der Bundesrepublik die rechtssystematische Trennung der zu integrierenden Versorgungsleistungen (z. B. ambulante und stationäre Versorgung, Rehabilitation und Pflege). Zu klären bleibt auch die Frage nach der Trägerschaft gemäß folgender Varianten:

- Die Trägerschaft durch die Kommunen,
- die Trägerschaft durch Ärzte,
- die Trägerschaft durch Krankenhäuser,
- die Trägerschaft durch Versicherungen,
- die Trägerschaft durch Interessengruppen des Kapitalmarktes.

Überall dort, wo sich im Gefolge der Modernisierung ambulanter Versorgungsstrukturen poliklinische bzw. polyklinische Arbeitsweisen durchsetzen, setzt sich international der Typus des angestellten Arztes durch.

Am ehesten realistisch erscheint derzeit noch die Trägerschaft poliklinischer Versorgung durch Ärzte selbst, z. B. in Form von Netzwerken und im Sinne der → integrierten Versorgung. Der Weg in diese Richtung ist durch das SGB V grundsätzlich gegeben.

Es steht außer Zweifel, dass eine moderne medizinische Versorgung ohne poli(y)-klinische Strukturen künftig schon allein deshalb nicht möglich sein wird, weil der klassische niedergelassene Arzt weder in der Lage sein kann, die notwendigen Investitionsmittel aufzubringen, noch sie allein rentabel zu amortisieren. Mindestens zwei Folgen sind damit unvermeidlich, zum einen wird sich auch in der ambulanten Versorgung der angestellte Arzt durchsetzen müssen. Es bedarf hierzu eines ordnungspolitischen Rahmens, der die Zugriffsmöglichkeiten eines Eigentümerinteresses auf die Inhalte der medizinischen Versorgung zumindest weitgehend begrenzt bzw. einem von den Mitgliedern der Krankenkassen gesetzten Versorgungsauftrag mit Kontrollrechten (→ Qualitätssicherung) unterwirft.

Einerseits die Unvermeidbarkeit der Etablierung solcher Strukturen, andererseits die zentrale Frage der Eigentümerschaft, dürften zu einer erheblichen Interessenpolarität zwischen den Managed Care Konzepten der Krankenkassen, den erwerbswirtschaftlichen Interessen dritter Kapitaleigner und denen der niedergelassenen Ärzteschaft führen. Dieses Konfliktfeld wird potenziell dadurch angereichert, dass die wachsende Zahl von erwerbswirtschaftlich organisierten Krankenhausbetreibern erheblichen Druck auf die Etablierung eigener ambulanter Versorgungseinrichtungen des Typs Polyklinik drängen wird (z. B., um vor dem Hintergrund der Einführung der → Diagnosis Related Groups nicht rentable Krankenhäuser umwidmen zu können und/oder mehrere Wertschöpfungsketten besser integrieren zu können). Der Einstieg dürfte strategisch über die Einbindung der Krankenhäuser in die Programme des → Disease Management und die → integrierte Versorgung angestrebt werden.

Polymorbidität

→ Morbidität

Potential Years of Life Lost (PYLL)

→ Sterbetafel

Prädiktion

(prädiktiver Wert, predictive value) Der ositive prädiktive Wert: gibt an, mit welcher Wahrscheinlichkeit bei einem positiven diagnostischen Testbefund auch tatsächlich → Krankheit erwartet werden kann.

Der negative prädiktive Wert: gibt an, mit welcher Wahrscheinlichkeit bei einem negativen diagnostischen Testbefund auch tatsächlich → Gesundheit erwartet werden kann.

Der prädiktive Wert hängt u.a. von der → Prävalenz ab. Da die Prävalenz einer Zielkrankheit unter denen, die einen Arzt wegen Krankheit aufsuchen, höher ist als unter den Gegebenheiten der → Früherkennung von Krankheit, ist der prädiktive Wert eines diagnostischen Testes jeweils von diesen Umständen abhängig, d.h. unter Präventionsbedingungen regelmäßig als schlechter anzunehmen. (→ Sensitivität, → Spezifität)

Prävalenz

(engl. Prevalence) → Epidemiologische Ziffern

Prävalenzrate

→ Epidemiologische Ziffern

Prävention

Ist ein auf die Vermeidung künftig möglicher Ereignisse orientiertes Handlungskonzept, das durch → Prädiktion, die der Kenntnis der → Ätiologie einer → Krankheit folgt, begründet wird.

Prävention zielt dementsprechend auf

- die Vermeidung von → Erkrankungen oder von → Behinderung,
- die zeitliche Verzögerung bei Nichtvermeidbarkeit und
- die Vermeidung einer Wiederholung entsprechender Ereignisse.

Gemäß diesen Zielen werden unterschieden:

- primäre Prävention: Vermeidung einer Erkrankung,
- sekundäre Prävention: medizinische Intervention in sehr frühe Krankheitsstadien oder Zustände, um schwerere Folgezustände vermeiden zu können,
- tertiäre Prävention: Vermeidung erneuter Krankheitsepisoden.

Dem kann kritisch entgegengehalten werden, dass damit ein großer Teil diagnostischer und therapeutischer Maßnahmen als präventiv interpretiert werden kann und so de facto zur Aushöhlung des eigentlichen Ziels führt.

Wichtiger und auch konfliktreicher ist jedoch das Problem der methodischen Orientierung der Prävention. Entsprechend der Methoden werden unterschieden:

- Medizinische Prävention: Diagnostik und Therapie bzw. Korrektur von Krankheitsdispositionen,
- Verhaltensprävention: Korrektur bzw. Formung des → Gesundheitsverhaltens (→ Health Belief Model) und von Verhaltensweisen und → Lebensstilen (→ Sense of Coherence),
- Verhältnisprävention: Schaffung von → Lebensbedingungen, die a) Gesundheitsrisiken vermeiden, begrenzen oder kontrollieren und b) → Gesundheit als positives Lebensmotiv fördern (→ Arbeitsschutz, → Gesundheitsförderung, Gesundheitsschutz, → Hygiene).

Methoden, Ziele und Erwartungen an die Prävention können Ausgangspunkt ethischer, politischer und wirtschaftlicher Interessenkonflikte sein. Sie hängen letztlich mit der Frage zusammen, wer die Kompetenz hat, ein präventives Leitbild für das individuelle und gesellschaftliche Leben zu entwerfen, zu gestalten und ggf. zu kontrollieren.

Da Prävention zwangsläufig Normen setzend ist, können → Gesundheitsleitbilder und die ihnen folgenden Präventionsziele letztlich nur im öffentlichen Raum verhandelt werden, sofern ihre Bedeutung den individuellen Entscheidungszusammenhang überschreitet.

Neben der „Ethik der Prävention" sind es die „Grenzen der Prävention", die aus sozialmedizinischer Sicht eines öffentlichen Dialoges eher denn der pädagogischen Mitteilung bedürfen. Solche Grenzen bestehen vielfältig hinsichtlich

- der Akzeptanz von Zielen und Methoden,
- der Präventionsinteressen jeweils verschiedener sozialer Gruppen,
- der Einordnung von Gesundheitszielen in andere individuelle, soziale und gesellschaftliche Ziele und
- der generellen Vermeidbarkeit von → Krankheit und Hilfebedarf.

Es ist vor diesem Hintergrund wichtig, Prävention als einen beständigen Prozess des sozialen Wandels zu verstehen, der von den Rechten, der Autonomie, der Souveränität und der Kompetenz der → Individuen getragen wird und hierzu angemessener politischer, sozialer und rechtlicher Voraussetzungen bedarf.

Präventionsgesetz

Ein Präventionsgesetz hat unter den traditionell sektoralisierten Bedingungen des deutschen Gesundheitssystems zum Ziel, die bei vielen Institutionen und Orten vorhandenen Maßnahmen in den Bereichen Vorbeugung von Krankheiten (Prophylaxe), Gesundheitsförderung und Früherkennung von Krankheiten zu konzentrieren, abzustimmen und damit zu optimieren.

Nach einem weitverbreiteten Verständnis zur Eigenart von Prävention und den zum Teil bereits in vielen Ländergesetzen zum Öffentlichen Gesundheitsdienst zum Ausdruck gebrachten Verständnis vieler Präventionsmaßnahmen als „öffentliche Aufgabe", wäre eine Bündelung aller Präventionsaufgaben in staatlicher Verantwortung und auf staatlicher Ebene eine konsequente Weiterentwicklung gewesen.

Wegen der schon bisher nicht optimal funktionierenden Umsetzung der Prävention auf staatlicher Ebene und der durch eine Ausdehnung der Aufgaben zu erwartenden Ausgabenbelastung der öffentlichen Haushalte schlugen die politischen und gesetzgebenden Akteure seit September 2004 aber einen anderen Weg ein. Dazu sollte ein Präventionsgesetz beitragen, zu dem Bund und Länder gemeinsame Eckpunkte vorgelegt hatten. Mit dem Präventionsgesetz sollte die primäre Prävention neu geregelt werden.

Das Präventionsgesetz sollte

- die gesetzliche Krankenversicherung, die gesetzliche Rentenversicherung, die gesetzliche Unfallversicherung und die soziale Pflegeversicherung (soziale Präventionsträger) zusammen zur Finanzierung der Prävention verpflichten. Für einige Träger, wie etwa die GKV, hätte dies einerseits keinen zusätzlichen finanziellen Aufwand (allein die GKV gab 2008 232 Millionen EURO für ihre präventiven Leistungen aus) bedeutet, aber einen Verlust von Mitteln für eigene präventive Aktivitäten im Wettbewerbsfeld dargestellt,
- festlegen, dass die im Gesetz genannten sozialen Präventionsträger insgesamt 250 Millionen Euro pro Jahr zur Verfügung stellen müssen,
- die Erarbeitung von Präventionszielen verbindlich festlegen,
- die Gründung einer zwar u.a. durch die genannten Präventionsträger getragenen, aber dennoch relativ eigenständigen Stiftung „Prävention und Gesundheitsförderung" festschreiben,
- die Finanzverteilung der für Prävention zur Verfügung stehenden Mittel auf den Ebenen des Bundes, der Länder bzw. Regionen und der Sozialversicherungsträger regeln und
- Vorkehrungen zur Sicherung der Qualität der Maßnahmen treffen.

Trotz mehrerer koalitionspolitischer und gesetzgeberischer Anläufe zwischen 2005 und 2008 konnte das Präventionsgesetz auch zum Ende der Regierungszeit der Großen Koalition von CDU/CSU und SPD wegen zahlreicher verfassungsrechtlicher, ordnungspolitischer (z. B. wies die GKV darauf hin, dass sie aus ihren Mitteln keine Leistungen für Nichtmitglieder finanzieren darf) und wettbewerblicher Befürchtungen und Bedenken mehrerer beteiligter Akteure nicht verabschiedet werden. Der Koalitionsvertrag der CDU/CSU-FDP-Bundesregierung lässt auch nicht erkennen, dass sich am gesetzgeberischen Stillstand etwas ändern wird.

Gemessen am generell von allen Beteiligten kontinuierlich unterstrichenen hohen Stellenwert von Prävention sind sowohl der Versuch, sie durch ein Gesetz zu Lasten Dritter auszubauen als auch die derzeitige Praxis, sie im Wesentlichen Krankenkassen zu überlassen, die sie vor allem als kurz- bis mittelfristigen Wettbewerbsfaktor behandeln, ordnungspolitisch kontraproduktive Vorgehensweisen.

Präventivmedizin

Bezeichnung für medizinische Handlungskonzepte, die der → Prävention dienen sollen.

Trotz der unstrittig großen Bedeutung etwa im Zusammenhang mit den Aufgaben der → Hygiene, der Impfung gegenüber übertragbaren Krankheiten und der des → Öffentlichen Gesundheitsdienstes, wird eine präventive Medizin aus ethischen Bedenken auch heftig in Frage gestellt.

Das gilt etwa

- hinsichtlich der Vermittlung sozialer Kontrolle in Bezug auf individuelle non-konforme → Lebensstile durch die Medizin,
- die Erfassung und Überwachung Gesunder in sog. → Risikogruppen,
- die Therapie von Risikozuständen als eine Übertragung des medizinischen Handlungskonzeptes von kranken auf gesunde Personen.

Wie jedes medizinische Handeln muss sich auch das präventivmedizinische ethischen Normen stellen. Aus sozialmedizinischer Sicht ist besonders zu betonen, dass es unter quantitativen wie qualitativen Aspekten um die → Diagnostik und medizinische Behandlung (Verhaltensintervention, medikamentöse oder chirurgische Intervention) von Gesunden oder weit überwiegend Gesunden geht.

Vor diesem Hintergrund sind

- ethische Abwägungen,
- die Akzeptanz von Normensetzungen,
- die Abschätzungen der → Effektivität, → der Effizienz,
- die Bewertung von → Risiken für den Einzelfall

wichtige analytische Aufgaben.

Zumindest ist vorauszusetzen, dass entsprechende Maßnahmen einem hohen Standard der Vorbereitung genügen müssen, zumal die Legitimationshürde vor der Intervention in Gesundheit in der Regel höher als die vor der therapeutischen Intervention bei → Krankheit ist.

Praxisgebühr

Seit dem Inkrafttreten des GKV-Modernisierungsgesetzes am 1.1.2004 müssen alle Versicherte, die das 18. Lebensjahr vollendet haben, nach § 28 Abs. 4 SGB V je Quartal für jede erste Inanspruchnahme eines ambulanten ärztlichen, zahnärztlichen oder psychotherapeutischen Leistungserbringers, die nicht auf einer Überweisung im selben Quartal beruht, eine Praxisgebühr als eine Art Eintritts- oder Zugangsgeld in Höhe von 10 Euro bezahlen. Dies gilt u.a. ausdrücklich nicht für die Inanspruchnahme von Vorsorgeleistungen oder einen Impftermin oder wenn man aus sozialen Gründen von allen Zuzahlungen befreit ist. Außerdem erlassen einige Krankenkassen freiwillig ihrer jenen Versicherten einen Teil oder die gesamte Praxisgebühr, die an besonderen Versorgungsmodellen wie DMP oder Angeboten der integrierten Versorgung teilnehmen.

Von den anderen Zuzahlungen hebt sich die Praxisgebühr ordnungspolitisch ab, weil sie eine Abkehr von dem in der GKV unumstrittenen Grundsatz ist, den Erstzugang zur medizinischen Versorgung ohne finanzielle Barrieren zu gewähren und die Arzt-Patient-Beziehungen nicht mit individuellen Geldzahlungen zu belasten.

Erklärte Ziele der Praxisgebühr sind:

- Stärkung der Eigenverantwortung der Versicherten für ihre Gesundheit: Bei Bagatellfällen (Schramme, blauer Fleck) oder vorübergehenden Befindlichkeitsstörungen nach einer durchzechten Nacht soll nicht gleich der Arzt aufgesucht werden. Reduktion der in Deutschland sehr hohen Anzahl von Arztbesuchen auf eine medizinisch wirklich notwendige Anzahl.
- Reduzierung der „Selbstüberweisungen“: Die Versicherten sollen Fachärzte, mit vergleichsweise teureren Behandlungen, möglichst nur nach Überweisung durch den Hausarzt aufsuchen.
- Kurzfristige finanzielle Entlastung der gesetzlichen Krankenversicherung um geschätzte 2-3 Mrd. Euro pro Jahr.

Die tatsächliche Entwicklung der Steuerungswirkung der Praxisgebühr weicht nach den Ergebnissen aller empirischen Studien zur Praxisgebühr (u.a. durch den Gesundheitsmonitor der Bertelsmann Stiftung und Erhebungen des Wissenschaftlichen Instituts der Ortskrankenkassen) an wichtigen Punkten von diesen Erwartungen ab oder umfasst sogar unerwünschte Effekte:

- Nach einer anfänglichen deutlichen Abnahme der Arztbesuche lag dieser Indikator nach wenigen Quartalen wieder auf dem vorherigen Niveau, d.h., die Zahl der Behandlungsfälle beziehungsweise GKV-Versicherten, die einen Arzt aufsuchen, blieb im Wesentlichen konstant.
- Differenziert man den allgemeinen Trend, sinkt die Anzahl der Arztkontakte vor allem bei gesundheitlich angeschlagenen oder chronisch kranken Personen. Dies könnte aber nicht nur an der Praxisgebühr, sondern auch an den veränderten Vergütungsregeln für Ärzte liegen. Dies bedeutet aber auch, dass vor allem die Anzahl von Arztkontakten bei solchen Personen etwas abnimmt, die viele Kontakte hatten, also nicht

die Anzahl der Versicherten mit mindestens einem Arztbesuch. Unter den Bedingungen von Kopfpauschalen oder patientenbezogenen Behandlungsbudgets ist der Einspareffekt also sehr klein.

- Das Ziel, die Hausärzte zu stärken und die direkte Inanspruchnahme von Fachärzten zu reduzieren, ist zum Teil erreicht worden. Der absolute Effekt wird aber durch Wirkungen der → hausarztzentrierten Versorgung verringert.

- Sofern Krankenkassen die Möglichkeiten des SGB V ausschöpfen, auch die Praxisgebühr im Rahmen von Bonus- oder Prämienprogrammen zu erlassen, verwandelt sich die Praxisgebühr in ein aus ökonomischer Sicht überflüssiges Nullsummenspiel mit hohem Verwaltungsaufwand.

Praxisgemeinschaft

Rechtsform einer ärztlichen Niederlassung, bei der die beteiligten Ärzte gemeinsame Investitionen nutzen, gegenüber der → Kassenärztlichen Vereinigung jedoch getrennt abrechnen.

Praxisnetz

In der ambulanten Versorgung Verbund von Arztpraxen, die jeweils gegenüber der → Kassenärztlichen Vereinigung als Einzelpraxen auftreten, aber als Verbund gemeinsame Verantwortung übernehmen.

Praxisnetze sind der Versuch einer organisatorischen Antwort auf die wachsende Arbeitsteilung in der Medizin. Da eine moderne Medizin in immer stärkerem Maße auch eine arbeitsteilige Medizin ist, kann der hieraus folgende Vorteil nur wirksam werden, wenn medizinische Versorgung sich auch als kooperative Versorgung organisiert.

Die klassische Form, Arbeitsteilung umzusetzen, ist entweder der „Überweisungsschein" oder die aktive Suche des Patienten nach einer anderen oder zusätzlichen ärztlichen Qualifikation. Letztere führt oft zu nachteiligen → Patientenkarrieren und zur Verschwendung von Leistungen, die sich ihrerseits gleichsam institutionalisieren können und dann als systematische → Überversorgung zum Problem werden. Da solche Mechanismen mit wachsender Arbeitsteilung sowohl ineffektiver als auch ineffizienter werden müssen, ist die Suche nach geeigneten organisatorischen Lösungen eine Grundvoraussetzung für die künftige Sicherstellung medizinischer Versorgung.

Angesichts der immensen Herausforderung, die sich hieraus ergibt, sind die Praxisnetze als ein (allerdings nur erster) Versuch der Modernisierung der Versorgungsstrukturen innerhalb des Regelungsbereichs der → Kassenärztlichen Vereinigung; → Gesetzlichen Krankenversicherung anzusehen. Sie sind allerdings nur eine Möglichkeit unter vielen. Andere Varianten sind der → Primärarzt, die → Poliklinik oder die Integration von ambulanten und stationären, ggf. auch von Rehabilitations- und Pflegeeinrichtungen.

Praxisnetze haben ein relativ geringes Integrationsniveau. Wenn sie sich nicht um ein hausärztliches Betreuungskernkonzept gruppieren, tendieren sie zur deutlichen Ausweitung spezialisierter Versorgung.

Versorgungsleistungen, die in Praxisnetzen erbracht werden, bedürfen zwingend eines geeigneten → Case Management. Eine Voraussetzung funktionierender Versorgungsintegration ist die Etablierung von gemeinsamer Fortbildung und von Qualitätszirkeln (vielfältige Formen der intraprofessionellen Besprechung von Fallbeispielen). Wie die Erfahrungen aus den USA zeigen, wird die Richtung dieser Entwicklungen maßgeblich von der Art der Eigentümerschaft solcher Netze zwischen den Polen kollegialer Freiwilligkeit und betriebswirtschaftlich orientierter Kontrolle der ärztlichen Leistungen durch das Management oder durch extern wirkende Servicegesellschaften bestimmt. (→ Managed Care)

Mit der Etablierung solcher Praxisnetze entsteht ein größer werdender Druck auf die Veränderung der Eigentumsformen. Neben der Trägerschaft durch Genossenschaften, Vereine und gemeinnützige Träger kann dies auch die Rechtsform der GmbH und der Aktiengesellschaft sein.

Die hiermit u.U. eingeleitete Trennung von Eigentümer und Leistungserbringer wird u.a. die Konkurrenzsituation innerhalb der durch die → Kassenärztliche Vereinigung vertretenen Ärzteschaft vergrößern, u.a., weil es unvermeidlich sein wird, das Versorgungsmonopol des niedergelassenen Arztes einzuschränken und ambulante Versorgung auch auf angestellte Ärzte auszudehnen.

Die bereits etablierten Praxisnetze in der Bundesrepublik firmieren unter unterschiedlichen Bezeichnungen, z. B. als Ärztenetz, Gesundheitsnetz, Gesundheitszentrum, Qualitätsnetz, Praxisnetz oder Praxisverbund.

Parallel zur Etablierung solcher neuen integrierten Versorgungsformen bricht hier exemplarisch ein Grundkonflikt der Akteursinteressen neu auf: Internationale und historische Erfahrungen lehren, dass für die notwendige Modernisierung von Versorgungsstrukturen und -prozessen der Rahmen einer sozialen Versicherung durchaus gute Voraussetzungen bietet. Unübersehbar sind aber auch Bestrebungen, die notwendigen strukturellen Modernisierungen zu einem grundsätzlichen Richtungswechsel von der solidarischen Absicherung hin zu einer äquivalenten Absicherung, die dann durch erhebliche subsidiäre Leistungen zu ergänzen wäre, zu nutzen. Hierbei wird das → Managed Care Konzept von einzelnen Interessengruppen als der strategische Schlüssel angesehen.

Primärarzt

Organisationsvariante der medizinischen Versorgung, bei der die Institution „Primärarzt" gleichsam als Eingang in die medizinische Versorgung fungiert. Die Aufgaben sind die primäre Versorgung, die kontinuierliche Betreuung, die → Triage und das → Case Management.

Der typische Primärarzt ist der Haus- und Familienarzt, der grundsätzlich wohnortnah aktive und auch zugehende Hilfeleistung anbietet, also nicht nur auf Nachfrage reagiert. Solche Funktionen sind ihm allerdings in der Bundesrepublik weitgehend untersagt.

Der Spezialisierung nach sind Primärärzte Allgemeinmediziner, Internisten, Pädiater und Gynäkologen. In Großbritannien wird diese Funktion nur vom General Practitioner wahrgenommen.

Analog ist eine primärmedizinische Versorgung eine durch den Primärarzt, oft ergänzt um die → komplementäre Versorgung. Die aktuellen Entwicklungen im Bereich des Case und des → Disease Managements werden entgegen artikulierten Reformabsichten vermutlich zu einer weiteren deutlichen Schwächung des Primärarztes führen.

Priorisierung

Im Zusammenhang mit Regelungen für gesundheitsbezogene Dienstleistungen handelt es sich hier um Vorgaben, die z. B. für die Prävention, diagnostische und therapeutische Aktivitäten, die Rehabilitation oder die Pflege vorrangige Ziele, Schwerpunkte und Rangfolgen für Aufgaben und Ressourcenallokation festlegen. Solche Prioritäten können sich auf Ziele, Bedarfe, Leistungsarten, Methoden oder z. B. Personengruppen, Regionen, auch Forschungs- und Bildungsaktivitäten beziehen. Prioritätensetzungen sind die Grundvoraussetzungen gezielten Handelns und damit eine der wichtigsten Aspekte jeder Entscheidungsvorbereitung.

Da jede Entscheidung dieser Art komplexe Folgen sowohl für die Leistungsträger als auch für einzelne Gruppen der Leistungserbringer und die Leistungsnehmer hat, sind sie auch regelmäßig konfliktbehaftet. Deshalb sind sowohl prioritäre Entscheidungen als auch die Mechanismen, die zu diesen Entscheidungen führen, Gegenstand der kritischen Diskussion. Priorisierungen können, müssen aber nicht mit expliziten Leistungsausschlüssen verbunden sein. Priorisierung darf also nicht mit den primär ökonomischen Zielen der → Rationierung gleichgesetzt oder verwechselt werden. Während Rationierung immer auch Priorisierung ist, ist letztere nicht zwangsläufig auch eine Rationierung.

Im deutschen Gesundheitssicherungs- und Versorgungssystem spielen Priorisierungen auf einer eher abstrakten, wenngleich sehr bedeutsamen Ebene eine gewisse Rolle. Solche Prioritäten finden etwa in solchen Festlegungen ihren Niederschlag wie „Rehabilitation vor Rente" oder „ambulant vor stationär", „Notfallversorgung vor planbaren Therapien“ oder „Rehabilitation vor Pflege“. Jede Budgetplanung ist auch mit prioritären Entscheidungen verbunden. Prioritätensetzungen sind auf der Ebene des Gesundheitssystems wie der einzelnen Versorgungsinstitution der Kernmechanismus strategischer Planung. Planung ist stets Priorisierung und damit der grundlegende Widerspruch zu einer marktwirtschaftlichen Ausgestaltung der Gesundheitsversorgung.

Prioritäten im Form ausdrücklicher Zielvorgaben für Handlungspläne spielen in Deutschland kaum eine Rolle. Beispiele für solche Zielvorgaben könnten z. B. sein: Im Zeitraum x ist zu erreichen, dass der Anteil von Männern, die an einer Früherkennung teilnehmen, um x % erhöht wird oder das der Anteil von Kindern, die wegen sozialer Problemlagen gesundheitliche Nachteile haben um x % vermindert werden soll.

Die beiden Beispiele zeigen, dass solche Art von Prioritätensetzung an bestimmte Voraussetzungen gebunden ist. Eine erste ist die Existenz von Informationssystemen, die gesundheitsbezogene Problemlagen messen/zählen (→ Gesundheitsberichterstattung), eine zweite sind Mechanismen der relationalen Bewertung der Probleme. Die dritte ist dann die Schaffung eines politischen bzw. öffentlichen Konsens über Prioritäten und viertens sind Prioritäten auch mit Verantwortungszuweisungen zu versehen. Schließlich bedarf es fünftens einer systematischen Evaluation der Effektivität gesetzter Prioritäten, ihrer Akzeptanz, der Effizienz und der Ergebnisqualität.

Beispiel: In der Bundesrepublik ist die Vermeidung des Tabakrauchens eine akzeptierte präventionspolitische Priorität, d.h., es kann als vereinbart gelten, dass dieses Thema wichtiger ist als andere Themen, z. B. Alkohol, Gewalt oder Fehlernährung, soziale Ungleichheit usw. Selbst wenn diese politisch gesetzte Priorität auch andere Schwerpunkte als gleichrangig akzeptiert, bedeutet Priorisierung dennoch immer eine Festlegung auf ausgewählte Probleme mit entsprechenden Folgen für die Finanzierung, die Öffentlichkeitsarbeit und die Etablierung organisatorischer Rahmenbedingungen.

Ein sehr besonderer Aspekt der Priorisierung ist die → Triage als Handlungskonzept in der Katastrophen und Kriegsmedizin. Auch in den Tagesroutinen der Krankenversorgung und der Pflege sind prioritäre Handlungsabläufe nicht nur unvermeidlich, sondern ggf. ausdrücklich und normativ zu fordern.

Private Krankenversicherung (PKV)

→ Krankenversicherung, Private

Prophylaxe

Synonym für → Prävention

Prozess, sozialer

Da der Mensch als Gattungswesen das einzige Lebewesen ist, das in der Folge der Generationen

- die → Gesundheitslage einer Bevölkerung aktiv verändern kann,
- die Bedingungen und Fähigkeiten der Hilfeleistung selbst gestaltet und weiterentwickelt,
- in der Lage ist, die sozialen Folgen von → Krankheit und → Behinderung zu bewältigen und einzugrenzen,

lassen sich alle diese Vorgänge auch unter dem Begriff „sozialer Prozess“ zusammenfassen. Das Studium solcher sozialen Prozesse ist das Kernfeld der → Sozialmedizin und von → Public Health. Die wichtigsten dieser sozialen Prozesse sind jene, die zu einer Veränderung der Gesundheitsprobleme in einer Bevölkerung, der Art und Weise der Hilfeleistung und des gesellschaftlichen Umgangs mit behinderten Menschen führen:

- die demografische → Transition,
- der → Lebensverlängerungsprozess,
- die epidemiologische → Transition,
- die → Modifikation,
- der Wandel der sozialen, ökonomischen und kulturellen Normen für die → Inanspruchnahme von Hilfe bei Gesundheitsproblemen,
- die Verteilung der Chancen auch mit Krankheit und Behinderung hinrei-

chend unabhängig, selbstständig und in Würde zu leben.

Public Health

Multi- und interdisziplinäres Forschungs-, Bildungs- und Praxiskonzept, das sich international in unterschiedlichen Strukturen komplementär aber auch konkurrierend zur Medizin etabliert hat. Der Ursprung von Public Health ist bzw. war der Bedarf an einer öffentlichen Gesundheitsversorgung für Arme (→ Community Medicine, → Dispensaire) sowie an einer Sanierung der Arbeits- und Lebensbedingungen (→ Gesundheitsschutz, → Hygiene, → Sozialhygiene, → Sozialmedizin, → Öffentlicher Gesundheitsdienst).

Als ein Konglomerat von disziplinären gesundheitswissenschaftlichen Zugängen führt Public Health sozialwissenschaftliche, medizinische und technische Wissenschaften in einem komplexen anthropologischen oder humanwissenschaftlichen Ansatz zusammen.

Public Health variiert in seinen Funktionen national erheblich. Sein Einfluss auf die → Gesundheitspolitik, speziell den → Gesundheitsschutz und die → Gesundheitsförderung wird von dem Selbstverständnis und den historisch gewachsenen Strukturen in der Gesundheitsversorgung sowie der den Wissenschaften national zugestandenen Beratungskompetenz gegenüber Politik und Öffentlichkeit bestimmt.

Überall dort, wo sich die etablierte Medizin als nicht fähig erwiesen hat, z. B. die Sozialmedizin, die Sozialwissenschaften, die Gesundheitssystemanalyse oder die → Gesundheitsökonomie in Forschung und Lehre sowie mit Wirkung für die Praxis des Gesundheitsschutzes zu etablieren und zu integrieren, hat sich Public Health, z.T. in schwierigen Konflikten als eigenständiger Forschungs- und Praxisbereich etabliert.

In den USA sind die Schools of Medicine und die Schools of Public Health strikt getrennt und die jeweiligen Vertreter befördern eine Zusammenarbeit kaum.

In Skandinavien sind Medizin und Public Health relativ eng (und produktiv) verbunden.

In der Bundesrepublik, getragen durch universitäre Forschungsverbünde, etabliert sich Public Health in einer widersprüchlichen Entwicklung seit den 1980er Jahren. Da sich Public Health in Deutschland nicht von praktischen Aufgaben und institutionellen Infrastrukturen her entwickelt hat, sondern primär eine akademische Konstruktion ist, werden nicht nur die Vorteile (Unabhängigkeit von der "Vormacht" der Medizin, "Befreiung" von der Problemdominanz der → Krankheit) importiert, sondern auch die Nachteile (unproduktive und kostensteigernde Dualität von Forschungs- und Bildungsprofilen, Verschärfung der Trennung von Medizin und Sozial- bzw. Humanwissenschaften, Multiplikation von infrastrukturellen Lösungen).

Die Probleme werden in der Bundesrepublik dadurch kompliziert, dass die → Sozialmedizin als wichtigste Klammer zwischen Public Health und Medizin keine gefestigte institutionelle und akademische Basis besitzt und diese Basis aus außerwissenschaftlichen Interessenlagen auch eher fortlaufend beschnitten denn gefördert wird.

Ein grundsätzliches Problem für Public Health ist der multidisziplinäre und idealer Weise auch interdisziplinäre Ansatz. Dieser aber verlangt die Existenz leistungsstarker und gleichberechtigter Einzeldisziplinen. Hiervon kann bei vielen „Public Health Fächern“ jedoch kaum ausgegangen werden, was tendenziell zu einer Versammlung von „Randdisziplinen“ führt.

Die Zukunft diese Aufgabenfeldes wird abhängig sein von

- der Etablierung von Public Health in der Praxis des → Gesundheitsschutzes, der → Gesundheitsförderung und der Vermittlung gesellschaftlicher Konsense zu prioritären Gesundheitszielen,
- der Bedeutung, die Public Health bei der Beratung von Öffentlichkeit und Politik jenseits von Parteieninteressen erlangen kann,
- der Herausbildung einer dauerhaft leistungsstarken disziplinären me-

thodisch-theoretischen Basis und einer

- langfristigen und konzeptionell geführten multi- und interdisziplinären Forschungsintegration, einschließlich der hierzu notwendigen Integrationsbereitschaft.

Zunehmend wichtiger werdende Leistungsfelder des Public Health sind z. B. die Analyse und Bewertung von Gesundheitsrisiken, die Risikokommunikation, Folgeabschätzungen des sozialen und des technischen Wandels sowie von gesellschaftspolitischen Entscheidungen und Prozessen für die Gesundheit und die Gesundheitssicherung, die Analytik zum Bedarf an gesundheitsbezogenen Hilfeleistungen, die Evaluationsforschung zur → Effektivität und → Effizienz von Strukturen wie Prozessen der Hilfeleistung und der Makro- und Mikroökonomik gesundheitlicher → Dienstleistungen und ihrer Sicherungssysteme sowie die Mitwirkung an der → Qualität-/Qualitätssicherung.

Qualität, Qualitätssicherung

Nachdem die nicht näher bezeichnete Qualität der Leistungserbringung und gesundheitlichen Versorgung lange Jahre keine normativ, organisatorisch oder finanziell explizit bedeutende Rolle im deutschen Gesundheitswesen gespielt hat, sieht dies seit den 1990er Jahren zunehmend anders aus.

Zum einen wird auch in der gesundheitspolitischen Debatte und Regulierung zunehmend der differenzierte Qualitätsbegriff nach Donabedian (→ Donabedian's Trias) benutzt. Neben der Struktur- und Prozessqualität tritt daher immer stärker die Ergebnisqualität in den Mittelpunkt von Qualitätssicherung.

Die Ziele einer so vielschichtig verstandenen Qualitätssicherung sollen durch eine Vielzahl gesetzlicher und in Selbstverwaltung entwickelten Instrumenten und Organisationsformen erreicht werden.

Dazu zählen insbesondere

- die bei neuen Untersuchungs- und Behandlungsangeboten vorgeschriebene Überprüfung des Nutzens, der medizinischen Notwendigkeit und der Wirtschaftlichkeit durch den Gemeinsamen Bundesausschuss (§ 135 SGB V),
- die innerhalb dieses Verfahrens festzulegende notwendige Qualifikation der Ärzte, der apparativen Anforderungen sowie der Anforderungen an Maßnahmen der Qualitätssicherung,
- die generelle Verpflichtung aller Leistungserbringer mit einem Versorgungsvertrag zur Sicherung und Weiterentwicklung der Qualität der von ihnen erbrachten Leistungen (§ 135a SGB V) und ihrer Verpflichtung zu einrichtungsübergreifenden Maßnahmen der Qualitätssicherung, „die insbesondere zum Ziel haben, die Ergebnisqualität zu verbessern" sowie zur Einführung eines einrichtungsinternen Qualitätsmanagements,
- die Verpflichtung der Kassenärztlichen Vereinigungen, „Maßnahmen zur Förderung der Qualität der vertragsärztlichen Versorgung durchzuführen" (§ 136 SGB V), diese jährlich zu veröffentlichen und sich dafür einer Reihe auch vertraglicher Instrumente bedienen zu dürfen,
- die Beauftragung des Gemeinsamen Bundesausschuss, regelmäßig den Stand der Qualitätssicherung im Gesundheitswesen festzustellen, den Weiterentwicklungsbedarf zu benennen die Wirksamkeit der eingeführten Maßnahmen der Qualitätssicherung zu bewerten und eine sektoren- und berufsgruppenübergreifende Qualitätssicherung im Gesundheitswesen einschließlich deren Umsetzung zu erarbeiten (§ 137b SGB V),
- die Verpflichtung des Gemeinsamen Bundesausschuss grundsätzlich einheitlich für alle Patienten in ambulanter und stationärer Behandlung verbindliche Richtlinien und Beschlüsse zur Qualitätssicherung zu erstellen (§ 137 SGB V),
- die Beauftragung einer fachlich unabhängigen Institution durch den Bundesausschuss, Verfahren zur Messung und Darstellung der Ver-

sorgungsqualität bei der einrichtungs- und möglichst auch sektorenübergreifenden Qualitätssicherung zu entwickeln nach § 137a SGB V,

- die Verpflichtung des Spitzenverbandes Bund der Krankenkassen und der jeweiligen Vertragspartner auf der Seite der Leistungserbringer, Maßnahmen der Qualitätssicherung im Bereich der ambulanten und stationären Vorsorge oder Rehabilitation zu vereinbaren (§ 137d SGB V),
- die Qualitätssicherung im Bereich der strukturierten Behandlungsprogramme bei chronischen Krankheiten (§ 137f SGB V)
- sowie die Beachtung der Qualitätssicherung bei neuen und alten Hilfsmitteln (§§ 138, 139 SGB V) und innerhalb der Verträge zur integrierten Versorgung (§ 140b SGB V).

Ob und wie sich diese Fülle von Vorschriften zur Qualitätssicherung tatsächlich positiv auf alle Elemente der Qualität auswirkt, lässt sich wegen der manchmal noch zu geringen Einwirkungszeit und mangels systematischer Evaluation derzeit nicht sagen. Kritische Aufmerksamkeit verdient aber die immer noch vorherrschende Konzentration der Qualitätssicherung auf die Struktur- und allenfalls noch Prozessqualität und die eher aktionshemmende normative und institutionelle Unübersichtlichkeit der Qualitätssicherungs-Landschaft.

Qualitätsbericht Krankenhaus

Der § 137 Abs. 3 Satz 1 Nummer 4 SGB V und Regelungen des Gemeinsamen Bundesausschuss zum Qualitätsbericht der Krankenhäuser (aktueller Beschluss vom 19. März 2009, zuletzt geändert am 16. Juli 2009) regeln den Inhalt, Umfang und das Datenformat der im Zweijahresabstand zu erstellenden und zu veröffentlichenden strukturierten Qualitätsberichte der zugelassenen Krankenhäuser.

Zu den Zielen des Berichts gehören die

- Information und Entscheidungshilfe für alle interessierten Personen, insbesondere im Vorfeld einer Krankenhausbehandlung,
- Orientierungshilfe bei der Einweisung und Weiterbetreuung von Patienten und Patientinnen insbesondere für Leistungserbringer in der ambulanten Versorgung und für Krankenkassen,
- Möglichkeit für ein Krankenhaus, seine Leistungen nach Art, Anzahl und Qualität nach außen transparent und sichtbar darzustellen.

In ihm soll der Stand der Qualitätssicherung im Krankenhaus insbesondere zu den folgenden Punkten dargestellt werden:

- Verpflichtende Maßnahmen der Qualitätssicherung sowie die grundsätzlichen Anforderungen an ein einrichtungsinternes Qualitätsmanagement),
- Kriterien für die indikationsbezogene Notwendigkeit und Qualität der durchgeführten diagnostischen und therapeutischen Leistungen, insbesondere aufwändiger medizintechnischer Leistungen, einschließlich Mindestanforderungen an die Struktur-, Prozess- und Ergebnisqualität,
- die im Abstand von fünf Jahren zu erbringenden Nachweise über die Erfüllung der Fortbildungspflichten sowie der
- Katalog planbarer Leistungen, bei denen die Qualität des Behandlungsergebnisses in besonderem Maße von der Menge der erbrachten Leistungen abhängig ist sowie Mindestmengen für die jeweiligen Leistungen je Arzt oder Krankenhaus und Ausnahmetatbestände.

Der Bericht hat Art und Anzahl der Leistungen des Krankenhauses auszuweisen.

Die an die Geschäftsstelle des Gemeinsamen Bundesausschuss zu liefernden Daten werden von dort in einheitlicher Form an die Deutsche Krankenhausgesellschaft, die Kassenärztlichen Vereinigungen, Organisationen für die Wahrnehmung der Interessen der PatientInnen und der Selbsthilfe chronisch kranker und behinderter Menschen und die Verbände der gesetzlichen wie privaten Krankenkassen geliefert. Die Qualitätsberichte sind in jedem Fall von den Landesverbänden der gesetzlichen Krankenkassen und vom Verband der privaten Krankenversicherung im Internet zur Mitte des Erstellungsjahres zu veröffentlichen.

Zusätzlich zu diesem Bericht müssen die meisten Krankenhäuser krankenhausbezogene Angaben der → externen vergleichenden Qualitätssicherung der dafür bis 2009 zuständigen → Bundesgeschäftsstelle Qualitätssicherung (BQS) zur Verfügung stellen. Diese verwendet die Daten in überwiegend anonymisierter Form in ihren jährlichen BQS-Reports und als Grundlage für die Durchführung strukturierter Dialoge mit auffälligen Krankenhäusern. Ein Teil der BQS-Indikatoren wird aber auch nicht anonymisiert in den Qualitätsberichten veröffentlicht. Davon unbenommen können die Kassenärztlichen Vereinigungen und die Krankenkassen ihren Mitgliedern mehr Informationen über Qualitätsmerkmale der Krankenhäuser in eigenen Informationsangeboten zur Verfügung stellen und auch Empfehlungen aussprechen.

Auch wenn die Pflicht, standardisierte und nichttendenziöse Qualitätsinformationen für die interessierte Öffentlichkeit zu liefern und zu verbreiten, gegenüber Werbebroschüren oder „Krankenhaus"-Rankings in mehreren Massenmedien einen Fortschritt darstellt, weisen die Qualitätsberichte inhaltlich und organisatorisch eine Reihe wesentlicher Mängel auf.

Dazu zählen vor allem:

- Die Vernachlässigung der dann allerdings systematisch zu erhebenden Bedarfe von Krankenhauspatienten. Überblicke über die Forschungsarbeiten über die Patientenbedarfe zeigen erhebliche Unterschiede zwischen diesen und dem Status quo der Qualitätsberichte. Dabei spielen qualitative Erfahrungen anderer Personen eine sehr große Rolle.
- Die geringe Bekanntheit (2005/06: bei 19% der Bevölkerung) und außerdem geringe Nutzung (2005/06: 24% der Kenner des Berichts sehen ihn an, d.h., rund 5% der Bevölkerung kennen und „nutzen" den Bericht) der Berichte.
- Die ausschließliche Veröffentlichung im Internet, d.h. einem Medium das gerade von den eher älteren KrankenhauspatientInnen immer noch relativ wenig genutzt wird.
- Die Verständlichkeit der Berichterstattung, die zum Teil durch Fachvokabular und statistische Darstellungen auch für interessierte Laien nicht oder nur mit erheblichem Zusatzaufwand gewährleistet ist.
- Die trotz einiger Veränderungen immer noch vorhandene Vernachlässigung von Ergebnisqualitäts-Indikatoren und von subjektiven Beurteilungen.

Quality Adjusted Life Years (QALY)

→ Sterbetafel

Querschnittsstudie

Häufiger Studientyp in der → Epidemiologie. Es handelt sich hierbei im Gegensatz zu Längsschnitten um einen Querschnitt durch die Zeit bzw. durch Prozesse, die eigentlich nur im Ablauf der Zeit beobachtet werden können.

Da → Ursache und Wirkung stets nacheinander auftreten, also an lange Beobachtungszeiträume gebunden sein können, sollen durch Querschnitte die Ursachen und die Wirkung gleichsam auf einer Achse, die quer zur Zeit liegt, abgebildet werden.

Beispiel: Die Aufgabe, die altersabhängige Veränderung des Blutdrucks zu ermitteln, würde im Grunde verlangen, eine hinreichend große Zahl von Neugeborenen bis zu ihrem Lebensende, also über rund 100 Jahre zu begleiten. Da solche Untersuchungen praktisch nicht durchführbar sind, werden hierzu Querschnittsuntersuchungen genutzt. Zu einem Untersuchungstermin werden dann also die gleichzeitig lebenden 0 bis 100-Jährigen in der Annahme untersucht, die Aneinanderreihung der ermittelten Werte wäre auch ein Abbild des ontogenetischen Wandels des Blutdrucks. Diese Annahme kann jedoch wegen der → Modifikabilität des Merkmals „Blutdruck" und der u.U. selektiven Wirkung der → Sterblichkeit vor dem Hintergrund der Veränderung der → Lebenserwartung in den 100 Geburtsjahrkohorten sehr problematisch sein.

Es ergeben sich Probleme immer dann, wenn solche Querschnitte Personen erfassen, die, z. B. wegen ihrer unterschiedlichen Geburtsjahre und der damit wahrscheinlich unterschiedlichen historischen Einflüsse von → Lebensbedingungen, nicht vergleichbar sind. Analog gilt das für Expositionsstudien, wenn sich zwar die Exposition nicht geändert hat, wohl aber die Bedingungen für das Wirken dieser Expositionen auf die Exponierten (→ Ätiologie).

Ein typisches Modell für eine Querschnittsstudie und ihre Probleme ist die → Sterbetafel, mittels derer die → Lebensdauer einer Bevölkerung für ein Kalenderjahr ermittelt wird, obgleich die Personen einer Bevölkerung aus sehr unterschiedlichen Geburtsjahren stammen, die bis zum Zeitpunkt der Messung zudem jeweils sehr unterschiedlichen Gesundheits- und Sterberisiken ausgesetzt waren (→ Lexisdiagramm).

Rabattverträge

Eines der vielen Instrumente und Verfahren, die versuchen wollen, den konstanten Anstieg der Arzneimittelausgaben der GKV zu dämpfen oder zu stoppen. Im Prinzip hatten die gesetzlichen Krankenkassen bereits seit dem zum 1.1.2003 in Kraft getretenen Beitragssatzsicherungsgesetz die Möglichkeit, Rabattverträge abzuschließen. Erst mit dem GKV-Wettbewerbsstärkungsgesetz und dem neu hinzugekommenen § 129 SGB V wurde diese Option aber praktisch sinnvoll. Die Apotheken sind nämlich seit dem 1.4.2007 verpflichtet, dann, wenn der Arzt dies zulässt bzw. dies nicht ausdrücklich ausschließt (Aut-Idem-Regelung), ein rabattiertes wirkstoffgleiches Arzneimittel abzugeben. Mittels entsprechender öffentlicher Ausschreibungen haben seitdem fast alle Krankenkassen(arten) Verträge zum Erhalt preisermäßigter Arzneimittel für zahlreiche Indikationen mit vielen Herstellern abgeschlossen. Dabei spielen Generika die zentrale Rolle und die damit erwarteten Einsparungen betragen über mehrere Jahre hin mehrere Milliarden. Ob diese Einsparungen wirklich zu erreichen sind bzw. erreicht werden, ob es nicht unerwünschte, effektmindernde Interaktionen mit den zahlreichen anderen Steuerungsinstrumenten gibt und welche Art von Folgen dies für PatientInnen hat, ist im Moment noch offen. Erkennbar sind aber die für nahezu alle Akteure und Interessenten nochmals erhöhte Intransparenz der Arzneimittelversorgung und der hohe und auch noch verbesserungswürdige Informations- und Beratungsbedarf insbesondere bei PatientInnen.

Ende 2009 gaben Apotheken für GKV-Versicherte 23,4 Millionen Packungen „rabattierte" Generika-Arzneimittel ab. Damit erreichte die Rabattquote in diesem Marktsegment 69,4 Prozent. Der entsprechende Absatz im GKV-Gesamtmarkt belief sich auf 43,1 Prozent.

Randomisierung

In Expositionsstudien und in → klinischen Studien wird hiermit die zufällige Zuordnung von → Personen oder → Fällen zu einer Studiengruppe (mit Exposition bzw. Intervention) und einer Kontrollgruppe bezeichnet (Fall-Kontroll-Studien). Es soll so sichergestellt werden, dass Selektionsmechanismen das Ergebnis nicht verzerren (→ Bias), indem zwei (ggf. auch mehrere) Gruppen gebildet werden, die eine gleichartige Verteilung für alle Merkmale aufweisen, aber nicht exponiert sind. Somit können gemessene Effekte der Exposition zugeschrieben werden, ohne dass → Confounder unkontrollierbar einwirken.

„Zufällig" heißt dabei, dass sich die Zuordnung der Person (oder der Untersuchungseinheit) an keinem Merkmal orientiert. Eine Quasi-Randomisierung (z. B. willkürliche Auswahl anhand von Postleitzahlen, Geburtstagen o.ä.) erfüllt diese Forderung nicht. An ihre Grenzen stößt die Randomisierung zum einen bei kleinen Fallzahlen (da hier keine identischen Merkmalsverteilungen mehr erwartet werden können), zum anderen dann, wenn für Merkmale randomisiert werden soll, die nicht auf eine Person beschränkt werden können (z. B. Verhaltensintervention, Interventionen in das Gesundheitssystem). Es müssen dann komplexere Zuordnungs- und entsprechende Analysetechniken eingesetzt werden. (→ Randomized Controlled Clinical Trial)

Randomized Controlled Clinical Trial (RCT)

Form einer experimentellen klinischen oder epidemiologischen → Studie, bei der die Zuordnung von Probanden/Patienten in eine Interventions- und eine Kontrollgruppe mittels → Randomisierung erfolgt. Die Gruppen werden (prospektiv) hinsichtlich interessierender Parameter oder Ereignisse verfolgt (→ Längsschnittstudie), um die → Wirksamkeit einer Intervention zu bestimmen. In der Regel werden zur Vermeidung systematischer Verzerrungen außerdem Techniken der „Verblindung" (Verbergen der Gruppenzugehörigkeit) angewandt. Je nachdem, ob nur die Probanden oder außerdem die Behandler oder zusätzlich auch die Auswerter ohne Kenntnis der Zuordnung sind, spricht man von einfach, doppelt oder dreifach blinden Studien oder Serendipities.

In der → Evidence based Medicine wird den RCTs wegen der hohen methodischen Anforderungen die höchste Evidenzstufe zugeordnet. Allerdings gelten die Ergebnisse (Wirksamkeitsnachweis i.S. einer → Efficacy) immer nur für eine ausgewählte Patientengruppe unter streng kontrollierten Bedingungen. Deshalb werden mitunter mehrere RCTs und ggf. andere Studien zusammenfassend bewertet (→ Systematic Review). Wenn die → Effektivität von Maßnahmen im Bevölkerungsbezug den Bewertungskontext dominiert, können andere Studientypen (z. B. ökologische) überlegen sein, da sie nicht von Idealbedingungen ausgehen.

Rationierung

Der Begriff der Rationierung steht für einen von Auswahlkriterien geleitete Steuerung und auch Begrenzung des Zugang zu medizinischen Leistungen. Die typischen Methoden der Rationierung sind ausdrückliche Ausschlüsse für potenzielle Gründe der Inanspruchnahme von Leistungen und die Privilegierung oder Begrenzung von Zugängen zu Leistungen für ausgewählte Personengruppen. Neben der expliziten Leistungsexklusion sind Zuzahlungen, → Bonus-Malus-Systeme, bewusst etablierte Wartelisten durch Angebotsverknappung, die Konditionierung von Leistungszugängen oder die Schaffung zusätzlicher Hürden (besondere Antrags- und Genehmigungsverfahren, die → Begutachtung als Voraussetzungen für Leistungsentscheidungen, die Konzentration von spezifischen Leistungsangeboten auf wenige überregionale Zentren) typische Rationierungsmethoden. Dies erklärt, weshalb „Rationierung" regelmäßig in erhebliche Diskussionskontroversen führt.

Ihren Ursprung hat die Debatte in den frühen 1980er Jahren um die Rationierung medizinischer Leistungen im US-Bundesstaat Oregon und wurde durch Konflikte um die Zugangsberechtigung zu hoch spezialisierten medizinischen Leistungen für → Medicaid Versicherte ausgelöst („The Oregon Medicaid Case"). Die in diesem Zusammenhang gefällten restriktiven Entscheidungen wurden politisch so argumentiert, dass es im Gegensatz zu den übrigen 49 Bundesstaaten, die an Medicaid teilnehmen in Oregon das Ziel sei, ein Grundversorgungsangebot nicht nur für die Ärmsten der Armen („the poorest poor"), sondern für alle Armen (the poor) zu garantieren. Wegen der begrenzten Mittel müsse deshalb garantiert werden, dass diese nicht nur von einigen wenigen, sondern von möglichst allen genutzt werden können, was dann aber eine Entscheidung über die Begrenzung individueller Ansprüche erfordere. Mit diesem Ziel wurde eine Liste von Behandlungsanlässen entwickelt "that are ranked in descending order from those that are most economically worthwhile to treat, to least worthwhile" (Lee, Jewett). Das Ende der Liste (cut-off point) hängt dann von dem in einem Haushaltsjahr jeweils verfügbaren Budget für Medicaid ab.

Beispiel: Die Liste der Oregon Health Services Commission (Prioritized List of Health Services 2008) umfasst 680 mögliche Behandlungsanlässe, die anhand der Merkmale

- Wahrscheinlichkeit eines therapeutischen Nutzens,
- Kosten,
- Häufigkeit,
- Bedeutung für die → Lebensqualität

gebildet ist.

Diese Rationierungsliste beginnt für das Jahr 2008 mit dem Zustand „Schwangerschaft" und endet mit „Magen-Darm-Beschwerden ohne effektive Therapie". Jedem aufgeführten Anlass sind die jeweilige Versorgungsart und die Spezifikationen gemäß der Klassifikation der Krankheiten und die jeweiligen Entgeltklassifikationen entsprechend den Vertragsformen der Leistungserbringer zugeordnet. Die Kumulation der rechnerischen Produkte von „Menge je Leistungsart“ und „Einzelpreis“ führt an der Stelle (Leistungsart) zum „cutt off“, an der das in einem Haushaltjahr verfügbare Budget verbraucht ist.

International steht der Rationierungsbegriff heute für ein heterogenes Konglomerat weitergehender gesundheitspolitischer Zielkonzepte und praktischer ärztlicher Entscheidungsprobleme sowie als Ausgestaltungsmodell für die Differenzierung von Grund- und Wahlleistungen, die in einigen Gesundheitssystemen diskutiert werden.

Die Diskussion gruppiert sich z. B. um folgende typische Fragen:

- Kann es oder soll es einen Rechtsanspruch auf eine bedarfsabhängige und von sonstigen Auswahlkriterien freie Versorgung für jeden Bürger geben?
- Ist es möglich, allen Menschen alle Möglichkeiten der Medizin zugänglich zu machen?
- Wenn es solche Grenzen gibt, nach welchen Kriterien sollen sie formuliert werden, und wer ist dann legitimiert solche Entscheidungen auf jeweils welcher methodischen Basis zu treffen?
- Sollen Rationierungen vor allem an der Prävention oder der Diagnostik oder der Therapie oder der Rehabilitation oder der Pflegebedürftigkeit bei schwersten Schädigungen des Zentralnervensystems ansetzen?
- Wie kann eine öffentlich-rechtliche Aufsicht über explizite Rationierungssysteme geführt werden?
- Wie ist rechtlich mit impliziten Rationierungen umzugehen?
- Soll Rationierung primär über den Mechanismus der Vereinbarung von Leistungsinhalten (Produktrationierung) oder primär über eine Einschränkung der ärztlichen Autonomie (Indikationsrationierung) implementiert werden oder auf einzelne Bevölkerungsgruppen (soziale Rationierung) begrenzt werden?

Typische diskutierte Rationierungskriterien sind das → Alter, → Risikofaktoren als Indikatoren für „Selbstverschulden“, die → Prävalenz, → Compliance und der Schweregrad einer Krankheit sowie der erforderliche Behandlungsaufwand in Relation zum „Nutzen“. Da alle diese Kriterien auch mit der → sozialen Lage korrelieren, wirken Rationierungen praktisch immer sozial selektiv. Folgerichtig werden sie deshalb unter dem Argument der sozialen Diskriminierung sehr kontrovers diskutiert bzw. erreichen nicht wirklich messbare „Einsparziele“, z. B. in den USA wegen wirksamer Antidiskriminierungsgesetze.

Bei der Rezeption der Debatte ist zu berücksichtigen, dass sie international unter Rahmenbedingungen stattfindet, die von denen der → Gesetzlichen Krankenversicherung verschieden sind. Da für Deutschland der Gesetzgeber festgelegt hat, dass die Gewährung von Leistungen auf notwendige, erforderliche und wirtschaftliche begrenzt ist (§ 12 SGB V), können diese Festlegungen durchaus auch als eine Kriterienbindung für Leistungen der Vertragsärzte und der Krankenhäuser gesehen werden und folglich auch als Rationierung interpretiert werden. Anders als (z. B.) in Oregon ist die Interpretation dieser Vorschriften hier nicht staatlich, sondern über den Gemeinsamen Bundesausschuss in der Selbstverwaltung geregelt.

Im Wirkungsbereich der → Äquivalenzversicherung ist zu berücksichtigen, dass Leistungen hier grundsätzlich nach dem Privatrecht vereinbart und praktisch immer über Verträge auch begrenzt bzw. rationiert sind.

Steuerfinanzierte Gesundheitsleistungen (→ SGB XII, → NHS, → Medicaid, → Medicare, → SCHIP) berühren die hoheitlichen Rechte und Pflichten des Staates unmittelbar. Die Rationierungsdebatte steht hier folglich in einem anderen rechtlichen Zusammenhang. Es ist auch die Besonderheit zu beachten, dass im System von → Managed Care die Finanzierung von → Medicaid und → Medicare über prospektive Kopfpauschalen erfolgt, und damit das Rationierungspotenzial gleichsam vom Leistungsträger zum Leistungserbringer verlagert wird.

Die z.T. sehr emotionale Debatte lässt oft außer Acht, dass wegen des Ressourcenmangels für mindestens 80% der Erdbevölkerung die Rationierung medizinischer Versorgung auf niedrigstem Niveau ohnehin die Regel ist. Folglich steht im Zentrum nationaler wie internationaler Bemühungen der Abbau, nicht die Schaffung von Versorgungsschranken. Soll hierbei sozialer Frieden mit gesichert bleiben, können Regeln für den Zugang zu Leistungen die Verteilungsgerechtigkeit eher befördern als behindern.

Unter den Wirkungsbedingungen des → SGB V ist angesichts des Versuchs, Rationierung zumindest für die politische Auseinandersetzung zu thematisieren, anzumerken, dass das SGB V sich zum beanspruchbaren Leistungsumfang explizit äußert und im Prinzip als Grund- und Basisversicherung ausschließlich für notwendige und erforderliche medizinische Versorgungsleistungen konzipiert ist. Das ist im Übrigen auch die notwendige Konsequenz des solidarischen Charakters dieses Versorgungstyps. Die Übertragung der Rationierungsdebatte auf die Gegebenheiten der Gesetzlichen Krankenversicherung ist auch deshalb wenig ergiebig, weil die → Selbstverwaltung mit dem Instrument des → Bundesausschusses die zu Lasten der GKV-Mitglieder möglichen diagnostischen und therapeutischen Leistungen entscheidet. Hierbei sind diese bislang verpflichtet, als Kriterium für Methodenanwendungen deren wissenschaftliche Evidenz (→ Evidence based Medicine, → Health Technology Assessment) zugrunde zu legen, also der Rationalität zu unterwerfen und nicht → Indikationen zu rationieren. Dies ist in der Bundesrepublik dann auch der spezifische Diskussionskontext, nämlich die bei vielen Akteuren gegebene politische Bereitschaft zwar Indikationen zu begrenzen (oder in andere Finanzierungsmodelle zu übertragen), nicht aber die Methoden kritisch zu bewerten.

Rationierung würde im GKV-System vermutlich erst dann ein wirklich relevantes Thema werden, wenn sich die Körperschaften der → Selbstverwaltung nicht mehr in der Lage sähen, die Balance zwischen den Einzahlungen der Mitglieder und den Ausgaben zu garantieren und die dem Wettbewerb eigenen Zwänge zur Risikoselektion seitens der Leistungsträger und -erbringer zu beherrschen. Diese Vermutung unterstellt ausdrücklich, dass Rationierung unter den Bedingungen der GKV nicht, wie häufig unterstellt, die zwingende Logik des Innovationsdrucks ist, sondern die Folge abnehmender Einigungsfähigkeit/-bereitschaft ihrer Akteure.

Im Wirkungsbereich der → Äquivalenzversicherung ist zu berücksichtigen, dass Leistungen hier grundsätzlich nach dem Privatrecht vereinbart und praktisch immer über Verträge auch begrenzt bzw. rationiert sind.

Steuerfinanzierte Gesundheitsleistungen (→ SGB XII, → NHS, → Medicaid, → Medicare, → SCHIP) berühren die hoheitlichen Rechte und Pflichten des Staates unmittelbar. Die Rationierungsdebatte steht hier folglich in einem anderen rechtlichen Zusammenhang. Es ist auch die Besonderheit zu beachten, dass im System von → Managed Care die Finanzierung von → Medicaid und → Medicare über prospektive Kopfpauschalen erfolgt und damit das Rationierungspotenzial gleichsam verstärkt wird.

http://www.oregon.gov/OHPPR/HSC/current_prior.shtml

Register

In der Gesundheitsversorgung die Dokumentation der → Prävalenz von kranken Personen durch die Registrierung der „Zugänge" und der „Abgänge".

In diesem Sinne sind die Patientendateien des niedergelassenen Arztes Register, die sich in ihrem Umfang durch die Bilanz von Zugängen und Abgängen verändern. Wegen des besonderen Potenzials solcher Register für die Schätzung der Verteilung von → Risiken in einer Bevölkerung, für → klinische Studien, für die → Evaluation präventiver und medizinischer Maßnahmen oder zur Schätzung des Bedarfs an medizinischer Versorgung, können krankheitsspezifische Register von sehr hohem Wert sein.

In der Bundesrepublik existieren solche Register für Tumorerkrankungen als Gemeinsames Krebsregister (GKR) der Länder Berlin, Brandenburg, Mecklenburg-Vorpommern, Sachsen-Anhalt und der Freistaaten Sachsen und Thüringen sowie jeweils landesbezogen in Bayern, Bremen, Hamburg, Hessen, Niedersachsen, Rheinland-Pfalz, Saarland und Schleswig-Holstein.

Uneinheitlich geregelt ist hierbei die → Meldepflicht bzw. das Recht von Ärzten, Tumorerkrankungen nach einem vorgegebenen Datenschema zu melden. Patienten haben das Recht, einer solchen Meldung zu widersprechen.

Allerdings sind diese Register weitgehend sog. Zugangsregister und keine Bestandsregister, da es praktisch keine durchsetzbaren Regelungen gibt, die das Ausscheiden aus dem Register in eine Melderegelung einbeziehen könnten.

Regress

Rechtsverbindlicher Anspruch auf die Rückerstattung von Aufwendungen, die ohne Rechtsgrundlage in Anspruch genommen worden sind.

Regresspflichten gegen den Vorstand einer Krankenkasse sieht z. B. der § 12 SGB V dann vor, wenn Krankenkassen Leistungen genehmigen, die nicht erforderlich sind, das Maß des Notwendigen überschreiten und unwirtschaftlich sind.

Regresse für die Leistungserbringer sieht das SGB V vor, wenn im Ergebnis einer → Wirtschaftlichkeitsprüfung der nicht vertrags- und bestimmungskonforme Verbrauch von Mitgliedsbeiträgen der Versicherten der GKV durch Vertragsärzte nachgewiesen werden kann.

Insgesamt ist das Regressrecht in der GKV wenig entwickelt und das Prüfgeschäft gemessen am gesamten Mittelverbrauch methodisch wenig systematisiert.

Regression

→ Bewegungsmodell

Regression, diagnostische

→ Bewegungsmodell

Regression, echte

→ Bewegungsmodell

Regression, therapeutische

→ Bewegungsmodell

Reliabilität

Gibt die Zuverlässigkeit einer → Studie an, d.h. die Reproduzierbarkeit eines Beobachtungsergebnisses bei Wiederholungen der Untersuchung am gleichen Studienobjekt. Sie beschreibt gleichsam die verfahrensinterne → Qualität einer Untersuchungsmethode oder des Trainings der Untersucher bzw. der Anwender einer Methode. Es wird zwischen

- der Intra-Rater-Reliabilität (mehrere Untersuchungen durch den gleichen Untersucher zu verschiedenen Zeitpunkten) und
- der Inter-Rater-Reliabiltät (mehrere Untersuchungen durch verschiedene Untersucher)

unterschieden.

Eine hohe Reliabilität bedeutet also nicht notwendig, dass auch die untersuchte Realität gültig abgebildet wird. Eine hohe Reliabilität garantiert jedoch zumindest, dass immer mit gleichem Fehler gemessen wird. Besonders dann, wenn sich Forschungen noch in der Phase einer deskriptiven Erkundungsbeobachtung befinden, kann die Sicherung einer hohen Reliabilität wichtiger sein als die der → Validität. Für eine hohe Validität ist eine hohe Reliabilität hingegen unabdingbare Voraussetzung.

Für die → Begutachtung hat die Sicherung einer hohen Reliabilität eine besondere Bedeutung. Da Leistungsansprüche oft rechtlich gesetzt oder über → Leitlinien abgegrenzt sind oder sein können, ist – aus der Sicht der Begutachtung - die Validität einer Einschätzung oft nicht das zentrale Problem. Sehr viel wichtiger kann es sein, Rechtssicherheit dadurch herzustellen, dass die Gutachter immer „mit dem gleichen Maß“ messen.

Da die Zahl der Gutachter, die innerhalb des Rechtsrahmens der → Sozialgesetzbücher arbeiten sehr groß ist ,bzw. die Menge der ärztlichen Gutachten jährlich mehrere Millionen betragen dürfte, ist die Sicherung der Reliabilität ein fundamentales Problem bei der Sicherung gleicher oder vergleichbarer Zugangskriterien zum sozialen Leistungsrecht. Aus dem Blickwinkel der Rechtssicherheit ist dann Reliabilität wichtiger als Validität.

Rentenversicherung, Gesetzliche

Eine der Säulen der sozialen Sicherung in der Bundesrepublik, die als Pflichtversicherung mit → Beitragsbemessungsgrenze seit 1889, heute geregelt durch das → Sozialgesetzbuch VI, grundlegend zur sozialen Sicherheiten beiträgt.

Neben der Rentenzahlung sind die wichtigsten Leistungen der Rentenversicherung (§§ 9ff SGB VI)

- Leistungen zur medizinischen Rehabilitation,
- Leistungen zur Teilhabe am Arbeitsleben,
- Ergänzende Leistungen u.a. zur Verhinderung einer Beeinträchtigung der Erwerbsfähigkeit der Versicherten und des vorzeitigen Ausscheidens aus dem Erwerbsleben
- Zahlung von Beiträgen zur Krankenversicherung der Rentner und
- Zahlung von Beiträgen zur Pflegeversicherung der Rentner.

Damit haben alle Veränderungen in den Leistungen der Rentenversicherung direkt und indirekt immer auch Folgen für die → Krankenversicherung und die → Pflegeversicherung. Die Grenzziehung zwischen den verschiedenen Trägern und/oder das Verschieben von Zuständigkeiten bzw. die Bildung gemeinsamer Einrichtungen (z. B. → Gemeinsame Servicestellen) gehören daher zu den kritischen sozialpolitischen Daueraufgaben im deutschen Sozialsystem.

Träger der Rentenversicherung sind die als → Körperschaften des öffentlichen Rechts verfassten

- Regionalträger mit der Bezeichnung „Deutsche Rentenversicherung" mit regionalem Zusatz und
- Die Deutsche Rentenversicherung Bund sowie die Deutsche Rentenversicherung Knappschaft-Bahn-See.

Repräsentativität

Maß für die Übereinstimmung von → Grundgesamtheit und → Stichprobe.

Stichproben repräsentieren eine Grundgesamtheit in jeweils ausgewählten Merkmalen, und zwar exakt in den Vertrauensgrenzen, die entsprechend der Eigenschaften der Stichprobe im Verhältnis zur Grundgesamtheit rechnerisch ermittelt werden (Konfidenzintervalle). Folglich hängt die Repräsentanz einer Stichprobe immer wieder neu von der Fragestellung ab bzw. kann ohne Bezug zur Fragestellung nicht entschieden werden. Nutzer von Stichprobenuntersuchungen müssen sich dieser Tatsache bewusst sein, weil korrekt gezogene Stichproben die Wirklichkeit zwar exakt, aber eben exakt in den Grenzen der Konfidenz und ausschließlich für genau das Ensemble der Zielmerkmale abbilden.

Laien, aber ggf. auch eine interessengebundene Interpretation neigen oft dazu, das Verhältnis von Stichprobenaussage und Realität nur als eine „statistische" und deshalb vermeintlich die Wahrheit nicht treffende Hochrechnung zu deuten. Da sie folglich Unsicherheiten berge, sei ihr auch nur begrenzt zu vertrauen. Diese unsinnige oder vorsätzlich falsche Behauptung spielt selbst in den rechtlichen Auseinandersetzungen um Prüfergebnisse bei Leistungserbringern eine große Rolle.

Resident Assessment Instrument (RAI)

Seit 1990 in den USA eingesetztes Instrument zur Feststellung von funktionellen Selbstständigkeitsdefiziten und zur Festlegung von Pflegemaßnahmen. Der Kernmechanismus von RAI besteht darin, mittels eines umfangreichen Datenstandards

- die Art der erforderlichen Pflegemaßnahmen individuell zu definieren,
- ihre Durchführung zu evaluieren und
- die erbrachten Leistungen zu honorieren.

RAI ist Bestandteil des Prospective Payment System im → Medicare.

RAI wird darüber auch dann eingesetzt, wenn es sich um Pflegefälle handelt, deren Leistungen aus → Medicaid bezahlt werden. Pflegeheime, die für diese Programme Leistungen erbringen wollen, müssen das RAI am 14. Tag nach der Aufnahme, sodann alle viertel Jahre sowie bei Zustandsveränderungen einsetzen.

Die Basis des RAI ist ein Minimal Data Set (MDS) zur Ermittlung von einheitlich definierten Pflegediagnosen und dem diesen jeweils zugeordneten Interventionsstandard. Der MDS umfasst 300 Items, die in einem transparenten Verfahren von einem Koordinator, dem Pflegeteam, dem Versicherten und ggf. seinen Angehörigen gemeinsam erhoben werden.

Der nächste Schritt des RAI-Prozesses ist die sog. Risikoerkennungstafel. Hierbei handelt es sich um ein weitgehend konfektioniertes System der Zustandsklassifikation des Patienten mit der Zuordnung zu Fall- bzw. Risikogruppen sowohl des Interventionsbedarfs als auch der → Prädiktion des Bedarfsverlaufs.

Diesen Problemgruppierungen sind Abklärungshilfen (Resident Assessment Protocols – RAPs) zugeordnet. Sie verweisen auf zusätzliche Klärungsbedürfnisse und münden in den individuellen Pflegeplan.

So genannten „Add-Ons" ermöglichen die Kostenkalkulation und Abrechnung auf der Basis des MDS oder können zugleich als Protokolle für die → Evaluation genutzt werden.

Das Bedürfnis nach immer weitergehender Anpassung von RAI an die unterschiedlichen Problembereiche der Pflege hat in der Zwischenzeit zu einer ganzen Instrumentenfamilie geführt. Der gemeinsame Ursprung ist das RAI für Nursing Homes im Sinne des Chronic Care. Aufbauend liegen heute auch Instrumente für das Home Care (RAI H.C.), für die Akutpflege (RAI Acut Care), für die Pflege psychiatrischer Patienten (RAI Mental Health) und für die Rehabilitation (RAI Post Acut Care) vor. Offenbar wird derzeit auch an RAI Instrumenten für „Palliative Care", „Assisted Living" sowie an einem sog. „interRAI-Screener" gearbeitet. Palliative Care und Assisted Living könnten nach ihrer Fertigstellung dann in etwa den Intentionen der deutschen Pflegeversicherung entsprechen.

Risiko

Entspricht der negativen Interpretation der Wahrscheinlichkeit eines Ereigniseintritts als Gefährdung, Bedrohung oder Schaden. Der Gegensatz ist dann eine positive Deutung als Chance.

Hierbei ist zu beachten, dass Risiko und Chance formal als Dichotomien erscheinen, inhaltlich aber in Bezug auf Handlungen und ihre Ziele oft untrennbar verbunden sind und in Abhängigkeit von Kontextfaktoren oder von Interessen in der Bewertung deutlich variieren können. Wer eine „Chance" sucht, geht ein „Risiko" ein, so wie der, der ein „Risiko" sucht, auch eine „Chance" erwartet. Was also ein Risiko oder eine Chance ist, ist immer nur kontextgebunden:

- in der → Krankenversicherung bezeichnet Risiko die Wahrscheinlichkeit eines finanziellen Verlustes,
- in der → Prävention bezeichnet Risiko die Wahrscheinlichkeit einer Erkrankung,
- in → Diagnostik und → Therapie bezeichnet Risiko die Wahrscheinlichkeit einer Nebenwirkung bzw. eines nicht gewünschten Ergebnisses.

Die Schlüsselfunktion des Risikobegriffs ist die → Prädiktion, also die Vorhersage von

- Gesundheitsproblemen,
- nachfolgendem Versorgungsbedarf und
- zu erwartenden Leistungsaufwendungen.

Direkte Risikomaße sind in der → Epidemiologie die → kumulierte Inzidenzrate, die → Fatalitätsrate und die sog. Sterbenswahrscheinlichkeit, die die empirische Grundlage der Berechnung der → Lebensdauer mittels der → Sterbetafel darstellen. Da solche Maße selten oder oft schwer verfügbar sind, werden vielfältige andere Ziffern als Schätzer für Wahrscheinlichkeiten genutzt, deren Eignung jeweils nur im Einzelfall beurteilt werden kann.

Ursprünglich seit dem frühen 19. Jahrhundert nur zur Folgeabschätzung und zur prospektiven Kalkulation von versicherungsökonomischen Risiken bzw. von Versicherungspauschalen sowie zur (versicherungsökonomischen) Risikodifferenzierung von unterschiedlichen Bevölkerungsgruppen genutzt, hat sich in den letzten Jahrzehnten die Auffassung durchgesetzt, die Prädiktion sei auch geeignet, → Krankheiten durch frühzeitige und ggf. dauerhafte Interventionen in die → Lebensstile von Menschen zu vermeiden. Desgleichen hat sich die Auffassung durchgesetzt, durch die systematische Ermittlung von Risiken ließe sich gleichsam ein idealtypisches „richtiges" Leben normieren, das dann leitbildgebend sowohl für die Prävention wie für die Adjustierung eines normalen oder idealen Versicherungsrisikos dienen könne.

In den letzten Jahren wird diese Auffassung (wieder) verstärkt auch auf biologisch-genetische Modelle der → Prädiktion und dementsprechend dann auch der Prävention angeborener Krankheiten und Krankheitsdispositionen ausgedehnt.

Da Risiken nur für (möglichst strukturgleiche) Bevölkerungsgruppen sinnvoll geschätzt werden können, ist die Übertragung dieses Modells auf individuelle Handlungsempfehlungen ethisch vor allem dann problematisch, wenn solche Interventionen de facto zu Fremdbestimmung und sozialer Kontrolle bzw. zu Nachteilen oder Einschränkungen für Personen führen. Weil typischerweise die Risiken immer erheblich kleiner sind als die Chancen, können sich erhebliche Probleme ergeben, wenn die Handlungsnormen für Gesamtheiten von → Individuen durch das „Risiko" und nicht durch die „Chance" definiert werden.

Die Bezugsgrößen einer Risikoaussage sind in der Epidemiologie in der Regel Personen (→ Risikogruppen). Wegen der enormen Heterogenität und Variabilität des Menschen sind Risikoaussagen immer nur für exakt bezeichnete Teilbevölkerungen sinnvoll.. Solange also Menschen verschieden sind, können sie auch hinsichtlich ihrer Gesundheitsrisiken differenziert werden. Hierfür genutzte Merkmale sind zumeist keine stabilen Gruppenmerkmale. Jeder Mensch gehört also immer einer Vielzahl von Risikogruppen an. Dies macht die → Risikobewertung zu einem wichtigen und schwierigen Problem. Hierbei ist zu beachten, dass die Intensität und Relevanz eines Risikos aus dem Blickwinkel des Einzelnen und der Gesamtheit der Menschen extrem unterschiedlich bewertet werden kann.

Die → Inzidenz ist dem Produkt aus dem Risiko und der Menge der von diesem Risiko betroffenen Personen direkt proportional. Risikoaussagen sind zudem immer nur für Zeiträume zu definieren, wobei diese Zeiträume dann z. B. einer konkreten Lebenszeit entsprechen können. Das bedeutet, dass Risiken und ihre Bewertung sowohl des Bezuges zu einer konkreten Gruppen von Menschen und deren soziale Eigenschaften bedürfen als auch für jedes Lebensalter neu kalkuliert werden müssen.

Bei extrem geringen Risiken ist die hiervon betroffene Bevölkerung oft sehr groß. Folglich können aus ihr große absolute Fallzahlen resultieren. Umgekehrt sind hohe Risiken für eher kleine Bevölkerungsgruppen typisch, woraus sich dann entsprechend kleine absolute Fallzahlen ergeben.

Zudem ist das Risiko auch der Intensität und Wirkungsdauer proportional, d. h., die Bedeutung eines Risikos folgt nicht allein seiner „Höhe", sondern auch und ggf. invers der Zeit der Einwirkung. Niedrige Risiken können also bei hinreichender Wirkdauer wichtiger sein als hohe bei kurzer Wirkdauer.

Diese Probleme spielen z. B. bei der Risiko-Nutzen-Abwägung von präventiven Interventionsstrategien im Sinne der → Mass Strategy oder der → High Risk Strategy eine erhebliche praktische Rolle. Dieser Zusammenhang ist die Grundlage für das sog. → Paradoxon der Prävention.

Risiko, objektives

Begriff aus der privaten → Krankenversicherung (siehe auch → Risiko, subjektives). Das objektive Risiko besteht in:

- äußeren Umständen wie Lebensalter, Geschlecht, Beruf (evtl. Erhöhung des Risikos für → Berufskrankheiten), Wohnort (z. B. klimatische Faktoren, Verkehr);

- dem aktuellen → Gesundheitszustand, früheren Krankheiten und Behandlungsepisoden (Behandlungen, Operationen, Krankenhaus-, Heilstätten- und Sanatoriumsbehandlungen usw.), fortbestehende „Gebrechen“, → Behinderungen oder chronischen → Krankheiten, anerkannten Versorgungsleiden, gegenwärtigen und noch vorgesehenen Behandlungen, angeratenen Operationen und Krankenhausaufenthalten.

Risiko, relatives

[engl. Relative Risk (RR)] Quotient zweier Risikoziffern; dient der Ermittlung des relativen Unterschieds zweier ausgewählter Personengruppen, die sich hinsichtlich des Vorkommens eines → Risikos, z. B. einer Gesundheitsgefährdung, unterscheiden.

Hierzu geeignete Risikoziffern sind eigentlich nur die → kumulierten Inzidenzraten. Häufig werden solche Quotienten aber auch für die → Inzidenzdichte und die → durchschnittliche Inzidenzdichte gebildet. Sofern der sich dann ändernde Interpretationskontext beachtet wird, ist dies relativ unproblematisch.

Entsprechend werden zur genaueren Charakterisierung solcher relativen Risiken dann das Cumulative Incidence Ratio, das Incidence Density Ratio oder das Persontime Incidence Ratio unterschieden.

Darüber hinaus dienen gelegentlich auch die Quotienten von → Prävalenzraten als Schätzer für Risiken, die vor einer Nutzung dann aber immer sorgfältig hinsichtlich ihrer Schätzgüte beurteilt werden sollten.

Risiko, subjektives

Begriff aus der privaten → Krankenversicherung. Unter subjektivem Risiko werden Gefahren für die Versicherungskalkulation verstanden, die vom persönlichen Verhalten (in der Sprache der Versicherer „Ehrlichkeit, Begehrlichkeit“, siehe → Moral Hazard) des versicherten Individuums abhängen.

Subjektive Risiken werden in der Beitragskalkulation sehr hoch bewertet, da nach Auffassung der Versicherungen der Schadenseintritt und die Behandlungsweise vom Willen des Versicherten abhängig sind. Das Argument ist, dass die Privatversicherten gegenüber den Ärzten als Kunden aufträten und deshalb viele Behandlungen nicht der Heilung einer → Krankheit, sondern kostensteigernd nur dem Wohlbefinden und der → Prävention dienten.

Des Weiteren werden bei der Prämienkalkulation folgende subjektive Risiken als wesentlich erachtet:

- die Einstellung des Versicherten zur Krankheit (Neigung zur Selbstbeobachtung, Hypochondrie),
- die soziale Stellung bzw. die Einkommens- und Vermögensverhältnisse, da z. B. die Gefahr Krankenhaustagegeld- und Krankentagegeldversicherungen zu nutzen, einkommensabhängig ist,
- das Bestehen weiterer Absicherungen, etwa bei Beamten u.ä.m..

Zur Minderung des subjektiven Risikos für die PKV dienen

- Tarifangebote mit Selbstbeteiligung (Prozentualsysteme, Integralfranchise, Abzugsfranchise, Maximalsysteme, Jahreshöchstgrenzen),
- → Bonus-Malus-Regelungen und
- Bagatellfallausschlüsse.

Risikobewertung

(engl. Risk Assessment) Quantitative und/oder qualitative Bewertung von Risiken im Sinne einer Folgenabschätzung a) des Risikos selbst und b) auch seiner Vermeidung.

Da die Lebensumwelt, die menschliche Biologie oder die → Lebensweise und das → Gesundheitsverhalten von Menschen in der Regel nicht nur über Risiken negativ zu beschreiben sind, sondern diese auch mit Nutzen oder Nutzenserwartungen, positiven Erlebenserwartungen und Sinngebungen verbunden sein können, sind Risikobewertungen zumeist nur innerhalb eines bestimmten und vorgegebenen Zielkontextes, zudem in einem bestimmten historischen oder sozialen Kontext sinnvoll.

Wichtig ist die Begrenzung der Risikobewertung jeweils auf den konkreten praktischen Bezugsrahmen, da menschliches Leben weder allein über Risiken oder komplementär dann über Chancen zu beschreiben ist.

Wegen der eher regelhaften Möglichkeit von Zielkonflikten sind Risikobewertungen zumeist komplizierte individuelle, soziale, ggf. auch politische Prozesse, da sie in die Wertebildung oder ggf. in die Verteidigung von Zielen und Lebenszusammenhängen eingreifen. Risikobewertungen setzen einen vorexistierenden Bezugsrahmen voraus und sind zugleich Indikatoren solcher kulturellen, sozialen, wirtschaftlichen oder politischen Bezüge.

Die Bewertung von Risiken ist jenseits nur individueller Präferenzentscheidungen zeit- und kontextgebunden. Folgerichtig sind risikogebundene Normierungen auch nur in Grenzen für alle Individuen, soziale Gruppen und Bevölkerungen gleichsam unabhängig von Zeit und Raum möglich.

Risikofaktoren

Dies sind prädiktiv interpretierte Strukturmerkmale von → Bevölkerungen. Sie klassifizieren diese nach der Art und/oder der Wahrscheinlichkeit, ein bestimmtes vordefiniertes Krankheitsereignis zu erleiden. Solche Klassifikationen stehen in einem konkreten Ziel- und Interessenrahmen und sind nur innerhalb dieses Rahmens auch sinnvoll zu nutzen.

In diesem Sinne können Risikofaktoren ein- oder mehrdimensionale Klassifikationen von Individuen (→ Personenklassifikation) mittels sozialer, lebensumweltlicher, körperlicher, psychischer oder Verhaltensmerkmale sein, die prospektiv und personen(gruppen)spezifische Kosten für Versicherungsträger oder den erforderlichen Bedarf an zu erbringende Versorgungsleistungen (→ Fallklassifikation) quantifizieren, also kalkulierbar machen. Entsprechend spielen Risikofaktoren beim Risk Adjustment (→ Risk Adjustment Models) von Äquivalenzversicherungen und bei haftungsrechtlichen Vereinbarungen eine zentrale Rolle.

Darüber hinaus verbindet sich mit der Suche nach Risikofaktoren die Erwartung, künftige → Erkrankungen nicht nur vorhersagen, sondern durch Vermeidung solcher Faktoren auch verhindern zu können. Auf diese Weise gewinnen Risikofaktoren eine Normen setzende und das „richtige" Leben standardisierende Bedeutung für sozial konforme → Lebensstile und das → Gesundheitsverhalten und für → Gesundheitsleitbilder. (→ Health Belief Model)

Risikofaktorenkonzept

Entspricht in der praktischen Medizin dem Versuch eines paradigmatischen Wechsels der Handlungsorientierung von der Behandlung Kranker hin zu einer prädiktiven Medizin, also der Behandlung von Zuständen, die mit einer bestimmten Wahrscheinlichkeit von Krankheit gefolgt sein können (→ Präventivmedizin). Neben der erheblichen Vergrößerung der Prävalenz von Behandlungsanlässen kann vor allem der ggf. extrem hohe Anteil falsch positiver präventiver Behandlungen nicht nur ein ethisches, sondern auch ein ökonomisches Problem darstellen.

In der medizinischen Forschung steht der Begriff für die These, auf diese Weise könnten sukzessive und tendenziell alle Faktoren im Sinne einer vollständigen Lehre von den Krankheitsursachen (→ Ätiologie) ermittelt werden, die dann als potenzielle → Ursachen von Krankheit sukzessive auch zu eliminieren wären.

Risikogruppe

→ Personen, die unter gleichen Risiken leben, also hinsichtlich eines Risikomerkmales oder -faktors homogen bzw. invariant sind. Da Risiken im Leben unvermeidbar sind, gehört jeder Mensch mindestens einer Risikogruppe an und wird solche Gruppen im Laufe seines Lebens auch immer wieder wechseln.

In der → Prävention verbindet sich die Bildung von Risikogruppen mit dem Ziel, durch frühzeitige Intervention (Verhaltensintervention, → Therapie) oder durch fortlaufende Überwachung (→ Screening), → Krankheit oder Folgezustände von Krankheit zu verhindern.

In der Versicherungsindustrie sind Risikogruppen Personen gleichen versicherungsökonomischen Risikos, für die dann gleiche Beitragssätze oder Leistungsprodukte zu kalkulieren sind (→

Äquivalenzversicherung, → Capitation, → Personenklassifikation.)

Risikokommunikation

Art und Weise der öffentlichen Diskussion um Risiken und um die Vermittlung der ihnen unterlegten Bewertungen, Interessen und Ziele.

Risikokommunikation findet auf allen Ebenen des gesellschaftlich-sozialen Lebens statt, in den vielfältigen → sozialen Gruppen und Rollenmustern, im Arbeitsleben, in der Kommune, in der politischen Öffentlichkeit.

Medien sind hierbei oft die entscheidenden Träger der Kommunikation bzw. der Interessenbesetzung von Zielkontexten und von → Risikobewertungen. Der Einfluss der Medien führt eher regelhaft auch zu erheblichen Verzerrungen in der öffentlichen Wahrnehmung von Gesundheitsrisiken.

Risikomanagement

Bündel von Maßnahmen und Techniken, die der Durchsetzung des auf ein → Risiko bezogenen Handlungskonzepts dienen. Risikomanagement kann sowohl der Vermeidung und Kontrolle von Risiken dienen als auch die Bereitschaft wecken wollen, Risiken einzugehen.

Risikomanagement greift auf begleitende Folgeabschätzungen von Handlungsstrategien oder auf die Propagierung „höherer“ Ziele zurück und ist deshalb Teil jeder politischen (z. B. gesundheitspolitischen oder präventionspolitischen) wie individuellen Handlungsstrategie.

Risiko-Nutzen-Verhältnis

(engl. Risk-Benefit-Ratio) Quantitative Abwägung von Risiko und Nutzen definierter Maßnahmen und Aktivitäten.

Risiko-Nutzen-Erwägungen sind in der medizinischen Versorgung, in der → Prävention, bei der Gestaltung, ggf. Veränderung von Versorgungssystemen usw. vorauszusetzen. Zumindest in der Therapie gehören sie zur regelmäßigen ärztlichen Beratungspflicht.

Ziel der Risiko-Nutzen-Abschätzung ist letztlich die Bestimmung eines akzeptablen Risikos und einer ggf. langfristigen Abschätzung von Folgen sowohl der Risiken wie auch ggf. ihrer Vermeidung.

Risikoselektion

Gezielte Auswahl von → Risiken bzw. von → Personen nach dem Kriterium → Risikofaktor.

In der → Prävention können mit jeweils grundverschiedenen Folgen sowohl hohe wie niedrige Risiken strategiebildend sein (→ High Risk Strategy, → Mass strategy, → Paradoxon der Prävention).

In der Versicherungsökonomie ist in der Regel die Selektion solcher Risiken das Ziel, die hohe Gewinne versprechen bzw. Verluste unwahrscheinlich machen. Dies kann prinzipiell durch eine Vermeidung von Ausgaben durch eine Selektion gesunder Versicherter und/oder durch eine Selektion einkommensstarker Versicherter oder durch die Selektion gewinnbringender → Fälle geschehen.

In der → Managed Care Industry spielt als besondere Form der Risikoselektion, die sog. → Adverse Selection oder eine → Favourable Selection bei der Kalkulation von Pauschalen eine Rolle. Ziel ist es, Fallstrukturen oder → Risikogruppen zu selektieren und abzubilden, die von einem Durchschnittsaufwand abweichen. Diese Abweichung kann für den Leistungserbringer je nach Anreizsystem positive oder negative finanzielle Folgen haben und zu einem entsprechenden Selektionsverhalten gegenüber hohen oder niedrigen Risiken führen.

Da Gesundheitsrisiken erheblich sozial ungleich verteilt sind (→ Sozialepidemiologie) führt Risikoselektion praktisch unvermeidbar auch zu einer sozialen Selektion. Bisheriger sozialpolitischer Konsens war es, dass die Gesundheitssicherung und -versorgung von Mechanismen der Risikoselektion freigehalten werden muss. Aus diesem Grund sollten bislang Mechanismen möglichst vermieden werden, die nur unter Risikoselektion wirksam werden können. Dies ist vor allem der Wettbewerb. Folgerichtig bewirkt dann die Etablierung des Wettbewerbs in der GKV zugleich erhebliche Anreize zur Risikoselektion in der GKV und zur Entwicklung umfangreicher Methoden zu ihrer Vermeidung. Aus dem internationalen Erfahrungsbestand ist kein Beispiel bekannt, dass dies selbst bei Maximierung der Bürokratie geleistet werden kann. Damit stehen das Ziel der Risikoselektion und gleichzeitig ihre Vermeidung (→ Risikostrukturausgleich) im Mittelpunkt des → Managed Competition.

Risikostrukturausgleich (RSA)

Mechanismus zum Risiko- (oder besser) Solidarausgleich zwischen den einzelnen Kassen der → Gesetzlichen Krankenversicherung, und damit ein Instrument zur Sicherung des solidarischen Charakters der GKV unter den Bedingungen der Steuerung durch → Wettbewerb (→ Managed Competition). Der RSA ist die Konsequenz der sozialkompensatorischen Funktion der GKV und folgt somit der Grunderfahrung der → Sozialepidemiologie über die soziale Ungleichheit der Menschen vor Krankheit und Tod.

Diese Ungleichheiten schlugen sich vor Einführung des RSA im Jahr 1994 u.a. in Beitragssatzunterschieden zwischen 8 und 16% nieder. Vor diesem Hintergrund ist ein von der → sozialen Lage unabhängiger medizinischer Versorgungsanspruch nur möglich, wenn es entweder nur eine Krankenkasse mit einheitlichem Leistungsrecht gibt (hier wirkt der Risiko- oder Solidarausgleich gleichsam kassenintern) oder wenn bei gleichem Leistungsrecht die Risikounterschiede der Kassen ausgeglichen werden (externer Risiko- oder Solidarausgleich). Dies galt vor allem ab 1992 bzw. 1996, als das alte berufsständische Zuweisungsprinzip durch die freie Kassenwahl und Wettbewerb ersetzt wurde.

Bei einem solchen externen Mechanismus muss dann vorauszusetzen sein, dass die kasseninternen Betriebskosten je Versicherten identisch sind. Um dies sicherzustellen, sollen gemäß politischer Vorgabe der Wettbewerb zwischen den Kassen und der RSA eine untrennbare Einheit bilden.

Dies unterstrich auch das Bundesverfassungsgericht in seinem Grundsatzurteil zum RSA vom 18.7.2005 so: „Ohne einen solchen Ausgleich gibt es starke Anreize für eine Krankenkasse, ihre finanzielle Situation durch Gewinnung guter Risiken und Abwehr schlechter Risiken zu verbessern.“

Der RSA wurde 1994 zunächst für die allgemeine Krankenversicherung eingeführt und 1995 auch auf die Krankenversicherung der Rentner ausgedehnt. Der RSA ist hierbei ein Mechanismus des zwischen den Krankenkassen etablierten → Wettbewerbs. Wegen des faktisch ab 1996 zusätzlich eingeführten Kassenwahlrechts sollte der RSA im Interesse des Erhalts des solidarischen Umlagecharakters der GKV ein Mechanismus zur Stärkung der Solidarität sein (solidarischer Wettbewerb = → Managed Competition).

Der RSA funktionierte zwischen 1994 und 2008 mit folgenden vier Instrumenten bzw. Prozeduren:

- Zuerst wird die Höhe der Leistungsausgaben jeder Kasse ermittelt, die ihr aufgrund ihrer spezifischen Versichertenstruktur bzw. deren Morbiditätsbelastungen entstehen. Dies wird für homogene Versichertengruppen ermittelt, die sich nach Alter, Geschlecht, Bezug oder Nichtbezug einer Erwerbsminderungsrente sowie nach Art des Krankengeldanspruchs unterscheiden. Zu den dadurch generierten 670 „RSA-Zellen“ kamen ab 2003 noch 2.345 gesonderte Zellen für TeilnehmerInnen an → Disease Management Programmen (DMP). Für jede dieser Zellen oder Gruppen wurden dann die durchschnittlichen Pro-Kopf-Ausgaben ermittelt. Die Summe dieser standardisierten Leistungsausgaben pro Versicherten ergaben den Beitragsbedarf jeder Kasse.
- Anschließend berechnet das Bundesversicherungsamt zentral den sog. Ausgleichsbedarfssatz. Dies geschieht dadurch, dass die Summe der Beitragsbedarfe aller Kassen durch die Summe aller beitragspflichtigen Einkommen aller Mitglieder aller Kassen geteilt wird. Dieser Wert gibt an, wie hoch der Anteil der beitragspflichtigen Einkommen im Durchschnitt aller Kassen sein muss, um die im RSA berücksichtigten Leistungsausgaben finanzieren zu können.
- Dem schließt sich die Berechnung der Finanzkraft jeder Kasse an. Die-

se wird durch die Multiplikation der Summe beitragspflichtiger Einkommen ihrer Mitglieder mit dem GKV-einheitlichen Ausgleichsbedarfssatz gemacht.

- Die Notwendigkeit einer Transferzahlung im RSA ergibt sich nach der Gegenüberstellung des Beitragsbedarfs und der Finanzkraft jeder Kasse. Übersteigt der Beitragsbedarf einer Kasse ihre Finanzkraft, erhielt sie die Differenz aus dem RSA, war die Finanzkraft höher als der Beitragsbedarf, musste die Kasse Geld in den RSA-Fonds abführen.

Die Erwartung war, dass das Kassenwahlrecht und der Wettbewerb der Kassen zu einer Verminderung der durch den RSA zwischen den Kassen umverteilten Mitgliederbeiträge und zu einer Angleichung der Wettbewerbsbedingungen führen würden. Exakt das Gegenteil ist eingetreten: Das Volumen des RSA-Transfers stieg von 10,5 Mrd. € im Jahr 1996 stetig auf 19,65 Mrd. € im Jahr 2008. Dies zwingt zu dem Schluss, dass entgegen der politischen Absicht der Wettbewerb nicht als Mechanismus zur Stärkung der solidarischen Krankenversicherung geführt hat, sondern zu einer Schwächung über Mechanismen der → Risikoselektion (→ Adverse Selection).

Nachdem sich gezeigt hatte, dass die Risikoselektion unter Wettbewerbsbedingungen seitens der Krankenkassen trotz RSA massiv vorangetrieben wurde, gibt es immer wieder die Absicht, dem entgegenzuwirken sowie den RSA zu reformieren, so 2002 und dann 2003 durch die Verbindung mit den sog. → Disease Management Programmen (DMP) und ab 2009 mittels des sog. → morbiditätsadjustierten RSA (Morbi-RSA).

Der Gesetzgeber hat bereits im Jahr 2001 den Wettbewerbsrahmen des RSA neu gestaltet bzw. zeitliche Vorgaben und Ziele für seine Neugestaltung vorgegeben. Die „Weiterentwicklung des RSA" (§ 268 SGB V) sollte ursprünglich ab 1.1.2007, nun ab dem 1.1.2009 im Rahmen des → Gesundheitsfonds mit dem Umstieg in einen morbiditätsorientierten Ausgleich erreicht werden. Eine Art Einstieg in diesen Umstieg stellten die strukturierten Behandlungsprogramme (§ 137f SGB V) dar, die auch als → Disease Management bezeichnet werden. Sie starteten bereits 2002 mit 2 Programmen. Außerdem wurde der bisherige RSA durch die „solidarische Finanzierung aufwendiger Leistungsfälle (Risikopool)" (§ 269 SGB V) ergänzt.

Für die Weiterentwicklung des RSA waren bereits mit dieser Gesetzgebung entscheidende Festlegungen getroffen worden.

Ab 2009 werden die Versicherten in Versichertengruppen (→ Risikogruppen) u.a. nach Diagnosen, → Indikationen und Leistungsausgaben (→ Personenklassifikationen) klassifiziert, welche die Basis des neuen RSA darstellen. Hierbei spielen die → Adjusted Clinical Groups und die → Diagnostic Cost Groups aus dem Finanzierungssystem von → Medicaid und → Medicare der USA eine Vorbildrolle.

Besonders schwer ist der Ausgleich krankheitsbedingter Wirtschaftsrisiken der Kassen, weil sie die Leistungsseite direkt betreffen, die aus der Sicht der Versicherten besonders entscheidend ist. Der Ausgleich gelingt in der Regel nur für vergleichsweise wenige Behandlungsanlässe, und zwar solche, die häufig vorkommen, also viele Fälle erzeugen und in ihrer Anspruchs- und Leistungsvarianz als Produkt gut ein- und abgegrenzt werden können. Der Versuch, Ausgaben nach Merkmalen der „Morbidität" auszugleichen, führt regelmäßig zur Instrumentierung von Interessen an einer selektiven Nachfragesteuerung, vorzugsweise mit dem Ziel, eine Inanspruchnahme von Leistungen zu vermeiden. Zu den Grunderfahrungen gehört, dass es nicht nur trotz, sondern auch wegen des Risikoausgleichs ein Interesse geben kann, im Besonderen seltene und aufwändige Krankheiten sowie sog. Randgruppen hinsichtlich ihrer Versorgungsinteressen zu vernachlässigen.

Der künftige RSA soll im Wesentlichen als ordnungspolitische Basis des Wettbewerbs distributive (Verringerung der Beitragsspreizung) und allokative Aufgaben (Stärkung der Behandlung chronischer und aufwändiger Erkrankungen) haben.

Hinsichtlich seiner Wirkungen ist von Folgendem auszugehen

- Versicherten werden ein sinkendes Interesse an einer immer wieder neuen Kassenwahl haben,
- durch den Risikoausgleich, der vermutlich nur für etwa 40 % der Leistungen erfolgreich sein dürfte, werden ökonomische Zwänge entstehen, die eine deutliche Reduktion der Kassenzahl bewirken,
- die Bereitschaft der Kassen außerhalb des quantitativ restriktiven (z. B. Konzentration auf 80 chronische und aufwändige Krankheiten) Merkmalsgefüges des RSA variierende Leistungen anzubieten wird minimiert werden,
- der Kontrolldruck der Kassen auf ihre tatsächlichen Kosten wird verstärkt werden. So wird das Interesse an möglichst großen Unterschieden zwischen den tatsächlichen Kosten und dem RSA-Kalkül gefördert, da jedoch die Durchschnittskosten ständig angeglichen werden, kann und soll so eine Kostensenkungsspirale entstehen, die ihrerseits neue Risikoselektionsinteressen hervorbringen wird.

Allerdings wird dem Risikoausgleich durch die Einführung der Wahlfreiheit bei Versicherungsverträgen (consumer-choice-health-plans) tendenziell auch die materielle Basis entzogen, weil so dem Wettbewerbshindernis des „Sozialausgleichs" die Basis entzogen wird.

Dem RSA ähnliche Mechanismen sind in vielen Gesundheitssystemen üblich und ein unvermeidbarer Mechanismus bei der Sicherung einer allgemeinen und sozial undiskriminierten → Zugänglichkeit medizinischer Versorgung.

Risk Adjustment Models (RAM)

RAMs sind Kalkulationsmodelle für Vertragsabschlüsse zwischen Käufern, Versicherern und Leistungserbringern bzw. zwischen staatlichen Leistungsträgern und den von ihnen ausgewählten Vertragspartnern.

Solche Modelle haben sich folgerichtig vor allem dort entwickelt, wo die Versicherung von Gesundheitsrisiken vollständig dem Äquivalenzmodell unterworfen ist bzw. dort, wo der Staat nach marktwirtschaftlichen Regeln als Käufer für subsidiäre Leistungen selbst marktaktiv wird. Dementsprechend haben sich solche Modelle in Solidarsystemen bisher nicht oder nur randständig entwickelt. Angesichts des erheblichen Drucks auf die Einführung von Techniken der Äquivalenzversicherer auch in umlagenfinanzierten Solidarsystemen, wächst die Notwendigkeit, die entsprechenden Entwicklungen auch in der Bundesrepublik nachzuvollziehen.

Modelle zur Risikoanpassung greifen auf Versichertenmerkmale und/oder auf die Merkmale von Behandlungsfällen zurück (→ Fallklassifikation, → Personenklassifikation), um definierte Ergebnis- oder Folgevariablen zu prognostizieren. Dabei stehen folgende Ziele im Vordergrund

- → Risikobewertung und Abschätzung der Risikoverantwortung,
- Ergebnisabschätzung (vor allem bezüglich → Morbidität, → Mortalität und Arbeitsfähigkeit),
- Kostenprognose pro Versicherte und je Fall,
- Schätzung der Häufigkeit der → Inanspruchnahme je Versicherter und je Behandlungsanlass.

Als Risikodimensionen, die in entsprechende Tools übernommen werden, gelten dabei üblicher Weise

- Alter, Geschlecht und ggf. ethnische Zugehörigkeit,
- aktueller klinischer Zustand,
- Hauptdiagnose und deren Schweregrad,
- Komorbidität,
- physischer Funktionsstatus,
- psychologische, kognitive und psychosoziale Funktionalität,
- kulturelle und sozioökonomische Eigenschaften und Verhaltensmerkmale,
- allgemeiner → Gesundheitszustand und → Lebensqualität,

- Attitüden, Verhalten und Zielpräferenzen seitens des Versicherten bzw. des → Patienten.

Die Risikoanpassungen folgen drei Grundtypen,

- sozio-demografischen Merkmalen,
- den Behandlungsanlässen für die ein Leistungsanspruch zu vereinbaren ist und
- dem funktionellen Gesamtstatus des Versicherten/des Patienten.

Die RAMs lassen sich in zwei Typen gliedern: In die demografisch-basierten (Personenklassifikation) und die diagnosebasierten (Fallklassifikation) Modelle.

Den Techniken der prospektiven Risikokalkulation kommt in Äquivalenzversicherungen und im → Managed Care eine Schlüsselfunktion zu und zwar bei der Festlegung von Versicherungsprämien, der Definition von prospektiven Entgelten und bei der betriebswirtschaftlichen Supervision der Leistungsprozesse.

Die Folge bzw. das Problem ist die tendenzielle Ausgliederung aller nicht zuordenbaren Leistungen, vor allem menschliche Zuwendung, Kommunikation und emotionale Unterstützung.

Allen diesen Modellen liegen Bewertungen von → Krankheit und → Behinderung zugrunde, die nicht allein den wissenschaftlichen, sondern implizit und explizit den nationalen kulturellen Kontext für Hilfebedarf und Leistungsziele aufrufen. Mit dem internationalen Austausch solcher Modelle gehen dabei auch die nationalen kulturellen Prägungen der ärztlichen Helferrolle schrittweise verloren.

Roemer's Law

Milton I. Roemer (1917-2001) war einer der international besonders wirksamen Pioniere der Sozial- und Arbeitsmedizin, der Gesundheitssystemforschung und von → Public Health im 20. Jahrhundert. Sein Wirken verband sich vor allem mit der University of California Los Angeles.

Er unterstützte u.a. die Reorientierung des Gesundheitssystems der USA von der Dominanz der Indemnity hin zu den ursprünglichen non-profit → Health Maintenance Organizations und setzte sich für eine nationale Krankenversicherung für alle Bürger ein.

Im Ergebnis seiner Studien über den Bedarf an stationären Versorgungsleistungen zeigte er exemplarisch, dass der Bedarf an medizinischer Versorgung nicht über die Nachfrage, sondern über das Angebot gesteuert wird, die medizinische Versorgung also insofern eine besondere → Dienstleistung ist, als die Institution, die den Bedarf definiert, ihn auch befriedigt (Roemer's Law). Hieraus zog er den Schluss, dass dieser Zusammenhang notwendig zur unkontrollierbaren Ausweitung der Serviceangebote mit der Folge der Vernichtung gewaltiger Ressourcen führen muss. Für nationale Gesundheitssicherungssysteme sowie für Umlageversicherungen ist deshalb – so seine Schlussfolgerung – ein Zulassungs- und umfassendes Planungsverfahren für die medizinische Versorgung, gepaart mit einem Ausbau der ambulanten Versorgung, zwingend notwendig. Da Planungsziele und -ergebnisse aber vor allem von den Interessen der Akteure abhängen, muss die Öffentlichkeit hier dann die Interessen dieser Akteure kontrollieren.

Sachleistungsprinzip

Grundlegendes leistungsrechtliches Merkmal der → Gesetzlichen Krankenversicherung und → Pflegeversicherung, mit dem die Beziehung von Leistungserbringer und → Patient ausschließlich über die Erbringung einer Sach- und Dienstleistung geregelt ist (§ 2 SGB V). Im Rahmen der Politik, die GKV in ein Wirtschaftsunternehmen zu transformieren (vgl. dazu ausführlicher → Bonus-Malus-Instrumente), ist jedoch die Möglichkeit gegeben, unter bestimmten Umständen auch die Kostenerstattung in der GKV zu wählen (§ 13 Abs. 2 SGB V). Die Erwartung ist, auf diese Weise mit mehr Kundensouveränität die Nachfragerposition zu stärken und dadurch wirtschaftliche und qualitative Vorteile realisieren zu können. Funktion des Sachleistungsprinzips ist, die Versicherten von der Vorfinanzierung der Behandlungskosten freizustellen und die Steuerung der Gesundheitsleistungen und -kosten durch die Krankenkassen im Rahmen des Kollektivvertragssystems zu verbessern.

Aus Teilen der niedergelassenen Ärzteschaft gibt es zusätzlich den Wunsch, das Verhältnis zu ihren Patienten nicht durch Bedarf und Sachleistung zu regulieren, sondern unmittelbar durch Geldbeziehungen. Eine nennenswerte Rolle spielt dies im Rahmen der sog. → IGEL-Leistungen und bei der zahnprothetischen Versorgung.

Unklar und bei einiger Brisanz ungeklärt bleiben dabei mehrere Dinge: Erstens fehlt jede Evidenz dafür, warum einzelne Leistungsnachfrager oder präziser in vielerlei Hinsicht eingeschränkte PatientInnen eher als kollektive Vertragspartner fähig sein sollen, einzelne Ärzte zu einer wirtschaftlicheren und qualitätsgesicherteren Behandlung zu bewegen. Zweitens werden insbesondere im Hinblick auf die Einwirkung der europäischen Wettbewerbsordnung in den deutschen Versicherungs- und Versorgungsmarkt die strukturellen Nachteile einer Erosion des Sachleistungs- zugunsten des Kostenerstattungsprinzips vernachlässigt.

Sachverständigenrat Gesundheit

Der deutsche Sachverständigenrat zur Begutachtung der Entwicklung im Gesundheitswesen wurde erstmals am 19.12.1985 berufen – damals unter dem Namen Sachverständigenrat für die Konzertierte Aktion im Gesundheitswesen. Nachdem die Konzertierte Aktion im Gesundheitswesen durch das Gesetz zur Modernisierung der gesetzlichen Krankenversicherung von 2003 abgeschafft wurde, erhielt der Sachverständigenrat seinen aktuellen Namen. Das Gremium ist interdisziplinär besetzt und umfasst sieben Mitglieder.

Seine in § 142 SGB V geregelte Aufgabe ist die Erstellung von Gutachten zur Entwicklung der gesundheitlichen Versorgung unter Beachtung ihrer medizinischen und wirtschaftlichen Auswirkungen. Die Gutachten werden dem Bundesministerium für Gesundheit sowie dem Bundestag und dem Bundesrat vorgelegt. Bisher sind fünfzehn Gutachten erschienen.

Außerdem entwickelt der Sachverständigenrat "unter Berücksichtigung der finanziellen Rahmenbedingungen und vorhandener Wirtschaftlichkeitsreserven Prioritäten für den Abbau von Versorgungsdefiziten und bestehenden Überversorgungen und zeigt Möglichkeiten und Wege zur Weiterentwicklung des Gesundheitswesens auf; er kann in seine Gutachten Entwicklungen in anderen Zweigen der Sozialen Sicherung einbeziehen. Das Bundesministerium für Gesundheit und Soziale Sicherung kann den Gegenstand der Gutachten näher bestimmen sowie den Sachverständigenrat mit der Erstellung von Sondergutachten beauftragen."

Salutogenese

Von → Antonovsky begründetes Erklärungsmodell für → Gesundheit in Analogie zur → Pathogenese als dem Erklärungsmodell für → Krankheit.

Es handelt sich hierbei um ein psychosoziales Konzept von Gesundheit, das eine erfolgreiche Lebensorientierung in den Mittelpunkt stellt. Grundlegend ist der sog. → Sense of Coherence und die Ableitung, dass verhaltenspräventive bzw. verhaltenstherapeutische Maßnahmen Gesundheit ausprägen und entwickeln können, in dem sie gleichsam die Balancefähigkeit der Individuen gegenüber äußeren Belastungen fördern und stärken. Das Konzept der Salutogenese ist ein wichtiges Basismodell in der Prävention, speziell der Verhaltensprävention, in der Rehabilitation und in der Verhaltenstherapie.

Die Grenzen werden dann erreicht, wenn dieses Konzept nicht als Ergänzung, sondern als Ersatz für ein ätiologisch und pathogenetisch orientiertes Krankheitskonzept aufgefasst wird. Solche Argumentationen sehen dann konsequenterweise in der → ICD und der → ICIDH bzw. der → ICF auch keine sinnvollen komplementären Ergänzungen bzw. Modellerweiterungen, sondern unauflösliche Gegensätze. Dieser gesuchte Widerspruch wird mit Verweis auf das Konzept des → Sense of Coherence zwar oft argumentiert, ist aus der Denkweise von Antonovsky aber kaum nachzuvollziehen.

Säuglingssterblichkeit

Entspricht dem Quotienten aus der Zahl der im 1. Lebensjahr verstorbenen Säuglinge zu den Geborenen eines Geburtsjahrs (bereinigte Säuglingssterblichkeit) oder dem Quotienten aus der Zahl der gestorbenen Säuglinge eines Kalenderjahres und den Geborenen eines Kalenderjahres (rohe Säuglingssterblichkeit).

Wegen der Problematik der Abgrenzung von Totgeburten und Säuglingssterbefall werden zunehmend die sog. gesamtkindlichen Verluste ausgewiesen. Sie sind die Addition von todgeborenen und gestorbenen Säuglingen.

Die Säuglingssterblichkeit ist einer der empfindlichsten Indikatoren für die → soziale Lage einer → Bevölkerung und zugleich einer der wichtigsten Einflussfaktoren auf die Höhe der mittleren → Lebenserwartung und der → wahrscheinlichen Lebensdauer.

Während in ökonomisch entwickelten Staaten mit hoher sozialstruktureller Kohärenz von 1.000 Geborenen weniger als 10 Neugeborene vor Ablauf des 1. Lebensjahrs versterben, waren dies im Deutschen Reich 1900 noch etwa 250. Die Säuglingssterblichkeit erreichte vor dem Beginn des 2. Weltkriegs etwa 60 pro Tausend, lag nach dem Kriegsende in einigen Regionen wieder bei 150 und hat heute etwa 5 pro Tausend erreicht.

Da die Höhe der Säuglingssterblichkeit in den sog. Entwicklungsländern wegen fehlender zuverlässiger Registrierungen der Sterbefälle in der Regel deutlich unterschätzt wird, müssen auch die Angaben über die Lebenserwartung in diesen Ländern oft als deutlich zu hoch vermutet werden.

SCHIP, State Children's Health Insurance Program

Seit 1997 in den USA existierende staatliche subsidiäre Krankenversicherung speziell für Kinder als Element des „Social Security Act". Die Leistungen variieren wie in dem weiteren staatlichen Krankenversicherungssystem → Medicaid von Bundesstaat zu Bundesstaat.

Die letzte Reform und vor allem Anpassung der finanziellen Ausstattung an den gegenwärtigen Bedarf erfolgte 2009 nach langer Debatte durch das „Children's Health Insurance Program Reauthorization Act (CHIPRA)".

Anspruchsberechtigt sind Kinder unter 19 Jahre, die nicht versichert sind, weil deren Eltern eine solche Versicherung nicht bezahlen können, deren Familieneinkommen jedoch gleichzeitig zu hoch ist, um sie für Leistungen aus dem Medicaid-Programm zu berechtigen. Der Bezug ist hier also zumindest indirekt jeweils die offizielle Armutsgrenze (Federal Poverty Level, FPL), die in den Bundesstaaten sowohl ober- als auch unterhalb dieser Grenze liegen kann. Verständlicherweise folgt hieraus eine erheblich variierende Handhabung in den Bundesstaaten mit überaus umfangreichen Kontrollzwängen über die Anspruchsberechtigung im Einzelfall. Im Jahr 2008 trugen die einzelnen Bundesstaaten rund 3,038 Mrd. US-$ und die US-Bundesregierung rund 7,008 Mrd. US-$ zu Finanzierung der Ausgaben von SCHIP bei.

In der Regel sind auch für SCHIP in den Bundesstaaten Selbstbeteiligungen festgesetzt.

Von den 7,368 Millionen 2008 (1998: 0,66 Millionen) in SCHIP krankenversicherten Kindern waren 90 Prozent auf oder unter dem 200-Prozentniveau der FPL, die restlichen 10 Prozent darüber. Im selben Zeitraum waren weitere 28 Millionen Kinder im Medicaid-Programm versichert. 9 Millionen Kinder waren aber aus den verschiedensten Gründen (u.a. wegen der Kompliziertheit der Beantragung und Überprüfungen bei SCHIP und Medicaid) überhaupt nicht krankenversichert.

Schweiz, Versicherungs- und Gesundheitssystem

In der Schweiz gibt es seit 1996 die so genannte obligatorische Grundsicherung oder Krankenpflegeversicherung (OKP). Sie muss von den derzeitig 94 anerkannten privatwirtschaftlichen Versicherungsunternehmen allen Personen, die ihren Wohnsitz im Tätigkeitsgebiet der Kasse haben, unabhängig von Alter, Aufenthaltsbewilligung und Gesundheitszustand ohne Vorbehalte und Karenzfristen angeboten werden. Die Versicherung wird durch eine einkommensunabhängige Kopfpauschale/-prämie bezahlt, die nicht nur erwerbstätige Erwachsene, sondern auch deren Kinder und nichterwerbstätige Familienangehörige zu zahlen haben. Beim Einstieg in die Prämienversicherung wurden die potenziellen Belastungen für kinderreiche Familien oder Menschen mit "bescheidenen wirtschaftlichen Verhältnissen" gesehen, aber durch staatliche Zuschüsse für beherrschbar gehalten.

Fester Bestandteil der obligatorischen Grundsicherung war von Beginn an eine für jede Person über 18 Jahren ebenfalls obligatorische Selbstbeteiligung oder Franchise von 300 Franken. Von dieser Pflichtselbstbeteiligung waren Kinder ausgenommen. Diese Selbstbeteiligung kann für Erwachsene gegen sinkende Prämien freiwillig auf maximal 2.500 Franken erhöht werden und bei Kindern von 0 Franken auf maximal 600 Franken steigen.

Gespart werden kann durch ein Bonusmodell. Mit ihm wird die Prämie mit jedem Jahr gesenkt, in dem keine Rechnung zur Vergütung eingereicht wird. Jeder Versicherte eines Bonusmodells startet allerdings mit einem Malus von 10 Prozent.

Zur kompletten oder verminderten Prämie kommen schließlich noch zwei weitere nicht wählbare Pflicht-Selbstbeteiligungen hinzu: ein Selbstbehalt und ein Spitalbeitrag. Der Selbstbehalt beträgt 10% der die Franchise übersteigenden Kosten, ausgenommen für die Originalpräparate, die durch Generika austauschbar sind (20%). Grundsätzlich beläuft sich der Selbstbehalt maximal auf 700 Franken pro Jahr (Kinder 350 Franken). Der Spitalbeitrag beträgt 10 Franken pro Spitaltag für Personen, die nicht mit einem Familienmitglied in einem Haushalt leben, für welches sie unterhalts- oder unterstützungspflichtig sind.

Wie die Bezeichnung obligatorische Krankenpflegeversicherung bereits andeutet, gehören zu den Versicherungsleistungen nicht nur die bei Krankheit, sondern auch Pflegeleistungen, Mutterschaftsleistungen, Leistungen bei Unfällen (sofern die Person keinen anderen obligatorischen oder privaten Unfallversicherungsschutz hat) und ausgewählte medizinische Präventionsleistungen.

Mit den Prämien der Versicherten deckten die Krankenversicherer im Jahr 2007 die Kosten für Krankenhäuser (39%), Ärzte (23%), Medikamente (20%) und Pflegeleistungen (10%). 5% betragen die Verwaltungskosten der Krankenversicherer und 3% betragen übrige Leistungen.

Aufgrund der Vielzahl von Krankenversicherungen und der bestehenden Kassenwahlfreiheit gibt es zwischen ihnen erhebliche Risikostruktur-Unterschiede. Um die Nachteile „schlechter Risiken" auszugleichen, existiert ähnlich wie in der Bundesrepublik ein Risikostrukturausgleich. Sein jährliches Umverteilungsvolumen betrug 1996 530 Millionen Franken und stieg auf 1,323 Milliarden Franken im Jahr 2007. Da die bisherige Form des Risikoausgleichs auch in der Schweiz nicht befriedigend funktionierte, wird auch dort ab 2012 ein morbiditätsorientierter Risikoausgleich eingeführt.

Neben dem traditionellen Versicherungsmodell mit Grund- oder Wahlfranchise bieten Krankenversicherer eine Reihe von alternativen Modellen an. Diese Modelle sind derzeit am gesamten Versicherungsgeschehen mit weniger als 25 Prozent beteiligt.

Ihr Grundmerkmal sind unterschiedliche Beschränkungen der freien Wahl des Leistungserbringers für den Versicherten.

Angeboten werden folgende Versorgungsmodelle:

- Hausarztmodelle,
- Health Maintenance Organizations (HMO). Die HMOs werden entweder im Auftrag der Krankenversicherer mit angestellten Ärzten oder von Leistungserbringern selber betrieben.
- so genannte Tele-Medizin-Modelle, bei denen sich der Versicherte vor einer Behandlung telefonisch beraten lassen muss,
- Versicherungsmodelle mit Ärztelisten, von denen Ärzte aufgrund verschiedenster Kriterien ausgeschlossen werden können (Preferred-Provider-Organization / PPO).
- Die bereits erwähnte Bonusversicherung, in der den Versicherten eine Prämienermäßigung gewährt wird, sofern sie während eines Jahres keine Leistungen in Anspruch genommen haben. Wegen der ungünstigen finanziellen Ausgangslage haben

derzeit nur 7.000 Versicherte dieses Modell gewählt.

Trotz der Fülle der Prämien- und Versorgungsmodelle trat eigentlich in der bisherigen Wirklichkeit der OKP nie die erwartete Beitragsstabilität ein. Ein Teil der dafür vorgesehenen Instrumente und Anreize versagten dauerhaft und eine Reihe unerwünschter Effekte trat stärker auf als erwartet.

Die aktuellen Entwicklungen in der Schweiz sehen folgendermaßen aus: Die Prämien für die obligatorische Krankenversicherung steigen 2010 im Durchschnitt um 8,7 Prozent. Je nach Kanton schwanken die Steigerungsraten zwischen 3,6 und 14,6 Prozent. Noch stärker steigen die Prämien für Kinder und Jugendliche bis 18 Jahre, nämlich um im Schnitt zehn Prozent. Für junge Erwachsene zwischen 18 und 26 Jahren legen sie sogar um 13,7 Prozent zu. Dies beruht im Wesentlichen auf der Senkung der Rabatte für diese Altersgruppe durch die Versicherungsunternehmen.

Zu beachten ist, dass es sich bei den Prämien für Kinder bereits um subventionierte Prämien handelt. Den Versicherungsunternehmen ist nämlich vorgeschrieben, Versicherungspolicen für Kinder auf diese Weise zu verbilligen, was aktuell auch zu einer Art Sockelverbilligung um 75 Prozent führt. Wie bereits gesehen, ist dieser Sockel aber durchaus beweglich. Die von der Regierung seit Beginn der Prämienversicherung durchgeführten Programme zur Prämienverbilligung aus Steuermitteln tragen aktuell 40 Prozent der Grundversicherungskosten. Davon profitierten bereits 1996 23 Prozent der versicherten Kinder. Ihr Anteil ist 2009 auf 38 Prozent gestiegen.

Hauptverantwortlich für die Entwicklung der Prämien und des Steueranteils ist die Entwicklung der Ausgaben. Sie stiegen pro Versicherten 2007 gegenüber 2006 um 3,8 Prozent und 2008 gegenüber dem Vorjahr um 5,4 Prozent.

Screening

Systematische Suche von → Personen in einer → Bevölkerung, die bestimmte gesundheitsrelevante Zielmerkmale aufweisen.

Dieses systematische Suchen erfolgt mit klinischen Tests, Befragungen und körperlichen Untersuchungen, also quasi analog zu einer „kriminalistischen“ Rasterfahndung.

Es ist zumeist das Ziel, bisher nicht als behandlungsbedürftig erkannte Personen einer frühzeitigen Therapie zuzuführen (Frühdiagnostik).

Screenings werden auch zur Entdeckung von Konstellationen genutzt, die mit einer höheren Wahrscheinlichkeit für eine künftige Erkrankung verbunden sind (→ Prädiktion, Risikodiagnostik). Das Ziel ist in diesem Fall die Behandlung oder dauerhafte Überwachung (noch) gesunder Personen, z. B. mit spezifischen beruflichen Belastungen, Borderline-Blutdruckwerten oder einem als erhöht definierten Cholesterinspiegel.

Die enorme Zunahme von präkonzeptionellen genetischen Tests und der Diagnostik bereits von ungeborenem Leben führt in der Praxis auch zur ungesteuerten und nicht intendierten Implementation von Screenings auf angeborene Krankheiten und auf genetische Dispositionen.

Eine Screeningmaßnahme, obwohl mit diagnostischen Methoden durchgeführt, ist nicht mit einer → Diagnostik von → Krankheit unter ärztlichen Behandlungsbedingungen gleichzusetzen, kann aber Ausgangspunkt für eine gezielte Diagnostik sein.

Da Screenings praktisch immer zur Priorisierung eines Gesundheitsproblems gegenüber anderen führen, den Behandlungsbedarf vergrößern und auch selbst risikobelastet sein können, bedarf die Sinnhaftigkeit von Screenings grundsätzlich sowie im Einzelfall einer sorgfältigen Prüfung. Im Interesse der → Effektivität und der → Effizienz können sie nicht sinnvoll als „Holeleistungen“ angeboten werden und verlangen in der Regel ein eigenes Organisationsmodell außerhalb der etablierten Versorgungsstrukturen. Bei der Prüfung, ob ein Screening sinnvoll einzusetzen ist, sollte von folgenden Kriterien ausgegangen werden:

Die individuelle, soziale und/oder gesellschaftliche Bewertung einer Krankheit muss ein Screening, und damit die Priorisierung des Problems rechtfertigen.

Das Screeningziel und die Zielgruppen müssen definiert, die Zielgruppe motiviert sein.

Auch bei Orientierung auf nur ausgewählte Gruppen sollte eine allgemeine → Zugänglichkeit für aktive Nachfragen möglich sein.

Es muss (gemessen an der frühzeitigeren Behandlung) eine effektive und bezogen auf den Zusatzaufwand auch effiziente Therapie verfügbar sein. Der Nutzensgewinn gegenüber einer Diagnostik ohne Screening muss für die Gesamtheit der Versicherten der GKV akzeptabel groß sein.

Die diagnostischen Methoden und Risiken müssen ethisch zumutbar sein.

→ Sensitivität, → Spezifität und → Prädiktion, prädiktiver Wert der diagnostischen Methoden müssen für den Anwendungsfall in einem Screening getestet und standardisiert sein.

Das Intervall zwischen dem Erkrankungsbeginn und dem Zeitpunkt noch effektiver Therapien muss länger sein als das Intervall zwischen den jeweiligen Screeningeinsätzen.

Der durch Screeningaktivitäten wachsende Betreuungsbedarf muss abgesichert sein.

Die zusätzlichen materiellen, personellen und ideellen Aufwendungen für Screenings müssen im sozialen Konsens akzeptiert sein.

Das sog. Multiphasenscreening ist eine besondere Form, die (bereits um 1950 entwickelt) vor allem in den 70er Jahren mit der Erwartung verknüpft wurde, durch solche mehrphasigen Siebteste ließen sich alle möglichen Dispositionen und Krankheiten so frühzeitig entdecken, dass klassische therapeutische Aktivitäten der Medizin nur noch marginale Bedeutung haben würden. Vor diesem Erwartungshorizont wurde vorausgesagt, etwa um das Jahr 2010 wären nur noch etwa 20% der ärztlichen Leistungen therapeutischer Natur, die übrigen wären dann solche der → Präventivmedizin. Die besonders in den 1960er und 1970er Jahren intensive Diskussion und Erprobung komplexer Screeningprogramme ist bezüglich der Effektivität und Akzeptanz insgesamt ernüchternd gewesen, dürfte sich aber im Zusammenhang mit der möglichen Etablierung z. B. von genetischen Screenings erneut und nachhaltig konfliktbesetzt wieder beleben.

Unter dem Einfluss von → Managed Care entstehen völlig neue Screeningvarianten mit dem Ziel, so den Zugang zur Versorgung möglichst zu beschränken oder zu kanalisieren. Hierzu wird in den meisten → Managed Care Organizations vereinbart, dass vor einer möglichen Arztkonsultation eine (z. B. auf Fragebögen gegründete telefonische) Prüfung der Notwendigkeit und Dringlichkeit mittels spezieller Screeninginstrumente (→ Triage) zu erfolgen hat. Analog funktionieren standardisierte Gatekeeping-Techniken auf technischer Basis (Software kombiniert mit touch screens). Solche (offenbar auch in der GKV üblich werdenden) Techniken sind hinsichtlich ihrer methodischen (→ Sensitivität, → Spezifität, Prädiktion) und rechtlichen (Haftung, Sozialrecht) Probleme bislang allerdings kaum untersucht. Möglicherweise sind sie rechtlich problematisch, weil sie nicht als Zugangshilfe zu medizinischer Versorgung, sondern als Zugangshürde etabliert werden, unterschiedliche → soziale Gruppen unterschiedlich betreffen, somit als Rationierungsinstrument wirken und ggf. unmittelbar in eine ärztliche Indikationsentscheidung (z. B. Überweisung zur stationären Versorgung) eingreifen.

Vor diesem Hintergrund sind die massiven Bemühungen um die Etablierung von Screenings für chronische Krankheiten seitens der WHO in den 1970er Jahren im Wesentlichen wieder gescheitert. Die hochgesteckten Erwartungen konnten – von Ausnahmen abgesehen – zumeist nicht mit entsprechenden Ergebnissen belegt werden. Die massiven Leistungsausweitungen, die diesen Entwicklungen folgten, überforderten zudem die Finanzierungskraft der Gesundheitssysteme in vielen Ländern.

In der GKV werden in der Folge politischer Entscheidungen Screeningprogramme als Leistungspflicht der Kassen offenbar schrittweise etabliert.

Selbstbehalt

ist die Übernahme eines Teils der Behandlungskosten durch das Mitglied. Jede Krankenkasse kann dies nach § 53 Abs. 1 SGB V durch Prämienzahlungen belohnen und dies in ihrer Satzung regeln. Auch hier können die im Zusammenhang mit → Bonus-Malus-Instrumenten in einer solidarischen Krankenversicherung unerwünschten Selektions- und Einnahmenminderungs-Effekte auftreten. Selbst Befürworter von Selbstbehalten gaben außerdem im Rahmen der Evaluation eines Modellversuchs zu bedenken, ob „die an die Selbstbehaltwähler ausgeschütteten Beitragsrabatte die Einsparungen aus dem Selbstbehaltmodell nicht übersteigen“ (Felder/Werblow 2006: 140).

Selbstverwaltung

Wesentliches und eines der ältesten Merkmale des Gesundheitssicherungs- und -versorgungssystems in der Bundesrepublik Deutschland zur Legitimation der Entscheidungen über Art, Umfang, Entgelt und die Ausführung von Leistungen in den einzelnen staatsmittelbaren → Körperschaften öffentlichen Rechts (Krankenkassen und Kassenärztliche Vereinigungen) und ihren gemeinschaftlichen Entscheidungs- und Gestaltungsinstitutionen, der „gemeinsamen Selbstverwaltung“ (siehe → dazu Gemeinsamer Bundesausschuss).

Die im Prinzip durch eigenständige Wahlen legitimierte Selbstverwaltung der einzelnen Institutionen soll ferner zur Repräsentation der Versicherteninteressen und –bedarfe im Verwaltungshandeln beitragen und als Gegengewicht zu dem großen Institutionen und Organisationen eigenen „Interesse an sich selbst“ wirken.

Das Recht auf Selbstverwaltung entsteht, wenn der Gesetzgeber auf seine eigenen Verwaltungs- und Regelungsansprüche verzichtet und sie an → Körperschaften des öffentlichen Rechts überträgt. Körperschaften des öffentlichen Rechts sind dem Gemeinwohl verpflichtet, unterliegen der hoheitlichen Aufsicht und dürfen nur auf Gebieten tätig werden, die der Gesetzgeber für sie explizit definiert hat oder zulässt.

Im System der Gesundheitssicherung der Bundesrepublik spielt die Selbstverwaltung eine Schlüsselrolle sowohl für die Funktionsfähigkeit des Systems als auch für das Grundverständnis der Akteure in der Selbstverwaltung. In der allerdings nicht ausnahmelosen (z. B. gibt es in den Ersatzkassen keine gewählten Arbeitgebervertreter) paritätischen Besetzung der Selbstverwaltung durch Mitglieder- und Arbeitgebervertreter spiegelt sich u.a. auch wider, dass sie selbst insbesondere mit Gründung der BRD sowohl eine wichtige Bedingung als auch ein praktisches Resultat des gesellschaftspolitischen Leitbildes der Sozialpartnerschaft in einer sozialen Marktwirtschaft war und ist.

Alle Körperschaften des öffentlichen Rechts im Gesundheitswesen sind vom Gesetzgeber verpflichtet, sich Organe der Selbstverwaltung zu schaffen. In den meisten Sozialversicherungsträgern ist dies die periodisch direkt von den Mitgliedern gewählte ehrenamtliche Vertreterversammlung. Diese wählt sowohl als zusätzliches Selbstverwaltungsorgan aus ihrer Mitte den ehrenamtlichen Vorstand als auch die hauptamtliche Geschäftsführung bzw. die hauptamtlichen Vorstände. Seit 1993 gibt es in der GKV nur noch ein im Prinzip von den Mitgliedern gewähltes Organ der Selbstverwaltung, den Verwaltungsrat. In der GKV gehört zu seinen Aufgaben nach § 197 SGB V u.a. die alle 6 Jahre stattfindende Wahl der hauptamtlichen Vorstände, Satzungsleistungen und autonomes Recht zu beschließen, Entscheidungen zu treffen, die für die „Krankenkasse von grundsätzlicher Bedeutung sind“ und die Finanzgeschäfte der Kasse (Haushaltsplan, Jahresrechnung) zu beschließen.

Angesichts der durch so genannte „Friedenswahlen“ (durch Absprachen von Listenträgern, also beispielsweise der Gewerkschaften oder Arbeitgeberverbände, über den Umfang der Kandidatenlisten kann eine Urwahl verhindert werden) langjährig ausgehöhlten Erfahrbarkeit der Selbstverwaltung bei den Mitgliedern sowie durch eine Reihe weiterer Funktionsdefizite (z. B. Verringerung von eigenständigen Einflussmöglichkeiten, Qualifikationsdefizite der Selbstverwaltungsmitglieder) der Selbstverwaltung häufen sich

Legitimations-, Demokratie-, Steuerungs- und Funktionsdefizite. Daher gibt es verschiedene Überlegungen, sie abzuschaffen bzw. durch andere Verfahren zu ersetzen (vgl. dazu aktuell Braun et al. 2009). Eines, nämlich die Steuerung über den Exit-Mechanismus der Kassenwahlfreiheit, wurde bereits 1995 als eine Art Parallelstruktur etabliert. Erste empirische Überprüfungen ihrer Effektivität und Effizienz zeigen aber auch dort schon eine Reihe von Defiziten bzw. Einschränkungen ihrer Wirksamkeit, die sie gegenwärtig als Ersatz der Selbstverwaltung untauglich machen (Braun et al. 2008).

Selektiver Vertrag

oder auch Einzelvertrag. Der Selektivvertrag stellt im Gegensatz zu den bisher nahezu ausschließlichen Kollektivverträgen eine vertragliche Vereinbarung zwischen einer einzelnen GKV-Kasse oder einer Gruppe von Krankenkassen mit einzelnen Leistungserbringern (z. B. Vertragsärzten, Krankenhäusern oder Arzneimittelherstellern) oder einer Gruppe von ihnen dar.

Selektivverträge werden auch als Direktverträge bezeichnet, um zu betonen, dass in diesen Fällen die Kassenärztlichen Vereinigungen nicht am Vertrag beteiligt sind, sondern der einzelne Arzt direkt mit der Krankenkasse eine Vertragsbeziehung eingeht. Die Kassenärztliche Vereinigung und die Gemeinschaft aller Krankenkassen sind insofern davon betroffen, weil Gesamtvergütungen um den Betrag, der für den Versorgungsauftrag eines Selektivvertrages aufgewendet wird, bereinigt werden muss.

Der Einstieg in die zunehmend wichtiger werdende Selektivvertragswelt erfolgte ab 2004 über einzelne Verträge zur verschiedene Leistungssektoren übergreifenden Versorgung der Versicherten oder einer interdisziplinär-fachübergreifenden Versorgung gemäß den §§ 140 aff. SGB V.

Zusätzlich zu den Verträgen zu integrierten Versorgungsformen ermöglichte das Wettbewerbsstärkungsgesetz von 2007 auch selektive Verträge im Bereich der hausarztzentrierten Versorgung (§ 73b SGB V), der besonderen ambulanten ärztlichen Versorgung, also auch für die fachärztliche Versorgung(§ 73c SGB V) abzuschließen.

Der § 116b SGB V ermöglicht es außerdem den Krankenkassen mit einzelnen zugelassenen Krankenhäusern Verträge über spezielle ambulante ärztliche Behandlungen abzuschließen. Ähnliches gilt für die nach § 127 Abs. 2 SGB V mit einzelnen Leistungserbringern möglichen selektiven Verträge über Hilfsmittel und die einzelvertraglichen Möglichkeiten mit einzelnen pharmazeutischen Unternehmen zu Rabatten bei der Abgabe von Arzneimitteln („Rabattverträge") nach § 130a SGB V).

Ob die Möglichkeit selektivvertraglicher Gestaltung und Steuerung die erhofften Verbesserungen der Versorgungsqualität erbrachten, sich dauerhaft etablieren und kostensparend wirken, ist umstritten und wird auch wenig evaluiert. Insbesondere aus der Realität der Hausarztprogramme ist aber bekannt, dass es durch die Teilnahme eines Arztes an einem solchen Programm zu keiner aus Sicht der Patienten wahrnehmbaren Qualitätsverbesserung kommt. Negativ wird dort aber der zusätzliche Verwaltungsaufwand bewertet, der sich bei Nutzung aller anderen Selektivverträge noch vervielfachen dürfte. Die inhaltliche Beschränktheit der möglichen Kreativität der Verträge zur integrierten Versorgung und die Stagnation nach dem Auslaufen der Anschubfinanzierung zeigt, dass auch die meisten Krankenkassen nicht bereit und in der Lage sind, die Handlungsmöglichkeiten der selektiven Verträge auszuschöpfen und Handlungsspielräume zu besetzen.

Sense of Coherence (SoC)

Schlüsselbegriff in dem von dem Medizinsoziologen → *Antonovsky* entwickelten Modell der → Salutogenese.

Der SoC beschreibt die Fähigkeit zur Bilanzierung von gesundheitsbedrohenden Belastungen sowie physischen, psychischen und sozialen Widerstandsressourcen. Widerstandspotenzial und Erfahrung bilden damit einen Sinnzusammenhang, der sich in der Bewältigung von → Risiken bewähren soll: „Das Kohärenzgefühl ist eine globale Orientierung, die ausdrückt, in welchem Ausmaß man ein durchdringendes, dynamisches Gefühl des Vertrauens hat, dass die Stimuli, die sich im Verlauf des Lebens aus der inneren und äußeren Umgebung ergeben, strukturiert, vorhersehbar und erklärbar sind; einem die Ressourcen zur Verfügung stehen, um den Anforderungen, die diese Stimuli stellen, zu begegnen; diese Anforderungen Herausforderungen sind, die Anstrengung und Engagement lohnen." (Aaron Antonovsky: Salutogenese. Zur Entmystifizierung der Gesundheit. 1997, S. 36)

Antonovsky konzipierte damit eine Sicht, nach der der SoC als Indikator für die Fähigkeit dienen kann, gesundheitliche Stressoren individuell zu kompensieren (Coping). Damit sei der SoC selbst ein subjektiv tauglicher Indikator des eigenen Gesundheitserlebens.

Der SoC fungiert also als umfassende und die → Gesundheit gleichsam triggernde allgemeine Lebensorientierung. Sie ist ein Maß für die innere Sicherheit des Individuums, in einer konkreten Umwelt zu bestehen. Dabei spielen empirisch drei Aspekte oder Ebenen eine besondere Rolle:

- die Verstehbarkeit (comprehensibility) der unmittelbar umgebenden Welt (die Anforderungen an die Verstehbarkeit eingeschlossen),
- die Fähigkeit zur Bewältigung der umgebenden Lebenswelt (manageability) und
- die individuelle Wert- und Sinnbesetzung für eine erfolgreiche Bewältigung der Lebensumwelt (meaningfulness).

In der Konsequenz kann also die Stärkung des SoC im Sinne einer Bildung oder eines Trainings aller Faktoren, die die Kohärenz ausmachen, ein Schlüssel gesundheitsbezogener Handlungsorientierungen (→ Salutogenese) sein.

Sensitivität

Gütemaß diagnostischer Tests, gibt an, wie viele kranke Personen durch einen Test auch tatsächlich als krank erkannt werden.

Eine Sensitivität von 99% besagt folglich, dass von 100 Personen, die an der Zielkrankheit leiden, eine Person irrtümlich als gesund erkannt wird. Dies kann z. B. bei übertragbaren Krankheiten (etwa der Testung von Blutkonserven auf das HI-Virus) zu erheblichen Problemen führen. → Spezifität, → Prädiktion

Shared Decision-Making (SDM)

SDM ist eines der Schlüsselelemente der → Evidence based Medicine. Es soll sichern, dass die zumeist strikte biomedizinische Orientierung am klinischen → Fall in ein komplexeres humanwissenschaftliches und vor allem individuell orientiertes Handlungsmodell übersetzt werden kann, in dem der Patient eine notwendige aktive Rolle (z. B. Koproduzent) für die Wirksamkeit von Behandlungen spielt. Die psycho-sozialen Bedürfnisse, die Werte und Erfahrungen der → Patienten als Subjekte einer medizinischen Intervention sollen so in die Findung des gemeinsamen Behandlungsweges und -ziels integriert werden. Shared Decision-Making respektiert die Informationsbedürfnisse, die Erfahrungen, Kompetenzen, individuellen Leidensverarbeitungen und Wertorientierungen. SDM folgt dem Bemühen, → Adherence und → Compliance durch ein möglichst hohes Maß an Selbstbestimmung des Patienten bei der Mitentscheidung über Therapieoptionen in Kenntnis ihres Nutzens, ihrer Risiken und ihrer weiterreichenden individuellen und sozialen Konsequenzen zu erzeugen.

Shared Decision-Making steht damit für ein Arzt-Patient-Modell, das auf gegenseitige Unabhängigkeit, auf Respekt, Wissen und Entscheidungssouveränität gegründet ist. Es wird folgerichtig vor allem in der Langzeitbetreuung von chronisch Kranken sowie in der Zusammenarbeit mit Eltern chronisch kranker Kinder, in der Betreuung Pflegebedürftiger und in der Präventionsarbeit eine maßgebliche Rolle spielen müssen. Relativ ungeklärt ist das Verhältnis von Shared Decision Making und → Leitlinien sowie zu den zertifizierten → Disease Management Programmen. Dies mag einer der Gründe sein, weshalb bei der Übernahme der Beschreibung der Evidence based Medicine, wie sie Sackett vorgelegt hat und die ansonsten weitgehend als verbindlich akzeptiert wird, der Definitionsteil, der SDM integriert, zumeist nicht erwähnt wird.

Für die geringe Häufigkeit von SDM in Patient-Arzt-Beziehungen und deren langsame Zunahme spielen eine Reihe massiver Fehlerwartungen, Fehleinschätzungen des Aufwands, Unterschätzung der Selbstwirksamkeit und natürlich das Beharrungsvermögen alter paternalistischer Verhaltensweisen und Sichtweisen vor allem aufseiten der Ärzte aber auch bei den PatientInnen eine nicht zu unterschätzende Rolle (vgl. dazu Légaré et al. 2008). Eine verstärkte Implementation von SDM setzt also eine Vielzahl von individuellen, professionellen, mentalen und organisatorischen Veränderungen voraus bzw. bedingt diese.

Sicherstellungsauftrag

Durch den Sicherstellungsauftrag (§ 72 SGB V) für die ambulante Versorgung an die → Gesetzliche Krankenversicherung, die → Kassenärztlichen Vereinigungen und seit kurzem auch noch herausgehoben an die → medizinischen Versorgungszentren ist gesetzlich festgelegt, dass die ambulante Versorgung regelmäßig und fast ausschließlich durch niedergelassene Ärzte (→ Vertragsärzte) erfolgt.

Der Sicherstellungsauftrag kann aber nach § 72a SGB V dann, wenn mehr als 50 Prozent der niedergelassenen Vertragsärzte in einem Zulassungsbezirk auf ihre Zulassung verzichten oder die vertragsärztliche Versorgung verweigern, durch die jeweilige Aufsichtsbehörde nach eingehender Prüfung allein den Krankenkassen und ihren Verbänden übertragen werden. Diese können dann weiterhin mit der Kassenärztlichen Vereinigung und Teilen ihrer Mitglieder zusammenarbeiten oder „gemeinsam und einheitlich Einzel- oder Gruppenverträge mit Ärzten" (§ 72a Abs. 3 SGB V) und anderen Leistungserbringern schließen. Sie können außerdem Eigeneinrichtungen errichten. Reicht dies nicht, um die Versorgung sicherzustellen, können Krankenkassen schließlich auch Verträge mit Ärzten und geeigneten Einrichtungen abschließen, die ihren Sitz im Ausland haben.

Für die Erfüllung des Sicherstellungsauftrags gliedert das → Sozialgesetzbuch V die vertragsärztliche Versorgung in die hausärztliche und in die fachärztliche Versorgung (§ 73 SGB V). Die Ausgestaltung dieser Gliederung im Sinne einer modernen arbeitsteiligen und kooperativen Versorgung, die für chronisch Kranke und bei komplexen Behandlungsproblemen an der Schnittstelle von ambulanter und stationärer sowie rehabilitativer Versorgung besonders bedeutsam ist, ist demnach im Grundsatz eine Sicherstellungspflicht → der Kassenärztlichen Vereinigung.

Die Verbindung der Ziele einer ständigen → Modernisierung des Gesundheitssystems und der Regulation von Honorierungsinteressen hat sich aber offenbar als in weiten Bereichen nicht durchführbar erwiesen. Damit erfüllt die Kassenärztliche Vereinigung in ihrer aktuellen Organisationsweise, zumindest bei der Sicherstellung struktureller und prozessualer Modernisierungen, kaum die an diese Körperschaft übertragenen Pflichten. Andererseits reagiert sie damit auch nur auf das prinzipiell ungelöste Problem der sektoralen Zersplitterung der → Verantwortung für die medizinische Versorgung. Ob dies durch ihre gelegentlich politisch geforderte „Zerschlagung" oder durch die gesetzlich zugelassene Konkurrenz mit den „vertragsärztlichen Leistungserbringern" oder „Gemeinschaften dieser Leistungserbringer" (§ 73b Abs. 4 SGB V) im Bereich der hausarztzentrierten Versorgung verbessert oder nicht sogar verschlechtert wird, muss noch empirisch überprüft werden.

Social Security Act (SSA)

Diese 1935 in den USA begründete Sozialgesetzgebung war zunächst eine staatliche Rentenversicherung für Arbeiter, Opfer von Arbeitsunfällen, ein Hilfsfond für alleinstehende Mütter und Kinder, wenn diese unter Anklage in Strafprozessen standen sowie für Blinde und Körperbehinderte. Die Grundlage der Leistungen ist eine Sozialsteuer (Social Security Tax). Der SSA begründete auch eine Arbeitslosenversicherung. Die Durchführung des Gesetzes ist der Social Security Administration übertragen.

Der SSA war das Ergebnis der Sozialpolitik unter dem US-Präsidenten → F.D. Roosevelt (1882-1945). Unter dem Einfluss von → Keynes von ihm entwickelt, sollte sie nach der Weltwirtschaftskrise helfen, deren katastrophalen sozialen und ökonomischen Folgen zu überwinden. Diese Politik umfasste insgesamt eine sehr große Anzahl gesetzgeberischer Initiativen, darunter auch die Schaffung des Social Security Act und wurde als New Deal bekannt, wegen der Vielzahl der Gesetze von Gegnern auch als „Alphabet Soup" denunziert.

Seit 1965 bildet der SSA auch den Rahmen für → Medicare, → Medicaid und seit 1997 für das → State Children's Health Insurance Program (SCHIP). Die Durchführung dieser Gesetze ist den Center for Medicare & Medicaid Services (CMS), den Nachfolgeeinrichtungen der Health Care Financing Administration (HCFA), übertragen. Diese drei Programme sind 2004 die Krankenversicherung für mindestens etwa 87 Millionen US-Amerikaner.

Die Finanzierung erfolgt paritätisch aus Steuerbeiträgen von Arbeitgebern und Arbeitnehmern, wobei die Kalkulationen so erfolgen, dass die heutigen Arbeitnehmer und Arbeitgeber auch für die heutigen Leistungsnehmer aufkommen.

Unter dem Einfluss von → Friedman spielen in den USA heute die Theorien von Keynes eine zunehmend geringere realpolitische Rolle, bis hin zu immer wieder neuen massiven Versuchen, wesentliche Teile des New Deal rückgängig zu machen.

Solidaritätsprinzip

Sozialkompensatorisches Versicherungsprinzip der → Gesetzlichen Krankenversicherung mit den Elementen einer lohnbezogenen Beitragsleistung der Mitglieder und einer bedarfsabhängigen Leistungsgewährung für alle Versicherten unabhängig von Beitragspflicht und Beitragshöhe (→ soziale Lage, → Sozialepidemiologie).

Das Solidarprinzip basiert heute letztlich ausschließlich auf einem Konsens sozialer Werte, denen zumindest implizit folgende Annahmen zugrunde liegen:

Soziale Ungleichheit produziert gesundheitliche → Ungleichheit, die ihrerseits soziale Ungleichheit zu erzeugen oder zu stabilisieren vermag. Da die → Ursachen sozialer Ungleichheit von den Betroffenen tendenziell umso weniger zu vermeiden oder zu kompensieren sind, je nachhaltiger sie unter den Folgen zu leiden haben, sind zumindest hinsichtlich der Gesundheitsversorgung soziale Ausgleichsmechanismen existenzielle Voraussetzung eines modernen Gesellschafts- und Staatsverständnisses (→ Keynes).

Gesundheitliche Ungleichheit ist nicht allein eine soziale Verteilungsfolge, sondern sie ist auch unvermeidbar Folge gesellschaftlicher Arbeitsteilung bzw. unterschiedlicher Risikoverteilungen in der Arbeitswelt, die über Lohnerstattungen nicht oder nicht allein kompensiert werden können.

Gesundheitliche Ungleichheit ist immer auch Folge der biologischen → Variabilität, die gesellschaftlich zu tolerieren und deshalb auch auszugleichen ist.

Gesundheitsrisiken sind in erheblichem Umfang Folge historisch entstandener und sozial ungleich „vererbter" Gegebenheiten für Angehörige benachteiligter sozialer Schichten, die die individuelle Kompensationsfähigkeit überschreiten. Das gilt analog für die Ungleichverteilung von natürlichen und klimatischen Ressourcen.

In einem modernen Menschenbild sind Individualität und Autonomie positiv besetzte Werte. Uniformität des Verhaltens und eine das Mindestmaß überschreitende soziale Kontrolle sind hingegen negativ besetzt. Soziale Kohärenz kann unter solchen Wertesetzungen nur gewahrt werden, wenn sie durch Toleranz ergänzt ist. Solidarische Risikoabsicherungen übernehmen hierbei gleichsam auch die Funktion einer materiellen Basis für gelebte menschliche Individualität.

Hinreichender Solidarausgleich ist, wenngleich mit unterschiedlichen Motiven, ein übergeordnetes Interesse aller wesentlichen gesellschaftlichen Akteure, besonders auch der Arbeitnehmer und der Arbeitgeber. Solche Interessen beziehen sich z. B. auf die Befriedung von Verteilungskonflikten, auf die Ökonomisierung von Bildungsinvestitionen oder auch auf die Kaufkraftsicherung der potenziellen Warenkonsumenten.

Solidarische Risikoabsicherungen führen in erheblichem Maße zur moralischen und ökonomischen Entlastung des Staates und stärken (zumindest am Beispiel Gesundheitsversorgung) die solidargemeinschaftliche → Eigenverantwortung der Bürger gegen die normative Kraft des Staates.

Selbstverständlich bedeutet eine solche Interpretation der Gesetzlichen Krankenversicherung und ihrer Geschichte nicht, dass ein solches System widerspruchs- und konfliktfrei wäre. Wichtige Repräsentanten auch der Körperschaften der → Selbstverwaltung der GKV widersprechen einem solidarischen Wertekodex, und damit der Zukunftsfähigkeit des Systems durchaus nachdrücklich.

Sozialamt

Behörde des örtlichen Trägers der Sozialhilfe, zuständig für die Durchführung des → SGB XII.

Sozialdarwinismus

Die vor allem von dem französischen Geschichtsphilosophen de Gobineau (1816-1882) forcierte Übertragung der Entdeckungen von Charles Darwin (1809-1882) über die Selektion und die Zuchtwahl als Mechanismen der Evolution führte zu der kulturell, wissenschaftlich und letztlich dann in Form der Eugenik und Rassenhygiene auch politisch einfluss- wie verhängnisreichen These von der (qualitativen) Ungleichheit der Menschen, die die Folge eines geschichtlich sozialen Evolutionsprozesses sei und zur Ausprägung „wertvoller" und „minderwertiger" Rassen geführt habe. Entsprechend sollte dann die Hilfe für „minderwertige" Rassen angesichts deren „unkontrollierter" Geburtlichkeit zu einer „Entartung" der menschlichen Gattung führen.

An der Weiterentwicklung dieser Denkweise haben vor allem auch deutsche Wissenschaftler einen erheblichen Anteil. Sie führte konsequent in die faschistische Barbarei.

Für die → Sozialhygiene in der Weimarer Republik hatten diese Theorienbildungen vor allem zwei entscheidende Konsequenzen:

Die phänomenologische Wahrnehmung vom Zusammenhang zwischen → sozialer Lage und → Krankheit ließ es einigen Vertretern des Fachgebiets zwingend erscheinen, diese Zusammenhänge ebenfalls vor dem Hintergrund sozialdarwinistischer Gedankenkonglomerate zu deuten. Die „präventive" Konsequenz" sollte entweder in der „eugenischen Asylierung" oder in der „rassenhygienischen" Zwangssterilisierung liegen.

Andere Fachvertreter führten die gleichen Beobachtungen auf die soziale, speziell die sozialökonomische Ungleichheit der Menschen zurück. → Prävention musste dann aber gesellschaftlichen Wandel zur Folge haben. Hiermit gerieten sie dann in einen politischen Widerspruch, der dann auch das Fachgebiet selbst in den maßgeblichen gesellschaftspolitischen Konflikten positionierte.

Der Sozialdarwinismus, wenn schon nicht als Handlungskonzept, so doch als Erklärungskonzept spielt auch in der Gegenwart eine erhebliche und möglicherweise auch wieder wachsende Rolle. Die Auseinandersetzung mit Pseudotheorien über die Ursachen gesundheitlicher Ungleichheit gehört deshalb mit zu den wichtigsten Aufgaben auch der medizinischen Wissenschaften insgesamt wie dann (heute) der → Sozialmedizin und von → Public Health im Besonderen.

Soziale Gruppe

Personen mit gemeinsamen sozialen Eigenschaften. Hier wird die Auffassung vertreten, dass jede → Personenklassifikation auch eine soziale Gruppe definiert. Hieraus folgt auch, dass jedes Individuum stets vielen verschiedenen sozialen Gruppen angehört oder angehören kann.

Das unterscheidet die soziale Gruppe von der → sozialen Schicht, die einen objektiven, unmittelbaren und soziogenetischen Tatbestand innerhalb der sozialen Differenzierung einer Gesellschaft darstellt. Jede soziale Schicht und jedes soziale Milieu ist auch als eine soziale Gruppe zu beschreiben, während umgekehrt nicht jede soziale Gruppe eindeutig einer sozialen Schicht oder einem sozialen Milieu zugeordnet werden kann.

Soziale Lage

Umschreibt jeweils die (durchschnittliche) Gesamtsituation einer nach den sozialen Differenzierungsmustern (→ soziale Gruppe, → soziale Schicht, → Sozialstatus, soziales Milieu) gegliederten → Bevölkerung. Die soziale Lage bezeichnet also sowohl die Situation eines Teils als auch die der gesamten Bevölkerung.

Die soziale Lage widerspiegelt sich auch in Wertzuweisungen im Sinne von sozialem Status. Hierbei ist, aus der Sicht der → Sozialepidemiologie nicht allein die „durchschnittliche“ soziale Lage, sondern vor allem deren Verteilung und Spreizung bzw. die Streuung um den Mittelwert von analytischer Bedeutung.

Für die → Sozialmedizin ist zusätzlich wichtig, dass die → Gesundheitslage nicht allein der sozialen Lage folgt und sich mit ihr auch verändert, sondern, dass die → Gesundheitslage selbst ein Indikator der sozialen Lage ist.

Soziale Schicht

bezeichnet eine hinreichend homogene soziale Identität innerhalb der vertikalen Gliederung einer Gesellschaft. In der sozialen Schichtung repräsentiert sich maßgeblich die aktuelle historische → Lebensweise einer Gesellschaft.

Da in der → Sozialmedizin die Auseinandersetzung mit der sozial bedingten gesundheitlichen Ungleichheit mit im Zentrum des Interesses steht, spielt die Frage der Schichtung einer → Bevölkerung eine zentrale Rolle. Die Zuweisung von → Personen zu einer bestimmten Schicht kann jedoch erhebliche Probleme aufwerfen, weil hierzu in der Regel eine ganze Merkmalsbatterie erforderlich ist und zu erheblichen Varianzproblemen führen kann. Es kommt hinzu, das solche Merkmale im Ablauf der Zeit wenig stabil sein können. Einige Soziologen sehen deshalb in der Schichtung einen Akt willkürlicher Zuordnungen, die nur im Zusammenhang einzelner Sachfragen, nicht aber im Sinne einer Spiegelung gesellschaftlicher Grundtatsachen eine Berechtigung haben.

Für die Sozialmedizin und auch die → Sozialepidemiologie bleibt die Bedeutung einer solchen theoretischen Diskussion eher gering, weil praktisch mit allen gebräuchlichen Schichtmodellen soziale Unterschiede bezüglich der Verteilung der gesundheitsrelevanten Parameter räumlich und zeitlich relativ stabil reproduziert werden.

Die Zuordnung zu einer sozialen Schicht ist in der Regel nicht wählbar, sondern wird gleichsam sozial „vererbt“. In ihr reproduziert sich die Verteilung der elementaren sozialen Ressourcen (Eigentum, Bildung und Bildungszugang, Chancen sozialer → Mobilität, Einkommen und Einkommenssicherheit, Durchsetzungsfähigkeit, soziale Rechte und Interessen usw.).

Soziale Schichten sind weder in ihrem horizontalen noch ihrem vertikalen Gefüge starr. Sie sind durch eine vielschichtige Mobilität gekennzeichnet. Während bei der horizontalen Mobilität die Suche neuer Konformitätscluster in einer Schicht (Positionsverbesserung durch Veränderung der Gruppenzugehörigkeit) eine wichtige Rolle spielt, ist die vertikale Mobilität mit gesellschaftlichem Auf- bzw. Abstieg verbunden.

Innerhalb jeder sozialen Schicht sind sehr unterschiedliche → soziale Milieus zu identifizieren. Schichtenübergreifende Milieus sind eher selten und sofern zu beobachten, wenig stabil.

Für die Sozialmedizin und die → Sozialepidemiologie handelt es sich hierbei um wichtige gesellschaftliche Phänomene, weil sie direkt und indirekt in Beziehung zu den Verteilungsphänomenen gesundheitlicher Parameter stehen.

Für die Klassifizierung sozialer Schichten gibt es sehr unterschiedliche und auch international oft wenig vergleichbare Modelle. Während in der Bundesrepublik eher dem Ansatz einer 3er Klassifikation gefolgt wird (Ober-, Mittel- und Unterschicht), folgt Großbritannien traditionell einer 5er Klassifikation, der Berufs- und Fertigkeitskriterien sowie das Einkommen zugrunde liegen. Auf dieser Basis sind in Großbritannien nach weitgehend feststehender Klassifikation systematische Berichterstattungen über den Zusammenhang von Krankheit und sozialer Lage üblich. Diese Klassifikation unterscheidet 5 (6) Gruppen:

- I Professional occupations
- II Intermediate occupations
- IIIn nonmanual skilled occupations
- IIIm manual skilled occupations
- IV Partly skilled occupations

- V Unskilled occupations

Die Bedeutung dieser Klassifikation korrespondiert der in sozialmedizinischen Studien regelhaft bestätigten Beobachtung, dass (zumindest in sog. ökonomisch entwickelten Ländern) die Art der Tätigkeit eine der wichtigsten Strukturvariablen für Gesundheitsindizes ist.

In den USA folgt man ebenfalls einer 5er Klassifikation (Upper Class, Upper Middle Class, Middle Middle Class, Under Middle Class und Under Class), die den Quantilen der Einkommensverteilung der Haushalte entspricht. Das unterste Quantil (als Grenze 2008 mit einem Jahreshaushaltseinkommen für eine 4-köpfige Familie von 19.350 $) definiert zugleich die Zugangsberechtigung zu → Medicaid.

Bei internationalen Vergleichen von Zusammenhängen zwischen Gesundheit und sozialer Lage ist Zurückhaltung geboten, weil die Sozialklassifikationen sehr unterschiedliche soziale Gegebenheiten reproduzieren und weil die Differenzen in der Gesundheit nicht unabhängig von den Bevölkerungsanteilen interpretiert werden können, die jeweils hinter solchen Schichtstratifizierungen stehen.

Sozialepidemiologie

Zweig der → Epidemiologie, der sich in Deutschland ebenso wie die → Gesundheitsökonomie, die Gesundheitssystemforschung, die Medizinsoziologie und die → Versorgungsforschung aus der → Sozialhygiene entwickelt hat.

Ausgangspunkt der Sozialepidemiologie ist die Beobachtung, dass → Krankheit und → Lebensdauer nach Maßgabe der → sozialen Lage zwischen den sozialen Schichten von → Bevölkerungen und zwischen Bevölkerungen ungleich verteilt sind. Grundlegend sind im deutschen Sprachraum hierzu u.a. die Schriften von Frank (1745-1821), Virchow (1821-1902), Mosse (1873-1936), Tugendreich (1876-1948), Grotjahn (1869-1931), → Pflanz (1923-1980), Winter (1910-1987), → Kreuz (1919-1981).

Die Sozialepidemiologie untersucht die Beziehungen zwischen der Verteilung der → Morbidität und den sozialen Struktureigenschaften von → Bevölkerungen und Bevölkerungsgruppen.

Drei Beobachtungen sind in diesem Zusammenhang für die Sozialepidemiologie konstitutiv:

- Der historische Wandel der → Gesundheitslage einer Bevölkerung und der historische gesellschaftlich-soziale Wandel bedingen einander wechselseitig (→ epidemiologische Transition).
- Die Verteilung der Gesundheitsprobleme zwischen den sozialen Schichten und Gruppen einer Bevölkerung ist ein Indikator für ihre soziale Differenzierung (vertikale Ungleichheit). Vertikale Ungleichheit folgt vor allem den vorfindlichen und individuell kaum gestalt- oder beeinflussbaren → Lebensbedingungen und der → Lebensweise.
- Innerhalb einer sozial weitgehend homogenen Bevölkerung spiegelt die Verteilung der Gesundheitsprobleme die Individualität (horizontale Ungleichheit). Horizontale Ungleichheit folgt den bio-psycho-sozialen Individualmerkmalen, einerseits im Sinne der biologisch-genetischen Voraussetzungen andererseits im Sinne des → Lebensstils, der Attitüden, des → Sense of Coherence usw..

Aus analytischer Sicht interessieren vor allem folgende Aspekte:

- Die Phänomenologie der → Ungleichheit,
- die → Ursachen der Ungleichheit,
- die Folgen der Ungleichheit.

Die Phänomenologie der Ungleichheit betrifft

- Gesundheitsrisiken, die sich aus den natürlichen und sozialen Lebensbedingungen ergeben,
- Gesundheitsrisiken, die sich aus den Lebenskonzepten und -stilen ergeben,
- die Verteilung von → Krankheiten und → Lebensdauer,
- die → Zugänglichkeit rechtzeitiger und effektiver Hilfe,

- die Phänomene der → Adherence und der → Compliance,
- die sozialen Folgen von Krankheit und → Behinderung,
- die Fähigkeit zur Kompensation dieser Folgen.

Hinsichtlich der Ursächlichkeit der Ungleichheit spielen sehr unterschiedliche Mechanismen der → epidemiologischen Transition eine Rolle, so z. B.

- die nur selektive Verbesserung der Gesundheitsverhältnisse einzelner sozialer Gruppen oder Bevölkerungen,
- die sozial selektive Verschlechterung der Gesundheitsverhältnisse einzelner sozialer Gruppen oder Bevölkerungen und
- der soziale Strukturwandel innerhalb einer Bevölkerung.

Zur Erklärung der Tatsache, dass es materiell reiche Länder (z. B. die USA) mit extremer Ungleichheit im Gesundheitssystem und wesentlich ärmere Länder (z. B. Kuba) gibt, in denen gesundheitliche Risiken und ihre Versorgung gleich verteilt sind, nützt zusätzlich die genauere Analyse der Selbstverwirklichungschancen zwischen Bevölkerungsgruppen und Bevölkerungen.

Die Folgen der Ungleichheit interessieren aus der Sicht der Sozialepidemiologie in zweierlei Hinsicht, nämlich hinsichtlich

- der sozialspezifischen Hilfebedarfe (Handlungsaspekt) und
- der sich aus den Gesundheitsverhältnissen einer Bevölkerung herleitende Bewertungsmaßstab für den gesellschaftlichen Wandel (Folgeabschätzung).

Der Wandel der Ungleichheit hat aus praktischer Sicht drei wichtige Aspekte:

- Die gesundheitliche „Distanz“ einzelner → sozialer Gruppen und sozialer Schichten (Verteilung der → Risiken),
- der Umfang (→ Prävalenz) der jeweils als krank oder behindert bestimmten sozialen Gruppen und Schichten und
- die sozialdemografische Merkmalsänderung der jeweiligen betroffenen → sozialen Gruppen und sozialen Schichten im Ablauf der Zeit als Indikatoren des sozialen Wandels.

Zu bestimmten Zeitpunkten beobachtet, erscheinen dann die Folgen dieser Prozesse als Unterschied, der ohne Kenntnis seiner Mechanismen allerdings keine ursächliche Erklärung zulässt, also auf der Ebene deskriptiver und phänomenologischer Wahrnehmung verbleibt.

Für eine Gesamtheit von Menschen (Bevölkerung, soziale Schicht oder soziale Gruppe) gilt:

- Je schlechter die soziale Lage und je früher und länger ihr Menschen ausgesetzt sind, desto später und unzureichender werden bestimmte Merkmale des Wachstums und der körperlichen, psychischen und sozialen Reife erreicht.
- Je schlechter die soziale Lage und je früher und länger ihr Menschen ausgesetzt sind, desto früher treten bestimmte psycho-physische Merkmale des Alterns auf bzw. desto schneller verläuft der Alterungsprozess und desto kürzer ist die Lebensdauer.
- Je schlechter die soziale Lage und je früher und länger ihr Menschen ausgesetzt sind, desto nachteiliger ist dies für die Fähigkeit zur Vermeidung oder Kompensation von Gesundheitsrisiken. Je schlechter die soziale Lage und je früher und länger ihr Menschen ausgesetzt sind, desto größer ist die Belastung durch Krankheit und Behinderung bzw. desto früher treten bestimmte Krankheiten und Behinderungen auf und desto schlechter ist die eigene körperliche, psychische und soziale Fähigkeit, an der Hilfeleistung aktiv mitzuwirken.

Die Wahrnehmung der Tatsache, dass Menschen vor Krankheit und Tod sozial ungleich sind und durch einen Wandel ihrer sozialen → Lebensbedingungen diese Ungleichheit überwinden können, hat sich weltweit und geschichtlich als ein bedeutsamer sozialpolitischer Konfliktstoff erwiesen.

Vor diesem Hintergrund hat die solidarische Krankenversicherung in der politischen Absicht von → Bismarck und mit ihren beiden Funktionen der Lohnkompensation bei Krankheit sowie der Leistungsgewährung im Fall der Behandlungsbedürftigkeit vor allem dem Ziel gedient, sozialen Frieden zu sichern. Umgekehrt bedeutet dies unter den Rahmenbedingungen der Gesundheitssicherung in der Bundesrepublik, dass der → Gesetzlichen Krankenversicherung eine entscheidende gesundheitspolitische Funktion so lange zukommen kann, wie sozialer Frieden als ein übergeordneter und über alle beteiligten sozialen Schichten hinweg hinreichend konsensfähiger politischer Wert akzeptiert wird.

Sozialgerichtsbarkeit

In Deutschland ist die rechtliche Kontrolle der Entscheidungen öffentlicher Gewalt verfassungsrechtlich verbürgt (Art. 19 Abs. 4 GG). Rechtsstreitigkeiten von Versicherten, Leistungserbringern und Bürgern gegen fast alle Sozialleistungsträger werden bei besonderen Sozialgerichten geführt. Die Sozialgerichtsbarkeit hat daher eine wichtige Funktion bei deren Kontrolle und in der Auslegung des für die Gesundheitsversorgung relevanten Sozialrechts. Sie bedient sich häufig des Sachverstands von medizinischen Gutachtern. In der Sozialgerichtsbarkeit entscheiden hauptamtliche Richterinnen und Richter (Juristen) sowie ehrenamtliche Richterinnen und Richter aus den Kreisen der Versichertenvertreter, der Arbeitgeber, der Vertragsärzte und der Behindertenverbände. Die Entscheidungen der Sozialgerichte (erste Instanz) können in Sach- und Rechtsfragen bei den Landessozialgerichten (LSG; Berufungsinstanz) und in Rechtsfragen beim Bundessozialgericht in Kassel (BSG; Revisionsinstanz) überprüft werden. Der gerichtlichen Entscheidung geht zumeist ein internes Widerspruchsverfahren beim Sozialleistungsträger voraus. Rechtsgrundlage des Verfahrens ist das Sozialgerichtsgesetz (SGG). Das Verfahren ist für die Versicherten und Sozialleistungsempfänger gebührenfrei. Bis zum LSG ist auch kein Rechtsvertreter erforderlich. Rechtsvertretung im Rahmen der S. können neben Rechtsanwälten und Rentenberatern auch Gewerkschaften und Sozialverbände anbieten.

Sozialgesetzbuch (SGB)

Das Sozialgesetzbuch der Bundesrepublik Deutschland regelt das soziale Leistungsrecht in einem Gesamtwerk von 12 systematisch verknüpften Büchern. Weitere Sozialleistungsgesetze sind Teil des SGB, auch wenn sie noch anders benannt sind: Bundesausbildungsförderungsgesetz, Wohngeldgesetz, Bundesversorgungsgesetz u.a. (§ 68 SGB I).

SGB I	**Allgemeiner Teil:** enthält die grundlegenden Ziele des Sozialrechts, Definitionen, Leitsätze und Verfahrensvorschriften
SGB II	**Grundsicherung für Arbeitssuchende:** Förderung und Aktivierung zur Erwerbsarbeit von erwerbsfähigen Personen über 15 Jahren bis zur Regelaltersgrenze sowie deren Angehörige, soweit diese über kein (ausreichendes) Arbeitseinkommen verfügen
SGB III	**Arbeitsförderung**: regelt die Leistungen der Bundesagentur für Arbeit (BA), die Arbeitsvermittlung und die Leistungen bei Arbeitslosigkeit
SGB IV	**Gemeinsame Vorschriften für die Sozialversicherung**: regelt das Recht des Gesamtsozialversicherungsbeitrags, die Definition sozialversicherungsrechtlicher Grundbegriffe, insbesondere zur Versicherungspflicht, die Verfassung der Sozialversicherungsträger (Organisation, Sozialversicherungswahlen, Haushalts- und Rechnungswesen)
SGB V	**Gesetzliche Krankenversicherung:** regelt die Organisation, die Versicherungspflicht und die Leistungen der gesetzlichen Krankenkassen und deren Rechtsbeziehungen zu den Leistungserbringern (Ärzte, Zahnärzte, Krankenhäuser usw.).
SGB VI	**Gesetzliche Rentenversicherung**: regelt die Organisation und die

Leistungen der Träger der Deutschen Rentenversicherung (Renten wegen Alters, Rente wegen Erwerbsminderung und Hinterbliebenenrenten; Leistungen zur medizinischen Rehabilitation und Teilhabe am Arbeitsleben)

SGB VII **Gesetzliche Unfallversicherung**: regelt die Organisation, die Versicherungspflicht und die Leistungen der gewerblichen und der landwirtschaftlichen Berufsgenossenschaften sowie der Unfallkassen der öffentlichen Hand für die Versicherungsfälle bei Arbeitsunfall, Wegeunfall und Berufskrankheit.

SGB VIII **Kinder- und Jugendhilfe**: regelt die Leistungen der Träger der öffentlichen Jugendhilfe (insbes. Jugendämter) für hilfebedürftige Kinder, Jugendliche, junge Erwachsene und deren Eltern

SGB IX **Rehabilitation und Teilhabe behinderter Menschen**: regelt den Behinderungsbegriff, einen verfahrens- und leistungsrechtlichen Rahmen der Rehabilitationsträger nach dem SGB III, V, VI, VII, VIII und XIII sowie BVG für die medizinische Rehabilitation, Teilhabe am Arbeitsleben und Teilhabe am Leben in der Gemeinschaft (Teil 1) sowie das Recht schwerbehinderter Menschen (Teil 2) mit arbeitsrechtlichen Regelungen und insbesondere den Aufgaben des Integrationsamts

SGB X **Verwaltungsverfahren und Sozialdatenschutz** regelt Rechte und Pflichten im Verwaltungsverfahren um Sozialleistungen, den Datenschutz und die Zusammenarbeit der Sozialleistungsträger

SGB XI **Soziale Pflegeversicherung**: regelt Zielsetzungen, die Organisation, die Finanzierung, Leistungsvoraussetzungen und Qualitätssicherung von Leistungen bei Pflegebedürftigkeit

SGB XII **Sozialhilfe**: regelt die Verantwortlichkeiten, die Organisation, die Anspruchsrechte, Gewährung und Trägerschaft von Leistungen der Sozialhilfe einschließlich der Grundsicherung im Alter und bei dauerhafter Erwerbsminderung, der Hilfe zur Gesundheit, der Eingliederungshilfe für behinderte Menschen und der Hilfe zur Pflege

Die für die medizinische Versorgung, die Rehabilitation und die Pflege wichtigsten Bücher des SGB sind die SGB V, VI, VII, IX, XI und XII. Ein eigenständiges → Präventionsgesetz war bis 2008/2009 in der politischen Diskussion, ist aber vorläufig gescheitert.

Sozialhilfe

→ SGB XII

Sozialhygiene

Medizinische Disziplin an der Schnittstelle zu den Sozialwissenschaften. Sie hat sich in Europa vor allem in der 2. Hälfte des 19. und in der 1. Hälfte des 20. Jahrhunderts entwickelt und war der Versuch, ein Wissenschafts- und Praxisprojekt zu begründen, das (in heutigen Begriffen) Medizin, → Epidemiologie, Medizinsoziologie, → Demografie, → Gesundheitsökonomie und Gesundheitssystemanalyse multi- und interdisziplinär zusammenführt. Sie entsprach etwa zeit- und deckungsgleich den Entwicklungen, die in anderen Ländern zur Herausbildung von Public Health oder zu einer disziplinär eigenständigen Epidemiologie führten und hat diese Entwicklungen auch mit beeinflusst.

Sie war damit in ihrem Wissenschafts- und Praxisverständnis breiter und komplexer thematisiert als sich dies im derzeitigen Verständnis der → Sozialmedizin spiegelt.

Das Fachgebiet hat sich in Deutschland unter komplizierten Auseinandersetzungen, Förderungen und Zurückweisungen seitens der etablierten Medizin herausgebildet. Seine Geschichte reicht weit in das 19. Jahrhundert zurück. Wichtige Wegbereiter des Faches waren u.a. Johann Peter Frank (1745-1821), Rudolf Virchow (1821-1902), Salomon Neumann (1819-1908), Rudolf Leubuscher (1821-1861), Adolf Gottstein (1857-1941) oder Max

Mosse (1873-1936) und Gustav Tugendreich (1876-1948).

Mit der Berufung von Alfred Grotjahn (1869-1931) zum ersten deutschen Universitätsprofessor für Sozialhygiene wurde diese 1920 an der Berliner Charité als medizinisches Lehrfach etabliert. Grotjahn, zeitweilig Reichstagsabgeordneter für die SPD und für diese auch programmatisch gesundheitspolitisch aktiv, war vermutlich der erste deutsche Arzt, der zugleich auf eine Ausbildung in Ökonomie zurückgreifen konnte.

1933 zwangsweise in Rassenhygiene umgewandelt, sind die meisten Vertreter des Fachgebiets nach 1933 emigriert. Sie gingen z. B. nach Palästina, in die USA, nach Argentinien, England und Schweden: z. B. Benno Chajes (1880-1938), Franz Goldmann (1895-1970), Miron Kantorowicz (1895-?), Alfred Korach (1893-1979), Fritz Rott (1878-1959), Georg Wolff (1886-1952). Ihre wissenschaftlichen und praktischen Erfahrungen hatten sie mitgenommen und z. B. in den USA, so Goldmann (Yale University New Haven, Harvard University Boston), Wolff (Johns Hopkins University Baltimore, National Institute of Health, Washington) und Kantorowicz (Milbank Memorial Fund New York), in → Public Health gut nutzen können. Der einzige jüdische Arzt aus dem Umfeld von Grotjahn, der Deutschland nicht verließ, war Georg Benjamin (1895-1942), der im KZ Mauthausen getötet wurde. Nur wenige kamen aus der Emigration zurück, so z. B. der Medizinalstatistiker Karl Freudenberg (1892-1966).

In der Bundesrepublik Deutschland hatte sich die Sozialhygiene nach dem 2. Weltkrieg nicht wieder etablieren können. Ein Wandel setzte erst in den 1960er Jahren, besonders nach 1968 ein. Allerdings etablierte sich nun das Fachgebiet unter der Bezeichnung Sozialmedizin oder als Medizinsoziologie oder als Epidemiologie. Wissenschaftler, die ursprünglich aus anderen Fachgebieten kamen, wie z. B. in Heidelberg Hans Schäfer (1906-2000) und → Manfred Pflanz (1923-1980) in Hannover haben sich um die Etablierung und Konsolidierung der Sozialmedizin verdient gemacht.

In der späteren DDR waren es vor allem wieder Ärzte jüdischer Herkunft, die unmittelbar nach dem II. Weltkrieg und nach ihrer Rückkehr aus der Emigration (mit erheblich divergierenden konzeptionellen Ansätzen und jeweils geprägt durch ihre unterschiedlichen Emigrationserfahrungen in der damaligen Sowjetunion, in Schweden, in Frankreich und in Großbritannien) die Reetablierung dieses Wissenschaftszweiges betrieben, z. B. Kurt Winter (1910-1987), Eva Schmidt-Kolmer (1913-1991), Hilde Marcusson (1910-1989) und Erwin Marcusson (1899-1976). Trotz eines weitgehenden Arbeitsverbotes in der Sowjetunion zwischen 1941 und 1966 hatte die Sozialhygiene in der DDR bis in die frühen 70er Jahre einen wichtigen Anteil an der Etablierung der → Epidemiologie, der Medizinsoziologie und der medizinischen → Demografie.

Da sich die Bezeichnung Sozialhygiene für den quasi analogen Wissenschaftsbereich → Public Health international nicht durchgesetzt hatte, hatten sich die Fachvertreter in der DDR seit 1988 darauf verständigt, das Lehr- und Forschungsgebiet an den Universitäten sukzessive in → Sozialmedizin umzubenennen, da eine Verständigung auf die Bezeichnung Public Health nicht zustande kam. Dies war auch ein Reflex darauf, dass etwa seit 1975 dieses Forschungsgebiet seine empirische und praktische Arbeitsbasis zunehmend verloren hatte, an den Universitäten jedoch durchgängig etabliert blieb.

Sozialmedizin

Medizinische Fachdisziplin, die in der universitären Forschung und Lehre, an Fachhochschulen und in der Praxis der Gesundheitsversorgung in sehr unterschiedlicher Weise verankert ist.

Die Sozialmedizin steht in der Reihe jener historischen Entwicklungen, aus denen auch die → Sozialhygiene hervorgegangen ist. Diese betrafen vor allem

- die Wahrnehmung der sozialen Ungleichheit der Menschen vor Krankheit und Tod sowie
- der Chancen im Bedarfsfall Hilfe und Unterstützung zu erfahren und
- den Konflikt um die Frage, ob sich der Wissenschaftsanspruch medizi-

nischer und gesundheitlicher Hilfeleistung auf bio-medizinisch orientierte Erklärungs- und Handlungskonzepte reduzieren lässt.

Die Konzeptualisierung von Gesundheit, Krankheit und Behinderung sowie die der Hilfeleistung und der hierzu erforderlichen Voraussetzungen aus sozialwissenschaftlicher Sicht bilden somit den besonderen Beitrag der Sozialmedizin zu den medizinischen Wissenschaften insgesamt. Sie ist damit gleichsam die Konsequenz eines humanwissenschaftlichen Menschenbildes, das menschliche Individualität nicht auf eine biologische Funktionalität reduziert und die Aufgaben der Medizin nicht auf die eines Reparaturbetriebes eingrenzt.

Damit spiegeln sich alle Konflikte um

- das Menschenbild,
- die Konzeptualisierung von Gesundheit und Krankheit sowie um
- die der Verantwortung für Hilfeleistung und
- die hierzu erforderlichen Voraussetzungen seitens der → Gesundheitssicherungs- und → Gesundheitsversorgungssysteme

auch in den Konflikten in und um die Sozialmedizin.

Diese Konfliktträchtigkeit ist einer der Gründe für die unzureichende und oft nur gegen Widerstände mögliche Etablierung der Sozialmedizin als akademische Disziplin. Die Schwierigkeit der theoretischen und konzeptionellen Formierung des Fachgebiets wird durch den Umstand verstärkt, dass es jeweils in den unterschiedlichen Systemen der Gesundheitssicherung und –versorgung auch sehr verschiedene Aufgaben wahrzunehmen hat. Die Sozialmedizin hat sich deshalb international sehr unterschiedlich profiliert:

- Unter den Bedingungen eines marktwirtschaftlich organisierten Versorgungstyps sind es vor allem die Erfahrungen der → Sozialepidemiologie, die die Sozialmedizin prägen.
- In steuerfinanzierten Systemen sind es maßgeblich die Ermittlung von prioritären Gesundheitsproblemen der → Bevölkerung und die → Evaluation der → Effektivität und der → Effizienz der Versorgungsangebote, die das Fachgebiet profilieren.
- Unter den Bedingungen der → Gesetzlichen Krankenversicherung und der → Selbstverwaltung mit ihren stark auf Ausgleich der Akteursinteressen durch Verhandlungen orientierten Natur, hat sich folgerichtig auch kaum ein an den Wissenschaften orientierter Erklärungs- und Beratungsbedarf entwickelt, da Regulation und Steuerung des Systems dem Verhandlungserfolg jeweils der interessierten Akteure folgen.

Sozialmedizin wird deshalb von der Medizin insgesamt offenbar nicht in seiner Erkenntnisfunktion, sondern eher als Dienstleistung und „Partei" in Interessenkämpfen oder nur als „Sozialversicherungsmedizin" wahrgenommen. Diese Reduktion wird z.T. fortdauernd durch den Umstand verstärkt, dass eine Reetablierung der → Sozialhygiene nach dem 2. Weltkrieg in der Bundesrepublik nicht gelang und sich die einzelnen Arbeitsgebiete der Sozialhygiene der Weimarer Republik, (in heutiger Begriffswelt) also die Sozialepidemiologie, die Sozialmedizin, die Medizinsoziologie, die Gesundheitssystemforschung, die medizinische Demografie oder die → Versorgungsforschung und das → Gesundheitsmanagement, sofern in der Medizin überhaupt als Einzelwissenschaften, sich am ehesten außerhalb eines medizinischen Zusammenhangs, z. B. in dem von Public Health, etabliert haben bzw. sich zu etablieren versuchen.

Trotz eines erheblichen und auch wachsenden Bedarfs an „Sozialmedizin" stellt sich dieses Fachgebiet heute positionell schwach und ungefestigt dar. Dies könnte als Beleg für die Erfahrung gelten, dass multi- und interdisziplinäre Bedarfe an wissenschaftlichen Disziplinen sich zwar in unmittelbaren (und in der Regel zeitweiligen) Arbeitszusammenhängen nicht aber in tradierten Wissenschaftsstrukturen als stabile Disziplinen erfolgreich etablieren lassen.

Die für die Bundesrepublik zu konstatierende und angesichts des Umfangs gesundheitsbezogener Gesundheitsdienstleistungen erhebliche Schwäche der Sozialmedizin ist deshalb nicht oder nicht nur ein Reflex auf die Enge des in der Medizin reflektierten Menschenbildes und der hieraus folgenden Konzeptionen von → Gesundheit und → Krankheit, sondern auch eine Folge von Verteilungskonflikten und schwierigen Verhältnissen zwischen Politik und Wissenschaft.

Anders ist dies in der praktischen Sozialmedizin, die, bezogen auf den Leistungsumfang, zu den wichtigsten Spezialisierungen mit unmittelbarer Versorgungswirkung innerhalb des komplexen Gebäudes einer arbeitsteiligen gesundheitsbezogenen Dienstleistung gerechnet werden muss. Hier ist sie vor allem in drei Bezügen im Gesundheitsversorgungssystem der Bundesrepublik verankert:

- Als praktische Aufgabe bei der Bewältigung von sozialen Ursachen und Folgen von Krankheit und → Behinderung in vielfältigen (und auf ärztliche nicht einzugrenzenden) Professionen der sozialen Hilfe und der Überwachung gesundheitsrelevanter Lebensbereiche (z. B. Amtsärzte, Berufe der sozialen Betreuung von Personen mit eingeschränkter Selbstständigkeit und Selbsthilfefähigkeit, wie z. B. Sozialarbeiter),
- als eine der maßgeblichen Praxisqualifikation im → Gesundheitsmanagement (Institutionen der Gesundheitssicherung und der Gesundheitsversorgung, der Gesundheitsämter und Behörden, der Kassenärztlichen Vereinigungen, der Akteure der Selbstverwaltung) und
- als Begutachtungsdienst in der Sozialversicherung mit erheblicher praktischer Bedeutung in der Gesundheitsversorgung und sozialen Absicherung von Krankheits- und Behinderungsfolgen (Gutachter des → Medizinischen Dienstes der Krankenversicherung, der Arbeitsverwaltungen, der Rentenversicherer und der Unfallversicherung).

Der Versuch einer Fachgebietsbeschreibung verlangt, den spezifischen Erkenntnismöglichkeiten und den praktischen Aufgaben gleichermaßen Rechnung zu tragen.

Für eine solche Annäherung ist die Deutung des Adjektivs „sozial" leitgebend und verlangt vor allem eine Abgrenzung von der Deutungsenge des Sozialen als Milieu. „Sozial" umschreibt hier die Gesamtheit der Rückwirkungen des (Gattungswesens) Menschen und seines Tuns auf sich selbst, die Grundlagen seiner Existenz und die Aufgaben der Gesundheitssicherung für künftige Generationen.

Das aber bedeutet, dass das Besondere und auch abgrenzende der Sozialmedizin, die Wirkungen des Menschen auf sich selbst sind. Die primäre Schlüsselwahrnehmung der Sozialmedizin ist also die der Veränderung von Gesundheitsproblemen im Ablauf der Zeit als Folge des sozialen Wandels. Der Begriff → Zeit bezieht sich dabei sowohl auf Aspekte der → Transition im Sinne eines epochalen oder geschichtlichen Wandels von Gesundheitsproblemen (→ Lebensverlängerungsprozess, → Akzeleration, → Compression of Morbidity) als auch passagerer Störungen (→ Epidemien), wie den des Lebensalters (Altersspezifik von Gesundheitsproblemen und -bedürfnissen). Soweit diese Veränderungen nicht zufälligen, sondern systematischen Charakter haben, sind sie auch durch eine Richtung und eine Geschwindigkeit ebenfalls als Folge menschlichen Handeln zu charakterisieren. Dies schließt ein, dass sich alle solche Veränderungen nach Richtung und Geschwindigkeit in unterschiedlichen Bevölkerungen bzw. zwischen sozialen Gruppen und Schichten unterschiedlich vollziehen können, also auch Unterschiede in den Gesundheitsproblemen erzeugen oder überwinden. Soziale Prozesse sind damit auch zusätzlich zur biologischen → Variabilität die → Ursache der Ungleichverteilung von Gesundheitsrisiken, Krankheiten und Hilfebedarfen zwischen den Menschen. Sozialmedizinische Erklärungen grenzen solche Unterschiede ebenso von Begriff des „Schicksals" wie dem der „Schuld" (→ Moral Hazard) ab.

Gleichgültig, ob sich „Wandel" und „Verschiedenheit" in bzw. zwischen Bevölkerungen als (positive wie negative) Folgen der Art und Weise des Erwerbs und der

Verteilung menschlicher Existenzmittel oder wiederum als deren Rückwirkung auf die sozialen und natürlichen Bedingungen menschlichen Seins darstellen, immer sind es Folgen des Menschen für sich selbst. Deshalb sind es soziale Folgen und deshalb sind es wiederum soziale Konsequenzen, die aus solchen Kenntnissen folgen (sollten).

Dies bedeutet schließlich, dass die von Menschen erzeugte und veränderte → Lebensweise und die Folgen für die → soziale Lage und die → Lebensstile der → Individuen, → sozialen Gruppen und → sozialen Schichten den Kernbestand einer (dann allerdings grundsätzlich nur multi- und interdisziplinär zu begreifenden) Sozialmedizin darstellen. Nach dem die Konstruktion einer solchen medizinischen Disziplin als → Sozialhygiene offenbar gescheitert ist, bleibt abzuwarten, ob ein solcher Forschungs- und Praxisbereich unter der Bezeichnung → Public Health lebensfähig sein kann und die hierbei notwendige große Integrationsleistung der Humanwissenschaften unter Einschluss auch der Sozialmedizin leisten wird. Trotz vielfältiger Versuche der Etablierung von Public Health ist diese Frage bisher offen.

Unter der gezeichneten Prämisse wird hier unter Sozialmedizin ein Teil des Gesamtzusammenhangs von → Gesundheitswissenschaften verstanden und zwar jenes Teils, der quasi als eine „potenzielle“ medizinische Disziplin, die

- die Phänomenologie,
- die sozialen Ursachen und
- die Folgen

sich wandelnder Gesundheitsprobleme untersucht, um Konsequenzen für die → Gesundheitsförderung, die → Prävention, die medizinische Versorgung und Betreuung sowie die → Rehabilitation, besonders auf der Ebene der Sicherungssysteme, der Versorgungsorganisation und der Versorgungsprozesse zu ziehen.

Die Sozialmedizin begreift dabei den epochalen Wandel der gesundheitsbezogenen Belastungen der Menschen als einen → sozialen Prozess, in dessen Folge sich die Struktur

- von Gesundheitsgefährdungen,
- von vorkommenden Krankheiten,
- des medizinischen Hilfebedarfs,
- der Krankheitsfolgen,
- der Behinderungen und
- der Todesursachen

differenziert nach Richtung, Geschwindigkeit und sozialer Schicht verändert.

Die praktische Nutzung solcher Erkenntnisse für die Programm- und Infrastrukturgestaltung

- der → Gesundheitsförderung,
- der → Prävention und
- der Gesundheitsversorgung

sind zwar politische Entscheidungen, diese sind jedoch nicht nur wissenschaftlich vorzubereiten, sondern auch hinsichtlich ihrer Wirkungen zu beschreiben und zu bewerten (Versorgungsforschung, Evaluationsforschung, Folgeabschätzung politischer Entscheidungen).

Die Praxis der Sozialmedizin findet sich folgerichtig dort, wo

- Hilfebedarf definiert (Gesundheitspolitik, Feststellung prioritärer Gesundheitsziele, Bedarfsfeststellung und Bedarfsplanung),
- Hilfeangebote organisiert und gesteuert (→ Steuerung von Gesundheitsleistungen, → Evaluation, → Versorgungsforschung, Controlling, Consulting) werden und
- für nachfrageschwache Personengruppen gezielte und zugehende Hilfen zu organisieren sind (→ Community Medicine, Soziale Dienste, → Dispensairebetreuung, → Case Management, → Disease Management, → Öffentlicher Gesundheitsdienst) sowie
- Hilfeleistung überwacht und bewertet wird (→ Utilization Review, → Versorgungsforschung, → Qualitätssicherung).

Sozialpharmakologie

Zweig der Pharmakologie, der die Sozial-, Alters- und Geschlechterspezifik des Zugangs, des Verbrauchs und der Nutzung von Medikamenten untersucht.

Die Sozialpharmakologie spielt besonders in Ländern mit einem hohen Anteil von Selbstmedikation vor allem unter dem Gesichtspunkt der → Fehl- und → Unterversorgung eine größere Rolle. Sozialpharmakologische Erkenntnisse werden auch von der Pharmaindustrie im Zusammenhang mit dem Produktdesign und der Wahl von Vertriebswegen genutzt.

Sozialstatus

Bezieht sich auf die soziale Positionsbeschreibung des Einzelnen innerhalb einer → sozialen Gruppe, aber auch auf die Position einer Gruppe innerhalb der Gesellschaft.

Der Sozialstatus reproduziert Wertevorstellungen und Normengefüge, hängt also von der Bewertung des Einzelnen durch die anderen Gesellschafts- oder Gruppenmitglieder ab.

In diesem Kontext sind Statusnormen auch „Bewährungsfelder" für → Lebensstile und Attitüden, so auch solche mit potenziell gesundheitlichen Folgewirkungen, wie das Verhalten gegenüber → Risiken oder der → Inanspruchnahme von medizinischen Versorgungsangeboten.

Die Art der Statusmerkmale variiert unter dem Einfluss von Moden weniger als deren Ausprägungen bzw. Qualität. Typische Merkmale sind u.a.: Beruf, Kleidung, soziale Etiketten, Risikoverhalten, Konsumverhalten, Ernährungsverhalten, Sport- und Freizeitverhalten, Risikoverhalten, kulturelle Attitüden, Inanspruchnahme von Hilfe.

Die Zuweisungskriterien zu einer Statusposition können vielfältig sein. Gesundheitsbezogene Attitüden oder Ausdrucksformen des Risikoverhaltens gehören regelhaft zu den Statusmerkmalen und werden durch Anerkennung oder Ablehnung verstärkt oder modifiziert. Statusmerkmale und Statusressourcen beeinflussen den sozialen Erfolg bzw. spiegeln auch den sozialen Druck in Form von Normen. Sie sind oft deutlich zeitabhängig und werden zumeist anerkennungsorientiert auch dann befolgt, wenn sie z. B. mit → Risiken für die Gesundheit verbunden sind. Statuspositionen werden regelhaft mit Symbolen besetzt (Statussymbole).

Gruppen können innerhalb einer Gesellschaft immer auch gemeinsam eine Statusposition besetzen, die von „außen" anders als von „innen" beurteilt wird. Deshalb können sich in der Gesellschaft negativ beurteilte Statuseigenschaften innerhalb einer Gruppe sehr erfolgreich bewähren und zur Stabilisierung der Gruppe beitragen.

Der Sozialstatus ist zumeist auch mit der Zuweisung von Machtpositionen und Prestige verbunden und verbessert bei erfolgreicher Statusbewährung die Chancen in der Gruppe.

Besondere Ausprägungen erfahren Statusaspekte in sozialen Milieus.

Aspekte des Sozialstatus sind etwa für die Konzipierung von Strategien der → Prävention oder bei der → Evaluation der Inanspruchnahme medizinischer Hilfeleistungen von erheblicher praktischer Bedeutung.

Spezifität

Gütemaß diagnostischer Tests; gibt an, wie viele gesunde Personen durch einen Test als gesund bzw. nicht krank erkannt werden.

Eine Spezifität von 99% besagt demnach, dass von 100 gesunden bzw. nicht an der Zielkrankheit leidenden Menschen nur einer irrtümlich als krank erkannt wird. Auch eine so hohe diagnostische Spezifität kann dann zu ernsten Problemen führen, wenn in Massenscreenings nach Personen mit seltenen Krankheiten gefahndet wird, die Wahrscheinlichkeit des Vorkommens einer Krankheit also gering und ggf. geringer ist als die Wahrscheinlichkeit einer falschen Zuweisung zu Krankheit.

Die Folge ist dann, dass die Zahl der fälschlich als krank erkannten Personen größer ist, als die Zahl der tatsächlich richtig als krank erkannten Personen. → Sensitivität

Spitzenverband Bund der Krankenkassen

übt gemäß § 217a SGB V eine zentrale Rolle im deutschen Gesundheitswesen aus. Seine Gründung geht zurück auf das Wettbewerbsstärkungsgesetz 2007. Als die zentrale Interessenvertretung der gesetzlichen Kranken- und Pflegekassen gestaltet er die Rahmenbedingungen für die gesundheitliche Versorgung in Deutschland. Alle wettbewerbsneutralen Aufgaben für die gesetzliche Kranken- und Pflegeversicherung sind von den vorherigen sieben Kassen-Bundesverbänden auf den GKV-Spitzenverband übergegangen.

Zu den von ihm bis 2009 gefassten Beschlüssen gehörten neue Festbeträge bei Arzneimitteln, die Bewertungssystematik zur Qualität der Pflegeheime sowie Richtlinien über zusätzliche Betreuungskräfte in Pflegeheimen. Zum Aufgabenspektrum des GKV-Spitzenverbandes gehören Ende 2009 rund 200 verschiedene Aufgaben. 2009 kamen durch das Organisationsweiterentwicklungsgesetz (GKV-OrgWG) beispielsweise das neu aufzubauende Frühwarnsystem zur Vermeidung der Schließung oder der Insolvenz von Krankenkassen und Aufgaben bei der finanziellen Unterstützung einzelner Krankenkassen hinzu.

Standardisierung

In der → Demografie und in der → Epidemiologie eine methodische Prozedur, um beim Vergleich von Grundgesamtheiten sicherzustellen, dass die untersuchten Unterschiede möglichst nur von dem Zielmerkmal abhängen und nicht durch variierende (Alters-) Strukturunterschiede der Grundgesamtheiten vorgetäuscht oder verzerrt sind. Wegen des wichtigen Zusammenhangs zwischen → Alter und → Krankheit ist das kalendarische Alter die Strukturvariable, die regelhaft zu standardisieren ist (→ Altersstandardisierung). Das Alter ist oft auch die einzige Variable, die standardisiert werden kann, weil andere, z. B. soziale Strukturvariablen, nicht bekannt sind oder aus Gründen des Datenschutzes der Forschung der Zugang verwehrt ist.

Altersstandardisierungen folgen entweder der sog. direkten oder der indirekten Standardisierung:

- Direkte Standardisierung: Bezug der relativen Häufigkeiten in der Studienpopulation auf eine beliebige Standardpopulation. Die Standardpopulation sollte für einen Vergleich geeignet gewählt sein, da sonst schwer interpretierbare Ziffern entstehen. Hierzu werden sowohl nationale Bevölkerungen als Standard genutzt als auch eine fiktive Europa- oder Weltbevölkerung. Auf diese Weise entstehen z. B. altersstandardisierte Mortalitätsziffern.
- Indirekte Standardisierung: Vergleich von Studienpopulationen mit instabilen oder unbekannten relativen Häufigkeiten unter Nutzung einer Standardbevölkerung mit bekannten altersspezifischen Häufigkeiten. Deren relative Häufigkeiten werden dann zur Kalkulation von Erwartungswerten in den Studienpopulationen genommen. Der Vergleich zwischen erwarteten und beobachteten Fällen ergibt eine einfach zu interpretierende Rate. Typisches Beispiel ist die Standardmortalitätsrate (engl.: Standard Mortality Rate, SMR).

In der Versorgungspraxis der Medizin steht Standardisierung für die Begrenzung der Varianz von Indikationen und der medizinischen „Antwort“ auf sie.

Sterbetafel

(engl. Life Table) Die durchschnittliche → Lebensdauer für eine → Bevölkerung ist ein Maß für die Verteilung der jeweils erreichten Lebensalter verstorbenen Personen in einem Beobachtungsjahr (Querschnittslebensdauer) oder der verstorbenen Personen eines Geburtsjahrganges bis zu dem Lebensalter, in dem die letzte Person dieses Geburtsjahrs verstorben Ist (Kohortenlebensdauer. Da gleichaltrige Personen in einem Kalenderjahr aus zwei verschiedenen Geburtsjahren stammen können, sind bei der Ermittlung der Querschnittslebensdauer jeweils zwei Kalenderjahre zu berücksichtigen. In der Regel werden nur Querschnittslebensdauern erhoben.

Die absolute Anzahl der Gestorbenen in einem Kalenderjahr hängt von der Besetzung des Geburtsjahrganges ab aus dem die Gestorbenen stammen. Deshalb verlangt die Berechnung der durchschnittlichen Lebensdauer die Elimination der Geburtlichkeitseffekte.

Die Lösung des zugrunde liegenden methodischen Problems an dem bedeutende Mathematiker, z. B. Euler (1707-1783) und Quetelet (1796-1874), mitgewirkt haben, führte zur sog. Sterbetafel. Die Sterbetafel ist heute eines der grundlegenden Modelle sowohl in der Demografie wie auch in der Epidemiologie. (→ Lexisdiagramm)

Hierzu wird anhand der altersspezifischen Sterbenswahrscheinlichkeit die Zahl der je Altersjahr Gestorbenen aus einer fiktiven Menge Geborener (zumeist 100000) rechnerisch ermittelt (→ Standardisierung). Diese Prozedur wird fortgesetzt, bis die Standardmenge Geborener gemäß der Sterbewahrscheinlichkeiten jedes Altersjahres verstorben ist. Aus den von den jeweils gemeinsam erlebten Jahren der Überlebenden wird dann die Summe gebildet und durch den Anfangsbestand dividiert. So entsteht eine Maßzahl, die als mittlere Lebenserwartung bezeichnet und zumeist so auch gedeutet wird.

Dies geschieht entweder indem die Sterbenswahrscheinlichkeiten einer realen Kohorte sukzessive über die Zeit ermittelt werden (Kohortensterbetafel) oder dadurch, dass die altersspezifischen Sterbenswahrscheinlichkeiten aller in einer Beobachtungsperiode lebenden verschiedenen Kohorten behandelt werden als seien sie Mitglieder einer (fiktiven) Kohorte (Periodensterbetafel).

Da die Sterbetafel als ein relativ universelles Instrument für die Standardisierung vielfältiger gesundheitlicher und sozialer Indikatoren dienen kann, sind vielfältige Applikationen für den Gebrauch in der Epidemiologie und in den Sozialwissenschaften entstanden. In der Regel werden dabei jeweils immer zwei Interpretationskontexte bedient, nämlich die Schätzung einer durchschnittlichen Lebensdauer oder die Schätzung eine Summe von Lebensjahren als Teilmenge der Gesamtlebensjahre der Tafelbevölkerung.

1. Todesursachentafeln

Werden solche Sterbetafeln für einzelne Sterbeursachen berechnet, handelt es sich um Todesursachentafeln. Todesursachentafeln standardisieren die Todesursachenstruktur einer Bevölkerung auf die Sterbetafel und ermöglichen auf diese Weise den zeitlichen und räumlichen Vergleich der Sterbeursachen in Beziehung zur Lebensdauer.

2. Quality Adjusted Life Years (QALY)

Modell zur Berechnung von Lebenszeitanteilen jeweils für bestimmte Merkmale der Lebensqualität. QALYs messen qualitative Unterschiede in der → Gesundheitslage in Relation zu den jeweiligen Lebensjahren, die mit oder ohne „Qualitätsmerkmale“ erlebt werden. Eine häufig genutzter Parameter hier für ist das Lebern mit und ohne Behinderungen gemäß dem Standard der → ICF. Die QALYs haben in gesundheitsökonomischen Nutzwertstudien (→ gesundheitsökonomische Studien) größere Bedeutung erlangt. Der erste umfassende Versuch, QALYs für eine global vergleichende Studie über den ökonomischen Nutzen von präventiven und medizinischen Maßnahmen sowie des volkswirtschaftlichen Schadens einer schlechten Gesundheitslage zu nutzen, war der Weltentwicklungsbericht der Weltbank im Jahr 1993.

3. verlorenen Lebensjahre (Potential Years of Life Lost, PYLL, Years of Potential Life Lost, YPLL)

Dem liegt die Annahme eines für alle Geborenen gleichen Mindestpotenzial der Lebensdauer aus. Dieses Potenzial entspricht in der Sterbetafel (z. B.) dem Wert von 100 Lebensjahren. Dieses theoretische Potenzial wird der realisierten Lebenserwartung einer Bevölkerung oder Teilbevölkerung gegenübergestellt. Auf die Sterbetafelbevölkerung übertragen, ergänzen sich realisiertes Potenzial und verlorenes Potenzial (PYLL) zum Gesamtpotenzial. Im Beispiel des Gesamtpotenzials "100 Jahre mögliche Lebenszeit für jedes geborene Kind", entspricht in der Sterbetafel einem Potenzial von 10.000.000 möglichen für 100000 Geborene, ist die mittlere Lebenserwartung e_o das realisierte Potenzial (also 100 minus e_o) bzw. der Potenzialverlust. Durch die Kopplung mit Todesursachentafeln können dann diese Potenzialverluste auch für einzelne Todesursachen differenziert werden. Mit Blick auf die erhebliche gesundheitspolitische Argumentationsmacht solcher Darstellungen muss aber darauf verwiesen werden, dass die Qualität der →

Todesursachenstatistik eine sachgerechte Interpretation zumindest erschwert. Die Grenze dieses nützlichen Modells ist überschritten, wenn es zu individuellen Prognose genutzt wird.

4. Standard Expected Years of Life Lost (SEYLL)

Dieses Maß ist dem PYLL-Konzept analog, folgt aber der Festlegung, es gäbe eine Standardlebenserwartung, die von der WHO mit 82,5 Jahren angenommen wird. SEYLL wäre dann ein Maß für den Verlust an Lebenserwartung, der sich aus der Differenz zwischen Realität und Standard (Norm) ergibt.

5. Disability Adjusted Life Years (DALY)

DALY ist in quantitatives Bewertungskonzept, das auf PYLL aufbaut und die Lebensjahre mit Beeinträchtigungen (Krankheiten und Behinderungen) berücksichtigt.

6. Disability Adjusted Life Expectancy (DALE)

Schätzt die Lebenserwartung bei Behinderung.

7. Life Expectancy Free from Disability (LEFD)

LEFD schätzt die Lebenszeit, die frei von Behinderungen zu „erwarten" ist.

8. Healthy Life Expectancy (HALE)

Modell zur Schätzung der Lebenserwartung, die von einer Bevölkerung durchschnittlich in Gesundheit erlebt wird. Das Modell differenziert folglich in jeder Altersgruppe die „Sterbetafelpersonen" jeweils gemäß der altersspezifischen Wahrscheinlichkeiten entweder „gesund" oder „krank" zu sein. Neben der empirischen Verfügbarkeit ist das offenkundige Problem hierbei, die dichotome Aufteilung in „gesund" und „krank".

Die Maße der „Gesundheitserwartung" unterscheiden sich entsprechend zumeist nach drei Kriterien:

- keine Behinderung,
- Behinderung ohne Hilfebedarf,
- Behinderung mit zeitweiligem Hilfebedarf
- Behinderung mit ständigem Hilfebedarf

9. Independent Life Expectancy, ILE

Schätzt die Lebenserwartung – behindert oder nicht – ohne Hilfebedarf erreicht wird.

10. Active Life Expectancy, ALE

Schätzt die Zeitspanne, die als active Lebenszeit zu erwarten ist.

11. Cumulative Rate of Potential Live Lost (CRPLL)

Die CRPLL stellt eine Kombination der → kumulierten Inzidenz und PYLL. dar. Gegenüber den PYLL erlaubt die CRPLL einen auf die Lebenserwartung standardisierten Vergleich von Neuerkrankungsraten zwischen verschiedenen Bevölkerungsgruppen oder zwischen verschiedenen Zeiträumen.

12. Declining Exponential Approximation of Life Expectancy (DEALE)

Hierbei handelt es sich um ein Modell zur Schätzung Wirkungen der Medizin auf die Gesundheit. Grundlage ist der Sachverhalt, dass sich innerhalb des Sterbetafelmodells auch Mortalitätsziffern berechnen lassen. Da es sich um eine von anderen Einflüssen bereinigte Mortalitätsrate handelt, wird diese auch als bereinigte Sterblichkeit bezeichnet. Sie entspricht dem reziproken Wert der Lebenserwartung. Ermittelt man nun eine krankheitsspezifische Sterblichkeit (z. B. in Studien) oder die Sterblichkeitsveränderung infolge medizinischer Maßnahmen, soll mit diesem methodischen Ansatz die Veränderung der ferneren Lebenserwartung der jeweils betroffenen Personengruppen geschätzt werden.

An seine Grenzen gelangt der Ansatz, wenn die außerhalb der methodischen Bedingungen der Sterbetafel geschätzten Sterblichkeiten genutzt werden, um die veränderte Lebenserwartung ganzer Bevölkerungen als Interventionsfolge ermitteln zu wollen.

13. Happy Life Expectancy (HLE)

Als Indikator für die → soziale Lage genutztes Maß, welches in das Modell der → Sterbetafel Indikatoren für „Happiness" einbindet. Als Indikatoren werden hierfür komplexe Indexsysteme zu sozialen Werten sowie sozialen, ökonomischen und rechtlichen Bedingungen der → Lebensweise gewählt.

Als Beispiel für solche Messungen (Veenhoven, R.: Happy Life-Expectancy. Social Indicators Research 39, 1-58, 1996) hat danach die Bevölkerung der Bundesrepublik durchschnittlich 51,7 „glückliche" Jahre zu „erwarten", die isländische 62, die der USA 57,8 und die südafrikanische 38,2.

Die Ergebnisse solcher Messungen werden mit Hinweis auf methodologische Probleme immer äußerst kritisch zu kommentieren sein. Dies betrifft z. B. auch die Schlussfolgerung, dass für Bevölkerungen von Staaten mit durchschnittlich hohem Wohlstand, mit Freiheiten, rechtlicher Gleichheit, hohem Bildungsstandard und Harmonie in der Lebensführung ein positiver Zusammenhang mit der → Lebensqualität besteht, → Arbeitslosigkeit, soziale Gleichheit, religiöse Werte und Vertrauen in die Institutionen des Staates hingegen keinen Zusammenhang zur Lebensqualität zeigen würden.

Ferner haben in diesem Indikatorensystem Militärdiktaturen keinen negativen Einfluss auf die „Happiness" der → Bevölkerung. Bei solchen komplex indexbasierten Konglomeraten ist die erhebliche Gefahr von → Confoundern und → Fallacies offensichtlich, weil Lebensqualität maßgeblich selbst von der → Lebenserwartung und diese vom gesellschaftlichen Entwicklungsniveau sowie der → sozialen Schicht der Befragten abhängt. Bei international vergleichenden Studien kommt hinzu, dass die Mitteilungen über die Lebenserwartung in dem Maße durch → Bias verzerrt sind (und zumeist als deutlich zu hoch ausgewiesen werden) wie der Rangplatz in der Lebenserwartung abnimmt.

Sterbeziffer

→ Mortalität

Sterblichkeit, bereinigte

Sie ist der reziproke Wert der mittleren → Lebenserwartung, eine Ziffer, die durch die → Standardisierung der → Mortalität unter den Bedingungen des Modells der → Sterbetafel erzeugt wird.

Sterblichkeit, parabolischer Trend

Beschreibt den Sachverhalt, dass der Quotient aus der Menge der Gestorbenen und der mittleren → Bevölkerung (→ Mortalität) im Verlaufe des säkularen Prozesses der → Lebensverlängerung zunächst sinkt und dann wieder ansteigt.

Aus diesem Grunde durchläuft jede Bevölkerung, die ihre mittlere → Lebenserwartung erhöht, bestimmte Werte der rohen Sterbeziffer (→ Mortalität) stets zweimal. Aus gleichem Grund können Bevölkerungen mit vergleichsweise niedriger durchschnittlicher Lebenserwartung „günstigere" Sterbeziffern aufweisen als Bevölkerungen mit bereits hoher Lebenserwartung (siehe auch → Todesursachenziffer, → Standardisierung).

Steuerung der Arzneimittelversorgung

→ Arzneimittelversorgung, Steuerung.

Stichprobe

Eine Stichprobe ist das Abbild einer → Grundgesamtheit. Sie entsteht durch die Zufallsauswahl der Elemente. Die Grundgesamtheit repräsentiert sich folglich in einer Stichprobe. Der Wert stichprobenbasierter Aussagen hängt davon ab, wie gut diese die Grundgesamtheit widerspiegeln.

Umgekehrt ist festzuhalten, dass praktisch alle klinischen → Studien Stichproblemstudien sind. Allerdings ist zumeist nicht zu klären, in welcher Relation sie zu der zugehörigen Grundgesamtheit stehen. In klinischen Studien ist deshalb die → Randomisierung wichtiger als die → Repräsentativität.

Stichprobenumfang

Der Umfang einer → Stichprobe beschreibt die Menge der Elemente (z. B. Personen oder Merkmale), die eine → Grundgesamtheit repräsentieren.

Zur Sicherung der → Repräsentativität ist sicherzustellen, dass sich die Grundgesamtheit in der Stichprobe bezüglich der relevanten Merkmale und Eigenschaften des Studienziels ohne Verzerrungen (z. B. durch → Confounder oder → Bias) reflektieren. Es muss also nicht notwendig die Gesamtheit aller Merkmale einer Grundgesamtheit auch in der Stichprobe repräsentiert sein. Folglich hängt der notwendige Stichprobenumfang immer vor allem von der Fragestellung und der gewünschten Präzision des Ergebnisses und nicht von der Grundgesamtheit ab.

Allerdings wird der erforderliche Umfang einer Stichprobe auch vom bereits vorhandenen Wissen über Merkmalsverteilungen, über die gegenseitige Abhängigkeit von Merkmalen und von der Häufigkeit eines Merkmals in der Grundgesamtheit bestimmt. Je mehr Wissen über die Grundgesamtheit verfügbar ist, umso kleiner kann in der Regel die Stichprobe sein.

strukturierter Dialog

Der strukturierte Dialog ist ein zentraler Bestandteil des von 2001 bis 2009 von der → Bundesgeschäftsstelle Qualitätssicherung (BQS) getragenen Verfahrens der → externen stationären Qualitätssicherung und der entsprechenden Berichterstattung. In diesem Dialog werden zusammen mit den Krankenhäusern die Ursachen von auffälligen Ergebnissen analysiert, um zu erkennen, ob es sich um Effekte vorübergehender oder einmaliger Erfassungs- und Dokumentationsprobleme oder besonderer Risikoprofile handelt oder wegen ihrer strukturellen Natur Verbesserungsmaßnahmen erforderlich sind. Wenn dies der Fall ist, werden geeignete Maßnahmen vereinbart, deren Umsetzung zu überprüfen.

Studien, epidemiologische

Empirische Basis der sozialmedizinischen und der epidemiologischen Forschung. Je nach Gliederungskonzept lassen sich unterschiedliche Studientypen unterscheiden:

- nach methodischen Aspekten: Querschnittsstudien, Kohortenstudien, Längsschnittstudien, retrospektive Studien, prospektive Studien, Stichprobenstudien, Bevölkerungsstudien, experimentelle Studien, quasi experimentelle Studien, Fall-Kontroll-Studien, Simulationsstudien,
- nach inhaltlichen Aspekten: deskriptive Beobachtungsstudien, Expositionsstudien, Interventionsstudien, Evaluationsstudien, Versorgungsstudien, Bedarfsstudien, Effektivitätsstudien, Effizienzstudien, ökologische Studien.

siehe auch → Good Epidemiological Practice

Studien, gesundheitsökonomische

(engl. Economic Evaluation) Studien zur → Evaluation medizinischer Interventionsmaßnahmen, Versorgungsprozesse und Versorgungsstrukturen (siehe auch → Donabedian's Trias). Sie sind ggf. auch Teil → klinischer Studien oder von Studien des → Health Technology Assessment.

Studientypen sind:

- → Kosten-Nutzen-Analyse,
- → Kosten-Effektivitäts-Analyse,
- → Kosten-Nutzwert-Analyse,
- → Kosten-Minimierungs-Analyse und
- → Kosten-Produktivitäts-Analyse.

Ihre Ziele umfassen im Wesentlichen:

- Die Optimierung des finanziellen Nutzens = Kosten-Nutzen-Analyse, engl. cost-benefit analysis (CBA),
- die Maximierung des Ergebnisses = Kosten-Effektivitäts-Analyse, engl. cost-effectivness analysis (CEA),
- die Entscheidung über die Nützlichkeit einer medizinischen Leistung = Kosten-Nutzwert-Analyse, engl. cost-utility analysis (CUA),
- die Minimierung des Aufwandes = Kosten-Minimierungs-Analyse, engl. cost-minimization analysis (CMA),
- die Optimierung der Produktivität medizinischer Leistungserbringung auf der Ebene von Versorgungsprozessen = Kosten-Produktivitäts-Analyse, cost-productivity-analysis (CPA).

Studien, klinische

Weitgehend standardisierte und normierte Verfahren zur Prüfung der Wirksamkeit und der Nebenwirkungen von Therapie- und Diagnostikverfahren, in der Regel in der Arzneimitteltherapie.

Klinische Studien sind zumeist Probandenstudien und haben keinen Bevölkerungsbezug. Sie sollten deshalb auch nicht als epidemiologische → Studien bezeichnet werden. Sie können allerdings epidemiologische und gesundheitsökonomische → Studien initiieren, um so die versorgungspolitische Relevanz eines neuen Verfahrens sowie dessen → Effektivität und → Effizienz auf Bevölkerungsebene zu untersuchen. Dies ist vor allem dann zu fordern, wenn es sich um den Einsatz klinischer Methoden in der → Prävention, und hier der Testung (→ Screening) und der Pharmakotherapie von Gesunden handelt.

Während die Arzneimittel einem hohen Prüfstandard in klinischen Studien unterliegen, ist dieser Standard für → Therapien, Heil- und Hilfsmitteln bislang sehr niedrig.

Bei den klinischen Studien können drei klinische Ziele unterschieden werden:

- vorklinische Studien: z. B. Wirkstoff- oder Verfahrensanalytik,
- klinische Studien der Phasen I, II und III: In der Bundesrepublik können nur Produkte in den Handel gelangen, die diese Phasen durchlaufen haben und vom Bundesinstitut für Arzneimittel und Medizinprodukte, BfArM zugelassen sind. Sog. Phase-IV-Studien überprüfen bereits zugelassene Medikamente,
- Therapie-Optimierungs-Prüfungen (TOP): Hierbei werden eingeführte Behandlungsmethoden auf neue Anwendungsformen geprüft.

Klinische Studien sind zumeist als randomisierte → Fall-Kontroll-Studien konzipiert und haben hier einen hohen Stellenwert. (→ Randomized Control Trial)

Klinische Studien sind durch Ethikkommissionen zu genehmigen. Laufende Studien sind bei den Aufsichtsbehörden der Bundesländer anzeigepflichtig.

Subsidiaritätsprinzip

Prinzip der sozialen Sicherung, das auch als Nachrangigkeitsprinzip bezeichnet wird. Hierbei tritt aus Gründen der Wahrnehmung einer übergeordneten Fürsorgepflicht zumeist der Staat mit Steuermitteln in die Leistungspflicht ein, wenn die soziale Sicherung aus eigenen Mitteln nicht gegeben ist.

Das Ausmaß solcher Gesundheitsleistungen ist wegen der Existenz der → Gesetzlichen Krankenversicherung in der Bundesrepublik sehr gering. Allerdings wird immer wieder einmal eine Ausweitung dieses Leistungstyps gefordert. Dieser wäre dann bei aktueller Rechtslage in Deutschland aus Steuereinnahmen der Kommunen zu finanzieren (→ Community Medicine, → Dispensaire). Vor diesem Hintergrund sind historisch auch entsprechende kommunale Versorgungseinrichtungen, wie Krankenhäuser in rechtlicher oder gemeinnütziger Trägerschaft, → Ambulatorien und → Polikliniken oder Altenheime, aber analog auch Kinderkrippen und Kindergärten entstanden.

Wegen der Besonderheiten der Sozialversicherung in der Bundesrepublik Deutschland spielen Gesundheitseinrichtungen in öffentlicher Hand nur noch in der stationären Versorgung eine wenngleich weiter abnehmende Rolle, im Falle der ambulanten medizinischen Versorgung hingegen gar keine.

Die Diskussion um diesen Leistungstyp fand mit großer Vehemenz bei der Finanzierungsentscheidung des Pflegeversicherungsgesetzes statt. Ein wesentliches Motiv, die → Pflegeversicherung 1995 als soziale Pflichtversicherung und nicht als subsidiäre Leistung der Kommunen zu konzipieren, war die begrenzte und hier insbesondere auch regional verschiedene kommunale Belastbarkeit. Im Falle subsidiärer Krankenversorgungsleistungen würde sich dieses Problem in ungleich größerem Umfang wiederholen.

Sucht

ist eine Krankheit, deren wichtigstes Symptom durch das zwanghafte Verlangen nach einem Erlebniszustand gekennzeichnet ist, der durch Suchtstoffe (Drogen) erzeugt wird. Dem Konsumzwang werden alle anderen physischen, psychischen und sozialen Bedürfnisse untergeordnet. Sucht führt zur körperlichen und psychischen Zerstörung sowie zur Zerstörung sozialer Kontakte und Bindungen. Kennzeichen der Sucht sind zusätzlich die schrittweise Toleranzerhöhung gegenüber der Droge und Entzugssymptome unter Drogenkarenz sowie der Kontrollverlust und die Zentrierung des Denkens und Strebens nach der Droge.

Suchtkranke finden sich in allen sozialen Schichten. In Abhängigkeit von der sozialen Situation lassen sich jedoch die Ursachen und die Folgen der Sucht sehr verschieden bewältigen, ebenso wie die notwendigen Hilfemaßnahmen in unterschiedlicher Weise verfügbar sind.

Weltweit variiert der Drogenkonsum nach Art, Umfang und Legalität. In der Bundesrepublik gehören Alkohol und eine Vielzahl von Abhängigkeit erzeugenden Medikamenten zu den legalen Drogen. Die Mehrheit potenziell abhängig machender Medikamente steht unter ärztlichem Verordnungsvorbehalt.

Etwa 15 % der Bevölkerung trinken in der Bundesrepublik Alkohol im Sinne eines riskanten Konsums und des Missbrauchs (Männer häufiger als Frauen), die Prävalenz der Alkoholkranken beträgt etwa 3 % der Bevölkerung, davon sind 25 % Frauen, behandelt werden weniger als 0,5 %. Jeder vierte Mann in Deutschland, der im Alter von 35 bis 65 Jahren stirbt, stirbt an den Folgen von Alkoholkonsum. Etwa 4-5 Prozent der häufig verordneten Arzneimittel (z. B. Schlafmittel und Tranquilizer vom Benzodiazepin- und Barbitursäure-Typ, zentral wirkende Schmerzmittel, codeinhaltige Medikamente oder auch Psychostimulantien) haben ein eigenes Suchtpotenzial. Schätzungsweise ein Drittel dieser Mittel werden nicht wegen akuter Probleme, sondern langfristig zur Suchterhaltung und zur Vermeidung von Entzugserscheinungen verordnet.

Etwa 15 % der Bevölkerung (Frauen häufiger als Männer) missbrauchen Medikamente und etwa 800.000 Menschen sind medikamentenabhängig (etwa 1 % der Bevölkerung).

Die Prävalenz (12 Monatsprävalenz) von Nutzern illegaler Suchtmittel wird auf 2.400.000 Cannabis-Konsumenten, 645. 000 Konsumenten anderer illegaler Suchtmittel und 150.000 polytoxikoman Süchtige geschätzt. Allerdings dürften in der Bundesrepublik auch etwa 4 Millionen Menschen zeitweilige oder gelegentlich wiederkehrende Erfahrungen mit illegalen Drogen haben.

Die Anzahl pathologischer Glücksspieler wird mittlerweile von der Deutschen Hauptstelle für Suchtgefahren (DHS) auf 220.000 geschätzt.

Die Inanspruchnahme der zum Teil suchtspezifischen Hilfen ist insgesamt gering. Dies liegt zum einen an der Legalität und Legitimation des Alkohols, zum anderen aber auch daran, dass Teile der Medikamentensucht auf der Verordnung des Medikaments durch einen Arzt beruhen.

Das spezifische System der Suchthilfe erreichen nur etwa 5 Prozent der Alkoholabhängigen.

Die angebotene Betreuung durch multiprofessionell zusammengesetzte Teams dauert in der Regel Jahre und läuft in 4 Phasen ab: Kontaktphase, Entgiftungsphase, Entwöhnungsphase, Weiterbehandlungs- und Nachsorgephase.

Der Zugang zur Suchthilfe

- ist ohne soziale Einschränkung möglich,
- die Angebote sind niedrigschwellig und flächendeckend,
- sie sind bedarfs- und problemorientiert.

Survey

Sammelbegriff für Methoden zur Vorbereitung eines Gesundheitsberichtes über eine → Bevölkerung oder einzelne → soziale Gruppen dieser Bevölkerung.

Typische Methoden eines Survey sind z. B.:

- Sekundärdatenanalyse,
- Data Pooling,
- Befragungen,
- Beobachtungen,
- Selbsteinschätzungen,
- Expertenbefragungen (→ Delphi-Technik).

Systematic Review

Zusammenfassende Bewertung von thematisch ähnlichen → Studien, die mit unterschiedlichen → Grundgesamtheiten und Methoden, jedoch mit gleichen Zielen Ergebnisse mitteilen, die in Richtung und/oder Intensität differieren und deshalb zu bestimmten Zeitpunkten einer Analyse des Erkenntnisstandes bedürfen. Der Begriff wird häufig synonym zu dem der → Metaanalyse gebraucht. Diese setzt jedoch die Anwendung statistischer Verfahren auf vorhandene Daten voraus, ist also ein Spezialfall bzw. meist Teil eines Systematic Reviews.

Entscheidend für die Qualität eines Systematic Review ist die Auswahl der mit Blick auf das Untersuchungsziel geeigneten Studien nach den Prinzipien des → Critical Appraisal. Die Technik des Systematic Review wird insbesondere in → Evidence based Medicine und → Health Technology Assessment verwandt.

Therapie

Bezeichnung für die Gesamtheit der auf ein Individuum wegen → Krankheit gerichteten Interventionsstrategien mit dem Ziel

- der Heilung,
- der Verlängerung von Überlebenszeiten mit Krankheit,
- der Verbesserung der → Lebensqualität trotz Krankheit und/oder Behinderung.

Da Therapien immer in ein Individuum intervenieren, beziehen sie sich in der Regel nie allein auf einen „→ Fall", sondern auf einen Menschen. Deshalb bedarf es für eine solche Intervention eines besonderen rechtlichen Rahmens und einer Aufsicht.

Der Begriff Therapie lässt sich nicht auf eine einzelne chirurgische oder pharmakologische Maßnahme begrenzen. Dieses sind vielmehr Elemente einer therapeutischen Gesamtaktivität, die mindestens auch die Elemente Information und Kommunikation (verbale wie non-verbale Kommunikationsformen) sowie die Kooperation unterschiedlicher Fachgruppen und komplementärer Hilfeleistungen und möglichst die Mitwirkung des → Patienten, also seine → Compliance einschließt.

Analog ist dann auch die Beurteilung der → Effektivität einer Therapie in der → Versorgungsforschung nicht auf einzelne Interventionstechniken, wie sie etwa in einer → klinischen Studie getestet werden, zu begrenzen. Klinische Studien sind so gesehen nur ein Element von Therapiestudien.

In zunehmendem Umfang werden therapeutische Interventionstechniken heute auch bei Gesunden mit präventiven Zielen oder zum body styling eingesetzt oder um Erscheinungen des → Alterns zu verzögern und dem Zeitgeist folgend, bestimmte natürlich nicht gegebene Körperzustände künstlich zu erzeugen. Solche Interventionen sind im Allgemeinen ethisch schwer zu legitimieren, orientieren sich jedoch auf ein offenbar großes Marktsegment am Rande der Medizin.

Todesursache

Verbindlich als diejenige → Ursache festgelegt, die am Anfang jenes Prozesses gestanden hat, die zum Tode führte bzw. die Kette der zum Tode führenden → Kausalität ausgelöst hat. (→ Grundkrankheit, Grundleiden)

Die Ermittlung der Todesursache dient vor allem der Rechtssicherheit (Ausschluss einer nicht-natürlichen Todesursache). Sie wird durch die ärztliche → Leichenschau festgestellt.

Die Dokumentation ist rechtlich so geregelt, dass grundsätzlich das → Grundkrankheit, Grundleiden dokumentiert wird. Bei konkurrierenden Todesursachen liegt das Interesse des Gesetzgebers bei den nicht-natürlichen Todesursachen. Die ICD regelt, welche Todesursachen aufgeführt werden können und welche nicht. Da heute davon ausgegangen wird, dass jedem Sterbefall auch eine Ursache zuzuweisen ist, darf das → Alter als Ursache nicht in Betracht gezogen werden.

Das regelhaft niedrige Qualifikationsniveau bei der Feststellung von Todesursachen vor allem in den Bereichen des typischen Sterbealters (→ normale Lebensdauer) lässt die Nutzung der Todesursachen als Methode der Datengewinnung für → epidemiologische Studien, für Studien zur → Qualitätssicherung oder für die → Versorgungsforschung oft nicht zu. Ebenso problematisch ist die Nutzung der → Todesursachenstatistik für Allokationsentscheidungen oder für die Setzung prioritärer Gesundheitsziele in Bevölkerungen mit hoher Lebenserwartung.

Todesursachenstatistik

Dokumentation aller in einem definierten Zeitraum in einer → Bevölkerung festgestellten → Todesursachen.

Unter den Bedingungen einer niedrigen → Lebenserwartung spielt die Todesursachenstatistik bei der Ermittlung prioritärer Gesundheitsprobleme eine große Rolle, da hier die häufigsten Todesursachen zugleich die Gründe für die niedrige Lebenserwartung bezeichnen. In Bevölkerungen mit bereits hoher Lebenserwartung gewinnt eine große Zahl jeweils eher seltener Todesursachen für die weitere Angleichung der realen an die mögliche Lebenserwartung an Bedeutung.

Todesursachentafel

(engl Cause Deleted Life Table) → Sterbetafel

Todesursachenziffer

Nach den jeweiligen Sterbeursachen gegliederte → Mortalität. Die Summe aller Todesursachenziffern ist somit die → Sterbeziffer oder auch Sterblichkeit.

Todesursachenziffern sind keine Risikoziffern, sondern Anteilsziffern, informieren also über eine Struktur und nicht über ein → Risiko. Sie eignen sich deshalb auch nur zum Struktur-, nicht zum Risikovergleich. Da die Sterbewahrscheinlichkeit 1 beträgt und festgelegt ist, dass jedem Sterbeereignis auch eine → Ursache zugrunde liegen muss, sind Änderungen der Todesursachenziffern immer nur in ihrem Gesamtzusammenhang zu interpretieren.

Totenschein

Amtliches Dokument zur rechtsfähigen Bestätigung des Todes eines Menschen. Die hierbei ermittelte Sterbeursache bildet die Grundlage der Todesursachendokumentation.

In der Bundesrepublik kann der Totenschein nur nach einer ärztlichen → Leichenschau rechtsfähig werden.

Transition, demografische

Bezeichnung für den säkularen Wandel des Umfangs und der Struktur einer → Bevölkerung. Die demografische Transition ist das Ergebnis von → sozialen Prozessen, die zur Veränderung des Reproduktionsverhaltens, der → Lebensdauer und zur → Migration führen. Sie ist untrennbar mit einer epidemiologischen → Transition verbunden.

Solche Transitionen sind ein wichtiger Aspekt des sozialgeschichtlichen Wandels der → Lebensweise wie der → Gesundheitslage einer → Bevölkerung. Da das Reproduktionsverhalten, die Lebensdauer und auch die Mechanismen der → Migration sich im Gefolge gesellschaftlicher Wandlungen und Brüche mit „aufgesetzten Störungen" langfristig und dauerhaft verändern können, folgen solche Transitionen einem Muster, das auch in unterschiedlichen Bevölkerungen zu großen Ähnlichkeiten des demografischen Wandels führt. Die wichtigsten Merkmale sind der → Lebensverlängerungsprozess, der Wandel der vorkommenden → Krankheiten und → Todesursachen und der des Reproduktionsverhaltens.

Die demografische Transition ist in andere geschichtliche Prozesse eingebettet. Diese betreffen vor allem den Wandel der Art und Weise der Produktion und der Verteilung der Produktionsergebnisse, der gesellschaftlichen Stellung der Frau, des Zugangs zu Bildung und den Wandel der Sterbeursachen. Epochal, regional und sozialstrukturell kann das Erscheinungsbild der demografischen Transitionen deutlich variieren. Sie führt jedoch letztlich regelmäßig zu ähnlichen Konsequenzen. Diese betreffen

- die (vorübergehende) Zunahme und nachfolgend die (vorübergehende) Abnahme des Umfangs der Bevölkerung,
- typische Prozesse der Binnen- und Außenmigration und
- den Wandel der Alters- und Sozialstruktur.

Die zentralen Mechanismen der Transition sind die Zunahme der mittleren → Lebenserwartung, die Verringerung der Geburtlichkeit und der Wandel der Reproduktionsmuster (Teilnahme an der Reproduktion, Durchschnittsalter der Mütter bei der Geburt ihrer Kinder, Geburtenabstände).

Üblicherweise werden für die letzte und noch andauernde Transition in Europa vier Phasen unterschieden:

- Geburtlichkeit und → Sterblichkeit sind auf hohem Niveau im Gleichgewicht.
- Die Geburtlichkeit ist noch hoch, während die Sterblichkeit sinkt.
- Die Geburtlichkeit sinkt, während die Sterblichkeit einem Minimum zustrebt.
- die Geburtlichkeit stabilisiert sich auf niedrigem Niveau, während die Sterblichkeit leicht ansteigt (→ Sterblichkeit, parabolischer Trend) und Geburtlichkeit und Sterblichkeit einem neuen Gleichgewicht zustreben.

Der Unterschied der demografischen Transitionen in den „Entwicklungsländern" der Vergangenheit (also vor allem Europa) und den heutigen Entwicklungsländern besteht vor allem darin, dass die historischen und derzeit ihrem (vorläufigen) Ende entgegen gehenden Umbauprozesse in den Bevölkerungen in den sog. (heute) entwickelten Ländern sich ursächlich vor allem aus fundamentalen Veränderungen der → Lebensweise speisten, während diese Vorgänge in den derzeitigen Entwicklungsländern maßgeblich durch präventive Aktionen und durch politische Eingriffe in das reproduktive Verhalten der Menschen bestimmt werden. Dies führt zumindest über längere Zeitspannen hinweg zu einer Entkopplung der demografischen Transition und der Entwicklung der materiellen sowie sozialen Existenzgrundlagen. Die dramatischen sozialen Folgen werden durch das heute ungleich höhere Tempo der Transition verschärft.

Die demografische Transition ist eine unvermeidbare Folge, wenn eine Bevölkerung in einen Prozess der Lebensverlängerung eintritt. Dieser Vorgang ist, wenn schon nicht die Folge wirtschaftlichen und sozialen Wandels, so doch immer auch eine seiner wichtigsten Voraussetzungen.

Transition, epidemiologische

Bezeichnung für den säkularen Wandel der Struktur und der Intensität von Gesundheitsrisiken, der Art und der Häufigkeit vorkommender → Krankheiten und der Krankheitsfolgen in einer → Bevölkerung. Diese Transition wird auch als Panoramawandel der Krankheiten, als Morbiditätswandel oder als Morbiditätsprozess bezeichnet.

Wenngleich bereits lange Gegenstand von Untersuchungen, wurde der Begriff der epidemiologischen Transition erst 1971 von Omran geprägt, allerdings noch mit einer starken Einbettung ausschließlich in demografische, nicht in epidemiologische, sozialmedizinische und soziologische Theorien.

Heute schließen Konzeptionen zur epidemiologischen Transition neben der → Demografie und der → Epidemiologie auch andere Wissenschaften, vor allem die Sozialwissenschaften zwingend ein und vermögen so das Wissen über die Transition, ihre Phänomenologie, ihre Mechanismen, ihre Ursachen und ihre Folgen deutlich weiterzuentwickeln.

Im Zentrum der epidemiologischen Transitionstheorie steht die These, dass der → Lebensverlängerungsprozess einer der fundamentalen Mechanismen der gesellschaftlichen Entwicklung des Menschen ist und eng mit sozialökonomischen Veränderungen und solchen der → Gesundheitslage von Bevölkerungen korreliert. Die demografische und die epidemiologische Transition hängen ursächlich zwar zusammen, sind jedoch in ihrem Theorienrahmen und in ihren praktischen Konsequenzen auch zu unterscheiden.

Die → Gesundheitslage und die gesellschaftliche Entwicklung beeinflussen einander wechselseitig. Insofern haben die Gesundheitsprobleme einer Bevölkerung in Relation zu ihrem geschichtlichen Wandel eine hierauf bezogene Typologie. Sie lässt sich gleichsam als Prozess des Übergangs von einer gesundheitlichen Entwicklungsstufe auf eine andere darstellen.

Grundlegend für die Modellannahmen zur epidemiologischen Transition ist die These, dass es für das Überleben der menschlichen Gattung in der Evolutionsgeschichte gleichsam immer ein Minimum des Gesundseins in einer Bevölkerung gegeben haben muss. Dieses Minimum ist anzunehmen, wenn zumindest die einfache Reproduktion der Gattung gesichert ist (entspricht etwa einer mittleren → Lebenserwartung von 18 Jahren).

Wegen der begrenzten menschlichen → Lebensdauer muss es eine maximale mittlere → Lebenserwartung geben, die mit einem bestimmten, ggf. auch sehr hohen medizinischen Aufwand gleichsam aufrecht zu erhalten ist, die aber auch bei einer Vermehrung des Aufwandes nicht mehr gesteigert werden kann (→ Grenznutzen des medizinischen Fortschritts).

Innerhalb dieser so charakterisierten Grenzen untersucht die Transitionsforschung

- Richtung,
- Mechanismus,
- sozialstrukturelle Differenzierung,
- Ursachen und
- Folgen

des historischen Wandels der Gesundheitsprobleme.

Die Transition verändert die Potenziale für die Bewegungsfaktoren dieses Wandels (epidemiologisches → Bewegungsmodell). Aus der Sicht der epidemiologischen Transition lassen sich für die Gesundheitssysteme allgemeine Schlussfolgerungen ableiten. Deren Kern kann so zusammengefasst werden:

Innerhalb der epidemiologischen Transition ändern sich die Struktur und die Menge der Behandlungskrankheiten, da diese über das → Alter hinweg ungleich verteilt sind. In dem Maße, wie die demografische Transition ihrem (jeweiligen) Ende entgegen geht, die → Lebenserwartung also einem Maximum zustrebt, verlieren demografische Faktoren für den Morbiditätswandel an Bedeutung (Ausnahme: Migration).

Epidemische Faktoren nehmen in ihrer Intensität tendenziell ab (from high risks to low risks). Deren Einwirkungsdauer nimmt wegen der wachsenden durchschnittlichen → Lebensdauer hingegen tendenziell zu. Ebenfalls gewinnen neue Gesundheitsrisiken (vor allem vom Menschen gemachte ökologische Risiken) tendenziell an Bedeutung.

Präventive Faktoren werden zunehmend bedeutsamer, um das jeweils erreichte Niveau der Gesundheitslage zu erhalten. Vor allem aber werden sukzessive auch Präventionsleistungen notwendiger, um Menschen mit eingeschränkten Funktionen Autonomie und Teilhabe zu ermöglichen. Die Potenziale für die epidemiologische Transition werden hingegen mit jedem weiteren Erfolg der → Prävention kleiner.

Der Wandel des medizinischen Versorgungsbedarfs folgt weniger aus demografischen, epidemischen und präventiven Wirkungen als vor allem aus dem Wandel der Medizin selbst. Dieser betrifft die soziale Verfügbarkeit diagnostischer und therapeutischer Möglichkeiten sowie → Innovationen bei allerdings tendenziell größer werdendem → Grenznutzen.

Die Transitionsvorgänge verlaufen in den Bevölkerungen der Erde mit erheblich variierender Geschwindigkeit, vor allem aber variieren ihre „Startzeitpunkte". Hieraus erklären sich die dramatischen Unterschiede der Gesundheitslage der Bevölkerungen der Erde. Dies trifft analog, wenngleich mit deutlich geringerer Ausprägung, auch auf einzelne → soziale Schichten innerhalb einer Bevölkerung zu.

Für die Orientierung von Systemen gesundheitsbezogener Hilfeleistungen ergeben sich aus der epidemiologischen Transition Folgerungen, die sowohl prioritäre Ziele als auch die Formen der erforderlichen Hilfen betreffen. Sie führt z. B. zu einem erheblichen Bedeutungszuwachs für Maßnahmen der Rehabilitation oder der Aufwendungen für die Pflege.

Aus der Sicht der Transitionsforschung sind die Annahmen einer → Compression of Morbidity besser zu integrieren als die einer → Expansion of Morbidity.

Triage

bezeichnet ursprünglich die Einstufung von Patienten nach der Versorgungsnotwendigkeit (Art und Dringlichkeit der Hilfe) der Versorgung. Die Triage ist ein Vorgang kriterienbezogener Indikationssetzung nach übergeordneten und von Einzelfall getrennten Erwägungen. Ihre Bedeutung erwuchs in der Vergangenheit aus den Versorgungszwängen im Katastrophenfall. Die Ziele der Triage haben sich jedoch vielfältig erweitert:

1. Sie ist eine der Voraussetzungen und Techniken der → Rationierung. Da die Zuweisung zu einer Rationierungsleitlinie regelhaft nur nach (aufwändiger) Diagnostik möglich ist, erfüllen sich typischerweise die an die Rationierung gerichteten Erwartungen nicht oder führen in schwierige Probleme des Haftungsrechts.

2. In der → Managed Care Industry sind Triage Programs, ausgeführt durch etablierte Triage Centers zumeist in die Bedingungen eines Health Plans integriert und bewirken heute regelhaft eine vorausgehende Prüfung der Notwendigkeit einer ärztlichen, nicht-ärztlichen oder überhaupt einer Versorgung bzw. ihres Zeitpunktes und ihres Umfanges. Ziel ist es, durch die Einstufung von Patienten, z. B. in standardisierte Versorgungsabläufe, frühzeitig den Leistungsaufwand zu steuern oder überhaupt zu vermeiden (→ Case Management, → Disease Management). Organisatorische und technologische Basis der Triage sind u.a. Telefonberatungen durch Krisenzentren, Beratungszentren zum kostengünstigen „Verbrauch" von Ressourcen, Autorisierungssysteme vor der Entscheidung über diagnostische und therapeutische Maßnahmen, Call Center (Telephone triage) mit standardisierten Beratungsanleitungen, algorithmisierte Patientenführer und in Verbindung mit → Bonus-Malus-Systemen Informationshefte zur Anleitung der Selbsttherapie bis hin zu rein technischen Lösungen, wie z. B. mit geeigneter Software hinterlegten touch screens mit Autorisierungsfunktion, die den Patienten durch das Versorgungssystem führen sollen. Die Triage ist im → Managed Care in der Regel keine an Ärzte übertragende Aufgabe und wird durch z.T. sehr intelligente Methodiken standardisiert.

3. Die Triage wird von Unternehmen auch zur Optimierung der Einnahmen von Managed Care Organizations mittels sog. managed care payment reviews eingesetzt. In datenbasierten Audits werden Fee for Service Contracts je nach Auftraggeber zur Kostenminimierung oder Gewinnoptimierung eingesetzt. Ziel ist es,

- Unter- oder Überzahlungen zu identifizieren,
- das Risiko künftiger Verluste zu minimieren,
- Information für Vertragsverhandlungen bereitzustellen.

Die Anbieter solcher Leistungen finanzieren sich in der Regel aus einer Gewinnbeteiligung.

Auch in der Bundesrepublik spielt die Triage in der Geschäftspolitik von → Gesetzlichen Krankenkassen zur Steuerung des Verhaltens von Versicherten eine Rolle. Evaluationen über die Ergebnisse liegen jedoch kaum vor.

Tumorklassifikation

Internationale Standardklassifikation im sog. TNM-System.

Sie klassifiziert Geschwulsterkrankungen dreiachsig nach Größe (T), Lymphknotenbefall (N) und Metastasen (M). Die Sicherheit der Klassifizierung wird mit C1 (Klinik) bis C5 (Autopsie) dokumentiert. Die → Klassifikation nimmt für Blutbahninvasion (V), für die Lymphbahninvasion (L), für die histologische Charakteristik (G) und für die Vollständigkeit der Entfernung (R) weitere Klassifikationsmerkmale auf. Zusätzlich existieren Schlüssel für klinische Stadieneinteilungen (AJCC).

Überlebensrate

Anteil der → Personen eines Anfangsbestandes, der bis zu einem bestimmten Zeitpunkt überlebt hat.

Die Interpretation von Überlebensraten kann schwierig sein, weil sie nicht allein von der → Therapie, sondern auch von Selektionskriterien für eine therapeutische Intervention (→ Diagnostik, → diagnostisches Intervall, → Indikation) und dem → Alter der → Patienten abhängig sind.

Übersterblichkeit

Absolutes oder relatives Ausmaß der → Sterblichkeit einer Gruppe, um die diese die Sterblichkeit einer Vergleichsgruppe übersteigt. Übersterblichkeiten werden in der Regel nur für einzelne → Todesursachen ausgewiesen.

Da die Wahrscheinlichkeit zu sterben für alle Menschen gleich groß ist, nämlich 1, sind Übersterblichkeiten ohne Bezug zur → Lebensdauer bzw. ohne Bezug auf ein Lebensalter nicht sinnvoll zu interpretieren. Sie sind zum Struktur- nicht zum Risikovergleich geeignet.

Überversorgung

liegt vor, wenn medizinische Maßnahmen unnötig häufig, intensiv und lange eingesetzt werden. Sie liegt also vor, wenn nicht bedarfsgestützte medizinische Leistungen erbracht oder vorgehalten werden. Sie ist überall dort ein Problem, wo Gesundheitssysteme ohne systematische Bedarfsorientierungen und → Evaluationen eine Leistungserbringung ermöglichen und diese sich an wettbewerblichen und Gewinnzielen orientieren. Überversorgung ist wegen des Schädigungspotenzials häufig auch eine ethisch-moralisch zu bewertende → Fehlversorgung.

Die Überversorgung ist (analog zur → Unterversorgung) typischer Gegenstand kontroverser Argumentationen der Akteure von Gesundheitssystemen, ihrer jeweiligen Interessen und Werteorientierungen. Die Pole der Argumentation sind, dass Überversorgung nur durch Steuerung und Planung (→ National Health Service, → Roemer's Law), durch → Bonus-Malus-Regelungen oder durch Rationierung (→ Managed Care) reguliert werden könne. Die Legitimation von Überversorgung erfolgt häufig mit dem Argument der → Prävention.

Bei diesen Auseinandersetzungen muss bedacht werden, dass besonders über prospektive Kopfpauschalen finanzierte und wettbewerblich ausgerichtete Versorgungseinrichtungen (→ Managed Care) konsequent planen, steuern, supervidieren und strikt bedarfskontrolliert versorgen bzw. Ressourcen verbrauchen. Sie sind also nicht hinsichtlich methodischer Fragen (Planung versus Markt), sondern hinsichtlich der Handlungsmotive unterschieden.

Die Schwierigkeit beim Umgang mit Überversorgung besteht oft darin, dass der Inhalt von „Bedarfsgerechtigkeit" wissenschaftlich nicht ausreichend hinterlegt ist oder hinterlegt werden kann. Außerdem korrespondiert mit der medizinisch-technischen Überversorgung häufig die menschlich-kommunikative → Unterversorgung. Der Versuch, Überversorgung abzubauen, führt regelhaft zum Konflikt über die Frage der Zuweisung der Indikationshoheit.

Zu den exemplarischen und in der Zwischenzeit gleichsam historischen Beispielen gehören hier die Studien zur Überversorgung mit Tonsillektomien, Appendektomien und Cholezystektomien von → M. Pflanz (1923-1980) und → B. Kreuz (1919-1981).

Unter dem speziellen Rahmen des SGB V ist eine Überversorgung jene, die über das hinausgeht, was der § 12 SGB V vorschreibt. Der Begriff der Überversorgung ist in der → Gesetzlichen Krankenversicherung also grundsätzlich auch über die Bedarfsorientierung des SGB V definiert.

Da das Gesundheitsversorgungssystem die Nachfrage nach seinen Leistungen direkt und indirekt nachhaltig selbst steuern kann, sind Überversorgungen zumeist von wirtschaftlichen Interessen geleitet oder das Ergebnis falscher Einschätzungen zu prioritären Versorgungsproblemen. Überversorgung ist indirekt auch mit Unterversorgung verknüpft, wenn Überversorgung zu Mangel an Ressourcen bei anderen dringlichen Gesundheitsproblemen führt. Überversorgung kann praktisch immer auch als → Fehlversorgung aufgefasst werden.

Überversorgung bezeichnet ebenfalls die Bedarfsüberschreitung bei der Zahl niedergelassener Ärzte nach den Maßstäben der → Kassenärztlichen Vereinigungen in einer Region.

Unfallversicherung, Gesetzliche

→ Berufsgenossenschaft

Ungleichheit, gesundheitliche

→ Sozialepidemiologie

Uno-Actu-Prinzip

→ Dienstleistung, personale

Unterversorgung

Liegt vor, wenn erforderliche medizinische Maßnahmen in zu geringer Menge, Intensität oder Dauer angewandt werden. Typische Ursachen der Unterversorgung sind

- Unterschätzungen eines Gesundheitsproblems seitens der Betroffenen oder seiner Umgebung,
- mangelnde → Compliance,
- sozial bedingte Zugangsbarrieren zu medizinischer Versorgung,
- mangelndes Versorgungsinteresse seitens der Leistungsträger und -erbringer,
- Fehlallokationen im Gesundheitswesen durch unzweckmäßige Prioritätensetzungen,
- Qualifikationsdefizite bei den Leistungserbringern,
- Fehlanreize des Honorierungssystems,
- Mechanismen der → Risikoselektion,
- Strukturdefizite im Versorgungssystem.

Unterversorgung kann auch eine Folge von → Überversorgung sein. Eine besondere Form der Unterversorgung ist die → Fehlversorgung. Über- und Unterversorgung sind dann zugleich auch Fehlversorgung, wenn sie dem Patienten Schaden zufügen.

Ursache

Ursachen (→ Kausalität) sind Wechselwirkungen, die zu neuen Sachverhalten, Zusammenhängen oder Prozessen führen, die dann als Wirkung bezeichnet werden. Hieraus folgt, dass kein Sachverhalt für sich allein die Eigenschaft trägt, entweder Ursache oder Wirkung zu sein. Ursache und Wirkung sind also strikt kontextgebundene Eigenschaften.

Aus dieser Sicht ist jeder definierten Wirkung auch eine Ursache oder ein Komplex von Ursachen zuzuordnen. Der Komplexität von Ursachen entspricht so ggf. auch die Komplexität einer definierten Wirkung.

Es entstehen praktische Probleme oft dann, wenn die Intensität einer Wechselwirkung gering ist, sich dafür aber über eine lange Zeit erstreckt. Die Zuordnung einer Wirkung zu einer Ursache ist deshalb (z. B. bei einer → Begutachtung) oft strittig, da über einen langen Zeitraum hinweg praktisch immer auch andere Einflussgrößen gewirkt haben können. Die Ermittlung von Ursachen, z. B. in entsprechenden Gutachten, ist strikt von einer Klärung des Verschuldens oder der Zurechnung zu trennen. Zurechnung oder Verschulden sind rechtswissenschaftliche Fragen, Ursachenfeststellungen hingegen anderen Disziplinen, etwa der Sozialmedizin zuzuordnen.

In der praktischen → Sozialmedizin treten dabei drei typische Probleme auf:

1. Der Zusammenhang zwischen einer schädigenden Exposition und der Wirkung kann nicht am Einzelfall bewiesen werden, weil die Intensität der Ursache gering und/oder die Einwirkungsdauer sehr lang ist.
2. Trotz langer Einwirkungsdauer kann zwar ein Zusammenhang zur Wirkung rekonstruiert, aber die Ursache kann retrospektiv keinem Verursacher konkret oder zweifelsfrei zugerechnet werden.
3. Ursache und Wirkung lassen sich gut in einen Zusammenhang stellen, es kann aber nicht erklärt werden, weshalb eine große Zahl ebenfalls Exponierter nicht erkrankt ist.

In der → Gesetzlichen Krankenversicherung spielen Kausalitätsnachweise leistungsrechtlich bislang keine wesentliche Rolle. Eine entscheidende Bedeutung haben sie jedoch in der → Unfallversicherung. Hier entsteht dann häufig in besonders dramatischer Weise das Problem des inversen Zusammenhangs der Intensität einer Ursache und der Expositionsdauer. Da solche Problemlagen (u.a. wegen der Zunahme der → Lebenserwartung) tendenziell häufiger werden, gewinnen auch hieraus resultierende Streitfälle an Bedeutung.

Utilization Review, Utilization Management

Überprüfungsverfahren in → Managed Care Organizations, um Ärzte zu ermitteln, die, verglichen mit anderen Ärzten, zu viel Aufwand betreiben (→ Benchmarking). Analoge Aufgaben übernehmen auch Professional Review Organizations

(PRO). Sie supervidieren Ärzte, Ärztegruppen oder Institutionen in ihrem Leistungsverhalten im Auftrag von Eigentümern oder Trägern. (→ Fehlbelegungsprüfung, → Inanspruchnahme, → Managed Care)

Grundsätzlich strittig ist in allen Konzepten des Utilization Managements das Verhältnis von ökonomischen und medizinischen Reviewzielen sowie deren mögliche Abhängigkeit von Interessen im → Wettbewerb.

Wirtschaftlichkeitsprüfungen nach SGB V geben zumindest normativ einen vergleichbaren Raum für solche Reviewverfahren, werden allerdings kaum methodisch-systematisch angewandt.

Validität

beschreibt, wie genau ein Messverfahren misst, was es messen soll. Folglich beschreibt sie auch die Gültigkeit einer Messung in Bezug auf das Messziel bzw. die Wahrscheinlichkeit, mit der ein Beobachtungsergebnis nicht das Ergebnis eines Zufalls bzw. eines → Bias oder eines → Confounders ist. Sie entspricht damit der Präzision eines Messinstruments.

In epidemiologischen → Studien sind in der Regel drei Aspekte der Validität zu berücksichtigen:

- die Konstruktvalidität (beschreibt die Präzision, mit der ein theoretisches Konzept in ein Messsystem umgesetzt wurde),
- die Gegenstandsvalidität (beschreibt die Präzision, mit der die Eigenschaften eines zu beobachtenden Sachverhaltes im Messkonzept berücksichtigt worden sind),
- die Kriterienvalidität (beschreibt die Validität eines Messkriteriums zur Erfassung eines Sachverhaltes im Verhältnis zu einem alternativen Messkriterium).

Die Validität ist vor allem in Erkundungsstudien nur schwer zu bestimmen, weil sich oft erst als Ergebnis umfangreicher Studien herausarbeiten lässt, wie der Untersuchungsgegenstand beschaffen ist. Die Validität des Messinstrumentes lässt sich deshalb nur sukzessive im Prozess der Anwendung eines Instrumentes weiterentwickeln. Die ständige Verbesserung der Validität ist deshalb eine wichtige normative Forderung für solche Messinstrumente.

Der gegen Studien, vor allem zur Abwehr nicht gewünschter Feststellungen oft erhobene Einwand, ein Untersuchungsinstrument sei nicht valide, kann stets nur im Kontext des allgemeinen Erkenntnisstandes bewertet werden. Er ist nur berechtigt, wenn andere oder bessere Alternativen verfügbar sind oder möglich gewesen wären.

Für die → Sozialmedizin stellt sich im Besonderen die Frage nach der Validität von Einzelfallgutachten. Auf eine Erörterung dieses Problems wird allerdings in der Regel verzichtet, weil dem Gutachter die Position eines Experten und diesem damit Autorität zugebilligt wird. Expertenurteile sind jedoch erheblich erfahrungsgebunden und hinsichtlich ihrer Validität kaum überprüfbar. (→ Evidence based Medicine)

Die Forderung nach gutachterlicher Validität lässt sich nur erfüllen, wenn die Instrumente des Gutachters in Form standardisierter und „geeichter“ Protokolle und Beurteilungskriterien ausgearbeitet und systematisch analysiert und weiterentwickelt werden. Deshalb steht hinter der Vorhaltung unzureichender Validität eines Gutachtens vor allem die unzureichende Standardisierung der Instrumente. Diese aber kann nur erreicht werden, wenn der niedrige Beweisstandard des Einzelfallgutachtens überwunden wird. In der Praxis führt dies gelegentlich zu der kuriosen Situation, dass diejenigen, welche die Validität von Gutachten am heftigsten bezweifeln, zugleich jene sind, die die Standardisierung, d.h. die Überwindung der Erfahrungsbindung an Einzelfälle und „Experten“ besonders massiv bekämpfen.

Variabilität

Variation des Genotyps der Menschen, Grundlage der biologischen Individualität jedes Menschen und der außergewöhnlichen evolutiven Anpassungsfähigkeit der menschlichen Gattung an die → Lebensbedingungen in den unterschiedlichsten Besiedlungsräumen der Erde. Die biologische Individualität bildet gemeinsam mit der sozialen Individualität (Bildung, Erfahrung, → soziale Lage, → soziale Gruppe, → soziale Schicht, Ziele und Leitbilder usw.) die Grundlage der Persönlichkeit.

Die Variabilität als biologische Grundeigenschaft der Gattung schließt aus, einen biologisch-genetischen „Idealtypus" zu konstruieren und gleichsam präventiv anzustreben. Mit der Kartierung des menschlichen Genoms werden nun auch solche genetischen Informationen entdeckt, die mit spezifischen Krankheitsdispositionen verbunden sind. Vermutlich ist dies jedoch nur ein Aspekt der sukzessiven Erkenntnis der biologischen Voraussetzungen menschlicher Individualität.

Jegliche Nutzung dieses Wissens zur präventiven Korrektur genetischer Information birgt damit ggf. auch das evolutive → Risiko einer Eingrenzung der Variabilität. Die Folgen solcher „Reparaturen", die sich in nachfolgende Generationen übertragen könnten, sind bei heutigem Erkenntnisstand vollständig unabsehbar und deshalb auch unannehmbar.

Verantwortung

Die Diskussion um Verantwortung ist gleichsam der konzeptionelle Kern und Streitpunkt der → Gesundheitspolitik, folglich der Ausgestaltung von Systemen der Gesundheitssicherung und der Gesundheitsversorgung.

Sie betrifft vier Fragen:

- Sind Krankheit und Hilfebedarf Folge von individuellem (Fehl-)verhalten und ggf. schuldhaft den Betroffenen zuzurechnen?
- Ist die Verantwortung für die Inanspruchnahme und deren finanziellen Folgen den einzelnen Betroffenen zuzurechnen?
- Sind die Folgen von Krankheit und Behinderung durch die Betroffenen selbst zu verantworten und finanziell zu regulieren?
- Gibt es ein übergeordnetes gesellschaftliches Interesse an einer kollektiven Absicherung von Krankheitsrisiken und ihren Folgen?

Mit der Zuweisung von Verantwortungen für die → Gesundheit wird de facto eine Entscheidung über

- die → Ursachen von → Krankheit, die Ursachen sozialer Ungleichheit der Menschen vor Krankheit und Tod (→ Sozialepidemiologie) oder über die Ursachen von → Epidemie,
- die Folgerungen für die Zugänglichkeit von Prävention, Diagnostik, Therapie und Rehabilitation sowie
- über Nutzen und Lastenverteilung bei der Kompensation von Krankheits- und Behinderungsfolgen

getroffen.

Die Auseinandersetzungen hierzu konzentrieren sich außer auf die moralisch-ethischen und rechtlichen Argumentationen vor allem auf die Frage der Finanzierung der Gesundheitssicherung und des gesundheitlich verursachten Nachteilsausgleichs sowie auf die Partizipationsmöglichkeiten, -rechte und -pflichten der Bürger bei der Gestaltung, Sicherung oder Wiederherstellung von gesundheitsgerechten bzw. gesundheitsförderlichen → Lebensbedingungen. Die Auseinandersetzungen um diese Fragen bedienen sich zumeist einer Argumentationskette, die um das → Moral Hazard Theorem und die Konzeption der → Risikofaktoren kreist.

Tatsächlich handelt es sich hier jedoch nicht um eine wissenschaftliche Debatte, sondern um einen Interessenstreit bezüglich der Proportionen von gesamtstaatlicher, kommunaler, gesellschaftlicher und individueller Verantwortungen. Die Antworten spiegeln das Staats-, Gesellschafts- und Menschenbild der jeweiligen Interessengruppen typischer Weise jeweils unter Verweis auf → Keynes oder → Friedman.

Solche Konfrontationen machen sich in der Regel an einem Teilaspekt, der Interpretation der sog. Eigenverantwortung, fest. Aber selbst in dieser Reduktion wird zumeist nicht die Eigenverantwortung der Bürger thematisiert, sondern allein deren unterstellte Verantwortung gegen sich selbst. Regelmäßig nicht thematisiert werden unter dem Begriff der Eigenverantwortung die Partizipationsrechte bei der Gestaltung der Lebensbedingungen, bei der demokratischen Kontrolle des Staates und des Handelns der wirtschaftlichen Akteure soweit deren Handeln direkte und indirekte Folgen für die → Gesundheit heutiger und künftiger Generationen hat.

Der enormen Verbreitung, Wirksamkeit und Bedeutung zur Fundierung von Erklärungs- wie (Um)-Gestaltungskonzepten zur Verantwortung steht ein Maximum an Unklarheit, Unübersichtlichkeit, Missverstehbarkeit und Missbrauchsmöglichkeit gegenüber.

Dies beruht vor allem darauf, dass diese Anforderung in zweifacher Weise und in zwei Kontexten verwandt wird: Zum einen als Kampfbegriff in sozialen, ideologischen und moralischen Auseinandersetzungen um das Verhältnis von Sozialstaat und einzelnem Bürger und zweitens als gesundheitswissenschaftlich gefüllter inhaltlicher Begriff, der z. B. für eine stärkere bürgerschaftlich-demokratische Position der Individuen in und gegenüber den sozialstaatlichen Institutionen steht, für mehr Partizipation an Entscheidungen, bessere Chancen der Selbstbestimmung, verbesserte Ressourcen und Fähigkeiten zur Selbsthilfe.

Als Kampfbegriff beinhaltet Eigenverantwortung u.a. Folgendes:

- Er soll Ansprüche und Anforderungen an den Sozialstaat zurückweisen helfen und macht dies durch Appelle an deutlich mehr nichtöffentliches bzw. nicht-sozialstaatliches Verhalten.
- In dieser Verwendungsweise besitzt Eigenverantwortung einen deutlichen moralpolitischen Charakter. Gesundheitspolitisch konkretisiert sich dies z. B. in der seit 1988 im → Sozialgesetzbuch V verankerten Mitverantwortung der Versicherten für ihre Gesundheit sowie der Pflicht zur gesunden Lebensführung („Die Versicherten sind für ihre Gesundheit mitverantwortlich, sie sollen durch eine gesundheitsbewusste Lebensführung, durch frühzeitige Beteiligung an gesundheitlichen Vorsorgemaßnahmen sowie durch aktive Mitwirkung an Krankenbehandlung und Rehabilitation dazu beitragen, den Eintritt von Krankheit und Behinderung zu vermeiden oder ihre Folgen zu überwinden. Die Krankenkassen haben ... dabei ... zu helfen." (§ 1 SGB V). Hinzu kommt für derzeit 75% aller GKV-Leistungen ein steigender Anteil, den die Patienten zusätzlich zu ihrem Beitrag an den Kosten der medizinischen Versorgung tragen müssen, worin sich dann auch meist der größte Teil an Eigenverantwortung erschöpft.

Der oftmals moralisch pointierte Imperativ „Eigenverantwortung" mit seinen eindeutigen Ursachen- und Schuldzuweisungen stellt entgegen den z. B. im → Risikofaktorenkonzept suggerierten Sichtweisen keine stringente Schlussfolgerung aus Untersuchungen zur → Ätiologie von Krankheiten dar, sondern geht dieser überwiegend rein normativ voraus. Erkenntnisse und Einsichten aus sozialepidemiologischen Untersuchungen weisen auch auf ganz andere Zusammenhänge und die komplexe Abhängigkeit der Eigenverantwortung von sozialen Möglichkeiten und Fähigkeiten der → Individuen hin. So tritt Krankheit in industrialisierten Gesellschaften überproportional bei Gruppen und Personen auf, deren prospektive Selbsthilfefähigkeit (z. B. hinsichtlich der finanziellen Mittel, um pathogenen Bedingungen zu entfliehen oder hinsichtlich der Wissensvoraussetzungen, um präventive Konzepte verstehen zu können) zugleich am geringsten ist. Die mangelnde Selbsthilfefähigkeit wird nicht zuletzt dadurch gestützt, dass die hierzu notwendige und gesellschaftlich akzeptierte Möglichkeit, die eigenen Lebensverhältnisse zu kontrollieren und zu gestalten, in anderen gesellschaftlichen Zusammenhängen wie z. B. der betrieblichen Arbeit nicht unbedingt gefördert wird. Schließlich gibt es Anzeichen, dass auch gleiches Verhalten und gleiche Behandlung zu ungleichen Ergebnissen entlang der Zugehörigkeit zu sozialen Schichten führt, also tatsächlich unabhängig von der individuellen Verantwortung ist.

Gegen die u.a. dem Risikofaktorenkonzept zugrundeliegende Zuweisung einer verhaltensbedingten individuellen Schuld an Krankheit und die Erwartung enormer Gesundheitserfolge durch die Beeinflussung und Gestaltung des → Lebensstils gibt es mittlerweile eine erdrückende Fülle von empirischen Widerlegungen und Relativierungen, welche die Erfolglosigkeit des individualistischen Konzepts deutlich belegen. (→ Gesundheitsförderung, → Health Belief Model)

Die Individuen und → sozialen Gruppen sind nicht vor allem Objekte von Aufklärung und Veränderung sowie von moralischen Appellen, sondern sie sollen aktiv befähigt und dazu mit entsprechenden Ressourcen ausgestattet werden, die Bedingungen ihrer Gesundheit zu verbessern.

In gesundheitswissenschaftlich orientierten Diskussionen um die Eigenverantwortung geht es vor allem um eine grundlegend andersartige Stellung von Individuum und Gesellschaft, ohne die die Forderungen nach „mehr Eigenverantwortung" entweder scheitern oder auf „mehr Zuzahlungen" reduziert werden.

Verschleppungszeiten

Zeitraum zwischen den ersten Symptomen einer Krankheit und der Nachfrage ärztlicher Hilfe, zwischen dem erstem Arztkontakt und der Diagnosefindung oder zwischen Diagnosefindung und Therapiebeginn.

Verschleppungszeiten sind ein wichtiges Kriterium der → Zugänglichkeit und der → Qualität im Gesundheitswesen sowie für die individuellen und sozialen Muster der → Inanspruchnahme seitens der Betroffenen.

Versicherte

Bezugsberechtigte von Leistungen einer Versicherung, hier einer Krankenversicherung.

In der Bundesrepublik ist die Mehrzahl (knapp 90%) aller Menschen durch die → Gesetzliche Krankenversicherung abgesichert. Hier ist die Unterscheidung von Mitgliedern und Versicherten notwendig, weil in der GKV nicht die Versicherten, sondern allein die Mitglieder beitragspflichtig sind, die Risikoabsicherung also durch die Mitglieder eines Umlagefonds getragen wird und die zu diesem Zweck gemeinsam eine Krankenkasse eingerichtet haben bzw. in ihr gesetzlich zusammengeschlossen wurden.

Versicherungsfremde Leistungen

Dieser Begriff ist zentral in der politisch und rechtswissenschaftlich geführten Diskussion darüber, welche Leistungen in der Sozialversicherung genuin zum Leistungsumfang gehören und welche – als versicherungsfremd definierten – dort entweder aus Steuermitteln finanziert oder gestrichen werden sollten. Da der soziale Ausgleich wesentlicher Bestandteil und Zweck der Sozialversicherung ist, kann nicht jede Leistung als versicherungsfremd betrachtet werden, die nicht privat versicherbar wäre oder der keine Beitragszahlung entspricht. Ob der Begriff überhaupt weiter führt, kann bezweifelt werden.

Versicherungspflicht

Die → gesetzliche Krankenversicherung, Pflegeversicherung, Rentenversicherung, Unfallversicherung und Arbeitslosenversicherung beruhen weitgehend auf einer öffentlich-rechtlichen Versicherungspflicht. Sie gilt für die meisten Beschäftigten, in der Kranken- und Pflegeversicherung bis zur Jahresarbeitsentgeltgrenze. Versicherungspflicht kann auch für privatrechtliche Versicherungen bestehen, etwa bei der privaten Pflegeversicherung. Die damit verbundene Freiheitsbeschränkung wird mit dem Schutz des Einzelnen vor den Folgen mangelnder Vorsorge und dem Schutz der Allgemeinheit vor deren sozialrechtlichen Folgen begründet. Versicherungspflicht schützt also immer auch die Fürsorgesysteme vor größerer Belastung.

Versicherungspflichtgrenze

Mit der Versicherungspflichtgrenze gibt der Gesetzgeber vor, bis zu welcher Einkommens-Höhe brutto (im Jahr 2010: 4.162,5 Euro monatlich / 49.950 Euro pro Jahr) ein Arbeitnehmer automatisch Mitglied in der gesetzlichen Krankenversicherung (GKV) sein und bleiben muss. Aber auch wenn diese Grenze überschritten wird, kann seit 2007 ein Wechsel in die PKV nur dann erfolgen, wenn der sozialversicherungspflichtige Arbeitnehmer in drei aufeinanderfolgenden Kalenderjahren die Jahresarbeitsentgeltgrenze überschritten hat und diese voraussichtlich auch im vierten Kalenderjahr überschreiten wird.

Da die Versicherungspflichtgrenze auch das potenzielle Marktsegment der → privaten Krankenversicherungen reguliert, ist sie Gegenstand anhaltender politischer Konflikte.

Versicherungsprinzip

Gestaltungsform sozialer Absicherung, bei der im Leistungsfall Anspruch auf eine rechtlich festgelegte oder vertraglich vereinbarte Leistung besteht (z. B. als Pflichtversicherung oder als privatrechtliche Versicherung).

Versorgungsamt

Zuständig für die Durchführung des → Bundesversorgungsgesetzes sowie die Feststellung des Grads der Behinderung nach dem SGB IX. Der Träger des Versorgungsamts (meist ein Landesamt oder die Kreise und kreisfreien Städte) wird durch Landesrecht festgelegt.

Versorgungsbedarf

In allen bedarfsorientierten bzw. primär nicht erwerbswirtschaftlichen Gesundheitssystemen (steuerfinanzierte Versorgungssysteme oder Sozialversicherungen vom Typ GKV) spielt die Bestimmung des Versorgungsbedarfs nach Inhalt und Umfang sowie die Kompetenzzuweisung für diese Festsetzungen zumindest implizit eine große Rolle. Sie ist zumeist hochgradig konfliktbesetzt und für die → Sozialmedizin und die → Epidemiologie ein wichtiges Forschungsfeld. Bedarfsforschung ist Teil der → Versorgungsforschung und notwendig mit der → Evaluationsforschung zu verbinden.

Kernproblem ist die Definition des Bedarfs und seiner Dimensionen als Ableitung aus Zielen, die in steuerfinanzierten Systemen und in der GKV zwar grundsätzlich verschieden gesetzt werden können, immer aber des allgemeinen sozialen Konsenses bedürfen.

Der Versorgungsbedarf wird in der Regel nicht am Hilfebedarf eines Menschen definiert, sondern an einzelnen → Krankheiten oder potenziellen → Todesursachen als mehr oder weniger tauglichen Indikatoren des Bedarfs. Diese Sicht grenzt den Zugang zur Definition der Versorgungsbedarfe typischerweise ein, weil Hilfebedarf tatsächlich nur in Relation zu den → Individuen und ihren Problemen bestimmt werden kann. Eine krankheitszentrierte Sicht auf die Bedarfsermittlung orientiert sich dann zwangsläufig vorrangig am erforderlichen oder möglichen technischen Aufwand. Dies führt tendenziell zur Maximierung der Versorgungsleistungen bei sinkender sozialer und individueller → Effektivität. Eine typische Reaktion auf dieses „Bedarfsmissverständnis“ ist dann die Klage über die fehlende → Compliance der → Patienten, was gegebenenfalls neuerlich nur zur Maximierung sachgegenständlicher Aufwendungen führt.

Versorgungsdichte

→ Arztdichte

Versorgungsforschung

(engl. Utilization Research) ist ein ursprünglich aus der Sozialmedizin hervorgegangener Forschungszweig an der Schnittstelle zwischen Versorgungsbedarf und Versorgungsrealität. Da das Selbstverständnis eines solchen Forschungsbereichs immer auch von dem Selbstverständnis benachbarter Forschungszweige mitbestimmt ist und so vielfältige abgrenzende und Wettbewerbsinteressen der jeweiligen Protagonisten zu beachten sind, genügt es hier anzumerken, dass es sich im deutschen Verständnis um jenen Teil der Gesundheitssystemforschung handelt, der „sich auf die Mikroebene – insbesondere auf Krankenhäuser, Arztpraxen oder einzelne Gesundheitstechnologien – bezieht“ (F.W. Schwartz, R. Busse (2003): Denken in Zusammenhängen: Gesundheitssystemforschung. In: Schwartz, F.W., Badura, B., Busse, R. u.a. [Hrsg.]: Public Health Buch. Urban & Fischer Verlag, München, Jena, 518-545).

Dieser Begrenzung auf die Mikroebene der Anbieter kann durch die Nutzungsanalyse durch die Patienten und ggf. Kunden (in der Regel also die Versicherungen) ergänzt werden.

Wichtige Aufgaben beziehen sich auf

- die Untersuchung der Zugänglichkeit der Versorgungsangebote und deren Inanspruchnahme und deren Steuerung,
- die Versorgungsökonomie,

- Fragen der Über- Unter- und Fehlversorgung,
- Fragen der Notwendigkeit, der Angemessenheit und Wirtschaftlichkeit medizinsicher Leistungserbringung.

Dem entsprechend können die Abgrenzungen zu Arbeitsgebieten der Sozialmedizin, der Sozial- und Versorgungsepidemiologie, der Medizinsoziologie oder z. B. der Gesundheitsökonomie und des Public Health fließend sein. So ist auch erklärlich, weshalb ggf. auch die Bewertung von gesundheitspolitischen Entscheidungen, die Berufsfeldforschung, Aspekte der Evidence based Medicine, des Health Technology Assessment, Fragen der Versorgungsorganisation der Versorgungsforschung zugerechnet werden.

Von nicht unerheblicher praktischer Konsequenz ist die Frage, welches konkrete Gesundheitssystem den Rahmen für die praktischen Ergebnisse der Versorgungsforschung setzt und ob die primäre wissenschaftliche Absicht die Verbesserung eines bestehenden Systems (Zielsetzung Reform) oder die Schaffung eines anderen Systems (Zielsetzung Transformation) ist. Vor diesem Hintergrund ist die in Deutschland übliche Betonung, Versorgungsforschung sei allein auf die Mikroebene der Institutionen festgelegt, nicht wirklich realitätsnah, weil immer auch von den ganz expliziten Interessen der Auftraggeber abhängig.

Versorgungsketten

Während → Patientenkarriere das subjektive Erleben einer mehrgliedrigen Behandlung meint, bezeichnet Versorgungskette das am Patient als nicht auf Versorgungsbereiche aufteilbare Individuum orientierte Verständnis einer einheitlichen und möglichst integrierten, friktionsfreien Organisation der Behandlung mit geringen Wirksamkeits- und Wirtschaftlichkeitsverlusten an den Schnittstellen.

Versorgungsmanagement

Trotz der zahlreichen Absichtsbekundungen, zahlloser Appelle an und Vorstellungen von mehr sektorübergreifender Kooperation und Koordination und einigen gesetzlichen Ansätzen (z. B. → integrierte Versorgung) besteht im Kern die strukturelle Sektoralisierung, und damit Abschottung der Behandlungssektoren und die damit verbundenen Schnittstellenprobleme fort. Deshalb haben Versicherte seit dem Wettbewerbsstärkungsgesetz von 2007 den „Anspruch auf ein Versorgungsmanagement insbesondere zur Lösung von Problemen beim Übergang in die verschiedenen Versorgungsbereiche" (§ 11 Abs. 4 SGB V). Danach sollen die Leistungserbringer, also Krankenhäuser, Pflegeeinrichtungen oder niedergelassene Ärzte, „für eine sachgerechte Anschlussversorgung (sorgen)" und sich dazu wechselseitig informieren. Die Krankenkassen sollen sie dabei unterstützen. Den Hausärzten fällt hier nach entsprechender Einwilligung ihrer Patienten und nach § 73 Ib SGB V eine bedeutende Handlungsmöglichkeit zu.

Versorgungsprinzip

Gestaltungsform sozialer Absicherung, bei der aus Steuermitteln finanziert ein rechtlich definierter Anspruch auf Leistungen besteht. (→ Bundesversorgungsgesetz)

Vertragsarzt

Nur der niedergelassene Arzt, der auch eine Zulassung als Vertragsarzt hat, darf zulasten der → Gesetzlichen Krankenkassen medizinische Leistungen für Versicherte erbringen. Der zur vertragsärztlichen Versorgung zugelassene Arzt oder Psychotherapeut oder das MVZ ist in die kollektivvertraglichen Strukturen nach dem → Sozialgesetzbuch V eingebunden.

Anders als in den übrigen Versorgungsstrukturen, z. B. dem → Krankenhaus, arbeitet der Vertragsarzt, gleichsam als historischer Sonderfall, als niedergelassener Arzt zugleich auch als Eigentümer einer ambulanten Versorgungseinrichtung auf eigenes erwerbswirtschaftliches → Risiko.

Die Vertragsärzte (nicht automatisch alle niedergelassenen Ärzte!) sind gesetzlich in der → Kassenärztlichen Vereinigung zusammengefasst (§ 77 SGB V). Zur Sicherung der Funktionsweise dieses Systems ist es unabdingbar, den Wettbewerb zwischen den Vertragsärzten im Interesse der Mitglieder der Gesetzlichen Krankenversicherung möglichst zu minimieren, zumindest strikt zu kontrollieren. Die an die KV, nicht an den einzelnen Vertragsarzt übertragene gesetzliche Pflicht zur Sicherstellung der medizinischen Versorgung (§ 72 SGB V), spielt in diesem Zusammenhang bisher eine zentrale Rolle.

Ein System von Regeln und Rahmenbedingungen (z. B. die Zulassung zur vertragsärztlichen Versorgung, das Gebot der selbstständigen Erbringung einer Leistung durch den zur Abrechnung berechtigten Vertragsarzt oder das Werbeverbot) sollen sicherstellen, dass alle Vertragsärzte möglichst ähnliche Ausgangsbedingungen für die Berufsausübung haben. Mittlerweile können sich auch Medizinische Versorgungszentren mit angestellten Ärzten an der vertragsärztlichen Versorgung beteiligen.

Der politische Wille, die Systemgestaltung zunehmend dem Wettbewerb zu übertragen, verlangt allerdings eine Neubestimmung des Rechtsrahmens des Vertragsarztes und hier vor allem des an die KV gebundenen Sicherstellungsauftrags. Offensichtlich ist das Bestreben zur Auflösung einer gemeinsamen Sicherstellungspflicht durch Akteursgruppen des SGB V.

Die Herausbildung quasi monopolartiger Versorgungsstrukturen in der Hand von wenigen privaten Kapitaleignern (in den USA als Corporate Transformation bezeichnet, Salmon 1991) wird durch spezifische Entwicklungslinien, die der Medizin immanent sind, unterstützt und bewirken, dass der „klassische" Vertragsarzt schrittweise an Bedeutung verlieren wird. Solche Entwicklungslinien sind z. B.:

- die Tendenz einer Übernahme ehedem stationärer Versorgungskonzepte in die ambulante Versorgung (z. B. ambulantes Operieren)
- die zwingend notwendige Integration von ambulanter, stationärer, poststationärer und rehabilitativer Versorgung
- die z.T. erheblich wachsenden Investitionsanforderungen an die Etablierung ambulanter Versorgungseinrichtungen
- die tendenzielle Trennung von → Diagnostik und → Therapie bei gleichzeitiger Entstehung interner Dienstleistungsbeziehungen, die durch die klassischen vertragsärztlichen Regelungen nicht mehr sinnvoll gefasst werden können,
- die Tendenz zur Verbindung von Produktentwicklung, Produktion und Anwendung.

Vertrauen

spielt in dem durch vergleichsweise viele unkalkulierbare Risiken, Unsicherheiten, Kontrollverluste, des Sicheinlassenmüssens auf Diagnosen und Therapien und gleichzeitige Wissens- und Informations-Asymmetrien geprägten Bereich von Gesundheit, Krankheit und entsprechenden Versorgungsangeboten eine meist unterschätzte Rolle für die Gesundheit, das Wohlbefinden von PatientInnen und für die Wirksamkeit und den wirtschaftlichen Ablauf von Behandlungen. Ohne die Bereitschaft von PatientInnen ihrem behandelnden Arzt uneingeschränkt über Symptome und Verhaltensweisen zu berichten und dabei darauf zu vertrauen, dass dies niemals aus dem Patient-Arzt-Verhältnis hinausgelangt, kommt es zwangsläufig zu teilweise gravierenden Fehldiagnosen und im besten Fall nutzlosen Therapien.

Die insgesamt nicht zahlreichen Studien zur Bedeutung von Vertrauen im Gesundheitswesen zeigen u.a.

- Je höher das soziale Vertrauen von Personen in alltägliche Kontakte, das politische Vertrauen in Regierungen und das inhaltliche Vertrauen in Experten und professionelle Akteure wie z. B. Ärzte ist, desto besser ist der selbst wahrgenommene Gesundheitszustand. Je stabiler diese Vertrauenspotenziale sind, desto besser ist auch der Nutzen für die Gesundheit (Nummela et al. 2009).
- Das Vertrauen in Akteure, Institutionen und Eigenschaften des Gesundheitswesens ist in Deutschland im internationalen Vergleich am stärksten beeinträchtigt (Braun et al. 2003), was wesentlich zu den pessimistischen Erwartungen der deutschen Bevölkerung für die Zukunft der gesundheitlichen Versorgung beiträgt.

Verweildauer

durchschnittlicher Quotient aus der Anzahl der Versorgungstage im Krankenhaus im Beobachtungszeitraum und der Anzahl der Entlassungen.

Die durchschnittliche Verweildauer kann für Regionen, Krankenhäuser, Fachabteilungen, Behandlungsanlässe und für Prozeduren, → Fälle oder auch für → Personen berechnet werden. Da die Verweildauer bisher nur als Honorierungs- und Steuerungsinstrument und nicht als analytische Größe für die Versorgungspraxis interessiert, wird die Verweildauer systematisch nur für Krankenhäuser und Fachabteilungen sowie Fälle ermittelt.

Es wird versucht, aus solchen Durchschnittswerten Normtage für den stationären Versorgungsbedarf für Verhandlungszwecke abzuleiten oder, z. B. in Form von Verweildauerindices, zur Prüfung von Ressourcenverwendungen zu nutzen. Hierbei treten allerdings zwei Probleme auf:

Die Verweildauer ist in der Regel nicht symmetrisch verteilt. Hieraus resultiert dann, dass der arithmetische Mittelwert der Verteilung eine Normgröße wird, die in der Regel die Verteilung nicht angemessen abbildet.

Die Orientierung auf die Verweildauer führt zu einem Mechanismus der Auffälligkeitsprüfung, der zur systematischen Problematisierung der besonders langen Liegezeiten führt. Diese aber sind als besondere Fälle aus der Sicht des Bedarfs eines Patienten oft eher gut zu begründen, während die Ressourcenverschwendung vornehmlich bei den Verweildauern zu vermuten ist, die im Bereich des Mittelwertes liegen, tatsächlich aber nicht erforderlich sind. (→ Fehlbelegung)

Volkskrankheit

Umgangssprachlicher und weitgehend inhaltsleerer Laienbegriff, der zumeist Aufgaben kennzeichnen soll, die als prioritär vermutet werden. Der Begriff bezieht sich im Allgemeinen a) auf Krankheiten mit hoher → Prävalenz (z. B. Diabetes mellitus) oder b) auf häufige Todesursachen. Zur Charakterisierung gesundheitspolitischer Prioritäten ist dieser Begriff tatsächlich jedoch wenig geeignet.

Soweit der Bezug auf die Prävalenz gewählt wird, kann aus einer hohen Prävalenz oder einer hohen Prävalenzdynamik nicht auf die Dominanz eines Problems geschlossen werden, da die Höhe der Prävalenz nicht den Rückschluss auf die Priorität von Risiken erlaubt, sondern ggf. nur Folge effektiver medizinischer Behandlung ist. (→ Allgemeines epidemiologisches Bewegungsmodell, → Epidemie, diagnostische, → Epidemie, therapeutische)

Soweit sich der Begriff auf → Todesursachen bezieht, sind immer jene Todesursachen häufig, die die jeweils erreichte mittlere Lebenserwartung sowie die wahrscheinliche und normale Lebensdauer beschreiben. Es handelt sich deshalb um Gesundheitsprobleme von Menschen und → sozialen Gruppen, die den Vorteil haben, alt geworden zu sein. Ob es sich dann tatsächlich um prioritäre Gesundheitsprobleme handelt, bedarf zumindest weiterreichender Entscheidungskriterien.

Das Unverständnis für die Prozesse der → epidemiologischen Transition kann in Gesundheitssystemen, die durch Prioritäten gesteuert werden, so zu erheblichen Fehlallokationen führen. Denn es kann eine effektive soziale Adressierung von Prioritäten in der → Gesundheitspolitik nicht in Relation zu Krankheiten, sondern nur in Relation zu → Individuen, sozialen Gruppen und sozialen Schichten erfolgen (Ausnahmen sind z. B. übertragbare Krankheiten).

Wahlrecht der Krankenkasse

Seit 1994 liegt es in der → Gesetzlichen Krankenversicherung im Ermessen des Großteils der Versicherungspflichtigen (anfangs gab es für BKK- und IKK-Versicherte Ausnahmen), sich für eine Kasse seiner Wahl zu entscheiden und diese auch ggf. zu wechseln. Diese Möglichkeit war die zentrale Voraussetzung und wichtiges Element des ebenfalls seit 1994 in die GKV eingeführten Wettbewerbs. Jede Gesetzliche Krankenkasse ist rechtlich bindend verpflichtet, dem Aufnahmewunsch eines neuen Mitglieds zu entsprechen.

Von der potenziellen oder genutzten Möglichkeit zum Kassenwechsel als sog. „Exit"-Option (als Alternative oder Ergänzung zur sog. „Voice“-Option der Steuerung durch → Selbstverwaltung) werden wichtige Impulse für die Wirksamkeit und Wirtschaftlichkeit der Kassenangebote erwartet. Voraussetzung dafür ist, dass jedes Mitglied einer Krankenkasse wirklich die Möglichkeit zum Kassenwechsel hat und auch nutzt. Die bisherige Empirie des Kassenwechsels zeigt eine Reihe von Funktionsmängeln oder Einseitigkeiten, die Zweifel an seinem vollen Nutzen nähren. So gibt die Mehrheit der bisherigen Kassenwechsler als Wechselgrund den Beitragssatz an und nur zum geringeren Teil das Angebot der Kassen. Dies liegt zum Teil daran, dass wiederum die Mehrheit der Kassenwechsler eher jung und gesund ist. Dass ältere und kränkere Mitglieder den Kassenwechsel weniger nutzen, liegt u.a. an der Existenz einer Reihe von Wechselbarrieren (ausführlich Braun et al. 2008). Dabei handelt es sich vor allem um Fehlannahmen über die Folgen eines Kassenwechsels wie z. B. des vorübergehenden Verlusts von Rechten auf Leistungen oder des Verlusts von in der GKV nicht existierenden Altersrückstellungen. Hinzu kommen Faktoren wie die enorme „Kassentreue“ vieler Mitglieder, der vermutete organisatorische Aufwand eines Kassenwechsels und die Wirkung der gesetzlich mehrfach wechselnden Wechselfristen und -anlässe, die spontane Entscheidungen aufgrund schlechter Erfahrungen mit dem Leistungsangebot unmöglich machen. Jüngstes Beispiel für eine eher wechselhemmende Grundtendenz der Gesetzgebung ist die dreijährige Bindung an eine Krankenkasse, wenn man deren Sonderprogramme wie beispielsweise Bonusprogramme, DMPs oder Integrierte Versorgung in Anspruch nimmt.

Wartezeit

Die Zeit, die vergeht, einen Behandlungstermin in einer ambulanten oder stationären Praxis bzw. Einrichtung zu erhalten und die dann dort anfallende Zeit bis zur eigentlichen Behandlung durch einen Arzt. Zumindest die Wartezeiten auf einen Behandlungstermin sind ein objektives Merkmal der Qualität vor allem ambulanter Versorgung. Die Wartezeiten innerhalb einer Praxis sind zwar eher ein Komfortmerkmal, tangieren oder erodieren durch die zum Teil möglichen Vergleiche mit den Wartezeiten anderer PatientInnen aber Gerechtigkeitsvorstellungen und das Grundverständnis, dass die Inanspruchnahme von medizinischen Leistungen nicht von der finanziellen Leistungsfähigkeit eines Individuums abhängen sollte, sondern ausschließlich von dessen medizinischer Bedürftigkeit. Es gibt auch für das deutsche Gesundheitssystem hinreichende empirische Evidenz für im Vergleich zu PKV-Versicherten längere Wartezeiten von GKV-Versicherten auf Arzttermine und längere Wartezeiten in der Praxis. Die Unterschiede bewegten sich 2006 bei der Wartezeit auf einen Facharzttermin zwischen 10,5 Tagen für GKV-Versicherte und 4,5 Tagen für PKV-Versicherte. In einer Facharztpraxis mussten GKV-Versicherte durchschnittlich 39 Minuten und PKV-Versicherte 22 Minuten auf das Behandlungsgespräch mit dem Arzt warten. Diese Unterschiede sind durchweg statistisch signifikant. Im Bereich der hausärztlichen Behandlung unterscheiden sich die Wartezeiten beider Versichertengruppen nicht mehr signifikant.

Eine im selben Jahr durchgeführte Untersuchung der Auswirkungen langer Wartezeiten auf die Patientenzufriedenheit oder ihre Gesundheit zeigt relativ geringe Wirkungen auf erstere und keine negativen Wirkungen auf den Gesundheitszustand. 2009 erwarteten aber 56 Prozent der zu ihren Erwartungen zur Zukunft der gesundheitlichen Versorgung befragten BürgerInnen Verschlechterungen bei der Wartezeit auf Termine. Und 90 Prozent aller in gesetzlichen Krankenkassen versicherten Befragten nennen als Beleg für ihre Wahrnehmung von „Zwei-Klassenmedizin“ jeweils gegenüber privat Krankenversicherten längere Wartezeiten für einen Termin und 84 Prozent längere Wartezeiten in der Praxis.

Wettbewerb in der Gesetzlichen Krankenversicherung

Der Wettbewerb ist einer von mehreren fundamentalen Mechanismen bei der Gestaltung menschlicher, sozialer, wirtschaftlicher oder politischer Beziehungen und Strukturen und damit eine soziale Realität. Wettbewerb als politisches Gestaltungsprinzip des Zusammenlebens ist jedoch an konsentierbare Ziele gebunden. Strikte Verfolgung eigener, einzelner Interessen führt hingegen zur Zerstörung des Zusammenlebens in einer Gesellschaft bzw. zur Zerstörung der sozialen Kohärenz.

Soweit Wettbewerb gezielt zur Steuerung der Gesundheitsversorgung eingesetzt wird, ist die zentrale Frage die nach der Verteilung der Definitionsgewalten für Steuerungsziele, die demokratische Kontrolle der Ziele und Methoden und einen hierfür geeigneten rechtlichen Rahmen. Das Verhältnis von Wettbewerbsziel und Wettbewerbsergebnis entscheidet über die → Effektivität der Instrumente, die deshalb regelmäßiger → Evaluation bedürfen.

Wettbewerb kann nicht automatisch mit Marktwirtschaft oder freier Konkurrenz gleichgesetzt werden. Wettbewerb als Gestaltungsmethode ist zunächst zielneutral, grundsätzlich also auch bedarfsorientiert einzusetzen, während die Marktwirtschaft als Kern einer erwerbswirtschaftlichen → Lebensweise Ziel in sich selbst ist, sich also auch nur aus sich selbst begründet.

Im Wesentlichen besteht Einigkeit, dass Gesundheitsdienstleistungen marktwirtschaftlich nur zu organisieren sind, wenn ein erheblicher und tendenziell wachsender Teil der Gesundheitssicherung und ihrer Rahmenbedingungen durch den Staat übernommen und gestaltet wird, da Märkte nachfragegerecht nach Maßgabe der individuellen Kaufkraft und nicht bedarfsgerecht nach Maßgabe des individuellen Bedarfs sind. Deshalb ist in der Gesundheitsversorgung eine Übereinstimmung von Nachfragegerechtigkeit und Bedarfsgerechtigkeit nur herstellbar, wenn es zwischen individueller sozialer Situation und medizinischem Bedarf keinen Widerspruch gibt oder dieser durch geeignete Systeme der Gesundheitssicherung aufgelöst werden kann.

Es sind vor allem sechs Argumente, die gegen eine marktwirtschaftliche Organisation der Gesundheitsversorgung, und damit indirekt auch für die → Gesetzliche Krankenversicherung sprechen:

1. Gesundheitsversorgung eignet sich nicht für die klassische Angebot-Nachfrage-Marktwirtschaft, weil sie dem sog. → Uno-Actu-Prinzip unterworfen ist. D.h., Leistungserbringung und –nachfrage fallen zeitlich zusammen, so dass der Nachfrager (hier der Patient) nicht im Vorhinein die Produktqualität prüfen und bewerten und eine Marktentscheidung treffen kann.

2. Die Gesundheitsversorgung unterliegt einer sog. anbieterinduzierten Nachfragesteuerung, d.h., der „Verkäufer“ entscheidet über den Bedarf des „Kunden“. Dieser nach dem Erstbeschreiber auch als → Roemer’s Law bezeichnete Sachverhalt verhindert grundsätzlich oder zumindest in den entscheidenden Leistungsbereichen das Auftreten des Patienten als eines entscheidungs- bzw. nachfragesouveränen Kunden.

3. Alle bisherigen marktwirtschaftlichen Gesundheitssysteme waren und sind sozial erheblich ineffektiv. Aus diesem Grunde kennen marktwirtschaftliche Systeme entweder sozialspezifische → Unterversorgungen oder erhebliche steuerfinanzierte Zusatzsysteme, wenn soziale Effektivität der Gesundheitsversorgung auch ein Staatsziel ist (z. B. im Sinne der Vorstellungen von → Keynes).

4. Ein besonderes Problem ist die → Effizienz marktwirtschaftlich organisierter Gesundheitsversorgung. Zumeist auf der Ebene der Versorgungsinstitution hoch effizient, sind diese Systeme makroökonomisch erheblich ineffizient, u.a. durch die Entwicklung einer extrem bürokratischen Steuerungs-, Regelungs- und Kontrolldichte.

5. Die markttypische Akteursfigur des Käufers ist nur unter Deregulation (→ Friedman) bzw. unter Verzicht auf das sozialethische Prinzip einer allgemeinen → Zugänglichkeit medizinischer Versorgung zu konstruieren. Da dieser Verzicht in der Praxis nicht durchsetzbar ist, ist auch unter marktwirtschaftlichen Bedingungen der

Käufer zumeist nicht der Nutzer des Gesundheitssystems. Da der Käufer auf dem Gesundheitsmarkt also nicht der Patient, sondern an seiner Stelle entweder der Staat oder der Arbeitgeber ist, entsteht so zwischen dem Nutzer und dem Käufer ggf. ein massiver Interessengegensatz, der sich regelmäßig gegen den Patienten richtet.

6. Voraussetzung eines Marktes ist die Definition und Preisfindung für ein Produkt. Hier galt bisher, dass medizinische Versorgung als besondere personale und individuelle soziale → Dienstleistung sich einer Produktdefinition entzieht. Neue Leistungsklassifikationen und die Leitlinienbindung auf der Basis eines „evidence based everything", also die Übertragung aller sozial- und verteilungspolitischer Strategie- und Normenentscheidungen auf eine als neutral vermutete Wissenschaft sollen dieses Problem lösen. Wenngleich für viele Leistungsarten möglich, bleibt als Schlüsselproblem die tendenzielle Verdrängung sozialer Versorgungsaufgaben aus der Medizin. Sie kann besonders für die ältere Bevölkerung dramatisch werden, da deren Hilfebedarf häufig nicht medizinisch-interventiver Natur (Diagnostik und Therapie), sondern sozialer Natur ist, die klassisch durch die Medizin mit wahrgenommen wurde. Dies war und ist zwingend, weil soziale und psychische Hilfedefizite regelhaft auch als körperlicher Leidenszustand erlebt werden. Besonders solche Probleme werden durch den Übergang zu einer Produktorientierung zunehmend aus dem Medizinsystem verdrängt.

Im Rahmen der gesundheitspolitischen Reformen von 1992 hat der Gesetzgeber für die GKV den ordnungspolitischen Rahmen so verändert, dass der Wettbewerb zwischen den Leistungsträgern, nicht zwischen den Leistungserbringern, zu einem nachhaltigen Gestaltungsinstrument der Prinzipien und der Institutionen der GKV wurde. Zuletzt durch das GKV-Wettbewerbsstärkungsgesetz 2007 hat der Gesetzgeber seither den Wettbewerb sukzessive forciert. Allerdings hat der Wettbewerb, anders als propagiert, zur Ausbildung von Marktinteressen eher denn zu einem solidarischen → Managed Competition geführt. Unter der Wirkung dieses Wettbewerbsrahmens hat sich die GKV seither erheblich verändert. Der wachsende Widerspruch zwischen → Selbstverwaltung und Wettbewerb und so neu entstehende der Regulation und Steuerung bedürftige Probleme und Widersprüche führen zu einer erheblichen Zunahme der inneren Systemspannungen.

Der sachliche Zusammenhang der laufenden Reformgesetzgebung zielt deshalb in wachsendem Maße auch auf die Eingrenzung der Wettbewerbsfolgen, wozu allerdings wiederum hauptsächlich wettbewerbskonforme Instrumente eingesetzt werden. Um diese wiederum zu beherrschen, hat der Gesetzgeber gleichzeitig einzelne Institutionen der Selbstverwaltung (z. B. Spitzenverband der Krankenkassen Bund, Gemeinsamer Bundesausschuss) gestärkt. Da dies insgesamt die Systemspannungen nicht lösen kann, nimmt folgerichtig auch die gesetzliche Regelungsdichte zu. Auf diese Weise wird eine grundlegende Organisationsreform erzwungen, die aber wiederum nur zwischen den Polen der Regulation durch den freien Markt oder durch die staatliche Regulation der Gesundheitsversorgung gefunden werden kann. Vor diesem Hintergrund bewirkt der Wettbewerb vor allem eine wachsende Instabilität des Systems.

Mit dem ursprünglichen Ziel der Stabilisierung der Beitragssätze durch Rationalisierungsdruck wurde der Wettbewerb mit dem Ziel des Ausgleichs der unterschiedlichen Risikostrukturen der Krankenkassen begründet. Gemeinsam mit dem → Risikostrukturausgleich und dem → Wahlrecht der Kasse waren so Mechanismen in Gang gesetzt worden, die zu einer zumindest tendenziellen Verringerung derjenigen Einnahmenanteile der Kassen führen sollten, die über den RSA verteilt werden. Das bekundete zentrale Politikziel der Reform von 1992 sollte so die Stärkung des Solidarprinzips der GKV sein.

In der Realität sind diese Ziele nicht nur nicht erreicht worden, vielmehr exakt das

Gegenteil hat sich vollzogen: Die über den RSA verteilten Geldmengen sind deutlich gewachsen, und es hat trotz Kontrahierungszwang erhebliche Mechanismen einer → Adverse Selection gegeben. Statt einer Annäherung der Beitragssätze der Krankenkassen hatten sich die Beitragssätze bis zum Gesundheitsfonds gespreizt und sich der Wettbewerb gegen chronisch Kranke, Arme und alte Menschen mit schweren Gesundheitsproblemen gerichtet. Damit hat sich zwar nicht der Wettbewerb, wohl aber dessen Instrumentierung als ineffektiv, offenbar auch als erheblich ineffizient erwiesen und Denk- und Handlungsmuster gefördert, die marktwirtschaftlichen Interessen folgen. Um dem gegenzusteuern, hat der Gesetzgeber die Regelungen des RSA morbiditätsorientiert verändert und wird dies auch weiterhin tun müssen. Es sind jedoch Zweifel berechtigt, ob dies gelingen kann und auch daran, ob es noch ein ausreichendes Interesse der Akteure gibt, die sozialen Folgen des Wettbewerbs überhaupt beherrschen zu wollen.

Wirksamkeit

→ Effektivität

Wirtschaftlichkeit

→ Effizienz

Wirtschaftlichkeitsgebot

Das → Sozialgesetzbuch V verpflichtet Versicherte, Kassen und alle Leistungserbringer zu einer ausreichenden, zweckmäßigen und wirtschaftlichen medizinischen Versorgung, die das Maß des Notwendigen nicht überschreitet (§§ 2 Abs. 4, 12 und 70 SGB V). Wirtschaftlichkeit bedeutet Effizienz bei der Gestaltung einer ausreichenden Versorgung. Sie begründet keine Substandards.

§ 73 SGB V bindet zudem speziell die → Vertragsärzte ausdrücklich an den Maßstab des ausreichenden, zweckmäßigen und wirtschaftlichen Umgangs mit den Umlagen der Mitglieder und verlangt hierbei die Bindung der Versorgungsleistungen an den allgemein anerkannten Stand der medizinischen Erkenntnisse.

Für die Definition dieses Wissensstandes ist dem → Gemeinsamen Bundesausschuss die Verantwortung übertragen worden (§ 92 SGB V). Die von ihm zur Konkretisierung einer wirksamen und wirtschaftlichen Versorgung gesetzten untergesetzlichen Normen konkretisieren das Wirtschaftlichkeitsgebot und binden Krankenkassen, Leistungserbringer und Versicherte.

Wirtschaftlichkeitsprüfung

Verfahren zur Prüfung der Einhaltung des → Wirtschaftlichkeitsgebots. Im Grundsatz sind die Wirtschaftlichkeitsprüfungen für die vertragsärztliche Versorgung durch § 106 SGB V geregelt.

Das SGB V sieht für die Wirtschaftlichkeitsprüfung zwei Verfahren vor:

<u>Auffälligkeitsprüfungen</u>:

Hier werden erbrachte bzw. verordnete Leistungen arztbezogen nach Durchschnittswerten oder bei Überschreitung von Richtgrößen (Obergrenze des zwischen KV und Krankenkassenverbänden jeweils jährlich vereinbarten Arznei- und Heilmittelbudgets) geprüft (§ 84 SGB V). Die Prüfung nach Durchschnittswerten erfolgt pro Quartal. Die Richtgrößenprüfung erfolgt jährlich.

Art und Umfang des in diesem Zusammenhang erforderlichen Datentransfers ist in § 296 SGB V geregelt.

<u>Zufälligkeitsprüfungen</u>:

Die arztbezogene Prüfung erbrachter bzw. verordneter Leistungen erfolgt auf der Basis von arzt- und versichertenbezogenen → Stichproben. Die Größe der Stichprobe beträgt mindestens 2 % der Ärzte pro Quartal und ist nach Arztgruppen gesondert zu bestimmen.

Die Stichprobenprüfung umfasst u.a. auch:

- die Häufigkeit von Überweisungen,
- die Häufigkeit von Krankenhauseinweisungen,
- die Häufigkeit und den Umfang sonstiger veranlasster Leistungen, insbesondere medizinisch-technische Leistungen und

- die Häufigkeit der Feststellungen einer → Arbeitsunfähigkeit.

Beurteilungsmaßstab in Bezug auf die Leistungen sind u.a. folgende Kriterien:

- → Indikation,
- → Effektivität (therapeutisches oder diagnostisches Resultat),
- → Qualität,
- → Kosten-Nutzen-Vergleich.

Die Ärzte, die in die Stichprobenprüfung einbezogen werden, bestimmen KV und Krankenkassenverbände, sobald die Quartalsabrechnungen der vertragsärztlichen Leistungen vorliegen. Dieser Mechanismus legt allerdings nahe, dass es sich nicht um ein reines Stichprobenverfahren handeln kann.

Nach Einleitung einer Zufälligkeitsprüfung findet eine erneute Prüfung in der Regel nicht vor Ablauf von 2 Jahren statt. Art und Umfang des in diesem Zusammenhang erforderlichen Datentransfers ist in § 297 SGB V geregelt.

Die o.g. Wirtschaftlichkeitsprüfungen beziehen sich auch auf die im → Krankenhaus erbrachten ambulanten und belegärztlichen Leistungen.

Die Regelungen für die stationäre Versorgung sind weniger explizit, jedoch durch das Krankenhausgesetz ebenfalls im Grundsatz geregelt. Wegen der spezifischen Honorierungsregelungen geht es bei diesen Prüfungen vor allem um die Ermittlung von → Fehlbelegungen. Hier wird derzeit von den Interessenvertretern der Krankenhäuser systematisch strittig gestellt, wie eine Fehlbelegung zu prüfen ist. Das Besondere an der Argumentation ist, dass sie vor allem verhindern will, dass als Ersatz für die Einzellfallprüfung Instrumente entstehen, die nach Kriterien der → Validität und der → Reliabilität getestet und für methodisch korrekte → Stichproben tauglich sind (→ Appropriateness Evaluation Protocol).

Wunsch- und Wahlrecht

Das Wunsch- und Wahlrecht gilt grundsätzlich im gesamten Sozialrecht (§ 33 Satz 2 SGB I). Sozialleistungsberechtigte können im Rahmen des bestehenden Rechts die ihnen zustehenden Leistungen selbst konkretisieren, etwa durch die Auswahl eines Leistungserbringers. Besonders akzentuiert sind die freie Arztwahl (§ 76 SGB V), das Wunsch- und Wahlrecht in der Rehabilitation und Teilhabe (§ 9 Abs. 1 SGB IX) und bei der Auswahl der Pflegeeinrichtung (§ 2 Abs. 2 SGB XI). Bedroht ist das Wunsch- und Wahlrecht durch fürsorgliche Fremdbestimmung seitens der Sozialleistungsträger, zunehmend auch von einer Form der Ökonomisierung, bei der nicht die Leistungsberechtigten, sondern die Leistungsträger als Marktteilnehmer agieren sollen oder wollen. Vertragsfreiheit der Sozialleistungsträger untergräbt fast notwendig Wahlfreiheiten der Leistungsberechtigten.

Zeitreihenanalyse

Studientyp, bei dem die Ergebnisse von Querschnitten in der Folge der Kalenderjahre verglichen werden. (→ Lexisdiagramm) Zeitreihenanalysen sind methodisch zwar sehr leicht zu handhaben, aber inhaltlich u.U. sehr schwer zu deuten. Die Deutung von Zeitreihen ist insbesondere dann schwer, wenn sich im Ablauf der Jahre die Datenstruktur oder die Bezugpopulation verändert. Gerade Letzteres ist aus demografischen und sozialen Gründen jedoch eher die Regel als die Ausnahme.

Zivilisationskrankheiten

Begriff, der zur ursächlichen und wertenden Deutung von Phänomen der epidemiologischen → Transition und der demografischen → Transition benutzt wird und in der Regel unterstellt, „Zivilisation" hätte quasi selbsterklärend zutiefst negative Folgen für die menschliche → Gesundheit. Eine besonders nachhaltige Bedeutung erlangte dieser Begriff u.a. in der Zeit nach dem 2. Weltkrieg, als sich die durch Krieg und Nachkrieg geprägten Morbiditäts- und Sterblichkeitsverhältnisse gleichsam wieder normalisierten, irrtümlich aber unterstellt wurde, die wegen der Kriegsfolgen veränderte Todesursachenstruktur sei, da der Anteil von Krebssterbefällen und von Sterbefällen im Zusammenhang mit Krankheiten des Herzens und des Kreislaufs durch den hohen Anteil der Kriegsopfer und der sinkenden → Lebenserwartung geringer war, auch die gesundheitliche „günstigere" gewesen. (→ Fallacy)

Der Begriff unterstellt also, der historische Struktur- und Häufigkeitswandel von Krankheiten und Todesursachen fände seine → Ursache in einer zivilisatorisch bedingten säkularen Verschlechterung der → Gesundheitslage des Menschen. Während „früher" also die Menschen gesund gewesen wären, würde gesellschaftlicher und sozialer Wandel die menschlichen Gesundheitsverhältnisse systematisch unterminieren. Im Ergebnis solcher Auffassung wird z.T. explizit der Verzicht auf gesellschaftlichen Wandel, darunter auch auf den Einsatz von Impfungen und modernen Therapien, gefordert. Es wird unterstellt, die Menschheit könne gleichsam in dem Maße gesünder werden, wie sie sich von der „Zivilisation" befreien bzw. wie sie ärmer würde. (→ Expansion of Morbidity)

Die Diskussion um solche Bewertungen ist alt und lässt sich als wissenschaftlich geführter Streit z. B. in Deutschland etwa 200 Jahre zurückverfolgen.

Variationen dieser Argumentation spiegeln sich in analog genutzten Begriffen wie „Entartung des Menschen" oder „negative Selektion". Der Begriff der Zivilisationskrankheit gerät deshalb zwangsläufig auch in die Nähe des → Sozialdarwinismus und seiner Folgen in Gestalt der eugenischen und rassenhygienischen Präventionsverbrechen, speist sich jedoch zumindest aus ähnlichen Quellen. → Pflanz hat die Diskussion um die Zivilisationskrankheiten deshalb knapp und präzise als „Kulturpessimismus Spengler'scher Prägung" (O. Spengler, Philosoph, 1880-1936) ohne wissenschaftliche Substanz bezeichnet.

Zwischen dem Begriff „Zivilisationskrankheit" und dem der „Volkskrankheit" gibt es ebenfalls vielfältige Beziehungen, ohne dass sich die Nutzer dessen offenbar immer bewusst sind.

Einen besonderen aktuellen Niederschlag findet dieser Zusammenhang in der These der → Expansion of Morbidity, die international eine der wichtigsten Basisannahmen für die aktuellen Prognosen zu künftigen → Krankheitskosten bzw. der Beiträge sowie der Steuern für die Gesundheitssicherung sind.

Zufriedenheit

Zufriedenheitsstudien sind eines der Arbeitsfelder der Medizinsoziologie und haben sich seit den späten 1960er Jahren in vielen Gesundheitssystemen ausgehend von den exemplarischen Studien Ann Cartwright's in Großbritannien etabliert.

Die in jüngster Zeit für die Darstellung und Bewertung der gesundheitlichen Versorgung auch in der Bundesrepublik propagierte Orientierung an den subjektiven Erfahrungen und Wahrnehmungen der → Patienten konkretisiert sich häufig und vorrangig in der Messung von Zufriedenheit. Was Zufriedenheitsbefragungen zusätzlich zu einem bevorzugten Mittel macht, ist die unaufwendige Messung mit wenigen Fragen.

Diese Befragungen erfreuen sich aber auch deshalb einer wachsenden Beliebtheit, weil sie zu belegen scheinen, dass die Versicherten im Großen und Ganzen mit der ärztlichen Behandlung oder der Versorgung im Krankenhaus in hohem Maße zufrieden seien. Schaut man sich Zufriedenheitsfragen in anderen gesellschaftlichen Bereichen (z. B. Betriebszufriedenheit von Belegschaften) an, finden sich dort ebenfalls durchweg hohe Zufriedenheitswerte.

In allen Bereichen, also auch für den Gesundheitsbereich finden sich aber bei genauerem Hinsehen massive Widersprüche zwischen einer hohen allgemeinen Zufriedenheit und verbreitetem Klagen über nicht erfüllte Erwartungen und schlechte einzelne Erfahrungen.

Gerade, wenn man den subjektiven Erfahrungen einen hohen Stellenwert für Versorgungs- und Qualitätsdiskurse einräumt, sollten die Gründe des offensichtlichen Messfehlers und die Möglichkeiten sie zu vermeiden, genauer angeschaut und vermieden werden.

Die methodische und inhaltliche → Evaluation zahlreicher Untersuchungen speziell im Gesundheitsbereich, die Zufriedenheit mit wenigen allgemeinen Fragen gemessen haben, fördern u.a. folgende Erklärungen zutage (Aust, 1994):

Die Befragung erfolgt zum falschen Zeitpunkt und unter problematischen Umständen. Falsch kann sein, mitten in der gerade noch laufenden Behandlung mit ihren vielfältigen Abhängigkeiten zu fragen oder in zu langem Abstand zur Beendigung der Behandlung. Problematisch ist, wenn die Befragung „unter den Augen" von Ärzten oder Pflegepersonal durchgeführt wird und so die Sanktionsangst gefördert wird, schlechter behandelt zu werden, wenn man sich unzufrieden gibt.

Insbesondere durch wenige allgemeine Fragen misst man zum großen Teil und vor allem bei Angehörigen unterer sozialer Schichten tatsächlich die nach wie vor große Autorität des Arztes bei Patienten.

Zumindest nach der Beendigung einer im Krankenhaus oft dramatischen Versorgungssituation, sind viele Patienten eher und zu Recht dankbar und „trauen" sich auch anonym nicht, unzufrieden zu sein. Zufriedenheit wird als sozial erwünscht angesehen.

Viele Patienten sehen in Krankheit ein vorübergehendes Phänomen und sind bereit, dabei auch Unannehmlichkeiten in Kauf zu nehmen. Wenn Patienten ihre Krankenrolle voll einnehmen, d.h. sich als von Pflichten zeitweise befreit zu betrachten, halten sie sich bei aktiven Bewertungen der Behandlungsbedingungen ebenfalls zurück.

Um nicht weiter nur auf die bedingte Aussagekraft allgemeiner Zufriedenheitsbefragungen zurückgreifen zu müssen und die prinzipiell richtige und wichtige Erhebung subjektiver Wahrnehmungen und Beurteilungen zu unterstützen, sollten folgende Regeln beachtet werden:

Wenige allgemeine oder pauschale Zufriedenheitsfragen sollten vermieden werden.

Zusätzlich sollten die Erwartungen sowie das Anspruchsniveau der Patienten und der Versorgungskontext (z. B. frühere Erfahrungen) und die möglicherweise unterschiedlichen Zufriedenheitsarten und -maßstäbe erhoben werden.

Die Zufriedenheit mit konkreten versorgungsspezifischen Abläufen und Prozeduren sollte differenziert erfragt werden, weil diese meist besser erinnert werden als der gesamte Krankenhausaufenthalt.

Zugänglichkeit

(engl. access) Bezeichnet die Möglichkeit, im Bedarfsfall Hilfe, z. B. medizinische Hilfe, zu erlangen.

Die Zugänglichkeit wird von einer Vielzahl von Aspekten bestimmt, so von:

- finanziellen Barrieren
- Finanzierungsart (z. B. Sachleistung oder Kostenerstattung)
- Akzeptanz und Adäquanz der Hilfeangebote
- Erreichbarkeit einer Gesundheitseinrichtung
- organisatorische und bürokratische Hürden
- soziale Folgen einer Nachfrage von Hilfeleistungen
- kulturelle und sprachliche Barrieren und Diskriminierungen

gesundheitlich begründete Barrieren.

Insbesondere im letzteren Sinn wird die Barrierefreiheit des Gesundheitswesens von der 2009 für Deutschland in Kraft getretenen Behindertenrechtskonvention der Vereinten Nationen gefordert. §§ 17, 33c SGB I fordern für das Sozialrecht einen barriere- und diskriminierungsfreien Zugang.

Die Zugänglichkeit eines Gesundheitssystems ist eines der wichtigsten Kriterien seiner → Qualität (→ Versorgungsforschung) und zugleich eines der bedeutsamsten Steuerungsziele.

Vor allem Ressourcenmangel, aber auch → Überversorgung und Gewinnziele sind Ausgangspunkt von Versuchen, die Begrenzung oder die Ausweitung der Zugänglichkeit zu einem Steuerungsziel zu machen.

Wartelisten, Zuzahlungen, die Begrenzung der Arztwahl, Gate Keeping, → Kostenerstattung, Begrenzungen des Leistungskatalogs, Beantragungsverfahren für medizinische Leistungen, die einzelfallbezogene Prüfung von Anspruchsberechtigungen, → Bonus-Malus-Regelungen und Zuzahlungssysteme sind typische Methoden der Steuerung über die Zugänglichkeit.

Die Rahmenregelungen des SGB V sichern in der Bundesrepublik weiterhin eine vermutlich auch im internationalen Vergleich sehr hohe allgemeine Zugänglichkeit medizinischer Versorgung, die innerhalb der GKV weitgehend unabhängig von der sozialen Situation ist.

Zuzahlungen

Das mit wenigen und quantitativ bescheidenen Vorläufern erst nach 1977 relevante und aktuell auf 75 Prozent der GKV-Leistungen ausgedehnte Instrument, den Erhalt einer eigentlich schon mit der Zahlung des Beitrags bezahlten Sachleistung von einer zusätzlichen, absoluten oder relativen Gebühr abhängig zu machen. Der Anteil der Zuzahlungen an den gesamten Leistungsausgaben der GKV wuchs seit 1980 von 8 auf 13 Prozent. Dies beruht auf der konstanten Annahme, ein relevanter Teil der Nachfrage und der Inanspruchnahme von Gesundheitsleistungen beruhe auf → moral hazard im Sachleistungssystem, sei gesundheitlich eigentlich nicht notwendig und zugleich so elastisch, dass man mit dem Anreiz einer zusätzlichen Zahlung die unnötige Inanspruchnahme zugunsten der Kostendämpfung und auch Versorgungsqualität abbauen könne. Ein oft nicht explizit genannter aber durchaus virulenter Grund war die Möglichkeit, die schwindende Einnahmebasis der gesetzlichen Krankenkassen mit den ihnen zugeleiteten Zuzahlungsbeträgen zu stabilisieren. Der Gesamtbetrag von über 5 Mrd. Euro (2008 allein 1,67 Mrd. Euro bei Arzneimitteln) oder von etwa 0,5 Beitragssatzprozenten berechtigt, von einem „zweiten Beitrag" zu sprechen.

Selbst wenn man dem Verhaltens- oder Menschenbild des moral hazard-Ansatzes folgt, beschränkt schon allein die Empirie der extrem ungleichen Inanspruchnahme von Leistungen (20 Prozent der Versicherten verbrauchen 80 Prozent der Leistungsausgaben) das Volumen der denkbaren Über-Inanspruchnahme. Unter den 20 Prozent „High-Usern" ist der Anteil chronisch kranker und existenziell auf eine Dauerbehandlung angewiesener Personen so hoch, dass – immer unter der Voraussetzung lediglich die gesundheitlich nicht notwendige bzw. unwirtschaftliche Versorgungsmenge reduzieren zu wollen – das zu erwartende Steuerungsvolumen relativ gering ist.

Setzt man überhaupt zur Steuerung und Verbesserung der Wirtschaftlichkeit auf das Instrument der Zuzahlung oder Selbstbeteiligung, steht man vor einem Dilemma, das in zahlreichen vor allem internationalen Studien konkret belegt ist (vgl. hierzu als Überblick Holst 2008): Die Festlegung wirksamer, effizienter und sozial tragbarer Zuzahlungen ist sehr schwierig. Aus Gründen des sozialen Friedens eingeführte niedrige Zuzahlungen entfalten keinerlei oder lediglich eine geringe Steuerungskraft, die dazu spontan ungerichtet wirkt und z. B. auch empirisch nachweisbar die aktuelle Inanspruchnahme erwünschter Leistungen senkt. Höhere Zuzahlungen bergen dagegen die Gefahr nicht erwünschter Auswirkungen auf den Zugang von Menschen mit niedrigem Einkommen und zugleich höherem gesundheitlichen Risiko zur medizinischen Versorgung in sich. In Ländern wie der Niederlande wurde nach dem empirischen Nachweis einer Reihe von unerwünschten Effekten und eines relativ geringen positiven Steuerungseffekts die Selbstbeteiligung nach wenigen Jahren Ende der 1990er wieder abgeschafft.

Ausgewählte Literatur

Diese Zusammenstellung von Literatur verfolgt mit Vorsatz und in aller Rigorosität nicht das Ziel, eine vollständige Übersicht selbst zu den wichtigsten Werken der in diesem Werk zusammen betrachteten und geführten wissenschaftlichen Disziplinen und gesellschaftlichen Teilbereichen zu geben. Dies erscheint uns wegen der Fülle der Themen, Bereiche und Sachverhalte auch unmöglich, weil sonst das Literaturverzeichnis länger als der Textteil werden könnte. Somit bleibt der halbwegs vollständige Literaturüberblick Aufgabe für Andere oder vielleicht auch einer zukünftigen Weiterentwicklung dieses Werkes (z. B. in Gestalt einer annotierten Bibliografie) vorbehalten. Unsere knappe Auswahl beschränkt sich auf Studien und Autoren, die den Verfassern zentrale Hinweise für die in diesem Handwörterbuch gewählte Herangehens- und Sichtweise gegeben haben oder zu Unrecht „vergessen“ worden sind.

Antonovsky, A., Meine Odyssee als Stressforscher. Jahrbuch für Kritische Medizin 18, Hamburg 1991, S. 112ff.

AOK-Bundesverband (2009): Versorgung chronisch Kranker. Nationale und internationale Perspektiven. Konferenz 29.-30. Juni 2009 (http://www.aok-gesundheitspartner.de/bundesverband/dmp/evaluation/elsid/index_16982.html)

Bevan G, Hood C Have targets improved performance in the English NHS? BMJ. 2006 Feb 18;332(7538):419-22.

Bhopal, R.S., Concepts of Epidemiology, Oxford University Press 2002.

Bosanquet, Nick; Henry de Zoete and Andrew Haldenby, NHS reform: the empire strikes back, Reform, 2007, http://www.reform.co.uk(last accessed July 11 2008).

Braun, B./Buhr, P./Klinke, S./Müller, R./Rosenbrock, R. (2009): Bern: Huber.

Braun, B./Greß, St./et al. (Hrsg.) (2008): Einfluss nehmen oder aussteigen. Theorie und Praxis von Kassenwechsel und Selbstverwaltung in der Gesetzlichen Krankenversicherung. Berlin: edition sigma.

Braun, B./Klenk, T./Kluth, W./Nullmeier, F./Welti, F. (2009): Modernisierung der Sozialversicherungswahlen. Baden-Baden: Nomos.

Braun, B./Kühn, H./Reiners, H., Das Märchen von der Kostenexplosion, Populäre Irrtümer zur Gesundheitspolitik. Frankfurt/M. 1998.

Braun, B./Reiners, H./Rosenwirth, M./Schlette, S. (2006): Anreize zur Verhaltenssteuerung im Gesundheitswesen. Gütersloh: Bertelsmann Stiftung (http://www.bertelsmannstiftung.de/bst/de/media/Chartbook_Anreize.pdf)

Braun, B./Calnan, M./Groenewegen, P./Schee, E. v. d./Schnee, M. (2003): Zeitlicher und internationaler Vergleich des Vertrauens in Akteure, Institutionen und Eigenschaften des Gesundheitswesens. In: Böcken, J./Braun, B./Schnee, M. (Hrsg.) (2003): Gesundheitsmonitor 2003. Gütersloh: Verlag Bertelsmann Stiftung: 136-158.

Bundesministerium für Arbeit und Sozialordnung (Hrsg.) (2008): Lebenslagen in Deutschland. Der 3. Armuts- und Reichtumsbericht der Bundesregierung. Berlin.

Burge, Peter; Nancy Devlin, John Appleby, et al, Understanding patients’ choices at the point of referral, Rand Corporation, 2006. http://www.rand.org (last accessed 11. July 2008

Cassel, D./Wille, E. (2007): Für mehr Markt und Wettbewerb in der GKV-Arzneimittelversorgung. In: GGW 1/2007, 7. Jg.: 23-30

Cochrane, A., Effectiveness and Efficiency: Random Reflections on Health Services 1972, Nuffield Provincial Hospitals Trust 1972.

Crawford, R., You are dangerous to your health. The ideology and politics of victim blaming. Int J Health Serv 7, 1977, S. 663ff.

Davies E & Littlejohns P.: Views of Directors of Public Health about NICE appraisal guidance: results of a postal survey J Public Health Med 2002;24(4):319-325

Department of Health, A first class service: Quality in the new NHS, July 1998, http://www.dh.gov.uk (last accessed 11 July 2008).

Department of Health, Coronary heart disease: national service framework for coronary heart disease – modern standards and service models, March 2000, http://www.dh.gov.uk (last accessed 11. July 2008).

Department of Health, National service framework for mental health: modern standards and service models, September 1999, http://www.dh.gov.uk (last accessed 11. July 2008).

Department of Health, National service framework for older people, May 2001, http://www.dh.gov.uk (last accessed 11 July 2008).

Department of Health, Shifting the balance of power within the NHS: Securing delivery, July 2001, http://www.dh.gov.uk (last accessed 11. July 2008).

Department of Health, Standards for Better Health, July 2004, http://www.dh.gov.uk (last accessed 11 July 2008).

Department of Health, Tackling health inequalities: 2007 Status report on the Programme for Action, March 2008, http://www.dh.gov.uk (last accessed11 July 2008).

Department of Health, The NHS Plan: a plan for investment, a plan for reform, July 2000, http://www.dh.gov.uk (last accessed 11 July 2008).

Detels, R. et al., Oxford Textbook of Public Health. 4th ed. Oxford University Press, 3 Bände 2002.

Devlin N, Appleby J & Parkin D.: Patients views of explicit rationing: what are the implications for health service decision-making? J Health Serv Res Policy 2003;8(3):183-186

Drummond, M.F. et al., Methods for the Economic Evaluation of Health Care Programmes (2nd ed.), Oxford University Press 1997.

Felder, St.//Werblow, A. (2006): Anreizwirkungen wählbarer Selbstbehalte. Das Selbstbehaltmodell der Techniker- Krankenkasse. Baden-Baden: Nomos.

Glaeske, G. (2009): Psychotrope und andere Arzneimittel mit Missbrauchs- und Abhängigkeitspotenzial. In: Deutsche Hauptstelle für Suchtfragen (Hrsg.): Jahrbuch Sucht 2009, Geesthacht: Neuland Verlagsgesellschaft: 72-98.

Glynn, A.; Capitalism Unleashed , Oxford University Press, Oxford 2006, pp43-44.

Gray, J.A.M., Evidence Based Healthcare. How to make Health Policy and Management Decisions. Churchill Livingstone, 1997.

Greß, St./Heinemann, St./Jacobs, K. (2010): Spicken beim Nachbarn. Ein Systemvergleich. In: Gesundheit und Gesellschaft 1: 21-26.

Grobe, Th./Schwartz, F. W. (2003): Arbeitslosigkeit und Gesundheit. Heft 13 der Gesundheitsberichterstattung des Bundes. Berlin.

Grotjahn, A., Soziale Pathologie, Berlin 1912.

Grout P.; M Stevens, 'The Assessment: Financing & Managing Public Services', Oxford Review of Public Policy, 2003:19(2), pp215-234.

Harms, F./Gänshirt, D./Rumler, R. (Hrsg.) (2008): Pharmamarketing. Stuttgart: Lucius & Lucius.

Healthcare Commission, Home page, http://www.healthcarecommission.org.uk (last accessed 11. July 2008).

Healthcare Commission, Patient survey, 2007, http://www.healthcarecommission.org.uk (last accessed 11. July 2008).

Herder-Dorneich, P., Sozialökonomik: angewandte Ökonomik sozialer Systeme. Baden-Baden 1994.

Herder-Dorneich, P., Ökonomische Theorie des Gesundheitswesens. Problemgeschichte, Problembereiche, Theoretische Grundlagen. Baden-Baden 1994.

Holst, J. (2008): Kostenbeteiligungen für Patienten – Reformansatz ohne Evidenz! Theoretische Betrachtungen und empirische Befunde aus Industrieländern. Überarbeitete und aktualisierte Fassung des WZB Discussion Papers SP I 2007-304. Berlin (http://bibliothek.wzb.eu/pdf/2008/i08-305.pdf)

Iliffe S.: NICE and drug treatment for Alzheimer's Disease CNS Drugs, 2007.

Jenkinson, T: Private Finance, Oxford Review of Economic Policy, 2003:19(2), pp323-334.

Kickbusch, I./Marstedt, G. (2008): Gesundheitskompetenz: eine unterbelichtete Dimension sozialer Ungleichheit. In: Böcken, J./Braun, B./Amhof, R. (Hrsg.) (2008): Gesundheitsmonitor 2008. Gütersloh: 12-28.

King's Fund, Health and ten years of Labour government, April 2007, http://www.kingsfund.org.uk (last accessed 11 July 2008).

Kreuz, B. et. al., Epidemiologische Analyse der Bewegung des Diabetes mellitus in der DDR von 1959-1966, Ärztl. Fortb. 64, 1970, S. 438ff.

Kühn, H., Healthismus. Eine Analyse der Präventionspolitik und Gesundheitsförderung in den USA, Edition Sigma Berlin 1993.

Kuhn, J.: Die arbeitsweltbezogene Gesundheitsberichterstattung der Länder. Frankfurt: Mabuse-Verlag, 2006.

Last, J.M., (Edi.) A Dictionary of Epidemiology. 5th Edition, Oxford University Press.

Leatherman, Sheila; Kim Sutherland, The Quest for Quality in the NHS: Refining the NHS Reforms, Nuffield Trust, 2008, http://www.nuffieldtrust.org.uk(last accessed 11 July 2008).

Leu, R./Rutten, F./Brouwer, W./Matter, P./Rütschi, Ch. (2009): The Swiss and Dutch Health Insurance Systems: Universal Coverage and Regulated Competitive Insurance Markets. The Commonwealth Fund (http://www.commonwealthfund.org/~/media/Files/Publications/Fund%20Report/2009/Jan/The%20Swiss%20and%20Dutch%20Health%20Insurance%20Systems%20%20Universal%20Coverage%20and%20Regulated%20Competitive%20Insurance/Leu_swissdutchhltinssystems_1220%20pdf.pdf)

Lord Darzi of Denham KBE, High quality care for all: NHS Next Stage Review final report, June 2008, http://www.dh.gov.uk (last accessed 11. July 2008).

Marshall Martin; Tim Wilson, 'The NHS revolution: health care in the market place. Competition in general practice', BMJ, 2005:331, pp1196-1199.

Mosse, M./Tugendreich, G., Krankheit und soziale Lage. Reprint durch: Verlag Jürgen Cromm, Göttingen 1981.

NHS Confederation, *Ideas from Darzi: polyclinics*, 2008. http://www.nhsconfed.org (last accessed July 11 2008).

Niehoff, J.-U., Sozialmedizin systematisch. UNI-Med Verlag, Bremen 2006.

Niehoff; J.-U. (2007): Gesundheitssicherung - Gesundheitsversorgung - Gesundheitsmanagement: Grundlagen, Ziele, Aufgaben, Perspektiven. Berlin.

Nummelaa, O./Sulandera, T./Rahkonenc, O./Uutelaa A. (2009): The effect of trust and change in trust on self-rated health: A longitudinal study among aging people. In: Archives of Gerontology and Geriatrics Volume 49, Issue 3, November-December 2009, Pages 339-342. http://www.statistics.gov.uk.

Olson, M., Die Logik des kollektiven Handelns. Tübingen 1968.

Pauly, M.V., Medical Care at Public Expense. A Study in Applied Welfare Economics. New York/Washington/London 1971.

Pflanz, M., Sozialer Wandel und Krankheit, Stuttgart 1962.

Poisal, Christopher Truffer; Sheila Smith; Andrea Sisko; Cathy Cowan; Sean Keehan,; Bridget Dickensheets. The National Health Expenditure Accounts Projections Team. (2007): Health Spending Projections Through 2016: Modest Changes Obscure Part D's Impact. In: Health Affairs, 26, no. 2 (2007): 242-253.

Pollock, Allyson; NHS plc: The Privatisation of Our Health Care, Verso, London 2005.

Reiners, H. (2009): Mythen der Gesundheitspolitik. Bern: Huber.

Rosen, Rebecca; Natasha Curry and Dominique Florin, Public Views on Choices in Health and Health Care, King's Fund, 2005. http://www.kingsfund.org.uk (last accessed 11. July 2008)

Rothschuh, K.E., Konzepte der Medizin in Vergangenheit und Gegenwart, Stuttgart 1978.

Sackett, D.L./Straus, S./Richardson, S./Rosenberg, W./Haynes, R.B., Evidence-Based Medicine: How to Practice and Teach EBM (2nd Edition), London; Churchill Livingstone 2000.

Schwartz, F. W./Busse, R., Fünf Mythen zur Effizienzsteigerung im Gesundheitswesen. In: Jahrbuch für Kritische Medizin 23, Argument Verlag, Hamburg 1994, S. 149ff.

Starr, P., The Social Transformation of American Medicine. Basic Books, New York 1982.

Statistisches Bundesamt (2009): Verdienste und Arbeitskosten. 2008. Begleitmaterial zur Pressekonferenz am 13. Mai 2009 in Berlin. (http://www.destatis.de/jetspeed/portal/cms/Sites/destatis/Internet/DE/Presse/pk/2009/Verdienste/begleitheft__verdienste,property=file.pdf)

Virapen, J. (2008): Nebenwirkung Tod. Korruption in der Pharmaindustrie. Neudenau: Mazaruni.

Wanless, Derek: Securing Our Future Health: Taking a Long-Term View Final Report, April 2002, http://www.hm-treasury.gov.uk (last accessed 11 July 2008).

Wanless, Derek; John Appleby and Anthony Harrison, Our Future Health Secured ?A review of NHS funding and performance, 2007, http://www.kingsfund.org.uk (last accessed 11 July 2008)

Wolff, M. (2009): Analyse ausgewählter Struktur- und Mengensteuerungsinstrumente im deutschen Arzneimittelmarkt. Womit sich Ärzte beschäftigen müssen. In: Gesundheits- und Sozialpolitik (G+S) 1/2009: 23-31

Register

A

Active Life Expectancy · 9
Adherence · 9
Adjusted Average Per Capita Cost · 10
Adjusted Clinical Groups (ACG) · 10
Adverse Selection · 12
AGnES · 12
Aktivitäten des täglichen Lebens · *12*
Akzeleration · *12*
Allgemeinzustand · *14*
Alter · *14*
Altern · 15
Altersstandardisierung · *16*
Alterung · 16
Ambulantes Operieren · *16*
Ambulatorium · *17*
Anschlussheilbehandlung · 17
Antonovsky, Aaron · 17
Appropriateness Evaluation Protocol (AEP) · 18
Äquivalenzprinzip · 18
Arbeitsbedingte Erkrankungen · *20*
Arbeitsförderungsgesetz · *21*
Arbeitslosenversicherung · 21
Arbeitslosigkeit · *21*
Arbeitsschutz · 23
Arbeitsunfähigkeit · *24*
Arbeitsunfall · *27*
Arbeitszeitrichtlinie der EU · *27*
Armut · 28
Arzneimittelversorgung, Steuerung von · 29
Arztdichte · 33
Ärztekammer · 34
Arzt-Patient-Verhältnis · 34
ATC, Anatomisch-therapeutisch-chemisches Klassifikationssystem · 34
Ätiologie · 35
Attack Rate · 36
Attributable Risk, Attributable Fraction (AR) · 36
Auffälligkeitsprüfung · 36

B

Barthel-Index · 37
Bedarfsplanung · 37
Beeinträchtigung (engl. Disability) · 37
Begutachtung · 37
Behandlungsdauer · 39
Behandlungskosten · 39
Behandlungspflicht · 40
Behinderung · 40
Beitragsbemessungsgrenze · 41
Beitragsrückerstattung · 41
Beitragssatz der Gesetzlichen Krankenversicherung · 41
Beitragssatz der privaten Krankenversicherung · 43
Benchmarking · 44
Berufsförderung · 44
Berufsgenossenschaften · 45
Berufskrankheiten · 46
Berufsunfähigkeit · 46
Betriebliche Gesundheitsförderung · 46
Bettenabbau · 48
Bettenauslastung · 49
Bettenbelegung · 49
Bettendichte · 49
Beveridge William Henry · 49
Bevölkerung · 50
Bewegungsfaktoren, demografische · 50
Bewegungsfaktoren, diagnostische · 50
Bewegungsfaktoren, epidemiologische · 50
Bewegungsfaktoren, epidemische · 50
Bewegungsfaktoren, präventive · 50
Bewegungsfaktoren, therapeutische · 50
Bewegungsmodell allgemeines epidemiologisches · 50
Bias · 54
Bismarck, Otto Fürst von · 54
Bonus-Malus-Instrumente · 55
Bonusprogramme · 55
Budgetierung · 56
Bundesärztekammer · 56
Bundesgeschäftsstelle Qualitätssicherung · 56

Bundesversicherungsamt · 57
Bundesversorgungsgesetz · 57

C

Capitation · 57
Case Management · 58
Case-Mix Index · 59
Chronic Care · 59
Chronische Krankheit · 60
Clinical Pathway · 60
Clinical Risk Groups · 60
Cochrane, Archibald · 60
Cochrane Collaboration · 61
Commission for Health Improvement · 61
Community Medicine · 61
Compliance · 62
Compression of Morbidity · 63
Confounder · 64
Coping · 64
Cost-Benefit Analysis · 65
Cost Effectiveness Analysis · 65
Cost Minimisation Analysis · 65
Cost-Utility Analysis · 65
Critical Appraisal · 65
Cumulative rate of potential live lost · 65

D

Datenzusammenführung und Datentransparenz · 65
Decision Analysis · 67
Deckelung · 67
Declining Exponential Approximation of Life Expectancy · 67
Defensive Medicine · 67
Delphi-Technik · 67
Demografie · 68
Diagnosis Related Groups · 68
Diagnostic Cost Groups · 70
Diagnostik · 71
Dienstleistungen, personale · 71
Disability Payment System (DPS) · 74
Disease Management (DM) · 74
Disease Mongering · 79
Dispensaire, Dispensairebetreuung · 79
DMF-Index · 80
Donabedian's Trias · 80
Duale Finanzierung der Krankenhausversorgung · 80
Dynamic Equilibrium · 81

E

Effectiveness · 81
Effektivität, reale · 81
Effektivität, theoretische · 82
Efficacy · 82
Efficiency · 82
Effizienz · 82
Eigenverantwortung · 83
Einzelleistungsvergütung · 83
Empowerment · 83
Endemie · 83
Entscheidungsanalyse · 83
Epidemie, diagnostische · 84
Epidemie, echte · 84
Epidemie, therapeutische · 84
Epidemiologie · 84
Epidemiologische Ziffern · 85
Erkrankung · 86
Erwerbsminderung · 86
Erwerbsunfähigkeit · 86
Euro-Gebührenordnung · 87
Evaluation · 87
Evidence based Medicine (EbM) · 87
Evidence of Insurability · 91
Excess Risk · 92
Expansion of Morbidity · 92
Externe vergleichende Qualitätssicherung Krankenhaus · 93

F

Fall, epidemiologischer · 93
Fall, leistungsrechtlicher · 93
Fallacy · 94
Fallklassifikationen · 95
Fall-Kontroll-Studie · 95
Fallpauschale · 96
Fatalitätsrate · 96
Favourable selection · 96
Fee for Service · 96
Fehlbelegung · 96
Fehlbelegungsprüfung · 97
Fehlversorgung · 97
Fertilitätsrate · 98

Follow-up, Follow-up-Study · 98
Force of morbidity · 98
Fortbildung · 99
Französisches Gesundheitssystem · 99
Friedman, Milton · 102
Früherkennung · 103
Functional Independent Measure · 103
Funktionelle Einschränkung · 104
Fürsorgeprinzip · 104

G

Gemeinsame Servicestellen · 104
Gemeinsamer Bundesausschuss (G-BA) · 104
Gemeinschaftspraxis · 105
Gesamtvergütung · 105
Gesetzliche Krankenversicherung (GKV) · 106
Gesundheit · 108
Gesundheitsamt · 110
Gesundheitsberichterstattung · 110
Gesundheitsberufe · 111
Gesundheitsdienst, Öffentlicher (ÖGD) · 113
Gesundheitsdienstleistung · 113
Gesundheitsfonds · 113
Gesundheitsförderung · 113
Gesundheitskarte Elektronische · 114
Gesundheitskompetenz · 115
Gesundheitslage · 115
Gesundheitsleitbild · 116
Gesundheitsmanagement · 116
Gesundheitsökonomie · 117
Gesundheitsökonomische Studien · 119
Gesundheitspolitik · 119
Gesundheitssicherungssystem · 120
Gesundheitssicherungssysteme in der Europäischen Union · 120
Gesundheitsverhalten · 121
Gesundheitsversorgungssystem · 123
Gesundheitszustand · 124
Gewalt · 124
Gleichbehandlungsgesetz, Allgemeines (AGG) · 125
Global Risk-Assessment Model · 125
Good Epidemiological Practice · 125
Grenznutzen des diagnostischen und therapeutischen Fortschritts · 125
Grundgesamtheit · 126
Grundkrankheit, Grundleiden · 126

H

Happy Life Expectancy (HLE) · 126
Hausarztzentrierte Versorgung, Hausarztprogramme · 126
Health Belief Model · 127
Health Maintenance Organization (HMO) · 127
Health Technology Assessment (HTA) · 130
Healthy Life Expectancy (HALE) · 130
Healthy Worker Effect · 131
Heilbehandlung · 131
Heilmittel · 131
Hierarchical Coexisting Conditions (HCC) · 131
High Risk Strategy · 131
Hilfsmittel · 132
Honorarverteilungsmaßstab · 132
Hygiene · 132

I

IGEL-Leistungen, Individuelle Gesundheitsleistungen · 133
Impairment · 134
Impfen · 134
Inanspruchnahme · 135
Indemnity Health Insurance Plan (IDY) · 135
Independent Life Expectancy · 135
Indikation · 135
Innovation · 136
Institut für Qualität und Wirtschaftlichkeit im Gesundheitswesen (IQWiG) · 138
Institute of Medicine (IoM) · 139
Integrierte Versorgung · 139
International Classification of Diseases (ICD) · 140

International Classification of Functioning, Disability and Health (ICF) · 141
International Classification of Health Problems in Primary Care (ICHPPC) · 141
International Classification of Impairments, Disabilities and Handicaps (ICIDH) · 141
International Classification of Procedures in Medicine (ICPM) · 142
Intervall, diagnostisches · 142
Intervall, therapeutisches · 142
Interventionsstudie · 142
Inzidenz · 142
Inzidenzdichte · 142
Inzidenzdichte, durchschnittliche · 142
Inzidenzrate · 142
Inzidenzrate, kumulierte · 142

K

Karnofsky-Index · 143
Kassenärztliche Vereinigung (KV) · 143
Kausalität · 144
Keynes, John Maynard · 148
Klassifikationen · 149
Koch's Postulate · 150
Kohortenstudie · 150
Komplementäre Versorgung · 151
Konflikte zwischen Sozialversicherungsträgern und ihren Versicherten · 152
Kontrahierungszwang · 153
Körperschaft öffentlichen Rechts · 154
Korporatismus · 154
Kostendämpfungspolitik · 154
Kosten-Effektivitäts-Analyse · 156
Kostenerstattungsprinzip · 156
Kostenexplosion · 157
Kosten-Minimierungs-Analyse · 158
Kosten-Nutzen-Analyse · 158
Kosten-Nutzwert-Analyse · 159
Kosten-Produktivitäts-Analyse · 159
Krankengeld · 159
Krankenhaus · 160
Krankenhausbedarfsplan · 161
Krankenhausfinanzierungsgesetz · 161
Krankenhausgesellschaft e.V., Deutsche, (DKG) · 161
Krankenkassen · 161
Krankenstand · 163
Krankenversicherung, Gesetzliche · 163
Krankenversicherung, Private · 163
Krankheit · 164
Krankheitsdauer · 166
Krankheitskosten · 167
Krankheitslast · 167
Kreuz, Bernhard · 168

L

Längsschnittstudie · 168
Lebensbaum · 169
Lebensbedingungen · 169
Lebensdauer · 169
Lebensdauer, normale · 171
Lebensdauer, wahrscheinliche · 171
Lebenserwartung, fernere · 171
Lebenserwartung, mittlere · 171
Lebensqualität · 171
Lebensstil · 172
Lebensverlängerungsprozess · 172
Lebensweise · 174
Leichenschau · 174
Leistungsdokumentation · 174
Leistungstransparenz · 174
Leitlinien · 176
Letalität · 178
Lexisdiagramm · 178
Life Expectancy Free from Disability · 179
Lohnfortzahlungsgesetz · 179
Lohnnebenkosten · 179
Lohnquote, Brutto- · 182

M

Managed Care · 182
Managed Care Industry · 186
Managed Care Organizations (MCO) · 187
Managed competition · 191
Mass strategy · 193
Matching · 194
Medicaid · 194
Medical Savings Account (MSA) · 196

Medical Technology Assessment · 197
Medicare · 197
Medizinische Versorgungszentren (MVZ) · 199
Medizinischer Dienst der Krankenversicherung (MDK) · 200
Meldepflicht · 202
Metaanalyse · 202
Migration · 202
Mindestmengenregelungen · 203
Mobilität · 204
Modernisierung von Gesundheitssystemen · 204
Modifikation, Modifikabilität · 206
Monistische Finanzierung · 207
Monitoring · 207
Moral hazard · 207
Morbidität · 209
Morbi-RSA, morbiditätsorientierter Risikostrukturausgleich · 210
Mortalität · 211
Multimorbidität · 211
Müttersterblichkeit · 211

N

National Health Service (NHS) · 211
National Institute for Clinical Excellence (NICE) · 215
Niederlande, Krankenversicherungs- und Gesundheitssystem · 217
Numbers needed to ... (NN...) · 221

O

Odds · 221
Odds-Ratio · 222
Öffentlicher Gesundheitsdienst (ÖGD) · 222
Operationsschlüssel (OPS) · 224
Ottawa-Charta · 224

P

Paradoxon der Prävention · 225
Pathogenese · 226
Patient · 226
Patientenkarriere · 228
Pay for performance (P4P) · 229
Person · 230
Personenjahre · 231
Personenklassifikationen · 231
Persönliches Budget · 231
Pflanz, Manfred · 232
Pflege · 232
Pflegebudget · 233
Pflegestützpunkt · 233
Pflegeversicherung · 233
Pharmaceutical Benefit Management (PBM) · 234
Poliklinik · 236
Polymorbidität · 237
Potential Years of Life Lost (PYLL) · 237
Prädiktion · 237
Prävalenz · 237
Prävalenzrate · 237
Prävention · 237
Präventionsgesetz · 238
Präventivmedizin · 239
Praxisgebühr · 240
Praxisgemeinschaft · 241
Praxisnetz · 241
Primärarzt · 242
Priorisierung · 242
Private Krankenversicherung (PKV) · 243
Prophylaxe · 243
Prozess, sozialer · 243
Public Health · 244

Q

Qualität, Qualitätssicherung · 245
Qualitätsbericht Krankenhaus · 246
Quality Adjusted Life Years (QALY) · 247
Querschnittsstudie · 247

R

Rabattverträge · 248
Randomisierung · 248
Randomized Controlled Clinical Trial (RCT) · 248
Rationierung · 249
Register · 251
Regress · 252
Regression · 252
Regression, diagnostische · 252

Regression, echte · 252
Regression, therapeutische · 252
Reliabilität · 252
Rentenversicherung, Gesetzliche · 253
Repräsentativität · 253
Resident Assessment Instrument (RAI) · 253
Risiko · 254
Risiko, objektives · 255
Risiko, relatives · 256
Risiko, subjektives · 256
Risikobewertung · 256
Risikofaktoren · 257
Risikofaktorenkonzept · 257
Risikogruppe · 257
Risikokommunikation · 258
Risikomanagement · 258
Risiko-Nutzen-Verhältnis · 258
Risikoselektion · 258
Risikostrukturausgleich (RSA) · 259
Risk Adjustment Models (RAM) · 261
Roemer's Law · 262

S

Sachleistungsprinzip · 262
Sachverständigenrat Gesundheit · 263
Salutogenese · 263
Säuglingssterblichkeit · 263
SCHIP, State Children's Health Insurance Program · 264
Schweiz, Versicherungs- und Gesundheitssystem · 264
Screening · 266
Selbstbehalt · 268
Selbstverwaltung · 268
Selektiver Vertrag · 269
Sense of Coherence (SoC) · 269
Sensitivität · 270
Shared Decision-Making (SDM) · 270
Sicherstellungsauftrag · 271
Social Security Act (SSA) · 271
Solidaritätsprinzip · 272
Sozialamt · 273
Sozialdarwinismus · 273
Soziale Gruppe · 273
Soziale Lage · 273
Soziale Schicht · 274
Sozialepidemiologie · 275
Sozialgerichtsbarkeit · 277
Sozialgesetzbuch (SGB) · 277
Sozialhilfe · 278
Sozialhygiene · 278
Sozialmedizin · 279
Sozialpharmakologie · 282
Sozialstatus · 283
Spezifität · 283
Spitzenverband Bund der Krankenkassen · 283
Standardisierung · 284
Sterbetafel · 284
Sterbeziffer · 287
Sterblichkeit, bereinigte · 287
Sterblichkeit, parabolischer Trend · 287
Steuerung der Arzneimittelversorgung · 287
Stichprobe · 287
Stichprobenumfang · 287
strukturierter Dialog · 288
Studien, epidemiologische · 288
Studien, gesundheitsökonomische · 288
Studien, klinische · 288
Subsidiaritätsprinzip · 289
Sucht · 289
Survey · 290
Systematic Review · 290

T

Therapie · 291
Todesursache · 291
Todesursachenstatistik · 292
Todesursachentafel · 292
Todesursachenziffer · 292
Totenschein · 292
Transition, demografische · 292
Transition, epidemiologische · 293
Triage · 294
Tumorklassifikation · 295

U

Überlebensrate · 295
Übersterblichkeit · 295
Überversorgung · 296
Unfallversicherung, Gesetzliche · 296
Ungleichheit, gesundheitliche · 296
Uno-Actu-Prinzip · 296

Unterversorgung · 296
Ursache · 297
Utilization Review, Utilization Management · 297

V

Validität · 298
Variabilität · 298
Verantwortung · 299
Verschleppungszeiten · 301
Versicherte · 301
Versicherungsfremde Leistungen · 301
Versicherungspflicht · 301
Versicherungspflichtgrenze · 301
Versicherungsprinzip · 302
Versorgungsamt · 302
Versorgungsbedarf · 302
Versorgungsdichte · 302
Versorgungsforschung · 302
Versorgungsketten · 303
Versorgungsmanagement · 303
Versorgungsprinzip · 303
Vertragsarzt · 303
Vertrauen · 304
Verweildauer · 305
Volkskrankheit · 305

W

Wahlrecht der Krankenkasse · 305
Wartezeit · 306
Wettbewerb in der Gesetzlichen Krankenversicherung · 306
Wirksamkeit · 309
Wirtschaftlichkeit · 309
Wirtschaftlichkeitsgebot · 309
Wirtschaftlichkeitsprüfung · 309
Wunsch- und Wahlrecht · 310

Z

Zeitreihenanalyse · 310
Zivilisationskrankheiten · 310
Zufriedenheit · 311
Zugänglichkeit · 312
Zuzahlungen · 313